U0230419

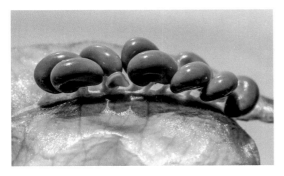

黄芪未成熟种子

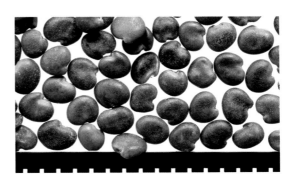

黄芪成熟种子

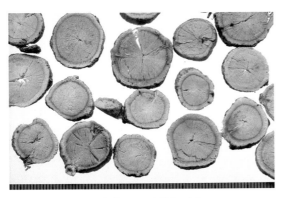

黄芪饮片图（横切片）

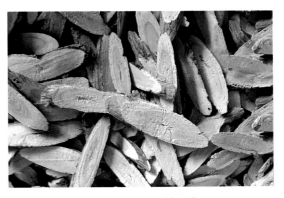

黄芪饮片图（斜切片）

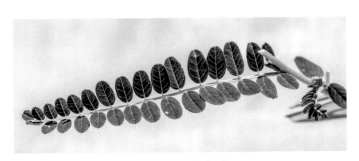

黄芪奇数羽状复叶

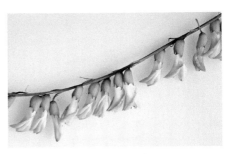

黄芪总状花序

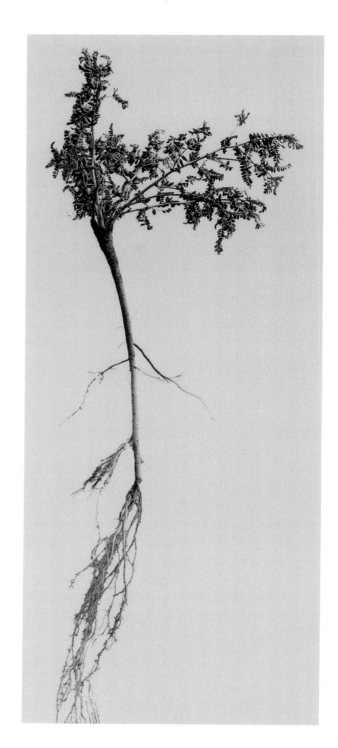

蒙古黄芪多年生草本

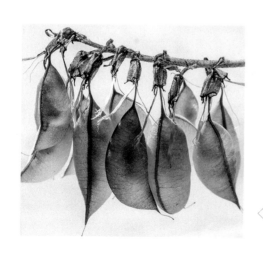

黄芪荚果膜质

本项目受国家"十二五"科技支撑计划课题（2011BAI07B01）资助

北黄芪研究

第 2 版

周 然 张朔生 主编

科学出版社

北京

内 容 简 介

《北黄芪研究》第 2 版集全体编者对黄芪的多年科研积累，在第 1 版的基础上补充了国内外学者的最新研究成果，广搜博采，考古论今，经过系统梳理、总结，汇集而成。内容涵盖黄芪的本草历史沿革、种质资源研究、资源分布、规范化种植加工、炮制、质量标准研究、化学成分研究、药理学研究、药材综合利用及产品开发等丰富的内容。

本书深入挖掘我国古代医药学家在黄芪药性及临床应用方面取得的、散在于各种本草典籍的宝贵经验，回顾和总结了现代医药工作者对黄芪的研究与开发所取得的成果；同时，运用现代科学技术开展创新性研究，并将种植生产基地选种育种、栽培技术、规范化生产等实践经验进行整理。

本书适合从事中医药科研、教学、生产、使用、监管等相关工作的人员阅读。

图书在版编目（CIP）数据

北黄芪研究 / 周然，张朔生主编. —2 版. —北京：科学出版社，2024.3
ISBN 978-7-03-073150-0

I. ①北⋯ II. ①周⋯ ②张⋯ III. ①黄芪－研究 IV. ①R282.71

中国版本图书馆 CIP 数据核字（2022）第 168510 号

责任编辑：刘　亚 / 责任校对：邹慧卿
责任印制：徐晓晨 / 封面设计：蓝正设计

科 学 出 版 社 出版
北京东黄城根北街 16 号
邮政编码：100717
http://www.sciencep.com
北京建宏印刷有限公司印刷

科学出版社发行　各地新华书店经销
*
2015 年 6 月第 一 版　开本：787×1092　1/16
2024 年 3 月第 二 版　印张：18 3/4　插页：1
2024 年 3 月第二次印刷　字数：427000
定价：118.00 元
（如有印装质量问题，我社负责调换）

本书编委会

主　　编　　周　然　　张朔生

副主编　　冯前进　　梁建萍

编　　委　　（按姓氏笔画排序）

王永辉　　田洪岭　　冯前进　　刘计权

刘必旺　　刘德旺　　祁晓鸣　　孙海峰

李　坤　　张朔生　　范圣此　　周　然

孟祥龙　　南泽东　　秦雪梅　　梁建萍

薛慧清

前　言

山西是我国黄芪的道地产区之一。宋代《本草图经》载："今河东（今山西境内）、陕西州郡多有之"，并附有宪州（今山西静乐县）黄芪图；明代《本草蒙筌》载黄芪："出山西沁州绵上，此品极佳"。清代《植物名实图考》载："黄耆西产也，有数种，山西、蒙古产者佳。"综合历代有关黄芪产地、品质、原植物药材性状的描述，可以得出，古代黄芪入药品种各异，产地也不稳定。至宋代以后，以山西产者为优。清代，除山西外，又扩大至内蒙古，两地均属黄芪道地产区。

尽管山西黄芪栽培的历史悠久，品质优良，但仍然存在栽培技术不规范、栽培要点不突出、耕作管理欠科学、山荒地育苗和病虫害严重等现象，从而导致黄芪产量低且不稳，优质、特等黄芪的出成率较低，种子、种苗的提纯复壮和优良品种选育工作滞后，黄芪药材综合利用及相关产品开发程度偏低等问题。

学界对黄芪多有研究，并取得诸多研究成果。《北黄芪研究》作者及其科研团队在第1版基础上对这些成果重新进行认真梳理、系统总结和补充完善，重点围绕山西、内蒙古道地产区所产的"北黄芪"最新研究成果进行编辑撰写，既体现了黄芪道地产地的地域优势，也体现了论著作者的专业水准。全书参考的文献资料达1200余篇，集作者研究团队及国内外其他专家、学者的学术研究成果于一书，具有较高的学术参考价值。

本书依托国家"十二五"科技支撑计划项目——"华北地区黄芪规范化种植基地优化升级及系列产品综合开发研究"（项目编号：2011BAI07B01）。本书再版对于促进黄芪道地产地的"芪业"高质量发展具有重要的指导意义，同时，也为进一步拓展"北黄芪"国际市场提供了科学依据。

本书围绕黄芪的本草历史沿革、种质资源研究、资源分布、规范化种植加工、炮制、质量标准研究、化学成分研究、药理学研究、药材综合利用及产品开发等内容尽可能地进行了系统研究。但由于时间、人力、研究水平等所限，难免在某些方面还存在不足之处，需要今后进一步深入研究和探索，并不断加以完善，希冀对中医药同仁有所裨益。

本书部分彩插图片由山西中医药大学傅山文化研究中心张兴元研究员提供，谨致谢忱！

编　者
2022 年 10 月

目　录

第一章

黄芪本草文献研究

　　黄芪是中医常用的补气中药,在我国已经有两千多年的历史。黄芪在两千多年的发展中,从名称到产地,再到功效都发生了巨大的变化。在我国,黄芪的本草学研究受到历代医家的重视。黄芪的本草学研究,有助于我们更加清楚地认识黄芪、使用黄芪、开发黄芪药材资源,最终使黄芪药材在临床上得到广泛准确的应用,服务于人类的健康事业。

第一节　名称及别名考证

　　黄芪在历代本草著作中均是重点记载药材。它的名称随着历史的沿革也发生了巨大的变化。黄芪始载于《神农本草经》[1],云:"味甘微温。主治痈疽久败疮,排脓止痛,大风,癞疾,五痔,鼠瘘,补虚,小儿百病。一名戴糁。生山谷。"可见,当时称黄芪为戴糁。《名医别录》[2]记载:"一名戴椹,一名独椹,一名芰草,一名蜀脂,一名百本。"南北朝时期,陶弘景所编著的《本草经集注》[3]曰:"一名戴糁,一名戴椹,一名独椹,一名芰草,一名蜀脂,一名百本。"唐代,我国由政府主持编著了世界上第一部药典《新修本草》[4]。该书继承了《本草经集注》对黄芪名称的描述:"一名戴糁,一名戴椹,一名独椹,一名芰草,一名蜀脂,一名百本。"甄权在《药性论》[5]中赋予了黄芪新的名称:"黄,一名王孙。"但是,"王孙"这一名称并未被后世继承和发扬。北宋《证类本草》[6]依然沿用《本草经集注》中黄芪的名称。苏颂在《本草图经》[7]根据黄芪性状特点给了黄芪新的名称:"其皮折之如绵,谓之绵黄。"元代《汤液本草》[8]首次将黄芪的品种进行分类:"有白水、赤水、木,功用皆同。惟木茎短而理横,折之如绵,皮黄褐色,肉中白色,谓之绵黄。"明代官修本草《本草品汇精要》[9]总结了明代以前各医家对黄芪名称的描述,曰:"戴椹、戴糁、独椹、芰草、蜀脂、百本、王孙。"《本草蒙筌》[10]曰:"黄耆味甘,气微温。气薄味浓,可升可降,阴中阳也。无毒。种有三品,治无两般……木耆茎短理横,功力殊劣(此为下品)……水耆生白水、赤水二乡西。白水颇胜(此为中品)……绵耆出山西沁州绵上,此品极佳(此为上品)。"据《本草蒙筌》的描述可知,黄芪品种有三,分别为木耆、水耆和绵耆。这三个品种在质量上有优劣之分。由此可见,历代医家对黄芪名称的描述多种多样,它的名称在很长一段时期内都没有得到统一和规范化。直到李时珍所著的《本草纲目》[11]问世,黄芪药材名称才得以统一。李时珍曰:"耆,长也。黄耆色黄,为补药之长,故名。今俗通作黄芪。""黄耆"(俗称"黄芪")在以后的本草著作中被广泛使用。如今,我们俗称为黄芪。

第二节　产地及品种考证

　　黄芪，豆科植物蒙古黄芪或膜荚黄芪的干燥根。蒙古黄芪主产于我国内蒙古、山西等地。膜荚黄芪主产于东北、内蒙古、山西、河北、四川等地。黄芪的产地始载于《神农本草经》[1]，曰："主痈疽久败疮，排脓止痛，大风，癞疾，五痔，鼠瘘，补虚，小儿百病。一名戴糁。生山谷。"《名医别录》[2]记载："生蜀郡（今四川梓潼、平武、成都、雅安）、白水（今四川松潘或碧口附近）、汉中（今陕西南郑）。"由此可见，此时黄芪主要产于四川省。南北朝时期，陶弘景在《本草经集注》[3]中对黄芪的产地做了更新和补充："第一出陇西（今甘肃陇西）、洮阳（今甘肃省临潭县西南），色黄白甜美，今亦难得。次用黑水（今四川黑水）、宕昌（今甘肃岷县之南）者，色白，肌肤粗，新者亦甘温补；又有蚕陵（今四川茂汶西北）、白水者，色理胜蜀中者而冷补；又有赤色者，可作膏贴用，消痈肿，方世多用，道家不须。"《本草经集注》首次提出黄芪产于甘肃，并强调甘肃黄芪优于四川黄芪。从《本草经集注》开始，黄芪的产地由四川逐渐移向西北地区。《新修本草》[4]再次证实甘肃黄芪和陕西黄芪质优，并第一次简单描述了黄芪的性状特点："此物，叶似羊齿，或如蒺藜，独茎或作丛生。今出原州（今宁夏回族自治区固原县或甘肃镇原县）及华原（今陕西耀县）者最良，蜀汉不复采用之。"

　　宋代著名的本草典籍《开宝本草》[12]和《嘉祐本草》传承了《唐本草》对黄芪产地的描述。《嘉祐本草》[13]还详细地描述了黄芪的性状："叶似羊齿草，独茎，枝扶疏，紫花，根如甘草，皮黄肉白，长二、三尺许。今原州者好，宜州、宁州亦佳。"《本草图经》[7]更加具体地记载了黄芪的性状："生蜀郡山谷，白水汉中，今河东（今山西）、陕西州郡多有之。根长二、三尺以来。独茎，作丛生，枝秆去地二、三寸；其叶扶疏作羊齿状，又如蒺藜苗；七月中开黄紫花；其实作荚子，长寸许。八月中采根用。其皮折之如绵，谓之绵黄。然有数种，有白水，有赤水，有木，功用并同，而力不及白水。木，短而理横。今人多以苜蓿根假作黄，折皮亦似绵，颇能乱真。但苜蓿根坚而脆，黄至柔韧，皮微黄褐色，肉中白色，此为异耳。"从《本草图经》的记载中可以发现，黄芪有三个品种，分别是木芪、赤水芪和白水芪。其中木芪的性状与苜蓿的性状相似，苜蓿常作为木芪的伪品。除此以外，《本草图经》还指出黄芪产于山西。《证类本草》[6]继承了《嘉祐本草》和《本草图经》对黄芪性状的描述，再次指出黄芪产于山西，并强调山西黄芪质优。在《本草图经》和《证类本草》中附有宪州（山西静乐县）黄芪原植物图（图1-1）。《绍兴本草校注》[14]也强调黄芪产于山西，并附有宪州黄芪原植物图（图1-2）。

　　元代《汤液本草》[8]继承《本草图经》和《证类本草》关于黄芪产地的描述，并详细阐述了木芪与其伪品苜蓿的本质区别："有白水、赤水、木，功用皆同。惟木茎短而理横，折之如绵，皮黄褐色，肉中白色，谓之绵黄。其坚脆而味苦者，乃苜蓿根也……今《本草》、《图经》只言河东者，沁州绵上是也。故谓之绵。味甘如蜜，兼体骨柔软如绵，世以为如绵，非也……若以柔韧为'绵'，则伪者亦柔。但以干脆甘苦为别耳。"

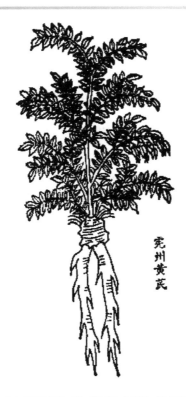

图 1-1 《本草图经》和《证类本草》所描绘的宪州黄芪

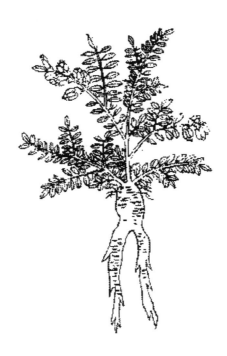

图 1-2 《绍兴本草校注》所描绘的宪州黄芪

明代《本草品汇精要》[9]将历代医家对黄芪产地的描述做了总结："（图经曰）蜀郡山谷及白水、汉中，今河东陕西州郡多有之。（陶隐居云）出陇西洮阳、黑水宕昌（道地）、宪州、原州、华原、宜州、宁州。"《本草蒙筌》[10]将黄芪分为上、中、下三品："种有三品，治无两般。木耆茎短理横，功力殊劣（此为下品）。水耆生白水、赤水二乡，白水颇胜（此为中品）。绵耆出山西沁州绵上，此品极佳（此为上品）。咸因地产金名，总待秋采入药。久留易蛀，勤曝难侵。务选单服不歧，直如箭干，皮色褐润，肉白心黄，折柔软类绵，嚼甘甜近蜜。如斯应病，获效如神。市多采苜蓿根假充，谓之土黄耆媒利。殊不知此坚脆味苦，能令人瘦；耆柔软味甘，易致人肥。"《本草纲目》[11]总结了历代医家关于黄芪产地的描述，并对黄芪药材的性状做了更详细的阐释："时珍曰：黄，叶似槐叶而微尖小，又似蒺藜叶而微阔大，青白色。开黄紫花，大如槐花。结小尖角，长寸许。根长二、三尺，以紧实如箭竿者为良。嫩苗亦可淘茹食。其子收之，十月下种，如种菜法亦可。"《本草汇言》[15]除描述了黄芪的产地和性状外，还详细地讲述了黄芪的种植："陶隐居曰：出陇西洮阳，色黄白、甘美。次出黑水宕昌者，色白，肌理粗，亦甘而温补。又有蚕陵白水者，色理胜蜀小。苏氏曰：今出陕西，宜、宁州郡多有之。收子，仲冬下种，春生苗，独茎，或作丛生。枝干去地尺许，其叶扶书如羊齿状。七八月开黄紫色花。其实结小尖角荚子，长寸许。八月中采根，长一、二尺，折之如绵。然有数种，出陇西白水、赤水二乡，白水耆、赤水耆，功用同而白水者更佳。出山西沁州绵上者益胜。用者以紧实如箭干，皮包黄，折之柔韧如绵，肉理中黄外白，嚼之甘美可口者良。嫩苗亦可茹食。修治：切片，以蜜汤润、微炒黄用。若坚脆、味苦者，即苜蓿根也。折之亦柔韧如绵，颇能真。但黄耆皮黄肉白，中亦深黄，味甘为异耳。外一种木黄耆者，形类真似，只是生时其茎叶短，根理横，有不同也。误用伐人元气，辨之。"《本草乘雅半偈》[16]继承了《本草纲目》和《本草汇言》的记载："出蜀郡汉中，今不复采。唯白水、原州、华原山谷者最胜，宜、宁二州者亦佳。春生苗，独茎丛生，去地二、三寸。作叶扶疏，状似羊齿，七月开黄紫色花，结小尖角，长寸许。八月采根，长二、三尺，紧实若箭干，皮色黄褐，折之柔韧如绵，肉理中黄外白，嚼之甘美可口。若坚脆味苦者，即苜蓿根也。勿误用木耆草，形类真相似，只是生时叶短根横耳。"《本草崇原》[17]记载："黄生于西北，得水泽之精，其色黄白，紧实如箭竿，折之柔韧如绵，以出山西之绵上者为良，故世俗谓之绵黄，或者只以坚韧如绵解之，非是。"

清代《本草从新》[18]记载："形如箭竿者佳，绵软而嫩，无丫枝（故又名绵，切片外白中黄、金井玉兰。五台、口皆不堪入药、入补中药）。捶扁，蜜炙。如欲其稍降，盐水炒。"黄宫绣的《本草求真》[19]记载："出山西黎城，大而肥润箭直良。"《本草害利》曰："产山西沁州绵上者，温补。陕西同州白水，凉补。味甘，柔软如绵，能令人肥。今人多以苜蓿根假作黄。折皮亦似绵，颇能乱真。但坚而脆，俗呼土黄，能令人瘦，用者宜审。"《植物名实图考》[20]吴其濬曰："有数种，山西、蒙古产者佳。"《植物名实图考》附有黄芪原植物图（图1-3）。《本草问答》[21]云："黄虽不必截然在北，然其为性，实皆秉北方水中之阳气以生，其主北方立论，则就乎得气之优者而言，故黄以北口外产者为佳。"《本草思辨录》[22]记载："黄中央黄，次层白，外皮褐，北产体虚松而有孔，味甘微温，叶则状似羊齿，明系由胃达肺，向外而不中守。有外皮以格之，却又不泄出。独茎直上，根

长二、三尺，故能由极下以至极上。"民国初期陈仁山所著的《药物出产辨》记载："正
芪产区有三处：一关东，二宁古塔，三卜奎，产东三省，现时山西大同、忻州地区，内
蒙古及东北产者为优。"由此可见，清代以来黄芪的产地主要位于北方，以山西、陕西、
内蒙古和东北等地区多见。此时，各医家对黄芪品质优劣也有了比较统一和清晰的认识。

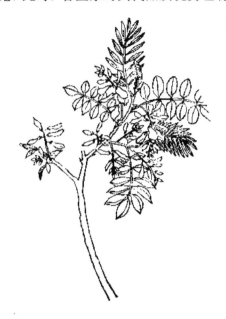

图1-3　《植物名实图考》所描绘的黄芪

　　黄芪的产地随着历史的变迁发生了巨大的变化。从汉代《神农本草经》和《名医别
录》，到南北朝时期的《本草经集注》，到宋代的《本草图经》，再到清代《植物名实图考》，
最后到民国的《药物出产辨》，黄芪的产地也由四川，移向甘肃，移向山西、陕西、内蒙
古和东北。如今，我们以山西黄芪和蒙古黄芪为道地药材。

第三节　采收期、入药部位及加工方法考证

　　黄芪药材的用药部位主要是黄芪的干燥根。春、秋两季，采收黄芪的根，将黄芪的
根头和须根除去，阳光下晒干即得。关于黄芪的采收、加工以及入药部位，我国历代医
家都有记载。汉末《名医别录》[2]首次记载了黄芪的采收时间和加工方法："二月、十月
采，阴干。"《本草经集注》和《新修本草》继承及沿用了《名医别录》中黄芪的采收和
加工方法。宋代《本草图经》[7]确定了黄芪的药用部位是根部："八月中采根用。其皮折
之如绵，谓之绵黄。"《雷公炮炙论》[23]详细地描述了黄芪的采收加工："凡使，勿用木，
蓍草真相似，只是生时叶短并根横。凡修事，先须去头上皱皮了，蒸半日，出后，用手
擘令细，于槐砧上锉用。"明代《本草品汇精要》[9]记载："春生苗，二月和十月取根，
阴干使用，根折之如绵者为好。"《本草蒙筌》[10]记载："总待秋采入药，久留易蛀，勤
曝难侵……夫蓍者，恶白鲜、龟甲，制去头、刮皮。生用治痈疽，蜜炙补虚损。"李时

珍在《本草纲目》[11]中对黄芪的加工炮制方法做了详细的描述："时珍曰：今人但捶扁，以蜜水涂炙数次，以熟为度。亦有以盐汤润透，器盛，于汤瓶蒸熟切用者。"《本草乘雅半偈》[16]继承和发展了《雷公炮炙论》中黄芪的炮制加工方法，曰："修治去头上皱皮，蒸半日，劈作细条，槐砧锉用。"《本草汇言》[15]记载："修治：切片，以蜜汤润，微炒黄用。"清代《本草害利》[24]丰富了黄芪的炮制方法："八月采根，阴干。达表生用或酒炒，补气水炙捶扁，以蜜水涂炙数次，以熟为度。也有以盐水汤润透熟切用。"在此基础上《得配本草》[25]对黄芪的炮制方法加以充实，更强调不同炮制方法其功用不同："补虚，蜜炒。嘈杂病，乳炒。解毒，盐水炒。胃虚，米泔炒。暖胃，除泻痢，酒拌炒。"

　　虽然历代医家对黄芪采收和加工方法的记载不同，但是我们可以看到，黄芪从汉末《名医别录》开始，到《雷公炮炙论》，再到清代的《得配本草》，它的加工方法被不断地丰富和充实。这种对炮制方法的发展，源于对黄芪功效的探索。黄芪的不同炮制品，其功效不同。这一点是被历代医家所认同的。

第四节　药用功效考证

　　黄芪是临床上广泛应用的一味中药。它的功效主要是补气升阳，益卫固表，托毒生肌，利水消肿。我国历史上各代医家对黄芪的功效都有比较清楚的认识。《神农本草经》[1]记载："主痈疽久败疮，排脓止痛，大风，癞疾，五痔，鼠瘘，补虚，小儿百病。"此时，黄芪侧重于治疗外科疮疡。《名医别录》[2]记载："无毒，主治妇人子藏风邪气，逐五脏间恶血，补丈夫虚损，五劳羸瘦，止渴，腹痛利，益气，利阴气。生白水者冷，补。其茎、叶，治渴及筋挛，痈肿，疽疮。"《名医别录》开始强调黄芪补虚的功效。《本草经集注》[3]继承了《神农本草经》和《名医别录》中黄芪的功效并首次强调黄芪恶龟甲的特性："味甘，微温，无毒。主治痈疽，久败疮，排脓止痛，大风癞疾，五痔鼠，补虚，小儿百病。妇人子藏风邪气，逐五脏间恶血，补丈夫虚损，五劳羸瘦，止渴，腹痛泄利，益气，利阴气。生白水者冷，补。其茎、叶治渴及筋挛，痈肿，疽疮。"

　　唐代《新修本草》继承和沿用了《本草经集注》中关于黄芪功效的记载。《药性论》[5]明确了黄芪补肾的特点，曰："黄，一名王孙。治发背，内补，主虚喘，肾衰，耳聋，疗寒热。生陇西者下，补五脏。蜀白水赤皮者，微寒，此治客热用之。"从《药性论》的描述中可以发现，甘肃黄芪可补五脏，而四川黄芪性寒，主治疮痈肿毒。五代时期，《日华子本草》[26]记载："黄，恶白鲜皮。助气，壮筋骨，长肉，补血，破癥癖，瘰疬瘿赘，肠风，血崩带下，赤白痢，产前后一切病，月候不匀，消渴，痰嗽，并治头风，热毒赤目等。药中补益，呼为羊肉。又云白水芪，凉，无毒。排脓，治血及烦闷热毒，骨蒸劳。功次黄芪。赤水芪，凉，无毒。治血，退热毒，余功用并同上。木芪，凉，无毒。治烦，排脓。力微于黄芪，遇阙即倍用之。"《日华子本草》进一步充实了黄芪的功效，首次提出黄芪治妇人产前后一切病。

　　宋代《开宝本草》依然继承和沿用《本草经集注》对黄芪功效的描述。《嘉祐本草》在《开宝本草》的基础上，增加了《药性论》和《日华子本草》中对黄芪功效的描述。《嘉祐本草》对黄芪功效全面的归纳、总结为后世全面认识黄芪的功效奠定了坚实的基础。

《本草图经》[7]首次提出黄芪和防风相须为用，用于治疗中风口噤："唐·许裔宗，初仕陈为新蔡王外兵参军，时柳太后感风不能言，脉沉而口噤，裔宗曰：既不能下药，宜汤气熏之，药入腠理，周时可瘥。乃造黄防风汤数斛，置于床下，气如烟雾，其夕便得语。药力熏蒸，其效如此，因附着之。使善医者，知所取法焉。"这一使用在《本草衍义》[27]中亦得到证实："防风、黄芪多相须而用。唐许胤宗为新蔡王外兵参军，王太后病风，不能言，脉沉难对，医告术穷。胤宗曰：饵液不可进。即以黄、防风煮汤数十斛，置床下，气如雾熏薄之，是夕语。"北宋后期，唐慎微将《嘉祐本草》和《本草图经》校订增补，编成本草、图经合一的《证类本草》。该书归纳总结了宋以前历代医家所记载的黄芪功效。这是继《嘉祐本草》后，对黄芪功效认识的又一次提升。随后，张元素将黄芪功效总结为五点："黄甘温纯阳，其用有五：补诸虚不足，一也；益元气，二也；壮脾胃，三也；去肌热，四也；排脓止痛，活血生血，内托阴疽，为疮家圣药，五也。又曰：补五脏诸虚，治脉弦自汗，泻阴火，去虚热，无汗，则发之；有汗，则止之。"在此基础上，张元素的徒弟李东垣[28]简明扼要地阐释了黄芪的功效：味甘，纯阳。益胃气。肌热、疮疡、诸经之痛用之。此外，李东垣还提出黄芪补三焦的新特点："杲曰《灵枢》云：卫气者，所以温分肉而充皮肤，肥腠理而司开阖。黄既补三焦，实卫气，与桂同功；特比桂甘平，不辛热为异耳。但桂则通血脉，能破血而实卫气，则益气也。又黄与人参、甘草三味，为除燥热肌热之圣药。脾胃一虚，肺气先绝，必用黄温分肉，益皮毛，实腠理，不令汗出，以益元气而补三焦。"黄芪这一"补三焦"的功效在《汤液本草》中被继承和发扬。

元代王好古在其所著的《汤液本草》[8]中，再次证实黄芪"补三焦"的功效："气温，味甘，纯阳。甘，微温，性平。无毒。入手少阳经、足太阴经，足少阴、命门之剂……破癥癖，肠风血崩，带下，赤白痢，及产前、后一切病，月候不调，消渴痰嗽，又治头风热毒，目赤，骨蒸。治气虚盗汗并自汗，即皮表之药；又治肤痛，则表药可知；又治咯血，柔脾胃，是为中州药也；又治伤寒、尺脉不至，又补肾脏元气，为里药。是内、外、三焦之药。"

到了明代，各医家对黄芪"补虚"和"治疮疡"的功效有了清楚的认识。在《本草品汇精要》[9]中，作者开始关注黄芪的配伍使用和用药禁忌。曰："【主】补中益气【行】手少阳经，足太阴经，足少阴经【反】恶白鲜皮、龟甲……【合治】合防风煮汤，熏风病脉沉口噤不语。合人参、甘草退劳役发热。合白芷、连翘排脓止痛消毒。合防风补力愈大【禁】面黑人不可多服。"陈嘉谟为初学者编著了《本草蒙筌》，该书以通俗易懂的语言讲述了黄芪的功效："味甘，气微温。气薄味浓，可升可降，阴中阳也。无毒……入手少阳，入足太阴。主丈夫小儿五劳七伤，骨蒸体瘦，消渴腹痛，泻痢肠风；治女子妇人月候不匀，血崩带下，胎前产后，气耗血虚。益元阳，泻阴火。扶危济弱，略亚人参。温分肉而充皮肤，肥腠理以司开阖。固盗汗自汗，无汗则发，有汗则止；托阴疮癫疮，排脓止痛，长肉生肌。外行皮毛，中补脾胃。下治伤寒，尺脉不至。是上中下、内外、三焦药也。性畏防风，而防风能制黄芪，黄芪得防风，其功愈大。"此后，李时珍在举世瞩目的药学著作《本草纲目》中整理归纳了历代医家（包括陶弘景、张元素、李东垣、王好古和朱丹溪）对黄芪功效的描述，并提出黄芪为补药之长的论述。《本草纲目》是对黄芪功效认识最全面、最深刻的著作，为后世医家研究和探索黄芪的新功效打下了坚实的基础。《本草汇言》[15]中，作者倪朱谟探讨了黄芪产生不同功效的机制："黄耆，补肺健脾，实卫、敛汗，驱风运毒之药也。故阳虚之人，自汗频来，乃表虚而腠理不密也。黄耆可以实卫而敛汗。伤寒之证，行发表而邪汗不出，乃里虚而正气内乏也。黄耆可以济津以助汗。贼风之病，偏中血脉而手足不随者，黄耆可以荣筋骨。痈疡之证，脓血内溃，阳气虚而不愈者，黄耆可以生肌肉。又阴疮不能起发，阳气虚而不溃者，黄耆可以托脓毒。东垣谓益元气，补三焦之虚损，实腠理，温肉分之虚寒，功在是矣。"随后，《神农本草经疏》也探讨了黄芪发挥多种功效的机制。《神农本草经疏》[29]多遵《神农本草经》和《名医别录》，再参以诸家论治，详细地论述了黄芪功效的产生机制。曰："黄耆，味甘、微温，无毒。主痈疽、久败疮，排脓止痛，大风癞疾，五痔鼠瘘，补虚，小儿百病，妇人子藏风邪气，逐五藏间恶血，补丈夫虚损，五劳羸瘦，止渴，腹痛，泄痢，益气，利阴气。生白水者冷，补。其茎、叶疗渴及筋挛，痈肿疽疮。疏：黄耆禀天之阳气、地之冲气以生。故味甘、微温而无毒。气厚于味，可升可降，阳也。入手阳明、大阴经。甘乃土之正味，故能解毒。阳能达表，故能运毒走表。甘能益血，脾主肌肉，故主久败疮，排脓止痛。风为阳邪，凡贼风虚邪之中人也，则病疠风。《经》曰：邪之所凑，其气必虚。性能实表，则能逐邪驱风，故主大风癞疾，五痔鼠瘘，补虚，兼主小儿天行痘疮之在阳分，表虚气不足者，小儿胎毒生疮疖。《别录》又主妇人子藏风邪气。逐五脏恶血者，血不自行，随气而行，参合血药则能之矣。补丈夫虚损，五劳羸瘦者，通指因劳阳气乏绝所生病也。甘温益元气，甘温除大热，故通主之。气旺则津液生，故止渴。血虚则腹痛，中焦不治亦腹痛。脾胃之气不足，则邪客之而泄痢，补中气则诸证自除矣。益气利阴气者，阳生阴长也。"明末本草学著作《本草乘雅半偈》[16]记载黄芪："味甘气温，肉似肌腠，皮折如绵，宛若卫气之卫外而固者也。故能温分肉，充皮肤，肥腠理，司开阖。唯卫气虚弱，不能固护肌肉者宜之。倘涉六淫，毒热炽盛，又当谢之，未可谬用。补虚者，补卫气之虚，小儿阴常有余，气常不足，故百病咸宜也。"该书着重强调了黄芪补卫气以温分肉、充皮肤、肥腠理、司开阖，并治小儿之不足的功效。《本草征要》[30]中作者强调黄芪归肺、脾二经，补肺气和脾气，并指出黄芪治疗各种疾病都源于其补益肺气和脾气之功："味甘，性微温，无毒。入肺、脾二经。茯苓为使。恶龟甲、白鲜皮。嫩绿色者佳。蜜炙透。补肺气，而实皮毛，敛汗托疮，解渴定喘。益胃气，而去肤热，止泻生肌，补虚治痨。风癞急需，痘疡莫缺。种种功勋，皆是补脾实肺之力。能理风癞者，经谓邪之所凑，其气必虚，气充于外，邪无所。黄，实表，有表邪者勿用。助气，气实者勿用。多怒则肝气不和，亦禁用也。"此外，《本草征要》中也关注了黄芪的用药禁忌。

清代《本草新编》认为黄芪不仅是补气圣药，也是补血佳品，且补血源于补气："味甘，气微温，气薄而味浓，可升可降，阳中之阳也，无毒。专补气。入手太阴、足太阴、手少阴之经。其功用甚多，而其独效者，尤在补血。夫黄乃补气之圣药，如何补血独效。盖气无形，血则有形。有形不能速生，必得无形之气以生之。黄用之于当归之中，自能助之以生血也。夫当归原能生血，何藉黄，不知血药生血其功缓，气药生血其功速，况气分血分之药，合而相同，则血得气而速生，又何疑哉。"继《本草汇言》和《神农本草经疏》之后，清代《本草崇原》[17]也详细解释了黄芪治病之机制："色黄，味甘，微温。禀火土相生之气化。土主肌肉，火主经脉，故主治肌肉之痈，经脉之疽也。痈疽日久，正气衰微，致三焦之气不温肌肉，则为久败疮。黄助三焦出气，以温肌肉，故可治也。痈疽未溃，化血为脓，痛不可忍，黄补气助阳，阳气化血而排脓，脓排则痛止。大风癞疾，谓之疠疡，乃风寒客于脉而不去，鼻柱坏而色败，皮肤溃癞者是也。五痔者，牡痔、牝痔、肠痔、脉痔、血痔，是热邪淫于下也；鼠者，肾脏水毒，上淫于脉，致颈项溃肿，或空或凸，是寒邪客于上也。夫癞疾、五痔、鼠，乃邪在经脉，而证见于肌肉皮肤。黄内资经脉，外资肌肉，是以三证咸宜。又曰补虚者，乃补正气之虚，而经脉调和，肌肉充足也。小儿经脉未盛，肌肉未盈，血气皆微，故治小儿百病。"除《本草新编》和《本草崇原》对黄芪的功效做了详细的记载之外，清代《本草备要》、《本经逢源》、《本草从新》和《得配本草》等药学著作也对黄芪的功效做了详细的描述。《本草备要》[31]记载："补气，固表，泻火甘温。生用固表，无汗能发，有汗能止（丹溪云：大补阳虚自汗，若表虚有邪，发汗不出者，服此又能自汗。朱震亨，号丹溪，着《本草补遗》）。温分肉，实腠理，泻阴火，解肌热。炙用补中，益元气，温三焦，壮脾胃（脾胃一虚，土不能生金，则肺气先绝。脾胃缓和，则肺气旺而肌表固实。补中即所以固表也）。生血生肌（气能生血、血充则肉长，经曰：血生肉），排脓内托，疮痈圣药（毒气化则成脓，补气故能内托。痈疽不能成脓者，死不治，毒气盛而元气衰也，痘症亦然。王好古曰：黄实卫气，是表药；益脾胃，是中州药；治伤寒尺脉不至，补肾元，是里药。甄权谓：其补肾者，气为水母也。日华谓：其止崩带者，气盛则无陷下之忧也。《蒙筌》曰：补气药多，补血药亦从而补气，补血药多，补气药亦从而补血。益气汤虽加当归，因势寡，功被参芪所据；补血汤数倍于当归，亦从当归所引而补血。黄一两、当归二钱，名补血汤。气药多而云补血者，气能生血，又有当归为引也。表旺者不宜用，阴虚者宜少用，恐升气于表，而里愈虚矣。"《本经逢源》[32]记载："黄芪甘温，气薄味浓，升少降多，阴中阳也。能补五脏诸虚，入手足太阴，手阳明少阳。而治脉弦自汗，泻阴火，去肺热，无汗则发，有汗则止。入肺而固表虚自汗，入脾而托已溃痈疡。《本经》首言痈疽久败，排脓止痛，次言大风癞疾，五痔鼠，皆用生者，以疏卫气之热。性虽温补，而能通调血脉，流行经络，可无拟于壅滞也。其治气虚盗汗、自汗及皮肤痛，是肌表之药。治咯血，柔脾胃是中州之药。治伤寒尺脉不至，补肾脏元气不足，及婴儿易感风邪，发热自汗诸病，皆用炙者，以实卫气之虚。乃上中下内外三焦药，即《本经》补虚之谓。"《本草经解》[33]记载："气微温，味甘，无毒。主治痈疽，久败疮，排脓止痛，大风癞疾，五痔鼠，补虚，小儿百病（酒炒、醋炒、蜜炙、白水炒）。黄芪，气微温，禀天春升少阳之气，入足少阳胆经，手少阳三焦经。味甘无毒，禀地和平之土味，入足太阴脾经。气味俱升，阳也。脾主肌肉，甘能解毒，温能生肌，所以主痈疽久败疮，排脓止痛也。风湿热壅于肌肉筋脉中，则筋坏肉败而成大麻风癞疾矣。脾主湿，胆主风，三焦主热，邪之所凑，其气必虚。黄芪甘温，补益气血，故治癞疾也。肠为痔，肠者手阳明经也。太阴脾，为阳明行津液者也。甘温益脾，脾健运，则肠行而痔愈也。鼠者瘰也，乃少阳经风热郁毒，黄入胆与三焦，甘能解毒，温能散郁，所以主之。人身之虚，万有不齐，不外乎气血两端，黄气味甘温，温之以气，所以补形不足也。补之以味，所以益精不足也。小儿稚阳也，稚阳为少阳，少阳生气条达，小儿何病之有。黄入少阳补生生之元气，所以概主小儿百病也。"《神农本草经百种录》[34]记载："味甘微温。主痈疽，久败疮，排脓止痛，除肌肉中之热毒。大风癞疾，去肌肉中之风毒。五痔，鼠，去肌肉中之湿毒。补虚，补脾胃之虚。小儿百病。小儿当补后天。后天者，肌肉之本也。黄甘淡而温，得土之正味、正性，故其功专补脾胃。味又微辛，故能驱脾胃中诸邪。其皮最浓，故亦能补皮肉，为外科生肌长肉之圣药也。"《本草从新》继承了《本草备要》中对黄芪功效的描述。《得配本草》[25]记载："甘，微温。入手太阴经，兼入足太阴气分。助气补血。固腠理，益脾胃，托疮疡，止盗汗（固气之功）。得枣仁，止自汗。配干姜，暖三焦。配川连，治肠风下血。配茯苓，治气虚白浊。配川芎、糯米，治胎动、腹痛、下黄汁。佐当归，补血。使升、柴，发汗。"《本草求真》[19]记载："入肺补气，入表实卫，为补气诸药之最，是以有耆之称。且着其功曰：生用则能固表，无汗能发，有汗能收。熟则生血生肌，排脓内托，是盖指其气足，则血与肉皆生，毒化脓成，而为疮疡圣药矣。"《神农本草经读》[35]记载："陈修园曰：黄气微温，禀少阳之气入胆与三焦；味甘无毒，禀太阴之味入肺与脾。其主痈疽者，甘能解毒也。久败之疮，肌肉皮毛溃烂，必脓多而痛甚，黄入脾而主肌肉，入肺而主皮毛也。大风者，杀人之邪风也。黄入胆而助中正之气，俾神明不为风邪乱；入三焦而助决渎之用，俾窍道不为风所壅；入脾而救受克之伤；入肺而制风木之动，所以主之。癞疾，又名大麻风，即风毒之甚也。五痔者，五种之痔疮，乃少阳与太阴之火陷于下，而此能举其陷。鼠者，瘰之别名，乃胆经与三焦之火郁于上，而此能散其郁也。其曰补虚者，是总结上文诸证，久而致虚，此能补之。非泛言补益之品也。叶天士云：小儿稚阳也。稚阳为少阳，少阳生气条达则不病，所以概主小儿百疾也。余细味经文汗止；玉屏风散之散以驱风，风平则汗止。诸方皆借黄走表之力，领诸药而速达于表而止汗，非黄自能止汗也。诸家固表及生用发汗、炒用止汗等说，贻误千古，兹特正之。"《本草撮要》[36]记载："味甘微温。入手足太阴经。功专益气。得当归活血。得白术补气。得防风其功益大。得滑石、白糖煎服，治洞泄完谷不化神效。合人参、甘草、生姜为保元汤，治痘虚不起。"《本草思辨录》[22]记载："刘潜江疏黄，以治阳不足而阴亦不利之病，不治阳有余而阴不足之病，与阳不得正其治于上，阴即不能顺其化于下四语，最为扼要……以黄一味治小便不利，乃提阳于上而阴自利于下也。黄与牛膝，皆根长二、三尺，别录皆言利阴气。惟牛膝一茎直下而味苦酸平，黄一茎直上而味甘微温。故牛膝利阴气，是下利其阴气。黄利阴气，是从阴中曳阳而上而阴以利。牛膝有降无升，黄有升无降，皆屡验不爽。此盖黄疏营卫之后，营卫则然，黄无此狡狯也……黄补表而不实表，不实表故不能止汗……足太阳脉上额交巅，黄入太阳经，故能上至于头。膀胱与肾为表里，故亦能益肾气以化阴而上升。"

《本草分经》[37]记载："甘温升浮，补肺气温三焦，壮脾胃实腠理，泻阴火解肌热，气虚难汗者可发，表疏多汗者可止，生用泻火，炙用补中，为内托疮痈要药，但滞胃尔。"《本草分经》开始重视和强调黄芪的副作用。随后，在《本草害利》[24]中，作者凌奂详细阐述了黄芪的副作用和用药禁忌："按黄极滞胃口，胸胃不宽，肠胃有积滞者勿用。实表，有表邪及表旺者勿用。助气，气实者勿用。病患多怒，则肝气不和勿服。能补阳，阳盛阴虚，上焦热甚，下焦虚寒者均忌。恐升气于表，而里愈虚耳。痘疮血分热者禁用。"

黄芪首载于《神农本草经》，是古今临床广泛应用的一味补气中药。从《神农本草经》开始，经过历代医家的研究和发现，黄芪的功效被逐步完善。总结来说，黄芪的功效主要有疗痈疽、疮疡、消渴、诸热、咳嗽、泄痢、自汗、疼痛、月水不调，补益气血，调节脏腑功能（主要侧重肺、脾、肾三脏），补虚等。现代临床研究表明，黄芪具有增强免疫功能、增强造血功能、强心、降血压、保肝、调节机体代谢（调节血糖、降血脂、促进蛋白质和核酸代谢）等药理作用。黄芪的本草学研究，是黄芪研究的重要组成部分，加深了我们对黄芪功效的全面认识，古为今用，有利于探索黄芪的新功效，最终服务于人类健康。

参 考 文 献

[1] 顾观光. 神农本草经. 兰州：兰州大学出版社，2009.
[2] 陶弘景. 名医别录. 尚志钧辑校. 北京：人民卫生出版社，1986.
[3] 陶弘景. 本草经集注. 上海：群联出版社，1955.
[4] 苏敬. 新修本草. 尚志钧辑校. 合肥：安徽科学技术出版社，1981.
[5] 甄权. 药性论. 尚志钧辑. 合肥：安徽科学技术出版社，2006.
[6] 唐慎微. 证类本草. 尚志钧等点校. 北京：华夏出版社，1993.
[7] 苏颂. 本草图经. 尚志钧辑校. 合肥：安徽科学技术出版社，1994.
[8] 王好古. 汤液本草. 北京：中华书局，1991.
[9] 刘文泰. 本草品汇精要. 北京：人民卫生出版社，1982.
[10] 陈嘉谟. 本草蒙筌. 张印生，韩学杰，赵慧玲校注. 北京：中医古籍出版社，2009.
[11] 李时珍. 本草纲目. 北京：人民卫生出版社，1982.
[12] 卢多逊. 开宝本草. 尚志钧辑校. 合肥：安徽科学技术出版社，1998.
[13] 掌禹锡. 嘉祐本草. 尚志钧辑复. 北京：中医古籍出版社，2009.
[14] 王继先. 绍兴本草校注. 尚志钧校注. 北京：中医古籍出版社，2007.
[15] 倪朱谟. 本草汇言. 郑金生，甄雪燕，杨梅香校注. 北京：中医古籍出版社，2005.
[16] 卢之颐. 本草乘雅半偈. 冷方南，王齐南点校. 北京：人民卫生出版社，1986.
[17] 张志聪. 本草崇原. 刘小平点校. 北京：中国中医药出版社，1992.
[18] 吴仪洛. 本草从新. 上海：上海科学技术出版社，2003.
[19] 黄宫绣. 本草求真. 上海：上海科学技术出版社，1959.
[20] 吴其浚. 植物名实图考. 北京：中华书局，1963.
[21] 张伯龙. 本草问答评注. 黄杰熙评注. 太原：山西科学教育出版社，1991.
[22] 周岩. 本草思辨录. 上海：上海科学技术出版社，1985.
[23] 雷敩. 雷公炮炙论. 张骥补辑，施仲安校注. 南京：江苏科学技术出版社，1985.
[24] 凌奂. 本草害利. 北京：中医古籍出版社，1982.
[25] 严西亭，施澹宁，洪缉庵. 得配本草. 上海：科技卫生出版社，1958.
[26] 韩保昇. 日华子本草—蜀本草. 尚志钧辑复. 合肥：安徽科学技术出版社，2005.
[27] 寇宗奭. 本草衍义. 颜正华，常章富，田幼群点校. 北京：人民卫生出版社，1990.
[28] 李杲. 洁古老人珍珠囊. 北京：中华书局，1998.
[29] 缪希雍. 神农本草经疏. 孔立，杨振宁，王洪涛等注. 北京：中国中医药出版社，1997.
[30] 李中梓. 本草征要. 北京：北京科学技术出版社，1986.
[31] 汪昂. 本草备要. 余力，陈赞育校注. 北京：中国中医药出版社，1998.
[32] 张璐. 本经逢原. 赵小青，裴晓峰校注. 北京：中国中医药出版社，1996.
[33] 叶天士. 本草经解. 上海：上海科学技术出版社，1958.
[34] 徐大椿. 神农本草经百种录. 北京：人民卫生出版社，1956.
[35] 陈修园. 神农本草经读. 福州：福建科学技术出版社，2007.
[36] 陈其瑞. 本草撮要. 上海：上海科学技术出版社，1985.
[37] 姚澜. 本草分经. 陈熠编选. 上海：上海科学技术出版社，1989.

第二章

黄芪种质资源研究

黄芪作为药材历史悠久，为历代中医常用中药之一。黄芪入药始载于《神农本草经》，起源于四川北部、陕西南部和甘肃南部地区，为豆科黄芪属与岩黄芪属多种植物，历史上长期存在多个物种混乱使用的现象。随着时代发展与认知深化，历经名称变更、物种选择、产地变迁过程，黄芪药材来源逐步聚焦于豆科黄芪属与岩黄芪属的几种植物，近代医药科学技术与植物分类学发展进一步明确其正品种类。《中华人民共和国药典》2020年版规定正品药用黄芪为豆科植物蒙古黄芪 *Astragalus membranaceus*（Fisch.）Bge. var. *mongholicus*（Bge.）Hsiao 或膜荚黄芪 *Astragalus membranaceus*（Fisch.）Bge.的干燥根，具有补气固表、利尿托毒、排脓、敛疮生肌之功效。2020 年国家卫生健康委员会发文，对黄芪等 9 种物质按既是食品又是中药材试点管理。黄芪临床药用、食品添加应用广泛，年消耗量十分庞大。野生资源在大量采挖的情况下日渐稀少，该植物已被确定为国家三级保护植物，目前市场上流通使用的黄芪多源于人工种植。

第一节　中国黄芪属的现状与分析

一、名称来源与变更

由于物种来源、产出地域、药材集散、民俗方言、贸易俗成等因素导致黄芪异名繁多。黄芪始载于《神农本草经》，称为"黄耆"，被列为"上品"之药，李时珍在《本草纲目》中释其名曰"耆，长也。黄耆色黄，为补药之长，故名。今俗通作黄芪"，历代多以药材商品寓意、产地、性状命名，名称繁多，"黄耆"或"黄芪"通用名始于明代，"耆"以"芪"替代，明代以后命名均以"芪"字为基础，相对统一规范。

（一）古代名称

"戴糁""戴椹""独椹""蜀脂""百本""王孙""棉芪""绵芪"等，命名寓意多含滋补、长远之意，如《神农本草经》称戴糁，《名医别录》称戴椹、独椹、蜀脂、百本，《药性论》称为"王孙"，《本草图经》称"绵芪"等，其中"黄耆""绵芪"沿用至今。

（二）产地与集散地

明代后出现的黄芪药材商品命名多与产地、药材贸易集散地有关，以原产地命名如蒙芪（内蒙古）、北芪（内蒙古）、晋芪（山西）、关芪（东北）、宁古塔芪（黑龙江）、卜奎芪（黑龙江）、红兰芪（内蒙古）、库伦黄芪（内蒙古）等；以贸易集散地命名，如张家口为黄芪贸易重要集散地，所以称北口芪、正口芪等。

（三）药材性状、加工差异与民间俗称

1. 药材性状

如绵黄芪（根折之如绵者佳）、红芪（药材表面呈灰红色，为多序岩黄芪）。

2. 产地加工方法

如挑大小适中、粗细均匀、质地柔嫩的蒙古黄芪药材，切去头尾，经沸水烫过，使其条干柔润，用板搓直，晾干，扎成炮台形，称为炮台芪；山西雁北地区从栽培的蒙古黄芪中选粗大、皮细嫩者，经加工染成蓝黑色（靛蓝、五倍子配比成染料），为冲正芪。

3. 民间俗称

命名如山炮仗（泡囊状荚果经挤压后发出爆炸声似爆竹）、独根、箭杆花等（直根系，根长形似箭杆）。

（四）植物学命名法

植物学命名有蒙古黄芪、膜荚黄芪、多序岩黄芪（红芪）。新中国成立以后随着《中国药典》的颁布，执行中药名称逐步规范，黄芪为药材唯一名称，来源于蒙古黄芪和膜荚黄芪，商品上多注明山西、内蒙古、甘肃、宁夏不同产地。红芪从黄芪项下分离出来，《中国药典》单列为红芪药材品种，来源于多序岩黄芪。

二、本草考证与产地变迁

黄芪，《本经》列为上品，一名戴糁。《名医别录》载有"生白水者冷，补。一名戴椹、独椹、芰草、蜀脂、百本。生蜀郡山谷、白水、汉中"。《药性论》载有"一名王孙。生陇西者下，补五藏；蜀白水赤皮者，微寒，此治客热用之"。《图经本草》称"有数种，有白水芪，有赤水芪，有木芪，功用并同，而力不及白水芪"[1]。可见古代黄芪即有数种，主要品种有膜荚黄芪、东俄洛黄芪 Astragalus tongolensis Ulbr.、金翼黄芪 A. chrysopterus Bunge 和多序岩黄芪 Hedysamm polybotrys Hand.-Mazz。从历代本草有关黄芪产地的文献记述中发现，自南北朝《名医别录》起，黄芪道地产地随朝代的更换而变迁，初始产于

四川中部（蜀郡）、北部（白水），陕西的西南部（汉中）及甘肃南部（陇西、洮阳）地区，唐代移到甘肃的东北部（原州）和宁夏的南部（华州），宋代黄芪产地移至山西中部（绵上），至清代后期，黄芪道地产地扩展至内蒙古，直至民国时期扩展至东北三省，现代以山西大同、忻州地区，内蒙古及东北产者为优，20 世纪 70～90 年代甘肃定西地区自内蒙古大量引种蒙古黄芪，目前国内黄芪主产区为内蒙古中西部、山西北部、甘肃定西和宁夏南部。

三、物种选择变化

古代药材多来源于野生植物资源，发现某一药材资源后即就地采集使用，由于植物生长年限和生物存量等原因，单一药材大量使用会导致某一物种资源枯竭，而扩大药材产地范围和寻找相似代用品是当时解决资源枯竭问题的有效途径，由此产生某些药材产地变迁与多种相似物种混杂使用的现象，中药材物种产地变迁、选择、变更过程，也是人类对中医药认知深化的过程。从历代本草有关黄芪品质记载及黄芪道地产地迁移的研究分析，我国古代使用的黄芪并非单一品种，且明显存在混乱。黄芪属植物多为多年生草本植物，直根系，种子繁殖、生长缓慢，再生繁育能力较弱。以根入药，大量过度挖掘后自然植被短期内难以恢复，加之中医临床频繁大量使用，极易导致野生药材资源枯竭，这是黄芪药材产地不断迁移与品种来源混乱的根本原因，也是中国黄芪属多种植物成为黄芪代用品或地方习用品的根源，而近代药用植物研究技术进步与广泛大量引种栽培减缓或终止了黄芪产地的迁移。

黄芪正品原为何种植物，宋代前由于本草类古籍对黄芪记载简单，道地产地变化较大，加上黄芪的药用品种多，故难以确切定论。受自然因素多样性的影响，不同地区孕育出独特的生物物种，生物种群在一定时期、一定区域内生长繁育相对稳定，而植物自然分布的稳定性亦高于动物。从现有野生植物物种自然分布规律可以追溯一定历史时期内植物物种变化状况，近代人类活动对特种植物自然分布影响较大。黄芪药材源于西南地区，独特的地理、气候环境孕育了丰富的药材资源，具有鲜明的地域特色，现自然分布于本地区黄芪属和岩黄芪属与膜荚黄芪类似的多个物种如梭果黄芪、单蕊黄芪、多花黄芪、东俄洛黄芪、金翼黄芪、多序岩黄芪等共同作黄芪或代黄芪使用，其中有些品种应用沿袭至今。宋代后黄芪的植物描述逐渐详细，辨别认知能力加强，道地产地开始稳定，并与以后文献记载的道地产区基本相符，膜荚黄芪逐步从众多代用品中分离出来并得到广泛认同。综合古今本草关于黄芪的产地和形态的考证，以及各种本草类古籍中所附图中"宪州黄芪"的形态描述，可以基本确认黄芪原植物系目前《中国药典》所载的膜荚黄芪，而《中国药典》作为黄芪药材收载的另一个物种蒙古黄芪则是黄芪产地向北迁移至山西过程中逐步引入的，原因为野生蒙古黄芪自然分布区为山西、内蒙古、河北等地。其他黄芪属植物如多花黄芪、单蕊黄芪、金翼黄芪、东俄洛黄芪等与岩黄芪属多序岩黄芪、西康岩黄芪、太白岩黄芪、山西岩黄芪等均为膜荚黄芪代用品或一些地方习用品[2]，以下详细阐述中国黄芪属与岩黄芪属药用植物资源及分类。

第二节　黄芪属、岩黄芪属药用植物物种

黄芪属（*Astragalus* L.）植物全世界共有 11 亚属，2000 余种，分布于北半球、南美洲及非洲，稀见于北美洲及大洋洲。中国有 8 亚属，278 种，2 亚种，35 变种及 2 变型，南北各省区均产。黄芪或代用品主要分布于黄芪亚属（subgen. *Phaca* Bunge）、华黄芪亚属（subgen. *Astragalus*）、簇毛黄芪亚属（subgen. *Pogonophace* Bunge）、裂萼黄芪亚属（subgen. *Cercidothrix* Bunge）和密花黄芪亚属（subgen. *Hypoglottis* Bunge）五个亚属[3]。黄芪属药用植物主要分布于我国北方各省，此外，四川、云南等省也有分布。其中作黄芪代用品入药的品种有梭果黄芪、单蕊黄芪、多花黄芪、东俄洛黄芪、金翼黄芪等；背扁黄芪与直立黄芪的种子为药材沙苑子，华黄芪、紫云英、斜茎黄芪等作为沙苑子代用品入药；其他植物为地方习用药材品种（表 2-1）。

表 2-1　中国黄芪属药用植物一览表

亚属	组	植物名称	拉丁学名	别名	自然分布	习用地区	入药部位	备注
A	1	秦岭黄芪	*A. henryi* Oliv.		陕西、湖北	湖北西部	根	代用品
A	1	阿克苏黄芪	*A. aksuensis* Bunge.		新疆	新疆	根	代用品
A	1	梭果黄芪	*A. ernestii* H. F. Comb.	川绵芪	四川、云南、西藏	四川康定地区	根	代用品
A	1	单蕊黄芪	*A. monadelphus* Bunge ex Maxim.		甘肃、青海、四川	甘肃	根	代用品
A	1	天山黄芪	*A. lepsensis* Bunge.		新疆	新疆	根	代用品
A	1	膜荚黄芪	*A. membranaceus* （Fisch.）Bge.		东北、华北、西北		根	正品
A	1	蒙古黄芪	*A. membranaceus* （Fisch.）Bge. var. mongholicus（Bge.）Hsiao		内蒙古、山西、河北		根	正品
A	1	淡紫花黄芪	*A. membranaceus* f. *pallidipurpureus* Hsiao.		东北、华北、西北	山西、甘肃	根	代用品
A	1	北蒙古黄芪	*A. boeral-imongolieus* Y. Z. Zhao		内蒙古		根	正品
A	1	多花黄芪	*A. floridus* Benth ex Bunge	白绵芪	甘肃、青海、四川、西藏	四川、青海	根	代用品
A	1	东俄洛黄芪	*A. Tongolensis* Ulbr.	大白芪	四川	甘肃、青海、四川	根	代用品
A	2	金翼黄芪	*A. chrysopterus* Bunge	小白芪 小黄芪	河北、山西、陕西、甘肃、宁夏、青海、新疆	河北、甘肃	根	代用品
A	3	云南黄芪	*A. yunnanensis* Franch.		四川、云南、西藏	西藏	根	代用品
A	4	马衔山黄芪	*A. mahoschanicus* Hand.-Mazz		四川、内蒙古、甘肃、宁夏、青海、新疆	甘肃	根	代用品
A	5	草珠黄芪	*A. capillipes* Fisch. ex Bunge		内蒙古、河北、山西、陕西		根	
A	5	草木樨状黄芪	*A. melilotoidesll* Pall.		长江北部各地		全草	

亚属	组	植物名称	拉丁学名	别名	自然分布	习用地区	入药部位	备注
B	1	乌拉特黄芪	A. hoantchy Franch.		内蒙古、宁夏、甘肃、青海、新疆	内蒙古、宁夏、新疆	根	
B	2	弯齿黄芪	A. camptodontus Franch.		四川、云南	云南	根	代用品
B	2	长小苞黄芪	A. balfourianus Simpson		四川、云南	云南	根	代用品
B	2	甘肃黄芪	A.licentianus Hand.-Mazz		甘肃、青海、四川、西藏		根	
B	3	背扁黄芪	A. complanatus Bunge		东北、华北、西南、华中、西北		种子	
C	1	无毛黄芪	A. severzovii Bunge		新疆		根	
C	2	多枝黄芪	A. polycladus Bur. et Franch.		四川、云南、西藏、青海、新疆		全草	
C	2	黑毛多枝黄芪	A. polycladus Bur.		云南、四川	云南	全草	习用品
C	2	华山黄芪	A. havianus E.Peter		陕西		根	代用品
C	3	紫云英	A. sinicus L.		长江流域各省区		种子	
C	4	华黄芪	A. chinensis L.		东北、华北		种子	
C	4	长果颈黄芪	Astragalus khasianus Bunge		云南、西藏西南部		根	代用品
D	1	糙叶黄芪	A. scaberrimus Bunge		东北、华北、西北		根	
D	2	地八角	A. bhotanensis Bak.		贵州、四川、西藏、山西、甘肃		根	习用品
D	3	伊犁黄芪	A. iliensis Bunge		新疆		根	
D	4	斜茎黄芪	A. adsurgens Pall.		东北、华北、西北、西南	甘肃	种子	代用品
D	4	湿地黄芪	A. uliginosus L.		东北、内蒙古		根	
E	1	藏新黄芪	A. tibetanus Benth. ex Bunge		云南、西藏		根	

注：用大写英文字母代表对应亚属，数字代表对应组。黄芪亚属 A（膜荚组 1、金翼组 2、肾形子组 3、短果柄组 4、假草木樨组 5）；簇毛黄芪亚属 B（扁荚组 1、膨果组 2、背扁组 3）；华黄芪亚属 C（短缩茎组 1、多枝组 2、伞序组 3、绿穗组 4）；裂萼黄芪亚属 D（糙叶组 1、短序组 2、沙生组 3、香黄芪组 4）；密花黄芪亚属 E（密花组 1）岩黄芪属药用植物

岩黄芪属（Hedysarum L.）植物全世界约 150 多种，我国有 41 种。红芪自古为黄芪的代用品，与黄芪长期并存使用，古代文献多有相关记载，如宋代《重修政和经史证类备用本草》引有"陶隐居云：第一出陇西，洮阳，色黄白，甜美，今亦难得；次用黑水、宕昌者，色白，肌肤粗。新者亦甘而温补。又有蚕陵白水者，色理胜蜀中者而冷补，又有赤色者，可作膏贴用，消痈肿俗方多用，道家不须"[4]。《中国药典》1985 年版将红芪单列为一个品种，具有补气固表、利尿、托毒排疮、敛疮生肌等功效（表 2-2）。

岩黄芪属的多序岩黄芪俗称红芪，在我国台湾、香港、澳门与西北地区及东南亚一些地区有药用红芪的习惯，将红芪作为黄芪使用；西康岩黄芪、太白岩黄芪、红花岩黄芪、山西岩黄芪在不同地区作为红芪代用品使用或地方习用药材。

表 2-2　中国岩黄芪属（*Hedysarum* L.）药用植物一览表

植物名称	别名	自然分布	入药部位
多序岩黄芪	*Hedysarum polybotrys* Hand.-Mazz	甘肃、宁夏，四川	根
西康岩黄芪	*Hedysarum limpfichtii* Hlbr.	四川北部、云南西北部、西藏东部	根
拟蚕豆岩黄芪	*Hedysarum vicioides* Turcz.	东北、华北、甘肃、四川、云南	根
山西岩黄芪	*Hedysarum smithianum* Hand.-Mazz.	吉林、辽宁、河北、山西、甘肃	根
红花岩黄芪	*Hedysarum multijugum* Maxim.	四川、西藏、新疆、青海、甘肃	根

第三节　黄芪属（*Astragalus*）药用植物的应用状况

一、黄芪属以黄芪入药的药用植物种类

黄芪属以黄芪入药的药用植物种类，见表 2-3。

表 2-3　黄芪属（*Astragalus*）以黄芪入药的药用植物统计表

黄芪亚属		簇毛黄芪亚属		华黄芪亚属		裂萼黄芪亚属		密花黄芪亚属	
组	数量	组	数量	组	数量	组	数量	组	数量
膜荚组	11	扁荚组	1	多枝组	1	香黄芪组	1	密花组	1
金翼组	1	膨果组	3	绿穗组	1				
肾形子组	1								
短果柄组	1								
合计	14	合计	4	合计	2	合计	1	合计	1

（一）黄芪亚属代黄芪入药的药用植物种类

1. 黄芪亚属膜荚组

淡紫花黄芪在山西、甘肃等地与膜荚黄芪同用；北蒙古黄芪与蒙古黄芪同用；秦岭黄芪的根在湖北西部代黄芪用；梭果黄芪又名川绵芪，在四川康定地区代黄芪入药；多花黄芪又名白绵芪，在四川、青海代黄芪入药；单蕊黄芪功效与黄芪相同，在甘肃代黄芪入药；东俄洛黄芪在甘肃陇南等地称"大白芪"，在甘肃、青海、四川代黄芪用；天山黄芪、阿克苏黄芪在新疆作黄芪用。

2. 黄芪亚属金翼组

金翼黄芪在甘肃天水等地称"小白芪"或"小黄芪"，在河北、甘肃根作黄芪入药。

3. 黄芪亚属肾形子组

云南黄芪在西藏部分地区作黄芪用。

4. 黄芪亚属短果柄组

马衔山黄芪在甘肃民间作黄芪入药[5]。

（二）簇毛黄芪亚属的乌拉特黄芪

在内蒙古、宁夏、新疆代黄芪用，弯齿黄芪和长小苞黄芪在云南作黄芪用。

（三）华黄芪亚属的长果颈黄芪

以根入药，功效与黄芪相同，黑毛多枝黄芪为云南民间习用品。

（四）裂萼黄芪亚属的斜茎黄芪

以根入药，在甘肃作黄芪的代用品。

（五）密花黄芪亚属的藏新黄芪

在云南、西藏作黄芪代用品。

二、黄芪种质资源与创新研究

（一）黄芪种质资源研究需求

从表 2-3 中药用黄芪在各亚属、组分布统计可知，黄芪与其代用品多分布于黄芪亚属膜荚组，与四川、甘肃、青海等省目前仍在沿袭使用的代用品种如梭果黄芪、多花黄芪、单蕊黄芪、东俄洛黄芪、金翼黄芪、淡紫花黄芪和北蒙古黄芪作为正品黄芪用。其中梭果黄芪和多花黄芪已收入四川省中药材标准，东俄洛黄芪已载入青海省药材标准。提示我们在近缘植物中寻求替代资源或培育优良栽培品种的可行性，未来黄芪资源研究应以黄芪亚属的膜荚组为重点，运用现代中药学、天然药物化学、药理学、生物学等学科的研究成果并结合现代仪器分析手段对目前仍沿袭用量较大的药用植物进行研究，重新对其药用价值、质量优劣、安全性等进行系统评价验证，以期去伪存真，提高人民群众用药的安全水平，扩大黄芪资源、提高黄芪品质。

（二）黄芪种质资源创新

在对黄芪亚属膜荚组重新科学、系统评价验证的基础上，对于应用价值高的品种开展二次开发利用，运用现代农业科研技术成果开展引种驯化、种植、加工研究，扩大药材市场供应量，是实现黄芪种质资源创新的科学、有效途径。孙三省、张良君[6]对国内黄芪药材品种的调查与鉴定发现，乌拉特黄芪（*Astragalus hoantchy* Franch.）主根粗长，分枝少，皮层厚，色黄，质地柔软，味甜且有相当浓重的豆腥味，晾晒干燥后，表皮皱缩不明显，质地坚实而且柔韧，与野生膜荚黄芪烯醇（50%）浸出物对照称重，较后者高5%～10%，薄层分析图谱近似。乌拉特黄芪分布于内蒙古、宁夏、甘肃和青海等地，野生资源较少，建议作为黄芪良种选育的优良种质资源，应给予足够重视。

第四节　药用黄芪物种与优良品种选育

一、黄芪物种

经历数代产地变迁与物种选择至近代黄芪物种逐步明朗，新中国成立后，确定为豆科（Leguminosae）蝶形花亚科（Papilionoideae）黄芪属（*Astragalus* L.）黄芪亚属（subgen. *Phaca*（L.）Bunge）膜荚组（Sect. *Canatrum* Koch）的膜荚黄芪和蒙古黄芪。1963年版《中国药典》[7]项下首次收载这两个物种，以法律形式确定下来，并获得中医药界普遍认可，之后一直沿用至今，黄芪优良品种选育是以蒙古黄芪和膜荚黄芪物种为基础开展的。

二、黄芪优良品种选育

新中国成立后，各地区陆续开展黄芪的引种栽培研究并获得成功，摆脱单一依赖野生资源的局面，在引种驯化的基础上开展优良品种选育相关研究，以下是近年来国内黄芪新品种选育的成果及研究状况。

（一）甘肃黄芪新品系94-02

由甘肃省定西市旱作农业科研推广中心采用集团选择法经多年按程序选育而成，是以内蒙古短蔓黄芪为父本，本地毛芪为母本杂交选育而成的高产优质黄芪新品种[8]。2004～2006年，该品系在定西市黄芪品种区域试验平均产量鲜黄芪9091.5kg/hm²，较对照品种甘肃黄芪94-01增产15.8%。黄芪新品系94-02样品经甘肃省定西市药品检验所按2005年版《中国药典》规定方法测定其内在质量，显微特征符合规定，薄层色谱均与对照一致，总灰分2.9%、酸不溶性灰分0.1%、浸出物41.4%、黄芪甲苷0.060%，分别优于《中国药典》规定标准42%、90%、143.5%、50%。抗根腐病能力强，根腐病平均发病率为7.6%，病情指数平均2.4%，分别较对照降低6个百分点和2.2个百分点。该品系适宜在海拔 1800～2500m、年降水量 450～600mm 的半干旱区、二阴区和高寒阴湿区及同类生态区应用推广。

（二）文 黄 11[9]

文黄 11 是山东省文登市经过多年系统选育出的优质高产的多倍体膜荚黄芪新品种，该品种株高 50～80cm，稍木质化，地上分枝少，地下根系肥大，条直，须根少，一年采收，比原始群体平均增产 50%～80%。生物学特性为喜凉爽气候，耐旱耐寒，怕热怕涝。以土层深厚、富含腐殖质、透水力强的中性和微碱性砂质壤土为宜，黏土和重盐碱地不宜种植。

（三）黄芪新品系 JX08-5-1

采用母系选育法，以产量和品质性状为主要考察指标，从蒙古黄芪变异群体中筛选优良单株，考察历代选育材料，开展品系比较、鉴定和区域试验，结果选育出黄芪新品系 JX08-5-1[10]。其主茎黄绿色，平均茎粗 3.6mm，叶小，叶数多，花序和有效荚果数少，全果皮乳白色，种子扁肾形，两年生主根长 50～120cm，直径 0.51～20.5mm，单根干重 21.51g，黄芪甲苷含量 0.174%，质量优于 2010 年版《中国药典》规定标准。2008～2009 年，品系比较试验亩产 674.5kg（1 亩≈666.7m^2），较蒙古黄芪（对照）增产 21%（$P<0.05$）。2011～2012 年，多点区域试验增产效果也极其明显，较对照组增产 18.9%。选育的黄芪新品系 JX08-5-1 具有高产、优质等特点，适合西北地区种植，达到了选育的目的。

（四）陇 芪 3 号

黄芪新品种陇芪 3 号是利用不同能区 100ueV/u^{14}N 快中子束，辐照剂量为 50Gy，对陇芪 1 号种子进行辐照处理，然后按作物诱变育种程序选育出的新品种[11]。适宜在黄芪主产区栽培，抗逆性强，抗病虫性广，丰产性好，且质量符合《中国药典》标准。多年多点试验平均鲜芪产量 9828kg/hm^2，较对照品种陇芪 1 号增产 17%，特一等品产出率平均为 53.3%，较对照提高 10 个百分点；根腐病株率和病情指数分别为 25% 和 8.75%，较对照降低 3.46 个百分点和 2.79 个百分点。总灰分 2.6%、浸出物 31.7%、黄芪甲苷 0.089%、毛蕊异黄酮葡萄糖苷 0.080%，质量显著优于 2010 年版《中国药典》标准。选育出的陇芪 3 号（原代号：黄芪 HQN03-03）为黄芪高产优质栽培提供了新的种质资源，并丰富了黄芪育种学理论。适宜在海拔 1600～2400m、年降水量 450～600mm 的半干旱及二阴区应用。

（五）泰黄芪 1 号[12]

泰黄芪 1 号是山东省以膜荚黄芪为母本培育、鉴定和推广的优质黄芪新品种。泰黄芪 1 号生育期比传统黄芪延长 9～12d，生长旺盛，整齐度高，须根、侧根少，外观品质及商品性好，平均产量达 1187.6kg/亩，比对照平均增产 12.02%，差异达显著水平（$P<0.05$）；白粉病和根腐病发病率低，分别为 27.15% 和 7.7%。

（六）黄芪多倍体诱变试验

采用改良琼脂涂抹法（0.2% 的秋水仙碱与 0.1% 的琼脂混合成半固体）处理蒙古黄芪幼苗顶芽，得到诱导株，经生物学性状鉴定和染色体鉴定为四倍体[13]。多倍体植物由于其基因的剂量效应，植物的营养器官变大，有效成分增加，抗逆性增强，但种子发芽率低，对收获根、茎、叶、花的药用植物影响较小。

参 考 文 献

[1] 徐利国. 川产黄芪考. 四川中医，1989，7（2）：51.
[2] 张继，徐纪民，赵京春，等. 黄芪的本草考证. 中国药师，1999，2（4）：211-213.
[3] 中国科学院中国植物志编辑委员会. 中国植物志-第四十二卷，第一分册. 北京：科学出版社，1993.
[4] 杨林，谭玉玲. 中药红芪研究现状. 中外医疗，2010，29（5）：120-121.
[5] 赵明，段金廒，黄文哲，等. 中国黄芪属（*Astragalus Linn.*）药用植物资源现状及分析. 中国野生植物资源，2000，19（6）：5-9.
[6] 孙三省，张良君，褚承赤，等. 黄芪药材品种的调查与鉴定. 中国药学杂志，1990，25（11）：643-647，699.
[7] 中华人民共和国卫生部药典委员会. 中华人民共和国药典（1963 年版）（一部）. 北京：人民卫生出版社，1963.
[8] 刘效瑞，荆彦明，贾婕楠，等. 甘肃黄芪新品系 94-02 选育报告. 作物研究，2007，21（3）：419-421.
[9] 崔贤，郑明军，于惠杰，等. 黄芪新品种——文黄 11. 中国农技推广，2001，17（3）：32.
[10] 崔红艳，周海，方子森，等. 黄芪高产优质新品系 JX08-5-1 选育报告. 中国现代中药，2014，16（4）：303-306.
[11] 徐敬珲，刘效瑞，宋振华，等. 黄芪新品种陇芪 3 号选育及规范化种植技术研究. 中药材，2013，36（9）：1392-1394.
[12] 杨永恒，毕研文，陈宝芳，等. 优质黄芪新品系比较试验与经济性状综合分析. 天津农业科学，2011，17（2）：122-123，132.
[13] 吴玉香，高建平，赵晓明. 黄芪多倍体的诱导与鉴定. 中药材，2003，26（5）：315-316.

第三章

黄芪植物资源分布

第一节　黄芪的来源

　　黄芪为豆科植物蒙古黄芪或膜荚黄芪的干燥根，始载于《神农本草经》[1]。膜荚黄芪和蒙古黄芪均为国家三级保护植物，属渐危种[2]。红芪为豆科植物多序岩黄芪的干燥根，据考证，《本草经集注》已有红芪入药的记载[3]，1985 年版《中国药典》始将红芪列为一种中药。

　　20 世纪 50 年代以前的很长一段时期均可视为黄芪野生资源期，其野生和半野生资源基本能满足需求，且质量能保证，主流品种为蒙古黄芪[4]。20 世纪 60～70 年代，黄芪皆为野生资源，资源量丰富，主产于内蒙古、黑龙江、山西、陕西、甘肃等地。在 70 年代初，黄芪人工引种成功，开始出现人工栽培品种，主产于内蒙古、山西。其中，内蒙古地区蒙古黄芪资源量很大，并且产有贺兰山黄芪和多序岩黄芪。20 世纪 80 年代初期，根据市场需求调整生产布局，种植开始向主产区集中。20 世纪 80～90 年代，1985 年后产地转至甘肃、河北、山东，这时市场上主要出现的有绵芪和铁芪两种商品规格。山东文登在 1980 年时培育出膜荚黄芪新品种文黄 11，经推广后文登成为膜荚黄芪的主产区。此后，该品种在荣成、乳山、莱阳及河北省一些地区得到大面积推广。在这 10 年当中，黄芪人工栽培发展迅速，同时野生资源采挖也很严重，数量急剧减少。20 世纪 90 年代至 21 世纪初，产地扩大至山东、河北、内蒙古、山西、东北、陕西等地，其中陕西为大头芪，价格最高。当时，一些老产区连年重茬栽培，根腐病日益严重，影响了黄芪的产量及质量，其中内蒙古固阳的传统产区已经种植了 20 多年的黄芪地，不能再生产出优质的黄芪，产区向甘肃、宁夏等外围区域迁移，且这些区域土地、劳动力价格较低，且土地面积较广，人工种植成本较低。与此同时，从 20 世纪 90 年代中后期开始，受高价刺激，甘肃陇西等地从内蒙古、陕北引进黄芪品种，由于当地条件适宜，生产的黄芪量质均佳，畅销国内外市场，因此面积发展极为迅速，并从主产地向周围地区扩展，到 2002 年已形成年种植 20 多万亩的生产规模。2000 年以来，由于长期大量采挖，野生黄芪几近枯竭，蒙古黄芪和膜荚黄芪均被列入国家珍稀濒危保护植物名录，供不应求。黄芪的大规模引种，在一定程度上缓解了野生资源的不足。栽培品种以蒙古黄芪和膜荚黄芪为主，由于膜荚黄芪根部形态变异大，外加土壤质地黏重、过湿、通气性差、地温低等因素的影响，易产生鸡爪根，蒙古黄芪相对稳定，因此近几年栽培品及商品黄芪的主流多是蒙古黄芪。主要栽培地区为黑龙江、山西、内蒙古、河北、宁夏等地，且已具相当规模。现在，一些新产区也在不断出现，如内蒙古赤峰地区和乌兰察布市，以及山东的潍坊、泰安等。

目前我国黄芪药材资源为野生与人工栽培并存期，但以人工栽培为主，占总需求量的 80% 以上，商品量的基本格局为人工栽培蒙古黄芪量最大，其次为膜荚黄芪，第三为仿野生栽培和野生蒙古黄芪，最少为野生膜荚黄芪。这种格局历经了以下变化：药材原植物以膜荚黄芪为主转变为以蒙古黄芪为主；药材生产主产区蒙古黄芪由传统的山西恒山和内蒙古大青山山区转变为甘肃、宁夏等地，膜荚黄芪由内蒙古东部与东北三省等高纬度、高海拔山区转变为山东、河北等平原地区；药材生长年限由通常的 6～8 年转变为 2 年或 1 年[5]。

第二节　黄芪的分类学地位

在分类学地位上，黄芪属于豆科黄芪属黄芪亚属膜荚组，包含两个变种，一个变型，即原变种膜荚黄芪，变种蒙古黄芪，变型淡紫花黄芪（*A. pallidipurpureus* stat. nov）。这种分类学地位至今仍然存在一定的争议。淡紫花黄芪是中国黄芪属特有植物，《中国植物志》记载淡紫花黄芪分布于甘肃、宁夏、青海及四川（西北部），与膜荚黄芪具有同样的药用价值。钱丹等通过分子生物学实验对三者的叶绿体 *TrnH-psbA* 序列进行了比较研究，结果表明，三者在 DNA 分子水平上存在差异。结合形态特征考察，支持蒙古黄芪为变种的观点，建议将淡紫花黄芪作为独立的种处理[6]。

赵一之[7]确认了中药黄芪的原植物有膜荚黄芪、蒙古黄芪、北蒙古黄芪（*A. borealinongolicus* Y. Z. Zhao）3 种。其中北蒙古黄芪为一新种；确定了这三种植物的区系地理分布，膜荚黄芪为东亚北部-西伯利亚南部森林带的分布种，蒙古黄芪为华北森林草原带的分布种，北蒙古黄芪为蒙古高原北部草原带的分布种，3 种黄芪存在着明显的地理替代分布格局。

对于蒙古黄芪的分类学地位，不同学者观点不尽相同。主要的观点如下：①蒙古黄芪为变种，经典分类学主要依据为子房有毛与否、小叶大小和数目，将蒙古黄芪作为膜荚黄芪的变种处理[8,9]。②蒙古黄芪为亚种，朱相云[10]根据花粉形态特征，认为蒙古黄芪为膜荚黄芪的亚种较为合适。③蒙古黄芪为独立的种，王尔彤[11]根据膜荚黄芪和蒙古黄芪的花期，一年生茎的直立、匍匐状态，花中小苞片的着生位置及染色体的差异，提出将蒙古黄芪作为独立种处理的意见。许多研究者支持将蒙古黄芪作为独立种处理的观点[7,12,13]。④也有作者认为膜荚黄芪、蒙古黄芪应作为一个种处理[14]。对于淡紫花黄芪的分类学观点如下：①淡紫花黄芪为变型，肖培根等[8]在 1964 年，将淡紫花黄芪作为变型 [*A. membranaceus*（Fisch.）Bge. var. *membra-naceus* f. *pallidipurpureus* Hsiao f. nov.]处理。1980 年，何业祺将淡紫花黄芪处理为一个新变种，1993 年，其又将淡紫花黄芪降级处理为变型[9]。傅坤俊等在《中国植物志》中亦作上述处理。②淡紫花黄芪为变种，史刚荣[14]根据核型分析，认为淡紫花黄芪为膜荚黄芪的变种（*A. membranaceus* var. *purpurinus* Y. C. Ho）。③淡紫花黄芪为亚种，朱相云[10]通过对药用黄芪野生资源的调查，结合查阅大量标本及考证模式标本，认为淡紫花黄芪作为膜荚黄芪的亚种[*A. membranaceus*（Fisch.）Bge. subsp. *pallidipurpureus*（Hsiao）X. Y. Zhu et C. J. Chen.]比较合适。

第三节　黄芪的产地分布

关于黄芪产地最早见于《神农本草经》，"生蜀郡（四川梓潼、成都一带）、白水（四川松潘或碧口附近）、汉中（陕西南郑）"。梁代的陶弘景称："第一出陇西（甘肃东南部）、洮阳（甘肃临潭）……次用黑水（四川北部黑水县）、宕县（甘肃省）……又有蚕陵（四川北部）、白水者。"由此可见南北朝以前，黄芪产自甘肃者为佳，四川、陕西等地次之。唐代苏敬称"今出原州（宁夏固原县）及华原（陕西耀县东南）者良，蜀汉不复采用之"。可见唐代黄芪的产地向东北迁徙至陕西中部和宁夏南部，道地产地在陕西和宁夏，而四川产者已不作药用。宋代时期，《经史证类备急本草》称"图经云今原州者好，宜州（四川茂汶羌族自治县附近）、宁州（甘肃、陕西东西边界）亦佳"。所附的宪州（陕西境内）黄芪植物图证明，此时甘肃和陕西所产黄芪质量较好，四川所产也有药用。元代名医王好古云："黄耆绵上者为良……绵上者即山西沁州（今山西沁源），白水在山西同州。"说明此时山西是黄芪的道地产地。明代时期，《本草纲目》记载与以上文献几乎相同，并认为正品黄芪原植物为膜荚黄芪（花黄色）及其变型和蒙古黄芪（花紫色），"黄芪本出绵上（山西沁源县）者良，此植物根长二、三尺以来，独茎或丛生，枝干去地二、三寸，其叶似羊齿状，又如蒺藜苗，七月中旬开黄紫花，其实作荚，子长寸许，八月中采根，用其皮折之如绵，谓之绵黄芪"。《本草图经》云："今河东（山西境内黄河以东）、陕西州郡多有之。"《救荒本草》载"生蜀郡山谷及白水、汉中、汉东、陕西，出绵上呼为绵黄芪"。刘文泰在《本草品汇精要》中总结"宪州、原州、华原、宜州、宁州为道地"。《本草蒙筌》载："白水、赤水二乡，白水颇胜绵芪出山西沁州绵上，此品极佳。"说明宋明时期，黄芪虽在多地有分布，但以山西绵上所产者为上良。直至清代《植物名实图考》始载"黄芪有数种，山西、蒙古产者最佳"。此时才开始有蒙古产芪之说。民国时期的《药物出产辨》也记载："正芪产区有三处，一关东，二宁古塔，三卜奎，产东三省，现时山西大同、忻州地区，内蒙古及东北产者为优。"由以上考证可以看出，古代黄芪的产地，从甘肃、四川向陕西、山西过渡，至清代时期黄芪的道地产区已迁移至山西、蒙古，与现今黄芪的主产区相一致。从文献可以看出，黄芪的产地经历了多次的变迁：唐代以前以西北地区主产，特别是甘肃产者为道地，宋代以后则以山西产者为良，至清代除山西产之外，又加内蒙古黄芪为道地药材。至近代，主要认为山西浑源、应县和甘肃陇西等地为黄芪优良产区和主产区。同时参照《经史证类备急本草》中"宪州黄芪"的附图，可认为我国从宋代以后所用的黄芪以蒙古黄芪和膜荚黄芪为主，与现今药典规定的来源一致。

黄芪在我国主要分布在北方地区，普遍生长于东北的东部山区（长白山、小兴安岭、完达山脉和辽宁东部山区）及大兴安岭，在部分平原地区亦可见到。此外河北、山西、山东、内蒙古、陕西、甘肃、宁夏、青海、新疆等省区均有。朝鲜、蒙古、俄罗斯也有分布[15]。据赵一之考证，不同时代黄芪的道地产区存在由西部向中东部迁移的变化轨迹，清代以来，山西和内蒙古是蒙古黄芪的道地产区，东北三省是膜荚黄芪的道地产区[16,17]。当前黄芪的主产区为内蒙古、山西、甘肃及黑龙江等地。

一、中药黄芪野生资源分布

（一）蒙古黄芪产地分布

蒙古黄芪生于山地草原、灌丛、林缘、沟边等地。分布于内蒙古的锡林郭勒盟白音锡勒、克什克腾旗黄岗梁和白音敖包国家级自然保护区，华北地区的燕山山地、大青山、蛮汉山、小五台山、恒山、五台山、吕梁山北部。蒙古黄芪的分布北至大兴安岭南部山地的南端，南达山西中部的关帝山，西以黄河为界，最西达内蒙古的大青山西部，东至太行山北部和燕山山脉，为华北北部山地分布种，亦为中国特有种。可以看出，这一分布区域主要处于华北山地阴坡生长森林、阳坡生长草原的景观，是一个森林草原带分布种[7]。

（二）膜荚黄芪产地分布

膜荚黄芪生于山地林缘、灌丛及疏林下，亦见于山坡草地或草甸中[16,18]。分布于哈萨克斯坦的阿尔泰山、塔尔巴哈台山、阿拉套山；蒙古的库苏泊、肯特、蒙古——达乌里的西北部和东北部、内蒙古——阿尔泰的西北部、东蒙古；俄罗斯的东西伯利亚达乌里和远东地区；朝鲜的北部山地；中国新疆的阿尔泰山，东北的大小兴安岭、完达山、张广才岭、老爷岭、长白山及辽宁东部山地和华北的燕山山脉、泰山、恒山、五台山、黄土高原、太岳山、秦岭、横断山脉的北部。

分布从川西北的横断山脉，向北进入黄土高原，向东北进入秦岭，经华北山地、东北东部山地和朝鲜北部山地以及远东地区，折向西进入东北的大小兴安岭、东西伯利亚达乌里地区的山地，经蒙古北缘山地，至新疆的阿尔泰山，最西达哈萨克斯坦东缘的山地，可以认为是东亚北部——西伯利亚南部山地分布种[7]。

二、中药栽培黄芪的分布

（一）20 世纪 50 年代初至 80 年代中期

栽培的蒙古黄芪主要分布在山西北部浑源县、应县、繁峙县、代县、五寨县等基地；内蒙古南部固阳县、武川、乌兰察布盟、鄂伦春自治旗、锡林郭勒盟、通辽市[19,20]。栽培的膜荚黄芪主要分布在四川松潘、茂汶县；黑龙江宁安、嫩江；陕西旬邑；甘肃陇西、宕昌、岷县[21]。

（二）20 世纪 80 年代中后期至 2000 年年初

山西的蒙古黄芪栽培无序生产，产量大起大跌，1990 年出口受阻伤农，种植面积持续萎缩；内蒙古无序生产，与山西相似；甘肃陇西、定西、岷县、宕昌产量占全国 60%

以上，跃居为"新主产区"。栽培的膜荚黄芪主要分布在黑龙江林口、桦南、宁安；吉林白山、抚松；辽宁本溪；内蒙古赤峰；山东文登、莱阳、平邑、菏泽、蒙阳、临朐、诸城；河北安国、唐山；陕西子洲[22,23]。

（三）2000 年年初至现在

山西和内蒙古传统黄芪产量稳步回升，面积扩大，陕西子洲、旬邑和甘肃产量最大，"主产区"宁夏隆德产量增加。栽培的膜荚黄芪在东北的产量、面积减少，山东产量最大，"新产区"河北产量大幅减少，陕西子洲、旬邑产量增加[24]。

参 考 文 献

[1] 李桂春，高天爱，文建民，等. 黄芪、红芪及其类同品的质量考察. 中国中药杂志，1992，17（8）：454-456，509.
[2] 赵明，段金廒，黄文哲，等. 中国黄芪属（Astragalus Linn.）药用植物资源现状及分析. 中国野生植物资源，2000，19（6）：5-9.
[3] 李成义，张雅聪. 红芪研究进展. 中草药，1991，22（12）：359-561.
[4] 秦雪梅，李震宇，孙海峰，等. 我国黄芪药材资源现状与分析. 中国中药杂志，2013，38（19）：3234-3238.
[5] 秦雪梅，李震宇，孙海峰，等. 中国黄芪药材生产现状与分析//生态文明建设中的植物学：现在与未来—中国植物学会第十五届会员代表大会暨八十周年学术年会论文集—第4分会场：资源植物学，南昌，2013.
[6] 钱丹，陈敏，袁庆军，等. 中药黄芪原植物的分子遗传学研究及其分类地位探讨. 药学学报，2009，44（12）：1429-1433.
[7] 赵一之. 中药黄芪植物分类及其区系地理分布研究. 植物研究，2006，26（5）：532-538.
[8] 肖培根，冯毓秀，诚静容，等. 中药黄耆原植物和生药学的研究 I. 黄耆的原植物鉴定和本草学考证. 药学学报，1964，（2）：114-128.
[9] 何业祺. 中国植物志黄芪属预报（一）. 东北林学院植物研究室汇刊，1980，（3）：47-84.
[10] 朱相云，陈家瑞. 黄芪属一新改级. 植物研究，1995，（1）：51-52.
[11] 王尔彤，刘鸣远. 两种药用黄芪比较生物学研究. 植物研究，1996，16（1）：87-93.
[12] 白效令，王湘，张莉，等. 黄芪超微结构观察及其脂酶同工酶比较. 中草药，1994，（9）：479-481，504.
[13] 史刚荣. 膜荚黄芪（Astragalusmembranaceus（Fisch.）Bunge）和蒙古黄芪（A.mongholicusBunge）雌雄蕊及胚胎发育的比较研究. 兰州：西北师范大学，2000.
[14] 史刚荣. 黄芪复合体（豆科）核型资料的聚类分析. 植物研究，2003，23（2）：220-223.
[15] 韩燕. 中药黄芪的研究概况. 河南中医学院学报，2003，18（6）：86-88.
[16] 赵一之. 黄芪植物来源及其产地分布研究. 中草药，2004，35（10）：115-116.
[17] 胡世林，池群，赵中振. 中国道地药材. 哈尔滨：黑龙江科学技术出版社，1989.
[18] 中国科学院中国植物志编辑委员会. 中国植物志-第四十二卷，第一分册. 北京：科学出版社，1993.
[19] 山西省浑源县志编纂委员会. 浑源县志（二十三卷）. 北京：方志出版社，1999.
[20] 刘靖，杨华，陈虎彪，等. 内蒙古武川县大青山地区蒙古黄芪野生品与栽培品的比较研究. 中国中药杂志，2011，36（12）：1577-1581.
[21] 姜维东，李萍. 川产家种与野生膜荚黄芪的生药学对比研究. 华西药学杂志，1989，4（3）：148-152.
[22] 张晓霞. 陇西县黄芪产业发展研究. 兰州：甘肃农业大学，2011.
[23] 钱丹，黄璐琦，陈敏，等. 黄芪种质资源的研究概况. 中国实验方剂学杂志，2009，15（3）：86-89.
[24] 王文金，魏胜利. 蒙古黄芪膜荚黄芪资源静态调查报告. 国家科技基础性研究项目：珍稀濒危和大宗常用药用植物资源调查汇编，2011.

第四章
黄芪生长适宜性与道地性研究

黄芪为豆科植物蒙古黄芪 *Astragalus membranaceus*（Fisch.）Bge. var. *mongholicus*（Bge.）Hsiao 或膜荚黄芪 *Astragalus membranaceus*（Fisch）Bge. 的干燥根。黄芪是我国重要的传统中药材，在我国分布较广，主要生长于内蒙古、山西、甘肃、黑龙江、吉林、辽宁、陕西、河北、山东、宁夏等地，此外青海、四川、新疆等地也有分布，以山西和内蒙古产黄芪为道地药材[1]。朝鲜、蒙古、俄罗斯等地也有分布。

第一节 黄芪生长适宜性研究

我国幅员辽阔，地形复杂，气候多样，土壤类型丰富，不同的药用植物对某一特定生态条件都有一定的耐受范围，如果生态因子超过这一范围，药用植物的生长发育就会受到抑制，甚至死亡。而且，生态条件对药用植物有效成分的积累会产生显著影响，从纬度来看，药用植物中一般挥发油含量越向南越高，而生物碱、蛋白质含量越向北越高。

一、地理条件对黄芪适宜性的影响

黄芪适应性强，在我国的分布区域较广，但最适宜生长在山西、内蒙古等高海拔的半干旱冷凉地区。恒山为我国五岳中的北岳，属于太行山山脉北端的分支，呈东北—西南走势，主峰在浑源县境内，最高峰馍头山海拔 2426m，相对高差 1100m。山西黄芪主要产区在北岳恒山山脉，以自然生长为主，主要集中在浑源县、应县、繁峙县、广灵县等县，尤以浑源县最为集中，全县 28 个乡镇，就有 14 个乡镇山坡地生长有黄芪，浑源县野生黄芪坡面积约有 2.2 万 hm²，主要位于海拔 1200～1800m 南部山区，总产量约占全国产量的 10%。其中浑源县官儿乡为"黄芪之乡"，地处浑源县西南山区，海拔 1700～1800m，坡度 25°～30°，土壤中性偏碱，疏松多孔，钾、硒含量丰富，颜色以褐棕色为主，砂粒较多，土层深厚，十分有利于黄芪根的下扎。独特的生态环境成为"浑源黄芪甲天下"的天然优势，浑源县官儿乡种植黄芪主根粗而长，很少有支根，经常可以采挖到长达 2m 以上的"黄芪王"。浑源黄芪为商品中的"鞭杆芪"，产品质量具有明显的商品优势。据中国科学院上海药物研究所分析，每 1000g 浑源黄芪，浓缩膏含量高达 410g，多糖 10g，总氨基酸 7.6g。据山西省农业科学研究院土壤肥料研究所分析，浑源黄芪产地的土壤含硒量比其他地区高 3～10 倍，黄芪产品含硒量是其他地区的 2～3 倍，浑源黄芪是"富硒黄芪"[2]。

二、气候条件对黄芪适宜性的影响

气候条件不仅会影响药用植物的分布区域、生长发育和形态建成，而且对药用植物的品质形成具有重要作用。据浑源县气象站（海拔 1091.8m）资料，浑源县年平均气温为 6.1℃，年降水量为 424.6mm，全年无霜期 144d，南山高寒地区无霜期仅有 100d 左右，道地黄芪主要分布在南部冷凉干旱和冷凉微旱的南山高寒区。浑源县"黄芪之乡"官儿乡位于浑源县南部地区，全年无霜期 100~120d，年降水量 429.4mm，主要集中在 7 月、8 月，约占全年降水量的 53%。年平均气温 3.8~6.2℃，≥10℃有效积温 2756.6℃，属于半干旱冷凉气候。半干旱条件可以保证黄芪在生长发育期间没有白粉病、根腐病等病害的发生，而且有利于黄芪根长的生长；白天光照充足，夜晚温度偏低的冷凉气候条件有利于黄芪产量的提高和有效成分的积累。

官儿乡作为浑源县野生和栽培黄芪的最大基地，黄芪分布最为集中，是恒山黄芪的中心产地，官儿乡独特的半干旱冷凉气候条件保证了所产黄芪为恒山黄芪之精华。

三、土壤条件对黄芪适宜性的影响

恒山地区土壤成土母质为花岗岩、麻岩，土体发育不完全，主要土类为粗骨性栗褐土、淋溶褐土和褐土性土，土壤质地为砂质壤土，通透性好，土壤肥力高。当地土壤呈微碱性，表层土壤有机质含量高，全氮含量相应较高。黄芪生长地土壤有机质含量明显高于当地农田土壤。随着土壤深度的增加，土壤有机质和养分含量急剧下降，表现出明显的垂直分布层次性。同时当地土壤有效磷含量相对偏低，但速效钾含量较高，这与黄芪本身对氮、钾需要量较大，黄芪体内氮、钾含量相对较高有关。中药材对部分微量元素有特殊的吸收需要，黄芪体内铁、锌的含量较高，尤其是地下部分铁的含量很高，造成黄芪生长的土壤有效铁和有效锌含量相对低于农田土壤，而且有效铁和有效锌主要用于地下部分的生成，这和黄芪地下部分大量吸收铁、锌有着密切的关系，而这种对铁、锌的奢侈吸收是形成优质黄芪的重要机制之一。

根据野生黄芪不同生长年限地上部分和地下根系对各种营养元素的吸收情况分析，黄芪根部的氮、磷、钾、铁、锌、锰等营养元素的浓度都高于地上部分，而且随着生长年限的增加，这种差异也随之增大，表明黄芪在生长过程中，光合产物是逐步向地下部分运输的，这也是保证黄芪产品质量的根本所在。另外，黄芪对氮、磷、钾、铁、锌有明显的富集作用。

黄芪根对土壤有很强的适应能力。黄芪生长的土壤类型很多，但在不同的土壤质地、颜色及厚度上，黄芪根的产量和质量有很大的差异。从土壤质地来看，过黏，根生长慢，主根短，支根多，呈鸡爪形；过砂，根部组织木质化程度大，粉质少。从土壤颜色看，生于黑钙土上的根皮呈白色；生于砂质或冲积土中，根色微黄或呈淡褐色，以此色最佳。从土壤厚度看，土层很薄的主根很短，分枝多，也呈鸡爪形，商品性能差，土层深厚的冲积土主根垂直生长，长达 1.6~2.0m，须根少，即为商品中的"鞭秆芪"，其品质最好，产量最高。黄芪生长的土壤 pH 为 7~8。

四、根微生物是黄芪适宜性的重要体现者

如上所述，地理条件、气候条件、土壤条件是影响黄芪适应性的重要环境因子。作为根际微域的重要成员，根微生物组成不仅受产地土壤、气候等环境因子驱动，还受植物自身因素如水分、营养素的释放及次生代谢物的产生等影响。如 Checcucci 等[3]通过对比两种百里香植物叶片、根及根际土壤可培养细菌组成，发现叶腺挥发油是影响内生菌群组成的重要因素之一，富含挥发油的叶片菌群多样性指数高。恒山黄芪在适应产地土壤、气候等独特生长环境过程中，是否也赋予其独特的微生物组，是否在微生物组成及丰富度方面有所体现？

选取包括恒山黄芪在内的代表性产地鲜黄芪，采用核糖体基因间隔区分析与高通量测序相结合的方法，Sun 等[4]发现不同产地黄芪根周皮微生物不仅多样性程度高，且与黄芪基原和产地紧密相关，基原为蒙古黄芪的恒山黄芪菌群多样性丰度最高，特别是仿野生栽培的恒山黄芪。以 7 年生传统采收期仿野生恒山黄芪为材料，高红[5]采用平板分离法分离得到的 85 株内生细菌中，来源于假单胞菌属（*Pseudomonas*）、泛菌属（*Pantoea*）和葡萄球菌属（*Staphylococcus*）菌株数量较高，占分离菌株总数的 85%。通过向培养基中添加 1-氨基环丙烷-1-羧酸盐（1-aminocyclopropane-1-carboxylate，ACC）、色氨酸及缺氮素培养等方式筛选含 ACC 脱氨酶、具吲哚乙酸合成和具有固氮、解磷、解钾活性的促生菌。在筛选获得含 ACC 脱氨酶菌株的基础上，通过添加绿叶挥发物于液体培养基的方式，研究了这类挥发物对促生菌的影响。筛选获得的促生菌中，具有吲哚乙酸合成能力的菌株所占比例最高，其次为含 ACC 脱氨酶和具有固氮活性的菌株，解磷、解钾菌株所占比例较低；双重促生效应菌株中，兼具吲哚乙酸合成与含 ACC 脱氨酶菌株所占比例最高，其次为兼具吲哚乙酸合成和固氮活性、兼具含 ACC 脱氨酶和固氮活性的菌株，兼具含 ACC 脱氨酶和解钾活性的菌株占比最低。属水平的促生分离菌株的分布见图 4-1。就筛选涉及的 5 种促生效应而言，泛菌属促生菌株所占比例均为最高，其次为假单胞菌属。此外，绿叶挥发物可促进部分含 ACC 脱氨酶

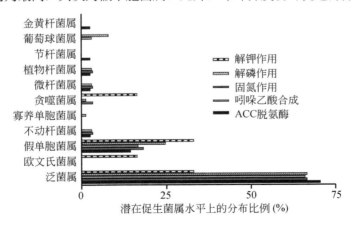

图 4-1　属水平上的植物生长促进分离菌株分布

菌株的生长。含 ACC 脱氨酶通过分解乙烯合成前体的方式发挥植物生长促进作用。恒山黄芪根微生物组及内生菌组成及其功能特征应该是宿主植物蒙古黄芪适应栖息地独特生境的产物，绿叶挥发物应该是影响恒山黄芪内生菌群组成与功能的一类重要代谢物因子。

五、中药材产地适宜性分析地理信息系统（TCMGIS-I）在黄芪适宜性研究中的应用

中药材产地适宜性分析地理信息系统（TCMGIS-I）是由中国医学科学院药物研究所共同研制的一项新的应用技术。它采用四个数据库作为系统的后台支撑，分别是全国气象站点 30 年的气象因子数据库、1∶400 万土壤数据库、国家 1∶100 万基础地理信息数据库，同时将第三次全国中药资源普查数据化为空间数据。TCMGIS-I 为国际上第一个专业化的中药材产地适宜性分析系统，该系统在国内外首次将地理信息科学的空间聚类分析与空间分析应用于中药材适宜性分析，能够科学、快速、准确地分析出与药材道地产区生态条件最为相近的地区，结束了依靠传统经验和单个药材、单个气候因子、单个产地分析药材适宜产地低效、准确性差的做法。

中国医学科学院药物研究所利用 TCMGIS-I 对蒙古黄芪的生态适宜区进行了分析，结果表明，蒙古黄芪生态因子的最适范围为活动积温 9831.4～31145.6℃；相对湿度 40.6%～77.7%；年均日照时数 2413.5～3212.5h；年降水量 178.6～541.4mm；1 月最低温–35.6℃；7 月均温 16.5～23.5℃；7 月最高温 29.9℃；土壤类型主要为褐土、灰色森林土、黑钙土等。分析结果表明蒙古黄芪主要分布在中国北部相对干旱的地区，与主产区生态因子相似度为 95%～100% 的区域位于中国西北和东北地区，总共包括 299 个县市，面积约 396325.6km²，其中山西、内蒙古、新疆、黑龙江和河北的适宜面积最大，达到 688676km²，占总适宜面积的 95.48%。内蒙古的适宜县市数最多且相对集中，包括 79 个县市，面积达 438931km²，新疆其次；相似度为 90%～95% 的区域有 263 个县市，面积约 134163km²，其中以新疆适宜面积最大；相似度在 80%～90% 的区域分布较广，主要包括青海、西藏、四川、内蒙古等 9 个省区 356 个县市，总适宜面积为 101540km²[6]。研究结果明确了影响蒙古黄芪的重要生态因子，分析了其在中国的适宜生长区域，为蒙古黄芪的引种扩种以及合理规划生产布局提供了参考。

第二节　黄芪道地性研究

药材品质与品种和产地密切相关，因而医家自古就非常重视中药材的产地，曰："凡用药必择州土所宜者，则药力具，用之有据"，并把具地区特色、品质优良的药材称"道地药材"。道地药材，是人们传统公认的、在特定生存环境下所产生的疗效好、质量优的一类中药材。道地药材的概念最早见于东汉药物专著《神农本草经》，有"采造时月，生熟土地，所出真伪陈新，并各有法"之说。中药材的疗效与产地有关，"离其本土，则质同而效异"，故而有药材道地性之说。

所谓道地药材，是指一定的药用生物品种在特定环境和气候等因素的综合作用下，所形成的产地适宜、品种优良、产量较高、疗效突出、带有地域性特点的药材。道地药材的形成，从生物学角度来看应是基因型和环境相互作用的结果。

一、黄芪道地产地变迁

历史上黄芪的产区，由四川向甘肃、陕西、宁夏、山西、内蒙古，直至东北黑龙江逐渐迁移。以上各省至今仍为膜荚黄芪野生资源分布地。《名医别录》载："生蜀郡（四川成都、龙安、潼州、邪州四府）山谷、白水（今陕西白水县南）、汉中（今陕西南郑区），二月、十月采，阴干。"《本草经集注》云："第一出陇西（今甘肃巩昌）、洮阳（今甘肃临潭县西南），色黄白甜美，今亦难得。次用黑水（今四川松潘县）、宕昌（今甘肃）者，色白肌肤粗，新者亦甘温补。"唐代《新修本草》云："此物，叶似羊齿，或如蒺藜，独茎或作丛生。今出原州（宁夏固原市）及华原（今陕西耀州区）者最良，蜀汉（今四川成都）不复采用之。"宋代《本草图经》载："今河东（今山西境内）、陕西州郡多有之。根长二、三尺以来，独茎，或作丛生，枝干去地二、三寸。其叶疏作羊齿状，又如蒺藜苗。七月中开黄紫花。其实作荚子，长寸许。八月中采根用"。并附有宪洲（今山西静乐县）黄芪图一幅。明代《本草蒙筌》亦载："绵耆出山西沁州绵上，此品极佳"。清代《植物名实图考》载："黄耆西产也，有数种，山西、蒙古产者佳"。综合历代有关黄芪产地、品质、原植物药材性状的描述，可知古代黄芪入药品种各异，产地也不稳定，唐代以前以西北地区产品为主，甘肃为佳。宋代以后则以山西产者为优。清代除山西外，又扩大到内蒙古，两地产品均为道地药材。故可以认为，古代黄芪的正品原植物为豆科黄芪属的蒙古黄芪和膜荚黄芪，现代黄芪是历史黄芪的延续。蒙古黄芪是膜荚黄芪的变种，野生资源在中蒙边境较多。山西栽培最早，据说有 300～500 年的历史。栽培黄芪除了山西以外，河北、内蒙古、陕西、山东以及东北各省，或多或少都有种植。

《药物出产辨》称："正芪产区分三处，一关东，二宁古塔，三卜奎，产东三省。"据《当代专家文库》载："现今内蒙古锡林郭勒草原北部、沿中蒙边界一带出产的蒙古黄芪，以条直、断面肉纹明显，有效成分含量高和等级品多为特点，是深受中外客商欢迎的地道品之一；膜荚黄芪以山西浑源、应县、繁峙、五台县家种产品品质好。上述地区栽培历史较长，生产加工经验丰富，所产的黄芪主根粗长，豆香气浓，柴性小，粉性足，加工独特，如'冲正芪、正副炮台芪'等均以'鑫'字商标为传统地道药材，长期畅销国内外"。

据《当代专家文库》载："现以山西雁北地区的浑源、应县为道地产区"。浑源黄芪历史悠久，商品独特，驰名中外。1475 年《山西通志》载："大同府主产黄芪，已有 500 多年的历史"。据繁峙县（现应县东 5km 处为古繁峙遗址）县志记载，当地家种黄芪已有 300 多年的栽培历史。浑源县 1937 年就已加工出自己的产品，有几十种规格，远销东南亚。无论是外观，还是内在的质量，浑源县产黄芪均堪称世界之最，享誉国内外，备受各地客商的青睐。

从历史道地黄芪产地演变情况看，黄芪产品均为野生品。目前野生黄芪已不能满足社会需要，急需进行人工栽种驯化，但农田家种的黄芪产品在外观或内在质量方面，均不如野生品好，还有待改进。

二、黄芪道地性的生物学本质

道地药材从生物学内涵讲是生物学上的居群，它的产生除了与药材特定的生态环境和特殊的采收加工技术有关外，还与该道地药材产区内这一物种的地方种群或居群中遗传上的特殊性有关，所以道地药材的一个重要特征就是生物遗传特征，它应看成一个具有共同基因库的由交配和亲缘关系联系起来的同一物种的个体群[7]。

张曦等[8]采用高盐低pH法提取黄芪的基因组DNA，利用随机扩增多态DNA（RAPD）技术扩增黄芪基因组DNA样品，对采自山西、内蒙古和黑龙江三个产区的14个不同产地黄芪以及甘肃红芪样品进行了研究。结果表明，黄芪与红芪之间存在着明显的DNA谱带差异，根据这些差异可以鉴别岩黄芪属植物红芪和黄芪属植物膜荚黄芪与蒙古黄芪；蒙古黄芪和膜荚黄芪的DNA指纹基本一致，但将RAPD结果进行聚类分析，可以区别蒙古黄芪和膜荚黄芪；同种不同产地的黄芪DNA指纹虽然基本一致，但也存在着差别。

针对黄芪的道地性评价，历代医师和药工师傅经长期实践，总结出"豆腥味浓者、品质佳"的经验鉴别方法。谢道生等[9]从酶学特征等方面探讨了山西黄芪道地性的生物学本质，在分析了与豆腥味产生直接相关的脂肪氧合酶（lipoxygenase，LOX）活性与同工酶谱特征的基础上，采用气相色谱法分析了黄芪中的主要豆腥味物质；分析了豆腥味物质与主要有效（活性）成分的相关性，最后通过小鼠游泳劳损实验对不同豆腥味黄芪药材主要药效学（补气、抗疲劳及免疫调节）的差异性进行了一系列研究。结果显示，黄芪药材中LOX活性和底物脂肪酸的含量，与黄芪豆腥味浓淡直接相关，黄芪豆腥味浓淡与正己醛含量及LOX活性有显著正相关性，正己醛含量与LOX活性也有显著正相关性；正己醛、黄芪甲苷、总多糖、粗脂肪是影响黄芪质量评价的主要因素，其次为总黄酮、总皂苷、毛蕊异黄酮，再次为芒柄花素；正己醛含量与黄芪甲苷、总多糖含量存在显著正相关性，与芒柄花素也有相关性。山西浑源野生及栽培样品（包括半野生）感官上具有浓厚的豆腥味，正己醛含量明显较高，有效成分方面同样表现出较高的整体水平，豆腥味淡的四川和黑龙江（膜荚黄芪）样品则正己醛和有效成分含量均较低，即正己醛含量可以作为一个评价黄芪质量的指标成分。

三、黄芪道地性的化学本质

现代研究中已经从黄芪中分离出皂苷类、多糖类、蛋白质类、黄酮类、香豆素类、有机酸类等有机成分，其中皂苷类成分为黄芪中主要的有效成分之一，具有降压、抗炎、镇静、镇痛、调节代谢等作用，是黄芪注射液、参芪注射液、补中益气丸等常用中成药的主要有效成分。

郑美蓉等[10]以黄芪甲苷为对照品，利用紫外分光光度法测定了不同产地黄芪的总皂苷含量。结果表明，不同产地黄芪的总皂苷含量差异很大，以山西黄芪总皂苷含量最高

（3.307mg/g），其次为内蒙古（2.386mg/g）、吉林（2.327mg/g）、河北（2.098mg/g）、青海（1.372mg/g）、陕西（1.183mg/g）、甘肃（1.013mg/g）。

陈鑫等[11]以芦丁为对照，采用紫外分光光度法测定了不同产地黄芪的总黄酮含量。结果表明，不同产地黄芪总黄酮含量存在明显差异，不同产地黄芪总黄酮含量从高到低依次为河北（5.511mg/g）、山西（5.391mg/g）、吉林（5.300mg/g）、甘肃（4.755mg/g）、内蒙古（4.737mg/g）、陕西（4.404mg/g）、青海（3.472mg/g）。

刘冬莲报道，从多糖、浸出物、总灰分、微量元素等方面考察，山西黄芪质量最佳，其次为内蒙古黄芪。

黄芪多糖是黄芪中重要的天然有效成分，是黄芪药理作用中起决定性作用的一类大分子化合物。黄芪多糖能提高人体免疫功能，增强细胞生理代谢，延缓细胞衰老，并且对艾滋病等多种免疫缺陷病均有良好的防治作用。注射用黄芪多糖是目前较理想的安全有效肿瘤用药，近年来，黄芪多糖的显著抗癌作用引起医药界的广泛关注，具有很好的应用前景。不同产地黄芪中多糖含量存在显著差异，山西黄芪多糖含量最高，其次为内蒙古黄芪、黑龙江黄芪、山东黄芪。

黄芪中富含人体必需的微量元素铁（Fe）、锰（Mn）、铜（Cu）、锌（Zn），对体内多种酶有活性作用。Zn、Cu、Mn含量富集的中药，其功效与抗自由基作用有密切关系，具有清热解毒、活血化瘀、补阳、利水渗湿之功效。不同产地黄芪中Fe、Mn、Cu、Zn含量以山西黄芪含量最高，甘肃黄芪含量较低。从生物地球化学角度来看，植物中Fe、Mn的积累，与元素的地球化学分布、迁移，地质成矿背景及土壤母质的化学成分、性质有关。不同产地的同种药材中重金属含量的差异，也从一个侧面说明地质环境对植物生长及其体内化学成分有影响。

《中国药典》（2020年版）规定：黄芪总灰分不得超过5.0%。不同产地黄芪中总灰分含量不同，山东黄芪总灰分含量最高，其次为黑龙江黄芪、内蒙古黄芪、山西黄芪。

硒（Se）是机体必需的微量元素，是人体谷胱甘肽过氧化物酶的组成部分，参与人体许多组织中发生的重要代谢反应，与人体健康有密切关系。山西产道地黄芪中富含微量元素Se，刘必旺等[12]利用原子荧光光度计测定了山西浑源县3年生道地黄芪10个样中Se的含量，结果显示，最低含量为0.021μg/g，最高含量为0.060μg/g，平均含量为0.033μg/g。

田栋等[13]采用基于NMR的代谢组学技术同时结合微阵列分析、斯皮尔曼等级相关（Spearman rank correlation）分析以及Pearson相关分析对山西和甘肃黄芪的浸出物化学组成进行了比较。结果显示，甘肃栽培黄芪中的浸出物含量明显高于山西的野生黄芪。主成分分析（principal component analysis，PCA）显示两种黄芪的浸出物组成也存在较大差异，甘肃栽培黄芪浸出物中蔗糖、精氨酸、富马酸含量较高，而山西野生黄芪浸出物中胆碱、琥珀酸、柠檬酸、谷氨酸、牛磺酸和天冬氨酸含量较高。此外，两种黄芪差异成分之间的相关系数也存在明显差异。植物代谢产物的合成与所处的生长环境密切相关，山西的野生黄芪生长于干旱的坡地，生长年限大多超过5年，而甘肃的栽培黄芪生长于相对潮湿的平地，生长年限为2年。两种生长方式的黄芪浸出物含量、化学组成以及差异成分之间的相关系数均有较大不同，这种环境因素对植物代谢产物的影响作用值得进一步深入研究。

四、黄芪道地性形成机制

(一) 特定的种质资源是黄芪道地性形成的内在因素

道地药材是在长期的物种进化和生态适应过程中，不断分化、演变，原物种、变种、生态型或品种适应于特定的生态地理环境条件所形成。优良品种遗传基因是形成道地药材的内在因素，药材质量的优劣，首先与种质有直接关系。

黄芪药材传统商品规格繁多，植物来源较为复杂。各地药材市场"黄芪"常见的来源有蒙古黄芪、膜荚黄芪、多序岩黄芪、贺兰山黄芪、金翼黄芪、梭果黄芪、拟蚕豆岩黄芪、阿克苏黄芪、阿尔泰黄芪和绵毛黄芪等植物种类。例如，大量分布的多序岩黄芪属植物岩黄芪，商品名称为"红芪"，为多年生亚灌木植物，以根入药，有强心利尿作用，红芪入药的历史很久远，俗有"先有红芪，后有黄芪"之说，武都所产苏巴红芪，声誉不在黄芪之下；多年生草本植物拟蚕豆岩黄芪，以根入药，可代黄芪用；以种子入药的扁茎黄芪，别名"沙苑子"，有补肝益肾、明目固精的作用。

道地黄芪来源于蒙古黄芪或膜荚黄芪，自古以来将其列为黄芪的上品。而且蒙古黄芪和膜荚黄芪也有差别，蒙古黄芪的茎直立性差，根部粉性大，质量优；膜荚黄芪的茎挺直，根部粉性小，质量稍差[14]。以提取黄芪皂苷有效成分为主的品种，应选择膜荚黄芪，它是黄芪属植物中皂苷含量比较高的品种之一，该品种生长健壮，产量高；用于制作保健食品，则应选择蒙古黄芪，其营养丰富，特别是多糖含量高，保健作用好，且黄芪浸膏含量高。山西地区主栽黄芪品种为蒙古黄芪。

(二) 特有的自然生态环境是黄芪道地性形成的外在因素

优良的种质资源是道地药材形成的内在因素，适宜的生态地理条件是道地药材形成的外在因素。道地药材是中医在长期的临床实践中择优而立的品质好、疗效佳的一类中药材，产地适宜性是道地药材形成的重要途径。

道地药材具有鲜明的地域性，是特定地理环境下的产物。我国历代医家对此早有深刻认识，所谓"诸药所生，皆有其界"，又云"凡用药必须择土地所宜者，则药力具用之有据"，再如"离其本土，则效异"中的"本土"即包括土壤、水、光、温度、地形等环境因子。道地药材作为一类典型的地理标志产品，特定的地理环境是其形成的必要条件，离开了道地产区也就不存在道地药材的概念。

药用植物有效成分的形成、转化与积累，受到环境条件的深刻影响，其中环境条件的影响主要是与海拔、温度、光照强度和土壤密切相关[15]。例如，适宜温度、湿润土壤或高温高湿环境有利于药用植物有机体无氮物质的形成积累，特别有利于糖类及脂肪的合成，不利于生物碱和蛋白质的合成；若空气干燥和环境高温，则可促进蛋白质和与蛋白质近似的物质形成，但不利于糖类及脂肪的合成；空气相对湿度小、阳光充足的环境有利于获得优质、高产药材；在光照充足、气温较高的环境下，有效成分的形成与积累明显提高，有效成分含量增加，反之则有效成分含量降低；光照不足、夜间高温极不利于化合物的形成与积累[16,17]。

1990 年湖北某医药公司引种了蒙古黄芪进行栽种，检测结果显示，引种后产出的黄芪不含微量元素硒，质量低劣不能作黄芪药用。原因是湖北不具备蒙古黄芪原产地的生态环境，湖北引种地生态环境与蒙古黄芪原产地相差甚大，没有富硒的土壤，引种后的黄芪植株显著高大，根部分枝多，质硬而有柴性，味不甜而微苦，不能作黄芪药用。

主产于山西境内恒山山脉的浑源、应县、代县、繁峙、广灵等地的黄芪，统称为正北芪，因其特殊的自然环境、地质条件和独特的半野生种植模式，被中医界推崇为传统道地药材。

此外，完善的栽培加工技术也是影响黄芪道地性形成的外在因素。

（三）根微生物参与了黄芪道地性品质的形成

通过综述内生菌与宿主植物关系，马昭等[18]提出"不同产地独特的内生菌种群和群落结构特征很可能赋予了不同产地一些中药材独有的品质特点，在影响中药材道地性的诸多因素中，内生菌可能发挥着独特作用"。具体而言，包括内生菌在内的根微生物可以通过与宿主植物相互作用的方式，参与道地药材的质量形成。基于此，Sun 等[19,20]对已分离获得的恒山黄芪内生菌参与其质量形成进行了探索性研究。在发现草假单胞菌株 S61 在含 20%聚乙二醇 6000 的培养基中生长良好、具有合成吲哚乙酸的能力的基础上，采用 S61 接种剂与蒙古黄芪种子共孵育、无菌条件下萌发为黄芪豆芽苗后移栽至自吸水钵体的方式，研究了该菌株在黄芪质量形成中的作用。结果表明，该菌株具有增加干旱胁迫条件下黄芪苗根生物量和根冠比、促进根毛蕊异黄酮葡萄糖苷合成积累的作用。另外，绿叶挥发物促生菌——成团泛菌菌株 KSC03 与绿叶挥发物正己醛共同处理，具有促进黄芪苗生长、减小正己醛单独处理引起的叶绿素 a/b 比值下降幅度、增加根毛蕊异黄酮葡萄糖苷和芒柄花苷含量的作用。利用脂氧合酶抑制剂——菲尼酮，进一步开展的作用机制研究揭示，KSC03 通过缓解脂氧合酶信号途径抑制作用的方式，协同促进正己醛处理黄芪根毛蕊异黄酮葡萄糖苷的合成积累（图 4-2）。此外，采用预冷处理接种剂、链特异性转录组基因表达谱差异分析、荧光定量 PCR 结合 GC-MS 等研究手段，Sun 等[21]发现，预冷处理的稳定生长期 KSC03 在绿叶挥发物反-2-己烯醛存在时，通过上调 KSC03 菌体细胞 N-乙基马来酰亚胺还原酶、二乙酰还原酶基因表达等方式增加 2，3-丁二醇合成量。

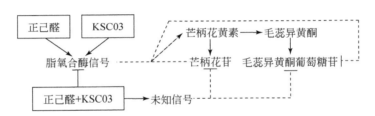

图 4-2　推测的 KSC03 协同正己醛促进毛蕊异黄酮葡萄糖苷合成积累机制

恒山黄芪道地产区具有降水量偏低、年平均气温低等特点，与菌株 S61 和 KSC03 分别在干旱和冷胁迫以及根际绿叶挥发物氛围等条件下的促生作用较为吻合。因此，上述探索性工作揭示根微生物不仅是黄芪适应性的体现者，更是基于产地独特生境适应的黄芪道地性形成的参与者。

（四）绿叶挥发物是黄芪道地性形成的重要化学信号

道地药材在来源上具有强烈的地域特征，特定的生态环境是中药材道地性形成的基础。特定的生态环境诱导了植物次生代谢合成途径关键酶基因的表达，进而促进了次生代谢产物的合成与积累。但在特定生态环境下，药用植物启动的防御应答不仅局限于药理活性物质，挥发性化合物必然也参与了植物的防御应答。特定生态环境因子作用"痕迹"，势必会同时反映在药用植物挥发性与非挥发性次生代谢物质的产生与分布特征上。相对于非挥发性防御化合物，挥发性有机化合物不仅在植物直接防御应答中发挥作用，在植物间接防御即诱导性防御应答中亦发挥着重要作用。通过分析道地产区药用植物挥发物对药理活性成分合成积累的影响，将有助于阐释该类物质在道地药材品质形成中的作用及机制。

绿叶挥发物（green leaf volatiles，GLVs）是植物在受到昆虫啃食、机械损伤、真菌感染等生物胁迫和干旱、低温等非生物胁迫时，细胞膜脂在脂酶作用下解离产生的游离不饱和脂肪酸如亚油酸、亚麻酸，在脂氧合酶（lipoxygenase，LOX）、脂肪酸氢过氧化物裂解酶（hydroperoxide lyase，HPL）催化作用下产生的含六个碳原子的醛如正己醛和顺-3-己烯醛，在乙醇脱氢酶（alcohol dehydrogenase，ADH）的作用下转化为正己醇和顺-3-己烯醇，在酰基转移酶（acyltransferase，AT）的作用下，进一步生成乙酸己酯和叶酯，在异构酶（isomerase，ISO）或自发异构作用下，顺-3-己烯醛亦可以转化为反-2-己烯醛（图 4-3）。由于这类挥发物属芳香类化合物，其最基本的作用即参与植物特有气味如青草味、番茄味、豆腥气等的形成。此外，绿叶挥发物还通过抑制致病菌增殖、信号介导、信号预置、直接作为防御化合物合成原料等方式在植物防御应答中发挥作用[22,23]。

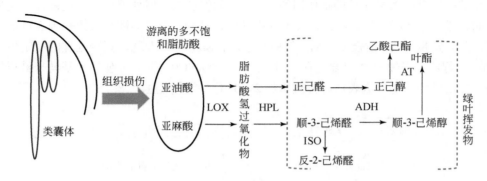

图 4-3　植物绿叶挥发物合成途径示意图及主要组成

通过对比干鲜黄芪挥发物谱，徐怀德等[24]发现两类黄芪中均含有正己醛、正己醇、反-2-己烯醛、反-2-己烯醇等绿叶挥发物。恒山黄芪具有的豆腥气即与该类挥发物的存在紧密相关。鉴于黄芪根际绿叶挥发物氛围贯穿于黄芪药材的整个质量形成过程中，为了确定这类挥发物发挥着怎样的作用，研究人员开展了系列探索性工作，代表性成果如下：

1. 正己醇通过促进黄芪不定根毛蕊异黄酮葡萄糖苷等合成积累及其生长的方式参与黄芪质量形成[25]

以实验室保存的蒙古黄芪苗为出发材料，诱导不定根并进行液体培养，以不定根液体培养物为实验材料，通过添加外源绿叶挥发物、测定根培养物中黄芪皂苷Ⅳ和毛蕊异黄酮葡萄糖苷等活性成分含量的方式，对这类挥发物在黄芪三萜和异黄酮合成积累中的作用进行了研究，详细的实验方案及分析策略见图4-4。

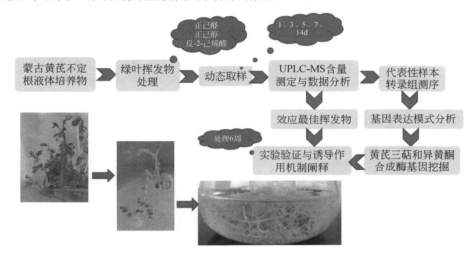

图 4-4　黄芪主要绿叶挥发物介导作用研究方案与策略

首先对处理 7d 的根培养物进行化学分析，结果见图 4-5A、4-5C。从该图可以看出，正己醇和反-2-己烯醛处理组黄芪皂苷Ⅳ含量处于同一水平，且明显高于正己醛和溶剂对照组；正己醛、正己醇和溶剂对照组毛蕊异黄酮葡萄糖苷处于同一水平，且明显高于反-2-己烯醛和正常对照组。随后对正己醇和反-2-己烯醛处理不同时间点根中黄芪皂苷Ⅳ含量进行的分析表明，正己醇处理组仅在 7d 处理时间点有一积累高峰，反-2-己烯醛在处理时间点 1d、7d 各有一累积高峰，7d 时含量最高（图 4-5B）。不同时间点正己醛、正己醇和溶剂对照组毛蕊异黄酮葡萄糖苷含量数据见图 4-5D。从该图可以看出，正己醛处理 3d、7d 的根培养物中含量达到高峰，且处于同一水平，正己醇处理 7d、14d 时含量均处于高峰。简言之，正己醇同时兼具黄芪皂苷Ⅳ和毛蕊异黄酮葡萄糖苷合成积累促进作用，且促进毛蕊异黄酮葡萄糖苷合成积累作用较为持久。

如图 4-6 所示，芒柄花苷是毛蕊异黄酮葡萄糖苷合成途径中的另一重要异黄酮类化合物，且与毛蕊异黄酮共享同一合成前体芒柄花黄素。在上述分析的基础上，进一步分析了正己醇处理不同时间的黄芪不定根培养物中芒柄花苷含量，结果见图 4-6A。从该图可以看出，处理 14d 根培养物中含量最高，达（0.20±0.01）mg/g（干重），处理 5d、7d 根培养物中含量亦较高，处理 1d、3d 培养物中含量最低。因此，正己醇处理组芒柄花苷含量随处理时间延长，大致呈现出持续增加的趋势。不同物质处理 14d 后，根生长率结果见图 4-6B。从该图可以看出，正己醇处理组生长率最高，为 1.25±0.34，反-2-己烯醛处理组次之，为 0.77±0.09，正己醛处理组最低。综合考虑对根生长和代表性黄芪三萜、异黄酮合成积累的促进作用，与正己醛和反-2-己烯醛相比，正己醇诱导效应更佳、更具竞争力。

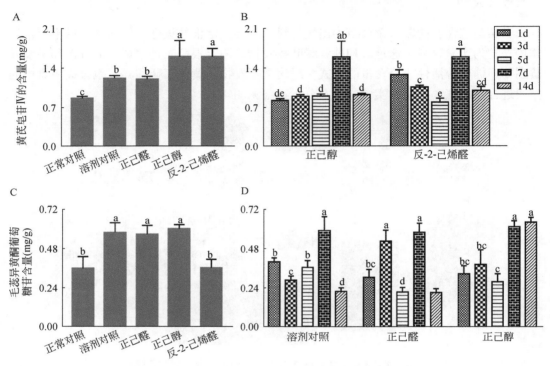

图 4-5　正己醛、正己醇、反-2-己烯醛处理对蒙古黄芪不定根培养物中黄芪皂苷Ⅳ（A、B）和毛蕊异黄酮-7-*O*-β-D-葡萄糖苷（C、D）含量的影响

注：图标中序数对应于处理天数；图柱上的不同字母代表着不同处理 7d 组别间（A、C）和组内不同时间点间具显著性差异（B、D）；正常对照：正常培养液；溶剂对照：含 0.1%的 50%乙醇的培养物

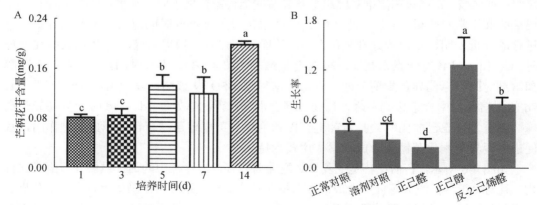

图 4-6　正己醇处理不同时间根培养物中芒柄花苷含量（A）及正己醇等处理 14d 对根生长率的影响（B）

为了了解上述绿叶挥发物诱导作用机制，选取正己醇、反-2-己烯醛处理 7d、14d 的根培养物，同时选取正常对照组和溶剂对照组处理的根培养物为对照，利用 BGISEQ 平台，构建转录组文库并进行生物信息学分析。在基因注释的基础上，首先进行了不同 FPKM 水平基因表达分布分析，结果见图 4-7。从该图可以看出，对于 FPKM≤1 的基因而言，在培养 14d 的正常对照、溶剂对照和反-2-己烯醛处理组文库所占比例均高于相应组别在培养 7d 的百分比（即 C14 *vs* C7、V14 *vs* V7、E14 *vs* E7）；而正己醇处理组分布特征与上述组别相反，在 14d 时间点的百分比低于 7d 时间点的百分比（即 H14 *vs* H7）。对于 1<FPKM<10 的基因而言，在正常对照、溶剂对照及反-2-己烯醛处理 14d 时间点的基因数量较对应组别在 7d 时间点的低（即 C14 *vs* C7、V14 *vs* V7、E14 *vs* E7），而正己醇处理组 14d 时间点基因所占比例较 7d 时间点高（即 H14 *vs* H7）。换言之，正己醇处理导致文库中表达水平介于 1<FPKM<10 的基因分布特征有别于其他组别，随不定根培养时间的延长，基因数量明显增加且高于其他组别。

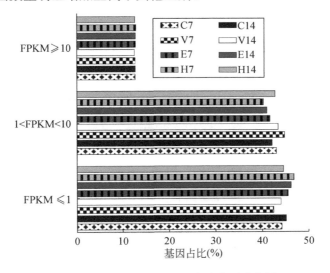

图 4-7 转录组文库中基因表达水平分布图

注：C7、V7、H7、E7 分别为培养 7d 时的正常对照、溶剂对照、正己醇处理和反-2-己烯醛处理组文库；类似的，C14、V14、H14、E14 分别为培养 14d 时的上述组别文库

进一步分析还发现，培养 14d 时的正己醇处理组中，时间特异性基因数量增加，而正常对照和溶剂对照则减少，该特征进一步佐证了正己醇诱导的基因表达分布不同的特征，有关分析详见表 4-1。

表 4-1 培养时间特异性表达基因数量分析

培养时间点	正常对照	溶剂对照	反-2-己烯醛处理	正己醇处理
7d	8946	8907	8616	7313
14d	8194	7689	8730	9579

考虑到正己醇和反-2-己烯醛同时促进毛蕊异黄酮葡萄糖苷和芒柄花苷合成积累的作用，分别以培养 7d、14d 的溶剂对照为对照，对培养 7d、14d 的反-2-己烯醛和正己醇

组文库中的差异表达基因进行了 GO 和 KEGG 富集分析，结果见图 4-8。就 7d 时间点的

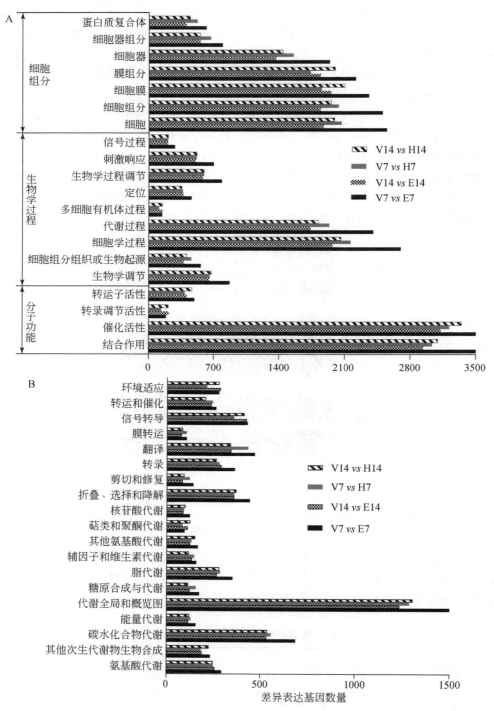

图 4-8　与正己醇（H）和反-2-己烯醛（E）处理有关的差异表达基因 GO（A）和 KEGG（B）富集

差异表达基因富集而言，除富集至"转录调节活性"和"多细胞有机体过程"的差异表达基因数量较少外，反-2-己烯醛处理组富集至其他 GO 术语的基因数量均为最多；除富集至"萜类和聚酮代谢"、"膜转运"、"信号转导"和"环境适应"代谢途径的差异表达基因外，反-2-己烯醛处理组富集至其他代谢途径的基因数量也是最高。而在正己醇处理组中，14d 时间点富集为"生物学过程"的差异表达基因数量较 7d 时间点的数量低，而富集至 GO 术语"生物学调节"和"多细胞有机体过程"的差异表达基因数量较高。此外，14d 时间点的正己醇处理组富集为"分子功能"的差异表达基因数量较 7d 时间点的高，富集为"萜类和聚酮代谢"的差异表达基因数量也最多。该结果从基因表达层面证实了正己醇诱导作用迟缓、持久的特征，也表明正己醇对萜类化合物合成积累的诱导作用较反-2-己烯醛强。

为了验证毛蕊异黄酮葡萄糖苷合成途径中候选酶基因的作用，研究人员选取了 6 个基因进行荧光定量 PCR，分析其在正己醇存在下的表达特征。有关基因及引物信息见表 4-2。其中所用根培养物来源于正己醇单独处理 6 周及对应的正常培养物。这几个基因中，*4CL*、*IFS1.1* 和 *IFS1.2* 编码的是参与合成前体芒柄花黄素生物合成的酶，*UCGT1* 和 *UCGT2* 编码的是参与毛蕊异黄酮糖基化修饰的尿苷二磷酸葡萄糖醛酸转移酶，*CGMT* 编码的是参与毛蕊异黄酮葡萄糖苷及其前体合成的丙二酰化修饰酶，即丝氨酸羧肽酶样的酰基转移酶。

表 4-2　毛蕊异黄酮葡萄糖苷合成途径酶基因及引物等信息汇总

基因名称	基因编号	上游引物（5'-3'）	下游引物（5'-3'）	退火温度（℃）	PCR 产物（bp）
4CL	Unigene7356	GTCCACATTGAAACCGAGAA	AATAGCAGGATGAGTGAGTAA	57	273
IFS1.1	CL4116.Contig1	GGGTGAGCAGAGTGTAGTGT	GCGGTTGAATCCGTTCCAGCAG	56	177
IFS1.2	CL4116.Contig2	GGGTGAGCAGAGTGTAGTGT	GGCGGTTGAATCCGTTCCAGCA	56	136
UCGT1	CL10407.Contig5	GACGACTTCCATCAACATCACG	GTTGTTTCCCTTTCCTTGTC	52	240
UCGT2	Unigene31479	CGTGTCAAGCCAAGTCAAA	GAAGTCACGGCGTTATTGT	55	203
CGMT	Unigene9202	GCCACAAACTTTATCGTCA	CCTTTCCCTACAATCCACT	58	130
COR413-PM1	Unigene17283	ATGTGGAACAGGGTGAG	AATCCAAACAAAGAGGC	54	143

有关结果见图 4-9。与对照组相比，正己醇处理组明显降低了如下时间点的下述基因：①培养 3～5 周的根培养物中 *4CL* 的表达水平；②培养 3、5、6 周的根培养物中 *IFS1.2* 的表达水平；③所有检测时间点根样本中 *UCGT1* 的表达水平。同时，施加正己醇后，*UCGT2* 和 *CGMT* 表达水平在培养 2 周的根培养物中显著上调，分别增加了 43.65%和 5.43 倍，该结果与培养 14d 根培养物中毛蕊异黄酮葡萄糖苷和芒柄花苷含量显著增加的变化趋势一致。此外，正己醇处理还显著上调了培养 5 周根样本中 *IFS1.1* 的表达。基于以上观察结果，研究人员推测正己醇促进根培养物中毛蕊异黄酮葡萄糖苷和芒柄花苷合成积累与参与糖基化、酰基化修饰的酶基因如 *CGMT* 和 *UCGT2* 表达上调有关，同时也与参与其合成前体芒柄花黄素生物合成的酶基因的转录下调即合成抑制有关。

在代谢水平上，正己醇是否发挥着对毛蕊异黄酮葡萄糖苷合成前体物质的抑制作用？

对照组和正己醇处理组根样本中芒柄花黄素和毛蕊异黄酮含量测定结果见表 4-3。与对照组相比，正己醇处理 1 周的根样本中芒柄花黄素和毛蕊异黄酮含量显著降低，处理 2 周的根中芒柄花黄素含量亦明显低于对照组，提示正己醇处理的确具有抑制毛蕊异黄酮葡萄糖苷合成前体芒柄花黄素和毛蕊异黄酮生物合成的作用。此外，正己醇处理 6 周的根中芒柄花黄素含量明显高于对照组，为对照组的 74.32 倍，提示处理 5～6 周，正己醇仍在毛蕊异黄酮葡萄糖苷合成积累中发挥着积极作用，且作用特征有别于短期作用。

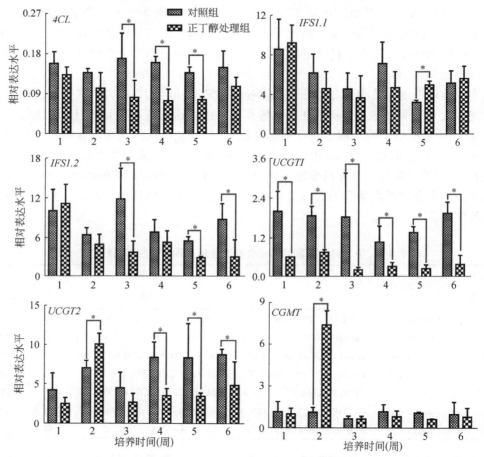

图 4-9　正己醇处理对毛蕊异黄酮葡萄糖苷合成途径候选酶基因表达的影响

表 4-3　正己醇处理对蒙古黄芪不定根中毛蕊异黄酮葡萄糖苷合成前体的影响

培养时间（周）	芒柄花黄素		毛蕊异黄酮（µg/g）	
	对照组	正己醇处理组	对照组	正己醇处理组
1	1.00±0.15*	0.55±0.23	4.45±0.89*	1.16±0.84
2	1.76±0.32*	1.04±0.28	3.30±0.81	3.36±0.23
3	2.59±1.26	2.33±0.26	5.08±0.13	5.05±1.04
4	13.27±1.43	2.82±1.18	8.43±2.88	7.06±2.78
5	3.42±1.99	3.39±2.31	6.91±0.70	10.81±5.14
6	12.93±19.05	961.47±354.59*	5.60±1.35	9.27±3.25

2. 反-2-己烯醛和 2，3-丁二醇介导黄芪不定根黄芪皂苷Ⅳ和毛蕊异黄酮葡萄糖苷合成积累作用研究[26]

在发现反-2-己烯醛具有促进黄芪内生菌合成 2，3-丁二醇的作用的基础上，采用相同的蒙古黄芪不定根液体培养体系和类似的研究策略，对反-2-己烯醛及 2，3-丁二醇短期介导黄芪皂苷Ⅳ和毛蕊异黄酮葡萄糖苷、芒柄花苷合成积累作用及其机制进行了研究。诱导 4～72h 根培养物中含量测定结果见表 4-4。与对照组相比，反-2-己烯醛和 2，3-丁二醇叠加诱导黄芪皂苷Ⅳ效应最佳，4h 根中累积达到高峰（225.19±12.92μg/g，干重），2，3-丁二醇单独处理组次之，含量为 194.55±18.12μg/g。此外，2，3-丁二醇和反-2-己烯醛单独处理组在 48h 时间点还存在黄芪皂苷Ⅳ累积高峰，含量分别为 191.00±10.90μg/g、207.80±18.33μg/g。而正常对照和溶剂对照黄芪皂苷Ⅳ含量在 8 h 时间点样本中最高。此外，反-2-己烯醛单独处理组 36h 时间点样本中黄芪皂苷Ⅳ含量亦明显高于其他组别。总体而言，反-2-己烯醛和 2，3-丁二醇处理影响着黄芪不定根培养物中黄芪皂苷Ⅳ累积高峰时间点，叠加处理不仅导致该化合物累积高峰提前，还具有最强的诱导效应。

表 4-4　反-2-己烯醛和 2，3-丁二醇处理对根培养物中黄芪皂苷Ⅳ（A）、毛蕊异黄酮葡萄糖苷（B）和芒柄花苷（C）含量（μg/g）的影响

A

处理时间（h）	4	8	12	24	36	48	72
正常对照	120.53±5.98[c]	**190.81±19.92[a]**	151.07±18.07	132.04±10.85[a]	99.54±10.26[b]	99.98±35.93[b]	**164.12±28.61[a]**
溶剂对照	106.14±6.54[d]	187.09±15.34[a]	139.17±16.40	120.39±10.48[a]	108.55±0.94[b]	127.06±27.32[b]	130.09±23.54[ab]
反-2-己烯醛	135.16±35.05[cd]	124.15±12.78[b]	136.75±19.51	109.50±23.90[ab]	**144.99±9.73[a]**	**207.80±18.33[a]**	117.65±18.07[b]
2，3-丁二醇	194.55±18.12[b]	128.09±38.60[b]	149.21±4.07	87.31±8.13[b]	105.00±8.33[b]	191.00±10.90[a]	115.09±3.75[b]
反-2-己烯醛+2，3-丁二醇	**225.19±12.92[a]**	111.51±19.34[b]	136.97±6.09	106.26±15.62[ab]	100.93±4.69[b]	164.79±39.47[ab]	84.40±56.35[ab]

B

处理时间（h）	4	8	12	24	36	48	72
正常对照	14.23±3.37	16.48±1.05[b]	20.04±2.90[a]	108.26±19.35[a]	**81.74±9.46[a]**	86.41±15.24[b]	126.41±12.73
溶剂对照	**16.41±0.77**	**22.63±0.63[a]**	20.63±0.31[a]	127.15±14.82[a]	56.85±5.41[bc]	87.74±17.80[b]	**146.41±17.91**
反-2-己烯醛	13.52±1.56	17.41±0.47[b]	12.74±3.61[b]	33.37±3.03[c]	68.08±9.90[ab]	132.08±29.39[a]	140.49±36.79
2，3-丁二醇	14.41±2.73	19.30±1.57[b]	13.63±4.56[b]	32.11±6.61[c]	65.23±5.70[b]	124.56±4.58[a]	122.56±11.62
反-2-己烯醛+2，3-丁二醇	14.63±3.01	10.11±3.40[c]	**20.63±4.71[ab]**	45.07±3.46[b]	77.37±13.49[ab]	**136.34±25.32[a]**	137.41±8.33

C

处理时间（h）	4	8	12	24	36	48	72
正常对照	30.45±9.05[b]	**102.75±12.84[a]**	70.15±7.49[b]	150.01±21.96[a]	55.26±19.0[b]	58.60±1.52[b]	81.56±15.70[b]
溶剂对照	38.22±5.05[b]	50.67±7.23[b]	67.49±2.31[b]	**162.08±12.03[a]**	155.79±17.05[a]	85.45±21.53[a]	80.82±25.45[ab]
反-2-己烯醛	33.93±11.94[b]	40.89±6.14[b]	66.45±13.20[b]	40.97±12.84[b]	**160.23±9.74[a]**	89.34±13.99[a]	95.41±21.71[ab]
2，3-丁二醇	84.30±5.52[a]	57.71±21.18[b]	95.12±29.17[ab]	46.37±7.56[b]	141.04±14.89[a]	99.71±30.49[a]	111.19±13.26[a]
反-2-己烯醛+2，3-丁二醇	**88.89±12.13[a]**	49.71±36.21[b]	**140.67±17.62[a]**	57.48±15.79[b]	156.45±4.62[a]	**113.04±9.94[a]**	98.67±1.57[b]

注：上标不同字母代表相同时间点不同组别间含量存在显著差异，同一时间点最高含量以加粗字体表示

反-2-己烯醛和2，3-丁二醇处理组毛蕊异黄酮葡萄糖苷含量数据见表4-4B。从表中数据可以看出，正常对照组毛蕊异黄酮葡萄糖苷含量在4～24h时间点样本中持续增加，随后下降，紧接着在72h增加至最高值。反-2-己烯醛和2，3-丁二醇单独和叠加处理组该化合物含量在处理48h内的根样本中持续增加，在72h达到高峰。数据分析还发现，对照和处理组毛蕊异黄酮葡萄糖苷含量最高值处于同一水平。简言之，反-2-己烯醛和2，3-丁二醇处理改变了根培养物中毛蕊异黄酮葡萄糖苷的合成积累模式，表现为在处理的72h内含量持续增加。表中数据还揭示，除72h所用处理组含量处于同一水平外，反-2-己烯醛、2，3-丁二醇单独处理和叠加处理组毛蕊异黄酮葡萄糖苷和芒柄花苷在培养物中的累积高峰出现时间点晚于对照组，提示二者通过延缓累积高峰时间点的方式参与黄芪异黄酮化合物代谢。

反-2-己烯醛和2，3-丁二醇处理组根培养物中芒柄花苷含量数据见表4-4C。就正常对照组而言，24h时间点样本中含量最高，为（150.01±21.96）μg/g，与24h和36h的溶剂对照组含量处于同一水平，提示50%乙醇处理具有诱导芒柄花苷持续增加的作用。与此同时，2，3-丁二醇和反-2-己烯醛处理36h的根培养物中含量分别为（141.04±14.89）μg/g、（160.23±9.74）μg/g，数值明显高于二者单独处理的其他时间点，且与二者叠加处理12h样本中的含量处于同一水平。总体而言，反-2-己烯醛和2，3-丁二醇处理延缓了芒柄花苷累积高峰时间点至36h，但早于相同处理毛蕊异黄酮葡萄糖苷累积时间点（48h）。该结果与芒柄花苷位于毛蕊异黄酮葡萄糖苷合成途径的上游较为吻合。

鉴于毛蕊异黄酮葡萄糖苷合成的直接前体为毛蕊异黄酮，研究人员进一步对不同处理组中该组分含量进行了分析。结果见表4-5。较正常对照和溶剂对照而言，2，3-丁二醇和反-2-己烯醛叠加处理4h、12h、48h的根样本中相对含量明显增加，且处于同一水平。与之不同的是，正常对照组累积高峰时间点分别为8h、24h，提示二者叠加处理组毛蕊异黄酮累积模式明显有别于正常对照。

表4-5　反-2-己烯醛和2，3-丁二醇处理对根培养物中毛蕊异黄酮相对含量的影响

处理时间（h）	4	8	12	24	36	48	72
正常对照	3.07±0.52[c]	5.07±0.42[a]	4.30±0.21[bc]	5.82±0.99[a]	3.22±0.24[a]	3.00±0.96[c]	3.84±1.33[a]
溶剂对照	3.44±0.29[c]	3.93±0.86[ab]	3.83±0.41[c]	5.21±0.35[a]	3.77±0.48[bc]	5.09±0.93[ab]	3.53±0.76[a]
反-2-己烯醛	3.20±0.64[c]	2.63±0.23[b]	4.40±0.58[bc]	2.67±0.66[b]	4.34±0.52[ab]	5.36±0.97[ab]	2.49±0.76[ab]
2，3-丁二醇	4.34±0.39[b]	3.48±1.64a[b]	4.67±0.16[b]	2.68±0.86[b]	4.07±0.67[b]	4.28±0.21[b]	2.59±0.50[ab]
反-2-己烯醛+2，3-丁二醇	5.18±0.54[a]	3.83±1.88[ab]	5.36±0.59[a]	3.19±0.63[b]	4.72±0.84[ab]	5.49±0.20[a]	2.18±0.12[b]

随后研究人员对毛蕊异黄酮和芒柄花苷共有的合成前体——芒柄花黄素相对含量进行了分析，结果发现，除48h时间点外，其他时间点根培养物中该组分含量均较为稳定。在该时间点，反-2-己烯醛单独处理组相对含量最高，为22.27±9.55，其次为反-2-己烯醛与2，3-丁二醇共同处理组，相对含量为14.40±1.36，紧随其后的是2，3-丁二醇单独处理组和溶剂对照组，正常对照组含量最低，详见图4-10。汇总而言，反-2-己烯醛单独处理促进芒柄花黄素合成积累效应最佳，其与2，3-丁二醇叠加处理诱导毛蕊异黄酮合成积累效应最佳。

　　最后，研究人员分析了四种异黄酮化合物间的关联性。结果表明，芒柄花黄素明显关联于毛蕊异黄酮及其葡萄糖苷，关联系数分别为 0.6152、0.5726，和毛蕊异黄酮较强的关联性与其为芒柄花黄素下游的直接合成产物的关系一致。该结果间接说明，芒柄花黄素定量分析对于在代谢产物水平上理解反-2-己烯醛和 2,3-丁二醇的诱导作用机制具有重要意义。此外，芒柄花苷显著关联于毛蕊异黄酮葡萄糖苷，关联系数为 0.5947，提示除毛蕊异黄酮葡萄糖苷外，芒柄花苷亦为反-2-己烯醛和 2,3-丁二醇介导异黄酮合成积累作用的另一重要指标成分。

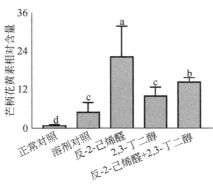

图 4-10　黄芪不定根培养物中芒柄花黄素相对含量分析

　　鉴于反-2-己烯醛介导黄芪皂苷Ⅳ合成积累作用较为持久且与 2,3-丁二醇单独处理组处于同一水平，为了理解反-2 己烯醛促进黄芪皂苷合成作用机制，研究人员对该合成途径中的 10 个酶基因（表 4-6）表达进行了定量分析。

表 4-6　黄芪皂苷Ⅳ合成途径酶基因表达用引物等信息汇总

基因名称	注册号	上游引物（5′→3′）	下游引物（5′→3′）	T_m（℃）	产物大小（bp）
HMGR2	OK146881	GCCGGCCACCATAAACGA	CGACGGAGAAGAAGAGGGTGAA	50	155
MVD	OK146882	AGACGTATCCAGACAGACTG	AACTAGCAGCACCTCAGGG	56	190
CAS	OK146890	GAAATGGAGAAGGGTCGTGA	TTCCTGGATGAAATGGAAGC	55	169
DXR	OK146883	CATCCCAGGAGAGCAAGGTG	ACAAAAGCGCCTCCAGCTAT	62	171
HDS	OK146884	AGCACCTCCCACATACCCA	ATGCCCATCCTGTGGCAGA	58	163
MCS	OK146885	TCAAGTGCTGCAACTCCCTC	GAGCCTCGCAACCTCTATCG	56	172
IDI	OK146886	TGCTGGTGAGGGAGGTTTGAA	TCATGTCAGCGACCTCACCAA	54	139
SS	OK146888	AAGCAGATCCCTCCGGAACC	ACAGCGTTGCGAAGTTCGGT	60	116
SE	OK146889	ACAGTAGTAGCACCCCAGGT	ACAGTCATTCCCCCTCCAGT	58	185
FPS	OK146887	ACAATGTGCCTGGAGGGAAG	CCACGGCGTGTATGAGAGTT	54	190
SCPL	OK146891	CAAATATGGAGAAGTTCCTGAACCA	ATCTTGAATTACCAAGCCAGTTGC	53	199
SCPL11	OK146892	TCGGGAGGGAAGAACCGCCAACCC	TGAATCACCTGGGGAACTTGCTC	60	159

　　基因表达结果见图 4-11。从该图可以看出，*HMGR2* 在反-2-己烯醛处理 8h 其表达即进入高峰，随后持续下降，到处理 36h 降至最低点。*MVD* 在处理的最初 12h 表达水平持续增加，24h 存在一拐点，在 36h 存在另一表达高峰，随后下降，因此 *MVD* 表达存在两

个高峰，表达水平较最低时间点高出 10 倍以上。环阿屯醇合成酶基因（*CAS*）表达模式
与 *MVD* 类似，分别在处理 12h、48h 时间点表达达到高峰，且表达水平增加幅度亦大于
10 倍以上。与上述基因不同的是，*DXR* 表达在处理 48h 内持续上调，随后在 72h 时间点
下降至最低。*HDS* 表达模式与 *MCS*、*IDI* 类似，区别在于 *HDS* 表达高峰时间点（12h）
较后两者（24～48h）早，鲨烯合成酶（*SS*）和鲨烯环化酶（*SE*）分别在处理后 8～48h、
8～36h 表达水平均较高。参与法尼基焦磷酸合成的 *FPS* 与上述基因表达模式截然不同，
反-2-己烯醛具有持续上调该基因表达的作用，72h 时间点表达水平最高。根据上述基因
表达增加倍数，我们推测 *MVD* 和 *CAS* 是反-2-己烯醛介导黄芪皂苷合成的关键靶基因，
其次为 *MCS*、*IDI* 和 *FPS*。

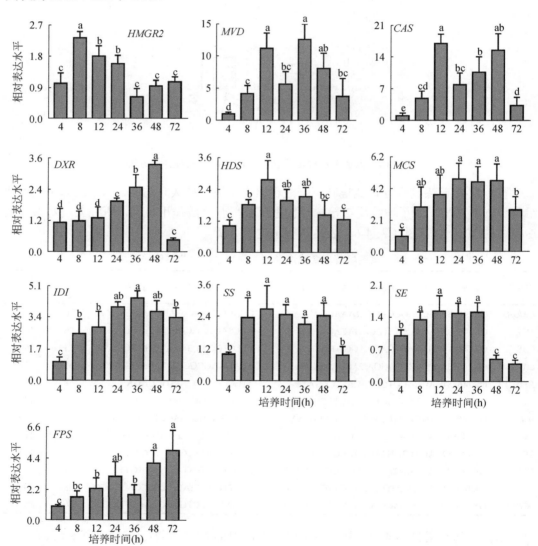

图 4-11   反-2-己烯醛处理条件下黄芪皂苷Ⅳ合成途径酶基因表达分析

为了找出反-2-己烯醛诱导作用的调控靶基因，研究人员进一步分析了黄芪皂苷Ⅳ与上述基因之间的关联性。结果发现，*CAS* 是与该代谢产物显著关联的唯一基因，相关系数为 0.5014，呈现出中等程度的关联。*CAS* 与其他基因关联性分析显示，包括 *MVD*、*DXR*、*HDS*、*MCS*、*IDI*、*SS* 在内的多个基因均与之显著关联，其中与 *MVD* 关联性最强，相关系数为 0.7739，与 *HDS* 和 *IDI* 关联性最弱，相关系数分别为 0.5928、0.5442。概括而言，反-2-己烯醛通过直接上调 *CAS* 表达，上调的 *CAS* 进而上调 *MVD*、*DXR* 等基因表达，最终促进黄芪皂苷Ⅳ的合成积累。

毛蕊异黄酮葡萄糖苷合成途径酶基因表达见图 4-12。从该图可以看出，异黄酮合成酶基因 *IFS1.1* 随处理时间延长，表达水平逐渐上调，在 24h 达到高峰，随后下降；*IFS1.2* 在 36h 时间点表达水平亦达到最高。同时，*4CL* 与参与毛蕊异黄酮葡萄糖苷丙二酰化修饰的 *CGMT* 呈现出类似的表达模式，在处理 8～36h 内表达水平较高。*CGMT* 在 48h 时间点表达水平亦较高，提示该基因在反-2-己烯醛存在的条件下持续上调表达。此外，参与毛蕊异黄酮糖基化修饰的 *UCGT1* 分别在 12h、48h 时间点表达处于高峰，而 *UCGT2* 仅存在一个表达高峰，即 12h 时间点。结果还揭示，*IFS1.2*、*UCGT2*、*CGMT* 表达水平增加幅度大于 5 倍，提示这 3 个基因很可能是反-2-己烯醛调控异黄酮合成的潜在靶基因。

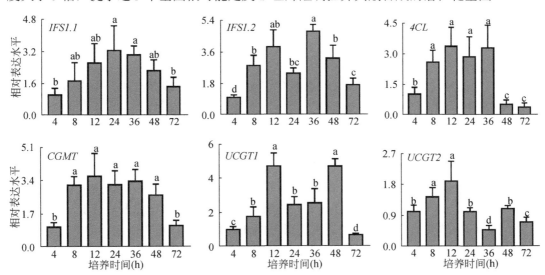

图 4-12　反-2-己烯醛处理条件下毛蕊异黄酮葡萄糖苷合成酶基因表达分析

为了明确反-2-己烯醛介导作用下，对毛蕊异黄酮葡萄糖苷合成的调控，研究人员分析了异黄酮合成途径 4 种代谢物与基因表达间的关联性，对应的相关系数见表 4-7。其中，*UCGT2* 是与毛蕊异黄酮唯一正相关的基因，而 *4CL* 和 *UCGT1* 显著负相关于毛蕊异黄酮葡萄糖苷和芒柄花苷。换言之，*UCGT2* 是黄芪不定根应答于反-2-己烯醛的唯一正调控靶基因，应该是参与毛蕊异黄酮的糖基化修饰作用过程。相反，黄芪不定根培养物中累积增加的毛蕊异黄酮葡萄糖苷和芒柄花苷应具有下调 *4CL* 和 *UCGT1* 基因表达的作用，提示这两种糖基化产物具有不同的负反馈抑制作用靶基因。基因表达关联分析还揭示，*UCGT2* 显著关联于 *IFS1.1*、*CGMT* 和 *UCGT1*。此外，*CGMT* 显著正关联于其他基因。简言之，反-2-己烯醛介导毛蕊异黄酮葡萄糖苷合成积累机制较为复杂，应涉及合成途径酶不同靶基因表达的双向调控和合成的糖基化终产物的反馈抑制作用。

表 4-7　毛蕊异黄酮葡萄糖合成酶基因与代谢物关联性分析

	IFS1.1	IFS1.2	4CL	CGMT	UCGT1	UCGT2
毛蕊异黄酮葡萄糖苷	-0.0992	-0.2786	**-0.4731**	-0.2234	-0.4035	0.0020
芒柄花苷	0.0931	0.1914	-0.0568	0.0776	**-0.5589**	0.0758
毛蕊异黄酮	-0.0233	0.2666	-0.1012	0.2511	-0.0073	**0.6232**
芒柄花黄素	-0.1147	-0.2908	-0.4385	-0.0479	-0.0640	0.4166
IFS1.2	0.4306					
4CL	**0.7146**	**0.6059**				
CGMT	**0.7947**	**0.6247**	**0.8478**			
UCGT1	0.2075	0.2354	**0.4534**	**0.5224**		
UCGT2	**0.5071**	0.4126	0.3190	**0.6674**	**0.4867**	

注：显著关联以加粗的关联系数数值表示

　　早在 2014 年，Chu 等[27]采用 LC-ESI-TOF/MS 技术，研究了酸性、中性及碱性提取条件下 7 种黄芪皂苷的转化率。他们发现，所检测的黄芪皂苷在酸性提取条件下均可以稳定存在，但是在碱性提取条件下，多种黄芪皂苷木糖基上的乙酰基、丙二酰基等修饰基团将脱落，黄芪皂苷Ⅳ即黄芪甲苷作为这几种黄芪皂苷的基本骨架结构，是多种黄芪皂苷共有的一种转化产物。换言之，酰基化是黄芪皂苷中普遍存在的一种修饰方式。因此很有必要进行酰基化修饰酶基因的鉴定，特别是反-2-己烯醛处理条件下。此外，丝氨酸羧肽酶样的酰基转移酶是近年来新发现的一类可催化天然产物酰基化修饰作用的酶。这类酶虽然与羧肽酶有一定的同源性，但失去了羧肽酶的活性。到目前为止，研究人员已从多种植物中鉴定得到该酶基因，如参与具抗菌活性的燕麦根皂苷合成的 SAD7、野生烟草中参与花形发育的二萜糖苷合成的 NaMaT1 编码的酶。根据黄芪转录组文库注释信息，研究人员找出了相关基因，通过与已发表的功能明确的同类酶聚类分析，最终选取 SCPL 和 SCPL11 进行基因表达分析，结果见图 4-13。从该图可以看出，SCPL 在 12h、24h、48h 时间点表达水平较高，SCPL11 表达高峰在 12h、24h、72h。

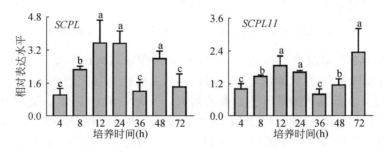

图 4-13　SCPL、SCPL11 表达模式分析

　　利用上面已获得的黄芪皂苷合成途径 10 个酶基因表达数据，研究人员进一步分析了 SCPL、SCPL11 与这些基因之间的关联性。结果发现，SCPL11 与上述黄芪皂苷合成酶

之间均无显著关联，而 *SCPL* 显著关联于合成途径的多个酶基因，相关系数（*r*）及其对应的 *P* 值见表 4-8。其中，*SCPL* 与 *CAS* 关联性最强，相关系数为 0.67667，其次为 *SS*，对应的相关系数为 0.6397，与 *HDS* 的关联性最弱，相关系数为 0.4555。因此，*SCPL* 应为参与黄芪皂苷酰基化修饰的潜在酶基因。进一步分析还发现，*SCPL* 还显著关联于毛蕊异黄酮葡萄糖苷合成途径的如下酶基因：*IFS1.1*、*UCGT1* 和 *UCGT2*。其中 *SCPL* 与 *UCGT2* 的关联性最高，相关系数为 0.7091。*SCPL* 与 *CAS* 和 *UCGT2* 较高的关联性提示，反-2-己烯醛处理的黄芪不定根中，黄芪皂苷的合成和酰基化修饰与毛蕊异黄酮的糖基化修饰同时进行。

表 4-8　与 *SCPL* 显著关联的黄芪皂苷Ⅳ和毛蕊异黄酮葡萄糖苷合成酶基因详细信息及对应的相关系数和对应的 *P* 值

	HMGR2	CAS	HDS	MCS	SS	IFS1.1	UCGT1	UCGT2
r	0.565 7	0.676 67	0.455 5	0.561 7	0.639 7	0.460 1	0.543 5	0.709 1
P	0.007 5	0.000 8	0.038 0	0.008 1	0.001 8	0.035 9	0.010 9	0.000 3

简言之，恒山黄芪具有的浓郁豆腥气，不仅是该道地药材特有的感官性状，主要来源化合物——绿叶挥发物还通过信号介导、促进内生菌合成 2，3-丁二醇等方式，参与黄芪皂苷和毛蕊异黄酮葡萄糖苷等活性成分的合成积累。黄芪根际氛围的绿叶挥发物、根微生物合成的挥发物等，是黄芪道地产地独特生境与宿主植物相互作用的重要线索，贯穿于黄芪道地性形成的整个过程中。

五、黄芪道地性的药效学本质

道地黄芪药性平和，兼有祛邪扶正的功效，被誉为"补气圣药"，现代药理研究证实，道地黄芪具有多种药理功效。

道地黄芪对正常机体的免疫功能有明显促进作用，不仅能提高体液免疫和细胞免疫，还能促进免疫因子的生成，增强吞噬细胞的功能，其中黄芪多糖的作用明显优于皂苷类和黄酮类成分。Qiu 等[28]研究表明，黄芪多糖能显著提高免疫抑制犬产生 γ 干扰素（IFN-γ）和白细胞介素-2（IL-2）的能力，增加 T 淋巴细胞、巨噬细胞的数量，同时减少 T 淋巴细胞中 CD8$^+$亚群的数量，上调 CD4$^+$/CD8$^+$亚群的比例，通过多条途径提高其免疫功能。万春平等[29]报道黄芪皂苷Ⅲ能显著促进刀豆蛋白（Con A）诱导正常小鼠脾淋巴细胞产生 IFN-γ，但对 IL-2 的产生无明显促进作用。张李峰等[30]研究以黄芪为君药的经典扶正固表、补益方剂，结果表明，玉屏风散可显著改善体外培养老龄小鼠脾淋巴细胞的凋亡，并且可以通过调节 T 淋巴细胞的作用而延缓衰老。

道地黄芪在防治心脑血管疾病方面具有广泛的应用。王琳等[31]研究表明，黄芪皂苷注射液能增强心力衰竭犬的心肌收缩力，改善心肌收缩性能，提高其心排血量（CO）和心脏指数（CI）。安超等[32]研究表明，黄芪多糖和黄芪皂苷能保护心肌细胞，一定程度上逆转心肌肥厚，预防心力衰竭，其机制可能与拮抗血管紧张素Ⅱ（Ang Ⅱ）所引起的心肌细胞线粒体膜电位的降低有关。江从勋等[33]通过观察黄芪冻干粉（LRAPI）对麻醉犬的影响，发现 LRAPI 能降低心肌缺血犬的磷酸肌酸激酶（CK）和乳酸脱氢酶（LDH）活性，并能减少心肌梗死面积。此外，有报道表明，黄芪注射液能辅助治疗急性心肌梗死并发心源性休克[34]。

研究表明，黄芪还具有很好的抗肿瘤作用，黄芪提取物及其制剂不仅能直接抑制多种癌细胞（如人红系白血病细胞、人肝癌细胞、人胃癌细胞、人子宫内膜癌细胞等）增殖，还能通过增强机体的免疫功能抵抗肿瘤，并在一定程度上诱导癌细胞凋亡[35]。此外，赵莲芳等[36]实验表明，黄芪多糖与人参总皂苷联用能拮抗环磷酰胺对小鼠的毒副作用，明显提升小鼠外周血白细胞数量和免疫器官指数。王培培[37]发现黄芪皂苷能逆转肝癌耐药细胞 BEL-7402/5-FU 对氟尿嘧啶（5-FU）的耐药性，逆转作用与药物浓度呈正相关。

此外，黄芪还具有保护肝脏、肾、胃和神经系统，延缓衰老等多种作用。

谢道生等[9]通过小鼠游泳劳损实验比较了豆腥味浓淡不同的黄芪样品水提取物的补气、抗疲劳及免疫调节作用。结果表明，豆腥味浓的浑源野生黄芪在补气、抗疲劳（延长游泳力竭时间、减少血清尿素氮及血乳酸含量）、提高免疫器官指数以及总 T 淋巴细胞数目等方面有着明显的优势；相反豆腥味淡的四川以及黑龙江膜荚黄芪仅在提高 B 淋巴细胞数目以及改善 T 淋巴细胞亚群（CD4/ CD8 比值）等方面表现较好。

第三节　黄芪栽培技术研究

根据 2020 年版《中国药典》规定，正品黄芪有两种原植物，即膜荚黄芪和蒙古黄芪。蒙古黄芪为膜荚黄芪的变种，是山西、内蒙古道地产区的主栽品种。

一、生物学特性

（一）植物学特征

1. 蒙古黄芪

主根长而粗壮，顺直。茎直立，高 40～80cm。奇数羽状复叶，小叶 12～18 对；小叶片小，宽椭圆形、椭圆形或长圆形，长 5～10mm，宽 3～5mm，两端近圆形，上面无毛，下面被柔毛；托叶披针形。总状花序腋生，常比叶长，具花 5～20 余朵；花萼钟状，密被短柔毛，具 5 萼齿；花冠黄色至淡黄色，长 18～20mm，旗瓣长圆状倒卵形，翼瓣及龙骨瓣均有长爪；二体雄蕊；子房光滑无毛。荚果膜质，膨胀，半卵圆形，先端有短喙，基部有长子房柄，均无毛。花期 6～7 月，果期 7～9 月。

2. 膜荚黄芪

叶片也为奇数羽状复叶，小叶 6～13 对，长 7～30mm，宽 3～12mm，先端钝、圆或微凹，有时具小刺尖；托叶长 5～15mm。花通常 10～20 余朵；花萼被黑色或白色短毛；花冠黄色至淡黄色，或有时稍带淡紫红色，长约 16mm；子房有柄，被柔毛。荚果长 20～

30mm，宽 9～12mm，被黑色或黑白相间的短伏毛。

（二）生长发育习性

黄芪是多年生宿根草本植物，从种子播种到新种子形成需要 1～2 年时间，2 年以后年年开花结实。黄芪从播种到种子成熟要经过 5 个时期：幼苗生长期、枯萎越冬期、返青期、孕蕾开花期和结果种熟期。

1. 幼苗生长期

幼苗生长期指从子叶出土到花形成前为止。黄芪种子吸水膨胀后，一般地温 5～8℃就能发芽，以 25℃时发芽最快，仅需要 3～4d。土壤水分以 18%～24%对出苗最有利。生产上多在春季地温 5～8℃时播种，播后仅需要 12～15d 就可出苗。也可在伏天地温 20～25℃时播种，播后仅需 5～8d 就可出苗。当幼苗出土后，小苗五出复叶出现前，根系发育不完全，入土浅，根系吸收能力差，怕干旱、高温、强光。小苗五出复叶出现后，根瘤形成，根系吸收水分、养分能力增强，叶片面积扩大，光合作用增强，幼苗生长速度显著加快。通常当年播种的黄芪处于幼苗生长期不开花结果。

2. 枯萎越冬期

地上部分枯萎到第二年植物返青前称为枯萎越冬期。一般在 9 月下旬秋季气温降低、光合作用显著减弱后，叶片开始变黄，地上部分枯萎，地下部分根头越冬芽形成，此期需经历 180～190d。黄芪抗寒能力强，不加覆盖物也可安全过冬。

3. 返青期

越冬芽萌发并长出地面的过程称为返青。春天当地温达到 5～10℃时，黄芪开始返青。首先长出丛生芽，然后分化茎、枝、叶，形成新的植株。返青初期生长迅速，30d 左右即可长到正常株高，随后生长速度又减缓下来，这一时期受温度和土壤水分的影响很大。

4. 孕蕾开花期

从花蕾由叶腋抽出到果实出现前为孕蕾开花期。2 年生以上植株一般在 6 月初出现花芽，花芽逐渐膨大，花梗抽出，花蕾逐渐形成，蕾期 20～30d。现蕾顺序先是中部枝条叶腋，而后陆续向上。7 月初先期花蕾开放，花期为 20～25d。开花期若遇干旱，会影响授粉结实。

5. 结果种熟期

从小花凋谢到果实成熟为结果种熟期。7 月中旬进入果期，约为 30d。果实成熟期若遇高温干旱，会造成种子硬实率增加，使种子质量降低。黄芪的根在开花结果前生长速度最快，地上光合产物主要运输到根部，而以后则由于生殖生长会大量消耗养分，使得根部生长减缓。所以在生产上，对于不留种植株，可通过摘除花蕾减少生殖生长消耗的营养，提高黄芪药材的产量和质量。

二、栽 培 技 术

（一）选 地 整 地

黄芪适应性强，喜光照和凉爽气候，抗寒性和抗旱性强，不耐炎热，栽培黄芪忌重茬，且不宜与马铃薯、菊花、白术等连作。黄芪是深根性植物，平地栽培应选择地势高、排水良好、疏松而肥沃的沙壤土；山区应选择土层深厚、排水好、背风向阳的山坡或荒地种植。地下水位高、土壤湿度大、黏结、低洼易涝的黏土或土质瘠薄的沙土，均不宜种植黄芪。

选好地后进行整地，以秋季翻地为好。一般耕深 30～45cm，结合翻地施基肥，每亩施农家肥 2500～3000kg，过磷酸钙 25～30kg；春季翻地要注意土壤保墒，然后耙细整平，作畦或垄，一般垄宽 40～45cm，垄高 15～20cm，排水好的地方可作成宽 1.2～1.5m 的宽垄。

（二）繁 殖 方 法

黄芪的繁殖既可用种子直播，又可用育苗移栽，但播种前都需对种子进行前处理。

1. 种子前处理

一般采用机械法或硫酸法对黄芪种子进行预处理。

（1）机械处理

用温汤浸种法及砂磨法均可提高黄芪硬实种子发芽率。

1）温汤浸种法：在春雨后，立即将黄芪种子进行开水催芽。取种子置于容器中，加入适量开水，不停搅动约 1min，然后加入冷水调水温至 40℃，放置 2h，将水倒出，种子加覆盖物焖 8～10h，待种子膨大或外皮破裂时，可趁雨后播种。

2）砂磨法：将种子置于石碾上，待种子碾至外皮由棕黑色变为灰棕色时即可播种。生产上常将温汤浸种法与砂磨法结合使用，效果良好。

（2）硫酸处理

用浓硫酸处理老熟硬实黄芪种子，发芽率达 90% 以上，比不处理的发芽率提高 50% 左右。方法是每克种子用 90% 硫酸 5ml，在 30℃的温度条件下，处理 2min，随后用清水冲洗干净即可播种。

2. 种子直播

黄芪可在春、夏、秋三季播种。春播在清明节前后进行，最迟不晚于谷雨，一般地温达到 5～8℃时即可播种，保持土壤湿润，15d 左右即可出苗；夏播在 6～7 月雨季到来时进行，此时土壤水分充足，气温高，播后 7～8d 即可出苗；秋播一般在"白露"前后，地温稳定在 0～5℃时播种。播种方法一般采用条播或穴播。条播行距 20cm 左右，沟深 3cm，播种量 2～2.5kg/亩。播种时，将种子用甲胺磷或菊酯类农药拌种以防地下害虫，播后覆土 1.5～2cm 镇压，施底肥磷酸二铵 8～10kg/亩，硫酸钾 5～7kg/亩。播种后至出苗期要保持地面湿润或加覆盖物以促进出苗。穴播多按 20～25cm 穴距开穴，每穴点种 3～10 粒种子，覆土 1.5cm，踩平，播种量 1kg/亩。

3. 育苗移栽

此种方法有很多优点，既可集中利用时间和地力，又可减少投资，便于人工采挖，提高产量和质量。选土壤肥沃、排灌方便、疏松的沙壤土，要求土层深度 40cm 以上，在春夏季育苗，可采用撒播或条播。撒播的，直接将种子撒在平畦内，覆土 2cm，用种子量 15～20kg/亩，加强田间管理，适时清除杂草；条播的，行距 15～20cm，每亩用种子量 2kg。亦可与小麦套作。移栽时，可在秋季取苗贮藏到次年春季移栽，或在田间越冬次春边挖边移栽，忌日晒，一般采用斜栽，株行距为 15cm×30cm，起苗时应深挖，严防损伤根皮或折断芪根，并将细小、自然分叉苗淘汰。移栽后踩实或镇压紧密，利于缓苗，移栽最好是浇水后或趁雨天进行，利于成活。

（三）日常田间管理

1. 间苗、定苗

一般在苗高 6～10cm 时进行间苗，五出复叶出现后进行。当苗高 15～20cm 时，按株距 20～30cm 定苗，穴栽的按每穴 1 或 2 株定苗。

2. 松土除草

当苗出齐后可进行第一次松土除草。此时苗小根浅，应以浅锄为主。以后根据田间状况锄草 2 或 3 次。育苗田除草要求严格，及早进行人工除草，保持田间无杂草，地表层不板结。

3. 追肥

黄芪定苗后要追施氮（N）肥和磷（P）肥，一般田块每亩追施硫酸铵 15～17kg 或尿素 10～12kg、硫酸钾 7～8kg、过磷酸钙 10kg。花期追施过磷酸钙 5～10kg/亩、氮肥 7～10kg/亩，促进结实和种熟。在土壤肥沃的地区，尽量少施化肥。

4. 摘蕾保质、打顶壮根

黄芪当年移栽当年开花结实，除留种外，应于开花前将花梗剪掉，以利于将积累的营养物质尽可能多地运输到根部。为了控制植株徒长，于生长后期及时剪掉茎尖顶芽，促使根部膨大生长。

5. 灌排水

黄芪"喜水又怕水"，管理中要注意"灌水又排水"。黄芪有两个需水高峰期，即种子发芽期和开花结荚期。幼苗期灌水需少量多次，小水勤浇；开花结荚期视降水情况适量浇水。黄芪生长地中若湿度过大易诱发沤根、麻口病、根腐病及地上白粉病等病害，故生长季雨季应随时进行排水。

（四）病虫害防治

1. 主要病害及防治方法

（1）白粉病（病原菌为 *Erysiphe polygoni* D. C.）

主要危害黄芪叶片，初期叶两面生白色粉状斑；严重时，整个叶片被一层白粉所覆盖，叶柄和茎部也有白粉。被害植株往往早期落叶，产量受损。

防治方法：①用 25%粉锈宁可湿性粉剂 800 倍液或 50%多菌灵可湿性粉剂 500～800 倍液喷雾；②用 75%百菌清可湿性粉剂 500～600 倍液或 30%固体石硫合剂 150 倍液喷雾；③50%硫黄悬浮剂 200 倍液或 25%敌力脱乳油 2000～3000 倍液喷雾；④25%敌力脱乳油 3000 倍液加 15%三唑酮可湿性粉剂 2000 倍液喷雾。用以上任意一种杀菌剂或交替使用，每隔 7～10d 喷 1 次，连续喷 3 或 4 次，具有较好的防治效果。

（2）白绢病（病原体为 *Sclerotium rolfsii* Sacc.）

发病初期，病根周围以及附近表土产生棉絮状的白色菌丝体。由于菌丝体密集而形成菌核，初为乳白色，后变为米黄色，最后呈深褐色或栗褐色。被害黄芪，根系腐烂殆尽或残留纤维状的木质部，极易从土中拔起，地上部分枝叶发黄，植株枯萎死亡。菌核可通过水源、杂草及土壤的翻耕等向各处扩散传播。

防治方法：①可于播种前施入杀菌剂进行土壤消毒，常用的杀菌剂为 50%可湿性多菌灵 400 倍液，拌入 2～5 倍的细土。一般要求在播种前 15d 完成，可以减少和防止病菌危害。②药剂防治：可用 50%混杀硫或 30%甲基硫菌灵悬浮剂 500 倍液，20%三唑酮乳油 2000 倍液，用其中一种，每隔 5～7d 浇注 1 次；也可用 20%利克菌（甲基立枯磷乳油）800 倍液于发病初期灌穴或淋施 1 或 2 次，每 10～15d 防治 1 次。

（3）根结线虫病（病原体为 *Meloidogyne incognita* var. *acrita*）

黄芪根部被线虫侵入后，导致细胞受刺激而加速分裂，形成大小不等的瘤结状虫瘿。主根和侧根能变形成瘤。瘤状物小的直径为 1～2mm，大的可以使整个根系变成一个瘤状物。罹病植株枝叶枯黄或落叶。在土中遗留的虫瘿及带有幼虫和卵的土壤是线虫病的传染来源。一般在 6 月上、中旬至 10 月中旬均有发生。沙性重的土壤发病严重。

防治方法：①及时拔除病株，施用农家肥应充分腐熟；②播种前施入杀菌剂进行土壤消毒，常用的杀菌剂为 50%可湿性多菌灵 400 倍液，拌入 2～5 倍的细土。

（4）根腐病（病原体为 *Fusarium solani*（Mart.）App. et Wollenw）

被害黄芪地上部枝叶发黄，植株萎蔫枯死。地下部分主根顶端或侧根首先罹病，然后渐渐向上蔓延。受害根部表面粗糙，呈水渍状腐烂，其肉质部分红褐色。严重时，整个根系发黑溃烂。

防治方法：①整地时用 50%可湿性多菌灵 400 倍液进行土壤消毒；②对带病种苗进行消毒后再播种；③用 75%百菌清可湿性粉剂 500～600 倍液或 30%固体石硫合剂 150 倍液喷雾。

（5）锈病（病原体为 *Uromyces punctatus*）

被害叶片背面生有大量锈菌孢子堆，常聚集成中央一堆。锈菌孢子堆周围红褐色至暗褐色。叶面有黄色的病斑，后期布满全叶，最后叶片枯死。一般在北方地区于 4 月下旬发生，7～8 月严重。

防治方法：①彻底清除田间病残体，及时喷洒硫制剂或 20%粉锈宁（三唑酮）可湿性粉剂 2000 倍液；②发病初期喷 80%代森锰锌可湿性粉剂 600 倍液进行防治。

2. 主要虫害及防治方法

（1）食心虫 *Bruchophagus* sp.、*Etiella zinckenella* Treitschke

危害黄芪的食心虫主要是黄芪籽蜂。黄芪籽蜂对种子危害率一般为 10%～30%，严重者达到 40%～50%。其他食心虫还有豆荚螟、苜蓿夜蛾、棉铃虫、菜青虫等，这 4 类害虫对种荚的总危害率在 10%以上。

防治方法：①及时消除田内杂草，处理枯枝落叶，减少越冬虫源；②种子收获后用 150 倍液的多菌灵拌种；③在盛花期和结果期各喷乐果乳油 1000 倍液 1 次；种子采收前喷 5%西维因粉 1.5kg/亩。

（2）芫菁

芫菁取食茎、叶、花，喜食幼嫩部分，严重的可在几天之内将植株吃成光秆。

防治方法：①因芫菁有群集为害习性，可于清晨用人工网捕成虫；②用 2.5%美曲膦酯粉剂喷粉，每亩 1.5～2kg，或喷施 90%晶体美曲膦酯 1000 倍液，每亩用药液 75kg，均可杀死成虫。

（3）蚜虫

蚜虫主要危害枝头幼嫩部分及花穗等，致使植株生长不良，造成落花、空荚等，严重影响种子和商品根的产量。

防治方法：用 40%乐果乳油 1500～2000 倍液，或用 1.5%乐果粉剂，或 2.5%美曲膦酯粉剂喷粉，每 3d 喷一次，连续喷 2 或 3 次。

三、采收加工及贮运

（一）采　收

1. 留种技术

秋季收获时，选植株健壮、主根肥大粗长、侧根少、当年不开花的根留作种苗，芦头下留 10cm 长的根。留种田宜选排水良好、阳光充足的肥沃地块，施足基肥，按行距

40cm，开深 20cm 的沟，按株距 25cm，将种根垂直排放于沟内，芽头向上，芦头顶离地面 2～3cm，覆土盖住芦头顶 1cm 厚，压实，顺沟浇水，再覆土 10cm 左右，以利防寒保墒，早春解冻后，扒去防寒土。随着植株的生长，结合松土进行护根培土，以防倒伏。7～9 月开花结果后，待种子变绿褐色时摘下荚果，随熟随摘，晒干脱粒，去除杂质，置通风干燥处贮藏。留种田，如加强管理，可连续采种 5～6 年。

2. 采收

黄芪质量以 3～4 年采挖的最好。目前生产中一般都在 1～2 年采挖，影响了黄芪的药材质量。建议 3 年采挖。黄芪在萌动期和休眠期黄芪甲苷含量较高。据此，黄芪应在春季 4 月末 5 月初和秋季 10 月末 11 月初采挖。蒙古黄芪不同物候期总皂苷含量是随着植物的生长发育而逐渐升高的，9 月可达到最高值，因此从得到总皂苷角度，应在 9 月采收。此外，就氨基酸含量来说，3 年生的高于 1 年生的，2 年生的最低，因此最好采收 3 年生的。采收时可先割除地上部分。然后将根部挖出。黄芪根深，采收时注意不要将根挖断，以免造成减产和商品质量下降。

（二）加　　工

将挖出的根，除去泥土，剪掉芦头，晒至七八成干时剪去侧根及须根，分等级捆成小捆再阴干。

（三）产品质量及贮运要求

1. 产品质量要求

（1）药材性状

黄芪身条粗长，表面淡黄色或黄白色，具不规则皱纹。质硬而柔韧，断面鲜黄色。味甘，有生豆味。以根条粗长，表面淡黄色，断面外层白色，中间淡黄色，粉性足、味甜者为佳。

（2）商品规格

黄芪以根条粗长、"菊花心"鲜明、空洞小、破皮少，肉色鲜润、质柔、气香、嚼之味甜者为佳。按粗细、长短分为三个等级。一等：根长≥50cm，上中部直径≥1.5cm，末端直径≥0.5cm，无须根、老皮；二等：根长≥40cm，上中部直径≥1cm，末端直径≥0.4cm，无须根、间有老皮；三等：根不分长短，上中部直径≥0.7cm，末端直径≥0.3cm，无须根、间有破短节子。

（3）质量检测

1）水分：不得过 10.0%。

2）总灰分：不得过 5.0%。

3）重金属残留量：重金属总量不得过 20.0mg/kg；铅（Pb）不得过 5.0mg/kg；镉（Cd）

不得过 1.0mg/kg；砷（As）不得过 2.0mg/kg；汞（Hg）不得过 0.2mg/kg；铜（CuO）不得过 20.0mg/kg。

4）有机氯农药残留量：滴滴涕（DDT）不得过 0.1mg/kg；六六六（BHC）不得过 0.1mg/kg；五氯硝基苯不得过 0.1mg/kg；艾氏剂（Aldrin）不得过 0.02mg/kg。

5）浸出物：水溶性浸出物不得少于 17.0%。

6）成分：黄芪甲苷不得少于 0.080%。毛蕊异黄酮葡萄糖苷不得少于 0.020%。

2. 贮运要求

（1）包装

黄芪用席卷、纸箱装，或用绳打捆外套麻布包装。

（2）贮藏

贮藏药材的仓库应通风、干燥、避光，必要时安装空调及除湿设备，并具有防鼠、虫、禽畜的措施。地面应整洁、无缝隙、易清洁。药材应存放在货架上，与墙壁保持足够距离，防止虫蛀、霉变、腐烂、泛油等现象发生，并定期检查。

（3）运输

药材批量运输时，不应与其他有毒、有害、易串味物品混装。运载容器应具有较好的通气性，以保持干燥，并应有防潮措施。

第四节 黄芪半野生栽培技术研究

黄芪是著名的常用滋补中药材和传统大宗出口商品，20 世纪 80 年代以前的商品黄芪基本来源于野生资源，栽培品很少供应市场。由于黄芪的用途广，除医用外，还是重要的保健食品。随着世界范围回归自然呼声的日益增强，国际和国内市场对野生黄芪的认可和需要日趋强烈，野生黄芪的价格也一涨再涨，居高不下。市场的大量需要，引发了对野生资源的过度采挖，到 20 世纪 90 年代初，恒山地区和内蒙古黄芪主产区曾经发生过多次"黄芪大战"。山西、内蒙古、河北北部的野生资源几乎被挖光，野生黄芪资源濒临灭绝，所剩边远零星野生资源已形不成批量规模，远远不能满足市场需要。随着市场对黄芪质量要求的提高，高质量道地黄芪供不应求。发展半野生或仿野生黄芪栽培，对恢复野生黄芪资源，保护生态环境，为人们提供良好的生存环境均十分有益。

一、浑源黄芪产地生态环境

恒山地区的产地环境条件经山西农业大学资源环境学院的土壤化验和环境检测，完全符合我国绿色中药材产地的要求。产地及产地周围没有大气污染，生产基地远离城镇、闹市，更没有污染企业；地表水、地下水和上游水均无有害物质污染；土壤元素背景值属于正常范围，符合绿色产品的土壤质量要求，土壤肥力符合中药材绿色生产的要求。产地环境空气清新、水质纯净、土壤未受污染、生态环境质量良好。恒山地区得天独厚的天然优势条件，为生产绿色中药材（浑源黄芪）奠定了坚实基础。

二、选地与整地

半野生黄芪栽培的最主要特点是依靠自然肥力来满足黄芪生长发育对土壤养分的需要，是与农田人工栽培黄芪方法最大的不同之处。开垦荒地，栽培 1 次黄芪（3～5 年）后，再撂荒 5～6 年，依靠自然植被来恢复土壤肥力，而后再进行 2 次栽培，依次撂荒轮作。因此，选地整地很关键。

（一）选　　地

选远离村庄 3km 以上，周围无污染源的地方。大气须符合国家《中药材生产质量管理规范（试行）》（简称中药材 GAP）质量标准。选野生黄芪分布种群较为集中的山坡地。栽培地坡度一般以 15°～35°为宜。山坡走向应选东北—西南向的半阴半阳坡或偏阳坡，土壤以壤土、沙壤土、砂质砾土为宜，地面表层土壤的腐殖质厚度在 10～15cm以上。

（二）整　　地

半野生黄芪栽培法，是在干旱和半干旱的恒山地区进行，这里属于生态脆弱地区，因此在栽培时要充分考虑水土流失和生态环境恢复与治理相结合的问题。整地前根据地形、坡度、植被状况，按等高线水平方向留出一定距离的生物隔离带和栽培带。一般生物隔离带宽 2～3m，即保留自然状态下的植被，以隔离带的自然生态作用来防止水土流失。保水就是保肥，保土也是保肥。坡度大的要多留隔离带，坡度小的可适当加大栽培带，做到因地留带，灵活掌握。整地时严禁火烧荒地。

按等高线整地：生物隔离带按等高线划出后，开始整地，自下而上进行，将翻起的土垡打碎，拣出草根、灌木根，清理到栽培带地外，或放在隔离带地边晒死。坡陡处石块多，土层薄，将挖出的石块整理成等高线石堰，或在生物堰上垒石堰，或 1 道生物隔离带，1 道栽培带，1 道人工石块工程堰，这样更有利于水土保持。在 28°以上的陡坡地整地时，由于坡大、土层薄，为了加厚活土层，可采用"活土双层法"。即在生物隔离带或石堰上先整出 2～4m 宽的栽培带，之后再整同样宽的栽培带，将其活土覆盖在第一栽培带上，这样就使活土层增加了 1 倍。然后在死土层上筑石堰，依次进行。活土层的土壤疏松多孔，对黄芪根系的下扎有利，雨季有利于雨水的迅速下渗，可有效防止水土流失；生土带的土壤紧实，对下渗到活土带的水分起拦截作用，可防止土壤水分顺坡而下，使较多的雨季自然降水有效保蓄在隔离带的土壤中。

三、播　　种

（一）播种期的确定

　　夏季或秋季整好的地应于翌年早春播种，一般于 4 月下旬土壤解冻后进行，时间越早越好，最晚应在 5 月 10 日前完成。早播的出苗好，因是上年整的地，土壤经过了 1 个冬季的熟化和塌实，理化性能好，对黄芪的生长十分有利，至黄芪越冬前，根系粗而长，一般均在 30cm 以上，有的长达 60cm，或更长，独根多，支根少，商品性能好。黄芪的第一年生长对以后的生长十分关键，壮苗先壮根。生产上应提倡早播，早播土壤水分好，能满足种子出苗对水分的需要。随着时间的推移，恒山地区春夏之交是多风季节，土壤水分蒸发增强，因此播种时间越晚对出苗越不利。春天整出的地，播种时间就要根据天气情况决定。春天整出的地不能早播，因活土层疏松，土壤水分也不充足，播种后很难出全苗，且易发生"吊根现象"，使幼苗枯死。应在雨季到来前，或下一场透雨后播种。夏播的黄芪苗与春播的相比，幼苗生长差，形不成壮苗，因高温条件不利于黄芪种子出苗，至越冬时根系也较细且短。秋播一般不提倡，因秋苗不利于越冬，且是小苗，翌年出苗后，主根易分叉，容易形成小老苗，也不利于抗病虫害。

（二）种　子　来　源

　　种质是药材质量的源头和根本保证。恒山黄芪是我国特有的中药材种质资源，本地种质自身就具备了多种抗逆能力，同时这也是保证质量的基本条件，它是和环境条件相一致的有机整体，不可分割。一般于当地 7 月下旬至 8 月初采收生长健壮、抗病虫害能力强、成熟基本一致的种子。晒干脱粒，存放在通风阴凉处，翌年使用。或选野生条件的微阳坡和阳坡地，建立仿野生种子生产基地，用移栽技术，选优良种根，采收 2 年生的种子，以 3 年生的种子质量最好，生长健壮，抗逆性强，一般 4 年生后的植株不宜选用，采用野生种子是该法的又一特点。

（三）种　子　处　理

　　播种前将种子取出，按种子和粗河砂 3∶1 的比例混合，在石碾上快速碾压数遍，以种子厚度一般为 1.5～2.0cm，种子由黑褐色变为灰褐色，种皮发毛，用手抓后，手上有种皮脱落的细灰黏附在皮肤上，种皮微被石碾划破为宜。若碾压过度会损伤种仁而不发芽，碾压轻则种子发芽率不高，一定要适度碾压。然后用 500 倍液的多菌灵杀菌剂杀菌处理 10min，捞出后沥干种子表面水分，再用 1000 倍液辛硫磷浸种 10min 以杀灭虫卵，捞出后晒干，或沥干种子表面水分即可播种。

（四）播 种 方 法

仿野生栽培采用人工沟播法，按等高线开沟，自坡下向上进行，坡度超过 28°的应自上而下进行，否则播种后上一垄的土将会发生自然落体，加深下一垄的覆土，种子出苗困难，因双子叶植物出苗时顶土能力弱，种子盖土不能太深。用锹头、锄头或二钩锹头，或用木犁，去掉犁壁（镜），只留犁铧，开 1 条宽 10cm，深 3～4cm 的浅沟，行距 40～50cm，均匀撒籽，1hm² 用种子 30～45kg。随种随覆土，覆土 2cm，然后用灌木丛扎 1 小捆拖地面，即是种子盖土的适宜厚度。若土壤墒情好，用浸种后的种子，以加快种子发芽出苗速度；若土壤墒情差，则用干种子，撒籽后，顺沟用脚踩籽，再拖灌木丛覆土盖籽。墒情太差的用干种子播种，当地称作"干种湿出"，即等雨出苗。也可等下一场透雨后再播种，效果更好。春播后约 15d 出苗，夏播约 7d 出苗。

四、田 间 管 理

（一）生 长 特 点

在恒山干旱和半干旱气候条件下，黄芪是该地区的耐旱植物种群，其耐旱能力仅次于麻黄科的草麻黄，黄芪已成为该地区草本植物的优势物种。采用仿野生栽培或半野生栽培法，与自然生长有所不同，但生长大环境基本相同，这是本法的最主要特点之一，尽可能为黄芪创造一个与野生条件相同的环境。生物隔离带的应用是小环境尽可能相同，栽培带基本不同，带内生长的黄芪只有种内竞争，没有不同生物种的种间竞争，竞争能力大大下降，生长小环境条件优越。但此法又不同于农田黄芪栽培法。

春播或夏播的黄芪，出苗后至越冬前均为幼苗生长期，第 1 年基本不开花，为纯营养生长阶段，也是黄芪一生中最为重要的生长时期。其特点是生长缓慢，尤其是地上部分茎叶的生长较慢，而地下根系的生长相对比较快，是以长根为主的营养生长阶段。

（二）中 耕 除 草

苗期的主要管理任务是防止草荒，尤其是出苗后的前期管理。幼苗期除草要掌握除早、除小、除了的原则，杂草一旦成株再除尽就比较困难。苗期一般有两次拔草即可防止杂草危害，或结合中耕松土，这对黄芪的生长更为有利。

宿存的黄芪根每年地温达 5～8℃即开始萌芽，10℃以上陆续出土，5 月 1 日开始返青后迅速生长，约 30d 即可长到接近正常株高，其后生长速度又减缓下来。宿根黄芪的除草任务主要在封行前进行，即 6 月上旬前，出苗后的 1 个月时间最为关键。封行后拔去露头草即可，以防杂草结籽，造成下年的杂草危害。

（三）病虫害防治

病虫害防治总的原则是，一般情况下不施用任何化学方法。若有病虫害发生可适当喷施一些生物杀菌剂或生物杀虫剂，或培养七星瓢虫、食蝇虫、赤眼蜂等，达到以虫治虫的生物防治目的。恒山野生半野生黄芪分布点多在山区，通风透光条件好，黄芪植株生长健壮，其抗病虫害能力强。经多年栽培未发生严重的病虫危害。

五、采　　收

（一）采收年限的确定

经试验，本法栽培的 1 年生黄芪不能采收，根的产量很低或基本无产量，且根的含水量高，折干率不高，达不到商品要求；2 年生黄芪的产量也很低，一般每公顷仅有鲜品 4500kg，折干率 30%，也不宜采收；3 年生的根长达 50cm 以上，一般在 60～70cm，每公顷可产鲜品 7500kg，折干率 25%，可以采收，但产量还达不到最高值，产品质量也不是最好；以生长 4～5 年生的产量和质量最优，鲜品可达 1.5 万 kg 以上或更高。

（二）采　　挖

采收时从生物隔离带或石堰下方按等高水平线开深沟，因是在坡地上采挖，一般可深挖到 60cm 以下的土层，坡度越陡采挖的越深。一般 4 年生以上的黄芪均可长到 100cm 以上，有的达 150cm 以上，当深挖到 60cm 时，再向下挖就比较困难，可用麻绳将根系捆住，尽可能靠近土层，捆牢，在绳结上打一绳套，根粗的黄芪可两人用扁担向上抬出，根细的可 1 人蹲下，将绳套挎在肩上，用力均匀，缓慢站立，垂直向上拔出。这样可使黄芪的根系尽可能地完整，也避免断根留在土中造成浪费，做到丰产丰收。

（三）整　　带

在采挖黄芪时要边挖边整带，为下一轮作周期提前做好整带工作。按等高线采挖，采挖到生物隔离带时就将其开垦，成为下一年的黄芪栽培地，即带状隔离栽培法。采收后的黄芪地开始撂荒，成为新的生物隔离带。

参 考 文 献

［1］索风梅，丁万隆，谢彩香，等. 蒙古黄芪的生态适宜性数值分析. 世界科学技术-中医药现代化，2010，12（3）：480-485.
［2］陈士林，魏建和，孙成忠，等. 中药材产地适宜性分析地理信息系统的开发及蒙古黄芪产地适宜性研究. 世界科学技术-中药现代化，2006，8（3）：47-53.
［3］Checcucci A，Maida I，Bacci G，et al. Is the plant-associated microbiota of *Thymus spp.* adapted to plant essential oil? *Research in Microbiology*，2017，168（3）：276-282.
［4］Sun H，Kang B，Chai Z，et al. Characterization of root-associated microbiota in medicinal plants *Astragalus membranaceus*

and *Astragalus mongholicus. Annals of Microbiology*，2017，67（9）：587-599.

[5] 高红,盛剑,白旭,等. 浑源黄芪内生细菌的菌群组成及其功能. 微生物学报，2020，60（8）：1638-1647.

[6] 陈士林，索风梅，韩建萍，等. 中国药材生态适宜性分析及生产区划. 中草药，2007，38（4）：481-487.

[7] 张文青，闰永红，林雀跃. DNA 分子标记技术在道地药材研究中的应用. 湖南中医药大学学报，2007，27：269-271.

[8] 张曦，徐青，黄璐琦，等. 中药材黄茋的 DNA 指纹图谱鉴别. 世界科学技术-中医药现代化，2006，8（3）：33-36.

[9] 谢道生，武滨，秦雪梅，等. 浑源黄芪药材豆腥味与品质关联性探讨. 世界科学技术-中医药现代化，2009，11（3）：375-381.

[10] 郑美蓉，陈鑫，牟宗涛，等. 紫外分光光度法测定不同产地黄芪中总皂苷含量. 吉林医药学院学报，2009，30（2）：80-81.

[11] 陈鑫，郑美蓉，詹妮，等. 不同产地黄芪中总黄酮含量的比较. 天津药学，2008，20（6）：11-12.

[12] 刘必旺，周然，刘亚明，等. AFS-2202a 型双道原子荧光光度计测定道地黄芪中的 Se. 世界中西医结合杂志，2009，4（2）：98-99.

[13] 田栋，李震宇，秦雪梅，等. 基于 NMR 代谢组学技术的不同产地黄芪水溶性浸出物化学组成分析. 药学学报，2014，49（1）：89-94.

[14] 王玉庆. 北方中药材栽培. 太原：山西经济出版社，2012.

[15] 郭巧生. 药用植物栽培学. 北京：高等教育出版社，2004.

[16] 杨继祥，田义新. 药用植物栽培学. 北京：中国农业出版社，2004.

[17] 徐良. 中药栽培学. 北京：科学出版社，2006.

[18] 马昭，唐承晨，张纯，等. 内生菌与宿主植物关系对中药材道地性研究的启示. 上海中医药大学学报，2015，9（6）：4-11.

[19] Sun H，Gao H. Benefits of a combination of hexanal and *Pantoea agglomerans* KSC03 on plant growth and accumulations of bioactive isoflavone glycosides in *Astragalus membranaceus* var. *mongholicus. Journal of Plant Growth Regulation*，2022，41：344-350.

[20] Sun H，Kong L，Du H，et al. Benefits of *Pseudomonas poae* s61 on *Astragalus mongholicus* growth and bioactive compound accumulation under drought stress. *Journal of Plant Interactions*，2019，14（1）：205-212.

[21] Sun H，Gao H，Zuo X，et al. Transcriptome response of cold-pretreated *Pantoea agglomerans* KSC03 to exogenous green leaf volatile E-2-hexenal. *Chemoecology*，2022，32：69-79.

[22] 孙海峰，李震宇，武滨，等. 绿叶挥发物产生特征及其生态生理作用研究进展. 植物生态学报，2013，37（3）：268-275.

[23] Matsui，K，Engelberth，J. Green leaf volatiles-the forefront of plant responses against biotic attack. *Plant Cell Physiol*，2022，63：1378-1390.

[24] 徐怀德,周瑶,雷霆. 鲜黄芪和干黄芪挥发性化学成分比较分析. 食品科学，2011，32：171-174.

[25] Sun H，Gao H，Zhang C，et al. Enhanced production of calycosin-7-O-β-D-glucoside and astragaloside Ⅳ from adventitious root cultures of *Astragalus membranaceus* var. *mongholicus* by green leaf volatiles. *Industrial Crops and Products*，2021，16：113598.

[26] Sun H，Zuo X，Zhang Q，et al. Elicitation of （E）-2-hexenal and 2,3-butanediol on the bioactive compounds in adventitious roots of *Astragalus membranaceus* var. *mongholicus*. Journal of Agricultural and Food Chemistry，2022，70（2）：470-479.

[27] Chu C，Liu E H，Qi L W，et al. Transformation of astragalosides from Radix Astragali under acidic，neutral，and alkaline extraction conditions monitored by LC-ESI-TOF/MS. *Chin. J. Nat. Med.* 2014，12：314-320.

[28] Qiu H H，Cheng G L，Xu J Q，et al. Effects of *Astragalus polysaccharides* onassociated immune cells and cytokines in immunosuppressive dogs. *ProcediaVaccinol*，2010，2（1）：26-33.

[29] 万春平. 黄芪皂苷 Ⅲ 通过 IFN-γ 介导体外免疫调节作用的研究. 云南中医中药杂志，2011，29（15）：69-71.

[30] 张李峰. 红芪和黄芪的免疫调节作用及抗免疫老化机制比较研究. 兰州：兰州大学硕士学位论文，2012.

[31] 王琳，李伟，杨铭，等. 黄芪皂苷注射液对急性心衰犬心功能和血流动力学的影响. 中国老年学杂志，2009，29（15）：1913-1915.

[32] 安超，农一兵，温志浩，等. 黄芪皂苷和黄芪多糖对乳鼠肥大心肌细胞线粒体膜电位的影响. 北京中医药大学学报（中医临床版），2009，16（03）：17-19.

[33] 江从勋，黎人华，廖诗平，等. 注射用黄芪冻干粉对麻醉犬心肌梗死的影响. 华西药学杂志，2010，25（05）：561-564.

[34] 米志勇，李永新，张代碧. 黄芪注射液治疗急性心肌梗死并发心源性休克疗效观察. 中国中医急症，2009，18（10）：1621，1647.

[35] 刘明华，任美萍，陈健平，等. 黄芪皂苷抗肿瘤活性研究. 中药药理与临床，2009，25（2）：68-70.

[36] 赵莲芳，郑玉淑，张善玉. 复方黄芪多糖拮抗环磷酰胺对小鼠毒副作用的研究. 现代医药卫生，2008，24（1）：1-2.

[37] 王培培. 黄芪皂苷 Ⅱ 和 Ⅳ 对人肝癌细胞 BEL-7402/5-FU 的耐药逆转作用及其机制研究. 合肥：安徽医科大学硕士学位论文，2010.

第五章

黄芪加工炮制研究

第一节 黄芪加工炮制历史沿革

一、黄芪加工炮制方法沿革

迄今为止，黄芪已有 2000 多年的应用历史，是最古老的传统补益中药之一。黄芪始载于《神农本草经》，在唐代《新修本草》、宋代《本草图经》及明代《本草纲目》等历代医药典籍中均有详细记载。其中涉及黄芪多种炮制方法，包括去芦、炒制、蒸制、煮制、炙制、蜜制、盐制、酒制、药汁制等，有些炮制方法一直沿用至今。

（一）净 制

黄芪始载于汉代《神农本草经》，但并未提及炮炙方法，只是记载了其性味功效。在《金匮要略方论》中首次提出黄芪"去芦"要求[1]，为最早的有关黄芪净制方法的记载。南北朝刘宋时期《雷公炮炙论》云："先须去头上皱皮了，蒸半日出，后用手擘令细，于槐砧上锉用"[2]，其中，"去头上皱皮"属净制方法。此外，明代有文献还载有"锉去芦头""刮皮""去苗"等净制方法[3~5]。

（二）切 制

《雷公炮炙论》中所谓"后用手擘令细，于槐砧上锉用"[2]，当属最早的有关黄芪切制方法的记载。宋代《证类本草》载有"杵为细末"[6]；《太平惠民和剂局方》中云"洗净寸截，捶破丝擘"[7]。元代《卫生宝鉴》载"去芦皱，（铡）碎锉，桶锉，竹筛齐之用"[8]。其他有关黄芪切制的方法还有"薄切"[9]"锉细""细切。以刀劈开揭薄"[10]。

（三）炮 炙

1. 不加辅料炮炙

在不加辅料的炮炙方法中有"蒸制"、"焙"和"炒制"。南北朝《雷公炮炙论》中载有"去头上皱皮了，蒸半日出"；宋代《圣济总录》中也有记载"蒸过焙干"[9]。黄芪的

"炙"法首次出现在宋代《史载之方》中，书中记载的黄芪炮制方法为"炙，轻炙"[11]。黄芪炒法在宋代《校注妇人良方》[12]中首次提出，明代《普济方》也有黄芪"炒"法的记载"微炙炒，略炙炒"[4]。在宋代《陈氏小儿痘疹方论》[13]中，黄芪既有炒制，又有炙制的记载。"炙"和"炒"同为不加辅料的炮制方法，他们的作用有相同之处，可以使药质松脆而易于粉碎，也有不同作用，清代《修事指南》中这样论述："炙者取中和之性，炒者取芳香之性。"除此之外还有"焙"法，宋代《小儿卫生总微论方》中载有"切，焙干"[14]。

2. 加辅料炮炙

（1）蜜制法

黄芪蜜制的炮制方法出现于宋代，宋人钱乙所著的《小儿药证直诀》[15]一书中首次提到黄芪"蜜炙"。蜜制主要包括蜜炙、蜜炒、蜜蒸和蜜酒煮等。

1）蜜炙：蜜炙黄芪为临床最常用的一种炮制品。早在唐代就有关于黄芪蜜炙的记载，唐代《银海精微》载有"蜜炙，蜜浸火炙"[16]。宋代《太平惠民和剂局方》提出"凡使，先须用擘开，涂蜜炙微赤色，却薄切，焙干秤，方入药用"[7]。宋代《传信适用方》中对黄芪蜜炙方法有更详细的说明，其中对蜜的质量、蜜的用量都有描述，"称六两，以刀劈开揭薄，用白沙蜜不酸者一两，微入水少许调解，则易涂蘸，候搓匀，炙之微紫色，候冷锉碎"[10]。其他文献中也有蜜炙黄芪的记载，如宋代《普济本事方》记载"蜜水涂炙"[17]、宋代《小儿药证直诀》载有"蜜炙"[15]、宋代《圣济总录》中记载"涂蜜炙"[9]，此外，宋代《全生指迷方》和明代《仁术便览》中也有对黄芪蜜炙的记载。

2）蜜炒：蜜炒黄芪是以蜜水拌过，置锅中文火炒干，与炙有不同之处。用锅隔火处理替代了用火直接炙制药材，可以说是火制工艺上的一大进步。此后该种制法被广泛应用，明、清直至现代，均继承了黄芪蜜水拌炒、蜜水炒的传统工艺，现在的蜜炙黄芪，均采用取蜜水拌黄芪置锅内文火炒的方法。宋代《卫生家宝产科备要》中记载"锉碎，用蜜汤拌，铫内慢火炒，次微焙"[3]。宋代《扁鹊心书》中记载道"蜜水拌炒"[18]。宋代《小儿卫生总微论方》记载道"捶碎，涂蜜炒"[14]。

3）蜜蒸：宋代《集验背疽方》记载道"芦并叉附不用，一半生使，细锉焙干；一半锉，作寸长截，捶匾，以蜜水浸润湿，瓦器盛，盖于饭甑上，蒸三次，取出，焙干，锉碎"[19]。明代李时珍曰：今人将黄芪捶扁，蜜水炙数次以熟为止，盛在器皿中，在汤瓶内蒸熟切片用。

4）蜜酒煮：明代《普济方》中有对蜜酒煮的记载，文中这样说道"去芦头，细锉，焙干，为细末，入白蜜一匙，好酒一升，煮如糊"[4]。

（2）盐制法

根据《历代中药炮制法汇典（古代部分）》有关盐制法的介绍，黄芪盐制法具体包括盐焙制、盐浸、盐蒸、盐炒、盐炙、盐蜜炙、盐酒炒等方法。

1）盐焙制：宋代《圣济总录》这样记载"洗打破手擘如丝，以盐少许和水揉，猛火焙干"[9]。宋代《太平惠民和剂局方》中记载道"洗净，寸截，捶破丝擘，以盐汤润透，用盏盛，盖汤瓶上一炊久，焙燥"[7]，宋代《洪氏集验方》中也有相同记载。宋代《济生方》也有对这种炮制方法的记载，"去芦，盐水浸焙"[20]。

2）盐浸：宋代《三因极一病证方论》和明代《普济方》中都有关于盐浸黄芪的记载，"擘开，盐汤浸一宿"[21]。宋代《类编朱氏集验医方》记载了黄芪的两种炮制方法，一为盐汤浸，一为盐水炙。

3）盐蒸：对于盐蒸，宋代《校正集验背疽方》这样记载道"拣不用叉附及蛀者，锉作二寸长，截拍匾，以冷盐汤湿润之，瓦器盛，盖甑，上蒸三次，烘干，锉细用"[19]。

4）盐炙：始载于宋代《陈氏小儿痘疹方论》"盐水浸，火炙"，明代《济阴纲目》[22]也有相同记载。明代《普济方》中关于盐炙这样记载道"洗净，寸截，捶碎，擘如丝状，以盐汤浸透，微火炙酥，锉"。明代《外科启玄》也有记载"盐汤润炙"[23]。

5）其他盐制法：除以上几种盐制法外，还有盐炒、盐蜜炙，盐酒炒。明代《校注妇人良方》记载道"盐水拌炒"。元代《活幼心书》中有对盐蜜炙的记载"盐蜜水涂炙"，清代《本草汇》记载了盐酒炒。明代《证治准绳》中对黄芪的不同部位有不同的炮制要求，如"下部盐水炒"[24]。

（3）酒制法

酒制法包括酒煮、酒炒、酒浸等。

宋代《传信适用方》对酒煮黄芪这样记载"细切，用无灰酒浸，夏月七日冬月十四日，如要急用，将慢火量煮"。明代《周慎斋医学全书》提出"酒拌炒"，还有清代《外科证治全书》中记载的"酒浸一宿"。

（4）九制黄芪

与之前炮制方法相比九制黄芪的工艺要复杂很多，清代《增广验方新编》[25]记载了九制黄芪的具体方法，"二斤，洗净，切片，烘干，第一次用木通二两煎水泡一夜，晒干。二次升麻一砌，照前。三次丹皮二两四钱，照前。四次沙参三两五钱，照前。五次玉竹四两六钱，照前。六次制附子一两，照前。七次五味二两，照前。八次防风二两，照前。九次蜜糖三两拌炒，制完蒸过，七日可服。每用二钱，水一杯，饭上蒸好，临食对酒少许服，渣再煎服"。

（5）其他制法

除以上方法外，黄芪的炮制还有其他方法，如明代《仁术便览》有对黄芪姜汁炙的记载，明代《证治准绳》和清代《外科大成》[26]都提到了用米泔水泡炙黄芪。明代《寿世保元》载"每一两，用桂一钱煎汤，将碗盛，饭上蒸熟"。清代《本草新编》[27]中记载道"一斤，用防风一两，先将防风用水十碗煎数沸，滤去防风之渣，泡黄芪二刻，湿透，以火炒之干，再泡透又炒干、以汁干为度，再用北五味三钱煎汤一大碗又泡，半干半湿复炒之，火焙干得地气然后用之"。清代《医学从众录》[28]中用川芎炮制黄芪，"一两五钱，用川芎一两，酒煎收入，去川芎"。除用药汁炮炙黄芪外，还可用人乳汁作辅料，清代《本草纲目拾遗》中就有记载"人乳制七次"[29]。

二、浑源黄芪

山西黄芪主产晋北大同府各县，包括浑源县、代县、应县、繁峙县、阳高县等，其中浑源黄芪无论从产量还是质量方面均名列榜首。成书于明成化年间（1465～1487年）的《山西通志》记载："大同府主产黄芪"，祁州药市形成之初，山西黄芪即入市交易。至乾隆年间，年销量达到 500 000～1 500 000kg。说明黄芪至少有 500 年的加工贸易历史。

其中，颇具加工特色的是"冲正芪"和"炮台芪"两种商品规格。然而，这两种规格的加工方法最初并非由山西人发明，而是由祁州的黄芪药商发明。

当时，祁州并不产黄芪，药市所经营的黄芪主要有产自黑龙江、内蒙古的黑皮芪、产自山西的白皮芪和产自甘肃、四川的红皮芪三大类，尤以白皮芪为大宗。其中，黑皮芪外皮呈灰黑色，内部色鲜黄，皮松肉紧，味甜少渣，品质最优。白皮芪具有外皮嫩、内色黄、油性大、味甜气香的特点，虽然品质亦优，但因外皮呈浅黄色，售价与前者相差了许多。

后来，精明的祁州黄芪帮"发明"了用白皮芪加工仿制内蒙古黑皮芪的方法。内蒙古黑皮芪主产于鄂尔多斯市、乌兰察布市和锡林郭勒盟各旗，尤以乌兰察布市的正红旗、锡林郭勒盟的正蓝旗所产的黑皮芪品质最佳。各旗所产之黑皮芪，在多伦集中，经河北北部独石口（今河北赤城县北）入关，运抵祁州药市销售，商品名为"正口芪"。祁州芪商选浑源黄芪条粗直且均匀者，将皮染黑，两头切断（行称"端露白"），扎成把，并毫不隐讳地取名"冲正芪"销售。另外，选条粗、中等均匀者，放入沸水中焯1～2min，使其柔润，取出，用木板搓直后，晾干，扎把，长约 1 m，形如炮台（筒），取名"炮台芪"。前者主要销往中国香港、东南亚等地；后者主要销往上海、江苏、浙江等地。自此，浑源黄芪的销路大开，祁州芪商也从中大获其利，至嘉庆年间，形成了祁州黄芪帮。论其实力，在当时全国七大药帮中排名第五。

直到民国初期，任之胜这位浑源芪商萌生了自己要加工浑源黄芪的念头。经过几番周折，于民国十六年（1927年），任之胜终于掌握了冲正芪、炮台芪的加工方法，并自行组织出口。至 1935 年，在他的带动下，组建了以义清元、通泰兴加工的冲正芪和以三成申、义聚成、育生德加工的炮台芪为代表的 20 余家黄芪加工商号。

新中国成立后，浑源成立了恒山黄芪加工厂，年加工规模最高达 500 t，名牌产品——"鑫"字牌冲正芪、炮台芪的出口量占了 1/3 以上。

就药材染色而言，黄芪的染色加工非常有代表性。其加工过程具体可分为清洗、浸润、染色、斜切、压平、晾晒。染制时首先将五倍子、黑矾（皂矾）与乌青叶加水熬煮呈黑色，然后加入清洗过的黄芪，浸润约半小时左右，染色，捞出，晾至软硬度适中时，撞皮，切片，得到外皮青黑色的饮片（当地称之为黑正芪片），主要出口中国香港等地区（当地称之为黑鑫芪）。

三、黄芪生熟异治沿革

黄芪味甘，性温，归肺、脾经，具有益气升阳、固表止汗、利水消肿、托毒生肌的功效。从历代本草文献来看，黄芪多用于气虚倦怠乏力、中气下陷、脱肛、子宫下垂、表虚自汗、疮疡内陷、脓成不溃、久溃不敛、脾虚水肿等证。蜜炙可增强其补中益气、升阳的作用，从而用于脾肺气虚、中气下陷之证；酒制有助于散寒，用于气虚肺寒诸证；盐制可引药入肾，增强补肾纳气、利水退肿的功效，用于肾虚气薄诸证。

前人对黄芪生品与蜜炙品功效有何不同，临床应用应如何区别早有论述。明代《医宗粹言》中有"生凉熟温"之说，"用蜜水涂之，慢火炙过用，补中益气，如是若实腠理以固表须酒炒"[30]。对于"生凉熟温"的观点，清代《长沙药解》[31]中也有类似记载，"凡一切疮疡，总忌内陷，悉宜黄芪蜜炙用，生用微凉，清表敛汗宜之"。明代《医学入门》[32]中对加辅料炮制有以下论述"凡药入肺蜜制，入脾姜制，入肾用盐，入肝用醋，入心用童便"，所以在临床应用时也有区别"治痈疽生用，治肺气虚蜜炙用，治下虚盐水或炒用"。明代《本草蒙筌》云"生用治痈疽，蜜炙补虚损"[33]，清代《本草述钩元》中也有相同用法的记载。清代《药品辨义》中记载道"用蜜炙能温中健脾……从骨托毒而出，必须咸水炒。痘疮虚不发者，在表助气为先，又宜生用"[34]。其他炮制方法也有相应论述，如清代《得配本草》中载道"嘈杂病乳炒。解毒盐水炒。胃虚米泔炒"[35]，其所述盐水炒的作用与《药品辨义》中所载一致，即"盐水炒解毒"。清代《增广验方新编》中有对"九制黄芪"功效的论述，"九制黄芪……与人参同功，气虚者服之最佳"[25]。

历史上黄芪出现过的多种炮制方法大多已淘汰，现在最常用的就是蜜炙，有人会提出疑问，黄芪是否需要蜜炙，对所有病症均用治蜜炙黄芪是否合理。其实早在古代已经有人提出类似问题，清代《本草新编》[27]中记载道"或问黄芪何故须蜜炙，岂生用非耶，然疮疡之门偏用生黄芪，也有说乎？曰：黄芪原不必蜜炙也，世人谓黄芪炙则补，而生则泻，其实生用未尝不补也"。明代《本草通玄》云"古人制黄芪多用蜜炙，愚易以酒炙，既助其达表，又行其泥滞也，若补肾及崩带淋浊药中，须盐水炒之"[36]。

现代黄芪的炮制并没有完全继承古代的方法和工艺，据《历代中药炮制法汇典（现代部分）》汇总，黄芪现代炮制的方法有炒制、蜜炙、盐制、酒蜜炙、麸制、盐麸制等方法，其中以炒制、蜜炙、盐制最为常用。《全国中药炮制规范》[37]和《中国药典》[38]都只收载了黄芪饮片和蜜炙黄芪两项。但各地的用药标准不同，因此各地对黄芪炮制的要求不尽相同，《上海市中药饮片炮制规范》中收载了生品黄芪、炒制黄芪、蜜炙黄芪；福建[39]、河南[40]的地方标准中收载了生品黄芪、蜜炙黄芪、盐制黄芪。

第二节　黄芪加工炮制方法

一、黄芪产地加方法

黄芪采收后要先去净泥土，趁鲜将芦头切除，再切掉侧根，然后分级，并剔除破损、虫害、腐烂变质的部分。挑选分级的黄芪在太阳下晒到含水七成时搓条。在晒干的过程中反复搓2次或3次，搓条能使黄芪外观性状整齐一致，便于进一步加工和贮运。

搓条的具体操作方法：取1.5～2kg晒至七成干左右的黄芪，用无毒编织袋包好，放在平整的木板上来回揉搓，搓到条直、皮紧实为止。然后将搓好的黄芪摊平，晾在洁净的场院内，晒2d，进行第2次搓条，搓条方法同第1次。当黄芪含水量在二三成时进行第3次搓条，方法同前两次。搓好的黄芪用细铁丝扎0.5～1kg的小把，晾晒到将干时待加工或贮藏[41]。

二、黄芪炮制加工

（一）炮 制 方 法

1. 黄芪

取原药材，除去杂质，洗净、润透，切薄片，干燥。

2. 蜜黄芪

取炼蜜，用开水稀释后，加入黄芪片拌匀，稍闷，置锅内，用文火加热，炒至深黄色，不黏手为度，取出，放凉。每 100kg 黄芪用炼蜜 25kg。

（二）炮 制 作 用

1. 黄芪

黄芪具有补气固表、利尿托毒、排脓、敛疮生肌的功能。生品长于益卫固表，托毒生肌，利尿退肿，常用于表卫不固的自汗或体虚易于感冒，气虚水肿，痈疽不溃或溃久不敛。如与煅牡蛎、麻黄根、浮小麦等敛汗药同用，治卫气不足而表虚自汗的牡蛎散（《太平惠民和剂局方》）；与白术、防风等同用，治易感风邪、恶风的玉屏风散（《丹溪心法》）；与当归、川芎、穿山甲等配伍，治体虚痈疽，脓成日久难溃，或疮成无脓，或溃不收口的透脓散（《外科正宗》）。

2. 蜜黄芪

经蜜炙后甘温而偏润，长于益气补中，多用于脾肺气虚，食少便溏，气短乏力或兼中气下陷之久泻脱肛，子宫下垂以及气虚不能摄血的便血、崩漏等，也可用于气虚便秘。如与党参或人参合用，治脾胃虚弱的黄芪膏和参芪膏（《全国中药成药处方集》）；与人参、当归等同用，治气血两虚之倦怠乏力、面色㿠白、吐血、便血、崩漏等的归脾汤（《校注妇人良方》）；与人参、白术等同用，治中气下陷诸症的补中益气汤（《脾胃论》）；与党参、紫菀等配伍，治脾肺气虚证的肺脾益气汤（《千家妙方》）。

（三）处 方 应 付

处方写黄芪、绵黄芪、西黄芪、北芪、口黄芪、箭黄芪，均指黄芪；处方写蜜黄芪、炙黄芪，指蜜炙黄芪。

第三节 黄芪炮制现代研究

黄芪中主要含有环阿尔廷型四环三萜皂苷类、黄酮类[42~45]、多糖类成分[46,47]和氨基酸。黄芪的功效与其成分存在着密切联系，黄芪炮制前后其所含化学成分会发生变化，不同炮制方法所制黄芪，其化学成分会有不同变化，研究这些变化有助于解释其功效的改变并阐明其炮制机制。2020 年版《中国药典》收载黄芪饮片、蜜炙黄芪两项，规定检验黄芪质量的指标成分为黄芪甲苷和毛蕊异黄酮葡萄糖苷。现代药理研究表明，黄芪含有多种活性成分，黄芪甲苷是其主要成分之一，具有扶正强壮、抗炎、镇痛、降压等活性；毛蕊异黄酮葡萄糖苷是其含量最高的黄酮类成分，具有抗病毒、抗菌、降血脂、清除氧自由基等作用。

一、化 学 成 分

（一）黄 芪 甲 苷

张谢稍[48]通过薄层扫描法对黄芪生品和蜜炙、炒制、酒制、米制、盐制五种炮制品的黄芪甲苷含量进行测定，结果表明生品中黄芪甲苷含量最高，含量从高到低依次为生品、酒制黄芪、蜜炙黄芪、炒制黄芪、米制黄芪、盐制黄芪。通过实验可知炮制对黄芪甲苷的含量确有影响，可能因为在炮制过程中，高温加热及液体辅料长期浸泡，使黄芪甲苷受到破坏，致其含量改变，黄芪甲苷是黄芪中主要的药效成分，其含量高低影响着用量和主治病症，所以不同的炮制品，主治均有所不同。刘星揩等[49]对黄芪生品和蜜炙黄芪的总皂苷进行了研究，他们用高效薄层层析法对黄芪蜜炙前后皂苷成分的变化进行了分析，结果显示，蜜炙（120℃处理）过程中黄芪皂苷成分一部分产生糖苷键的断裂和乙酰基的脱落，该结果表明生品和蜜炙黄芪中所含物质不同，证实了蜜炙和生品黄芪效用上的差别，很可能是由皂苷成分的脱乙酰基和糖苷键水解作用所致。

（二）黄 芪 黄 酮

黄芪蜜炙后毛蕊异黄酮的含量也有所降低，芮雯等[50]采用超高效液相色谱法与四极杆-飞行时间串联质谱仪联用技术（UPLC/Q-TDF-MS）对黄芪及其蜜炙品的成分进行分析，并比较蜜炙前后主要成分的变化，结果显示，通过主成分分析法（PCA）分析，能够很好地区分蜜炙前后的黄芪药材，蜜炙后毛蕊异黄酮、芒柄花素及汉黄芪素含量均有降低。宋肖炜等[51]通过测量黄芪不同炮制品中黄酮类成分的含量发现，酒制黄芪中毛蕊异黄酮的含量较黄芪生品有所增加，蜜制黄芪中 4 种黄酮成分及总黄酮含量均较生品组有所降低。米制、盐制黄芪中 4 种黄酮成分和总黄酮含量略显降低，但未见统计学差异，可见米制、盐制并未对黄芪的黄酮含量产生显著影响。该变化可能与加热有关，热不稳定的物质，在加热过程中分解，除此之外，李兴尚等[52]认为蜜炙黄芪中黄酮类成分含量降低还与炮制时加入的辅料有关，用蜜拌黄芪致使黄芪的有效重量降低。

（三）黄芪总多糖

黄芪经炮制后其多糖含量均有增高，不同炮制方法其变化也不尽相同。田源红等人[53]对酒制黄芪、盐制黄芪、米制黄芪、盐麸制黄芪、炒制黄芪中多糖含量进行了测定，结果表明黄芪及其炮制品中水溶性粗多糖的含量依次为酒制＞盐制＞炒制＞米制＞盐麸制＞生品。从上述排列次序可见，黄芪炮制后其多糖含量均比生品高，一方面多糖对热较稳定；另一方面可能与炮制后氨基酸含量降低[54]以及黄芪甲苷的分解[55]有关。

（四）氨　基　酸

黄芪经炮制后，其中氨基酸的含量会发生变化，吴云高等[54]对黄芪不同炮制品中氨基酸含量进行测定，检测结果为总氨基酸含量由高到低依次为生品＞炒制黄芪＞酒制黄芪＞盐制黄芪＞米制黄芪＞蜜炙黄芪＞盐麸制黄芪。

（五）微　量　元　素

黄芪炮制后水煎液中元素除 Mg、Mn、Fe、Zn、Mo、Sn、Pb 含量升高外，其他元素 Al、V、Cr、Co、Ni、Cu、As、Se、Cd、Ba、Hg 含量明显下降或基本保持不变；黄芪炮制前后部分元素提取率发生明显变化，除 Cu、Mo、Hg 提取率下降外，其他元素提取率均升高。Mg、Mn、Fe、Zn 等为补益元素，黄芪炮制后水煎液中这 4 种元素的提取率和含量都有明显升高，而黄芪炮制品有明显的补益作用，提示 3 种元素可能与其中的有机成分有协同作用[55]。

二、药 理 作 用

黄芪生品主要用于益卫固表、利水消肿、托毒、生肌。而蜜炙黄芪重于补中益气，升阳，特别是脾、肺气虚证当首选蜜炙黄芪。

戴稼禾等[56]研究发现，黄芪具有保护人为损伤红细胞的作用，可减轻红细胞损伤程度，保护红细胞的变形能力；并在一定程度上可以修复和激活已存在着某种病理缺陷或损伤的红细胞变形能力作用，使红细胞变形能力得到明显改善，对离体长时间孵化的红细胞具有保持其变形能力和延长其变形周期的作用。

刘星堦[57]为探究生黄芪和蜜炙黄芪的作用，用 2%乙酰苯肼（1ml/100g 体重，皮下注射）诱导动物血虚、气虚的药理模型，研究结果表明，蜜炙黄芪的补气作用高于生品。结合炮制过程中黄芪化学成分改变，出现生熟异用的原因可能是皂苷成分的脱乙酰基和糖苷键的水解。蜜炙后黄酮及皂苷类成分含量降低，其相应地减弱了黄芪补气固表、托毒排脓等药理作用，炮制后随着多糖类含量有所增加，表现出了蜜炙黄芪补气和中作用的增强，从而为传统"黄芪生品用于生肌固表，蜜炙黄芪用于补中益气"的论述提供了科学证据。

　　综上所述，中药黄芪的用药历史悠久。纵观黄芪的炮制历史，其炮制方法较丰富，使用最广泛的是蜜炙黄芪，其次是生品、盐制、酒制、炙（或炒）制。目前全国普遍采用生品及蜜炙品入药，个别地区仍沿用炙（炒）和盐炙制品。历史上曾经有过的酒制、醋制、酥制、蒸制、乳制、泔水制、姜汁制、煨制、炮制和药汁合制的饮片品种，现已不复存在。虽已不再被普遍应用，但是根据古代文献所记载不同的炮制方法，应用于不同的病症，今后可以进一步加强对黄芪炮制的研究，比较不同炮制方法以及炮制工艺对其化学成分和药效的影响，如炒制、盐制等对黄芪饮片的有效成分及临床功效的影响等，为黄芪饮片的临床合理利用及黄芪饮片的工艺和质量评价提供科学依据，以更好地服务于患者。

<h2 style="text-align:center">参 考 文 献</h2>

［1］张仲景. 金匮要略方论. 北京：人民卫生出版社，1973：7.
［2］雷敩. 雷公炮炙论. 王兴法辑校. 上海：上海中医学院出版社，1986：22.
［3］朱端章. 卫生家宝产科备要. 北京：人民卫生出版社. 1956：42.
［4］朱橚. 普济方：卷五. 北京：人民卫生出版社，1958：2538.
［5］方贤. 奇效良方. 北京：商务印书馆，1959：193.
［6］唐慎微. 经史证类备急本草. 上海：上海古籍出版社，1991：303.
［7］陈师文. 太平惠民和剂局方. 北京：人民卫生出版社，1962：153.
［8］罗天益. 卫生宝鉴. 北京：人民卫生出版社，1987：346.
［9］赵佶. 圣济总录. 北京：人民卫生出版社，1982：356.
［10］吴彦夔. 传信适用方. 北京：人民卫生出版社，1956.
［11］史堪. 史载之方. 北京：商务印书馆铅印，1955.
［12］陈自明. 校注妇人良方. 上海：上海科技卫生出版社，1959：548.
［13］陈文中. 陈氏小儿痘疹方论. 北京：商务印书馆，1958.
［14］撰人不详. 小儿卫生总微论方. 上海科学技术出版社，1959.
［15］钱乙. 小儿药证直诀. 北京：人民卫生出版社影印版，1955.
［16］孙思邈. 银海精微. 上海：上海千顷堂书局石印本，1930.
［17］许叔微. 普济本事方. 上海：上海科学技术出版社，1959.
［18］中医研究院中药研究所. 历代中药炮制资料辑要——扁鹊心术. 北京：中医研究院中药研究所，1973：188.
［19］李迅. 校正集验背疽方. 上海国医书局，1930.
［20］严用和. 济生方. 北京：人民卫生出版社，1957.
［21］陈言. 三因极一病证方论. 北京：人民卫生出版社，1957.
［22］武之望. 济阴纲目. 汪淇笺释. 上海：上海科学技术出版社，1958.
［23］申斗垣. 外科启玄. 北京：人民卫生出版社，1955.
［24］王肯堂. 证治准绳. 北京：人民卫生出版社，1991.
［25］鲍相璈. 增广验方新编. 上海：上海锦章书局，1940.
［26］祁坤. 外科大成. 上海：上海科学技术出版社，1958.
［27］陈士铎. 本草新编. 柳长华，徐春波校注. 北京：中国中医药出版社，1996.
［28］陈修园. 医学从众录. 新校注陈修园医书. 上海：上海科学技术出版社，1957.
［29］赵学敏. 本草纲目拾遗. 北京：人民卫生出版社，1957.
［30］罗周彦. 医宗粹言. 合肥：安徽科学技术出版社，2000.
［31］黄元御. 黄元御医书十一种——长沙药解. 上海：上海江左书林石印，1909.
［32］李梴. 医学入门. 上海：锦章书局石印本，1941.
［33］陈嘉谟. 本草蒙筌. 北京：人民卫生出版社，1988.

[34] 中医研究院中药研究所. 历代中药炮制资料辑要—药品辨义. 北京：中医研究院中药研究所，1973：597.

[35] 严洁. 得配本草：草部. 上海：上海科学技术出版社，1994.

[36] 王孝涛，历代中药炮制法汇典·古代部分. 南昌：江西科学技术出版社，1989：502.

[37] 中华人民共和国卫生部药政管理局. 全国中药炮制规范. 北京：人民卫生出版社，1988：95.

[38] 国家药典委员会. 中华人民共和国药典：1部，北京：化学工业出版社，2010：283-285.

[39] 福建省卫生厅. 福建省中药炮制规范. 福州：福建科学技术出版社，1988：418.

[40] 河南省卫生厅. 河南省中药材炮制规范. 郑州：河南科学技术出版社，1983：154.

[41] 张鼎新，张玉云，毛正云，等. 陇西黄芪规范化生产标准操作规程（试行）. 中药研究与信息，2005，7（3）：33-36.

[42] 马晓丰，田晓明，陈英杰，等. 蒙古黄芪中黄酮类成分的研究. 中草药，2005，36（9）：17-20.

[43] 宋纯清，郑志仁，刘涤，等. 膜荚黄芪中两个新的抗菌异黄烷化合物. Acta Botanica Sinica，1997，39（5）：486-488.

[44] 宋纯清，郑志仁，刘涤，等. 膜荚黄芪中的异黄酮化合物. Acta Botanica Sinica，1997，39（8）：764-768.

[45] 涂天智，沈剑刚，蒋建勤. 内蒙黄芪的化学成分研究. 华西药学杂志，2009，24（5）：466-468.

[46] Niu Y G，Wang H Y，Xie Z H. Structural analysis and bioactivity of a polysaccharide from The roots of Astragalus membranaceus（Fisch）Bge. var. mongolicus（Bge.）Hsiao. Food Chem，2011，128（3）：620-626.

[47] Li R，Chen W. Extraction，characterization of Astragalus polysaccharides and its immune modulating activities in rats with gastric cancer. Carbohydr Polym，2009，78（4）：738-742.

[48] 张谢稍. 薄层扫描法测定黄芪炮制品中黄芪甲甙的含量. 1999全国中药研究暨中药房管理学术研讨会论文汇编. 1999：25-26.

[49] 刘星堦，江明华，俞正坤，等. 黄芪有效成分研究：V. 黄芪中清除超氧阴离子成分的分离和检测. 天然产物研究与开发，1991，3（4）：1-6.

[50] 芮雯，冯毅凡，石忠峰，等. 黄芪及其蜜炙品的UPLC/Q-TOF-MS分析. 广东药学院学报，2012，28（1）：47-50.

[51] 宋肖炜，李清，叶静，等. 黄芪不同炮制品中黄酮类成分的含量比较. 中国实验方剂学杂志，2013，19（9）：85-88.

[52] 李兴尚，陈佳，徐自升，等. 黄芪炮制前后相关化学成分的变化研究. 中国药房，2012，23（15）：1399-1402.

[53] 田源红，靳凤凡，雷红. 炮制对黄芪中糖含量的影响. 中国中药杂志，2003，28（2）：37-38，82.

[54] 吴云高，杨建国，王健生，等. 不同炮制方法对黄芪中氨基酸成分含量的影响. 中药材，1992，15（9）：31-32.

[55] 宋丽洁. 中药炮制前后微量元素的测定和比较研究. 济南：山东大学，2007：56-57.

[56] 戴稼禾，梁子钧，秦万章，等. 黄芪药物对人体红细胞变形能力作用的实验研究. 贵州医药，1987，11（1）：23-24.

[57] 刘星堦. 黄芪蜜炙方法的历史沿革及效用的探讨. 中国中药杂志，1993，18（2）：87-89，125-126.

第六章

黄芪中药化学研究

黄芪属（*Astragalus*）系豆科（Leguminosae）植物，全世界约 1600 多种，分布于除大洋洲以外的亚热带和温带地区。我国有 130 多种，主产于东北，经北部、西北而至西南，可作药用者 10 种左右[1]。《中国药典》（2010 年版）一部规定蒙古黄芪或膜荚黄芪干燥根作为正品药用，其道地药材产地分别为内蒙古武川县和山西省浑源县[2]。其同属近缘植物如梭果黄芪 *A. ernestii* H. F. Comb.，金翼黄芪 *A. chrysopterus* Bunge.，多花黄芪 *A. floridus* Benth.，云南黄芪 *A. yunnanensis* Franch.等在四川、新疆、云南等地也作为黄芪入药[3,4]。黄芪作为传统的益气中药，味甘、微温、气平，具有益气升阳、固表止汗、利水消肿、托毒生肌之功效。主要用于治疗食少便溏，久泻脱肛，便血崩漏，中气下陷，表虚自汗，气虚水肿，子宫脱垂，慢性肾炎蛋白尿，糖尿病，创口久不愈合等[5]。

自 20 世纪 70～80 年代以来，国内外许多学者对黄芪及其同属近缘植物的化学成分进行了大量的研究。研究表明，该属的化学成分主要包括三萜皂苷和多种黄酮类化合物。另外还含有生物碱、脂肪酸及其他类型的化合物诸如核黄素、烟酸、香草酸、阿魏酸、异阿魏酸、对羟苯基丙烯酸、咖啡酸、绿原酸、β-谷甾醇、胡萝卜苷、羽扇豆醇、正十六醇及微量元素等。

第一节　三萜及三萜皂苷类成分

三萜皂苷类成分是黄芪中的主要有效成分，其中三萜皂苷类化合物所链糖主要有葡萄糖（β-D-glc）、木糖（β-D-xyl）、鼠李糖（α-L-rha）、阿拉伯糖（α-L-ara）、岩藻糖（β-D-fuc）、芹菜糖（β-D-apio）等（图 6-1）。

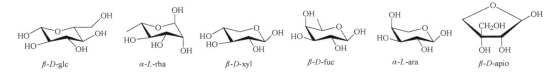

$\beta\text{-}D\text{-glc}$　　　　$\alpha\text{-}L\text{-rha}$　　　　$\beta\text{-}D\text{-xyl}$　　　　$\beta\text{-}D\text{-fuc}$　　　　$\alpha\text{-}L\text{-ara}$　　　　$\beta\text{-}D\text{-apio}$

图 6-1　黄芪中三萜皂苷连接的一些单糖结构

1981 年日本学者北川勋等[6]首次报道从膜荚黄芪中分离出黄芪皂苷（astragaloside）Ⅰ～Ⅶ等 12 个三萜寡糖苷类化合物。此后，国内学者曹正中等[7]报道从国产中药膜荚黄芪根部分离得到两个皂苷类成分 AS Ⅰ、AS Ⅱ，分别命名为膜荚黄芪皂苷（astramembrannin）Ⅰ和Ⅱ。He 等[8]报道从膜荚黄芪中分离得到黄芪皂苷Ⅳ、黄芪皂苷乙和异黄芪皂苷（isoastragaloside）Ⅳ。1993 年，马英丽等[9]报道从膜荚黄芪地上部分分离得到一种新的皂苷，即膜荚黄芪茎叶皂苷（Huangqiyiesaponin）C。1993 年，喻正坤[10]报道从膜荚黄芪中分离得到黄芪皂苷 II～IV。Zhou 等[11~13]报道从栽培膜荚黄芪的毛状根中分离得到黄芪皂苷 I～IV、乙酰黄芪皂苷（acetylastragaloside）I、异黄芪皂苷 I 以及agroastragaloside I～IV。韩国学者 Lee 等[14]报道从膜荚黄芪中分离得到黄芪皂苷类化合物 agroastragaloside V。1997 年，Ma 等[15]从膜荚黄芪的叶子中分离得到两个环阿尔廷型三萜皂苷类化合物 huangqiyenins A（I）和 B（II）。2008 年，Kim 等[16]报道从栽培的膜荚黄芪根中同样分离得到环阿尔廷型三萜皂苷类化合物 astramembranosides A 和B。Kuang 等[17,18]报道从膜荚黄芪叶中分离得到 9，10 裂环环阿尔廷型三萜皂苷类化合物 Huangqiyenins E～J。

　　1988 年，何侃等[3]首次报道从蒙古黄芪根中分离得到黄芪皂苷 I、II、IV 以及大豆皂苷 I。Zhu 等[19]从蒙古黄芪地上部分分离得到两个新的环阿尔廷型三萜皂苷类化合物，命名为 mongholicoside I 和 II。卞云云等[20]从蒙古黄芪中分离鉴定了黄芪皂苷 IV、异黄芪皂苷 II、黄芪皂苷 II、膜荚黄芪皂苷 II、黄芪皂苷 I、乙酰黄芪皂苷 I、异黄芪皂苷 I 7 个皂苷类成分。Yu 等[21]从蒙古黄芪中分离鉴定了 2 个新的皂苷成分，命名为 mongholicoside A 和 mongholicoside B。

　　Gan 等[22,23]从新疆棉毛黄芪 *Astragalus lanuginosus* Kar. & Kir. 中分离得到 16 种三萜皂苷类成分，分别为棉毛黄芪苷（astrasieversianins）I～XVI。苏联学者对苏联产棉毛黄芪进行了系统研究，从中分离得到环棉黄芪苷（cyclosieversioside）A～H，此外，棉毛黄芪中还含有黄芪皂苷 II、IV[3]。

　　苏联学者[3]还从塔什干黄芪 *A. tasohkerdiscus* Bge.中分离得到 4 种三萜皂苷类化合物，分别为塔什干黄芪苷（taskendoside）A、B、C、D 等。

　　何侃等[3]从梭果黄芪中分离得到 3 种三萜皂苷类化合物，命名为梭果黄芪苷（asernestioside）A、B 和大豆皂苷 I。

　　潘飞等[24]从青海产多花黄芪 *Astragalus floridus* Podlech 中分离得到棉毛黄芪苷 X、黄芪皂苷 K、棉毛黄芪皂苷 K。

　　此外，Bedir 等[25]研究发现黄芪属植物 *Astragalus prusianus* 根中含有化合物 16-*O*-β-D-glucopyranosyl-20（*S*），24（*R*）-5α，9-epoxy-2α，3β，16β，25-tetrahydroxy-9，10-seco-cycloarta-1（10），6（7）-dinee（化合物 **1**）和 3-*O*-β-D-xylopyranosyl-16-*O*-β-D-glucopyranosyl-20（*S*），24（*R*）-epoxy-3β，16β，25-trihydroxycycloartane（化合物 **2**）。Bedir 等研究发现黄芪属植物小头黄芪含有结构新颖的三萜皂苷类化合物 cyclocephaloside I（化合物 **3**）、II，还含有环黄芪苷（cyclocanthoside）E，黄芪甲苷（astragaloside）IV[26,27]。Agzamov 等研究发现黄芪属植物（*A. tragacantha* Habl.）除含环黄芪苷（cyclocanthoside）E、G 之外，还含有环黄芪苷 F（cyclocanthoside F，化合物 **4**）[28]。Verotta 等[29]从黄芪属植物 *Astragalus peregrinus* 中分离得到 4 种新环阿尔廷型三萜皂苷类化合物，分别为 20（*R*），24（*S*）-epoxy-9β，19-cyclolanostane-3β，6α，16β，25-tetrol-3-*O*-β-D-glucopyranosid、20（*R*），24（*S*）-epoxy-9β，19-cyclolanostane-3β，6α，16β，25-tetrol-3-*O*-α-L-rhamnopyranosyl-（1→4）-β-D-glucopyranoside、20（*R*），24（*S*）-epoxy-9β，19-cyclolanostane-3β，6α，16β，25-tetrol-3-*O*-α-L-rhamnopyranosyl-（1→2）-β-D-glucopyranoside 和 20（*R*），25-epoxy-9β，19-

cyclolanostane-3β，6α，16β，24（S）-tetrol（24-O-acetyl）-3-O-α-L-rhamnopyranosyl-（1→2）-（6'-O-acetyl）-β-D-glucopyranoside（化合物 **5**）。Radwan 等[30]从埃及产黄芪属植物 *Astragalus kahiricus* 的地上部分分离得到四个新环阿尔廷型三萜皂苷类化合物 kahiricosides Ⅱ～Ⅴ（化合物 **6～9**）。Çalıs 等[31]从黄芪属植物 *Astragalus campylosema* Boiss. ssp. *campylosema* 根部分离得到四个三萜皂苷类化合物，分别为 3-O-[α-L-arabinopyranosyl-（1→2）-β-D-xylopyranosyl]-3β，6α，16β，23α，25-pentahydroxy-20（R），24（S）-epoxycycloartane、3-O-[α-L-arabinopyranosyl-（1→2）-β-D-xylopyranosyl]-16-O-hydroxyacetoxy-23-O-acetoxy-3β，6α，25-Trihydroxy-20（R），24（S）-epoxycycloartane、3-O-[α-L-arabinopyranosyl-（1→2）-β-D-xylopyranosyl]-3β，6α，23α，25-tetrahydroxy-20（R），24（R）-16β-20，24-diepo-xycycloartane（化合物 **10**）、3-O-[α-L-arabinopyranosyl-（1→2）-β-D-xylopyranosyl]-25-O-β-D-glucopyranosyl-3β，6α，16β，25-tetrahydroxy-20（R），24（S）-epoxycycloartane。

意大利学者 Angela Perrone 等[32]从黄芪属植物 *Astragalus eremophilus* 分离得到 11 个新的环阿尔廷类型的三萜皂苷类化合物 eremophilosides A～K，其中化合物 E～K（化合物 **11～17**）具有五元环骈吡喃环特殊结构的三萜皂苷类化合物（化合物 **1～17**，见图 6-2）。

化合物1

化合物2

化合物3

化合物4

化合物5

化合物6 R=H；R₁=H；R₂=H
化合物7 R=H；R₁=Ac；R₂=H
化合物8 R=H；R₁=H；R₂=Ac
化合物9 R=glc；R₁=Ac；R₂=H

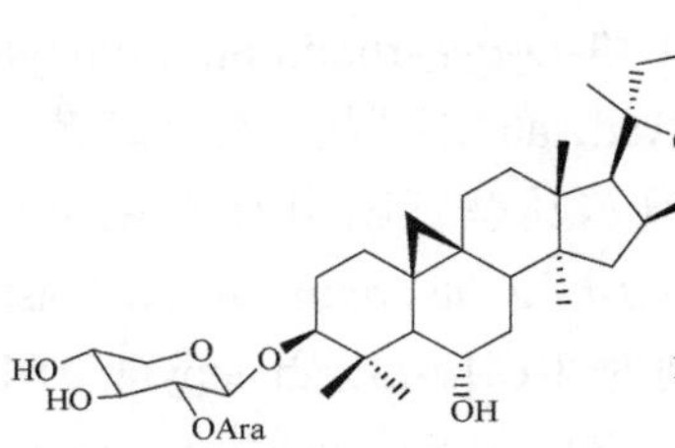

化合物10 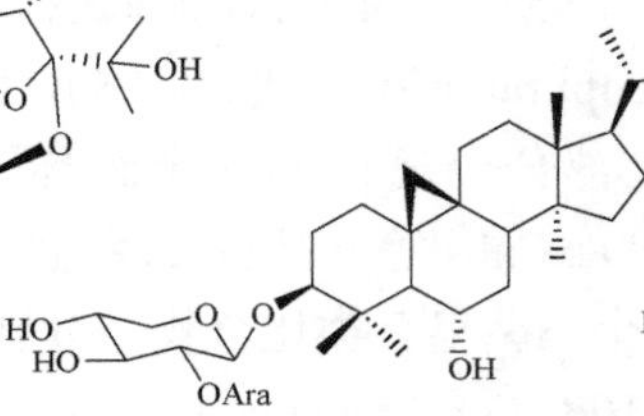　　　　　　　化合物11 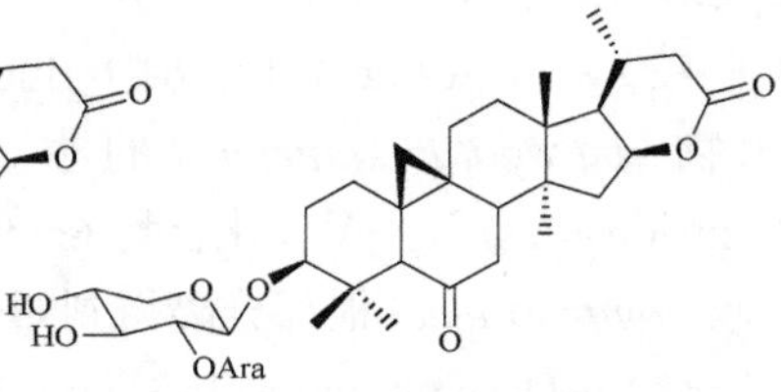　　　　　　　化合物12

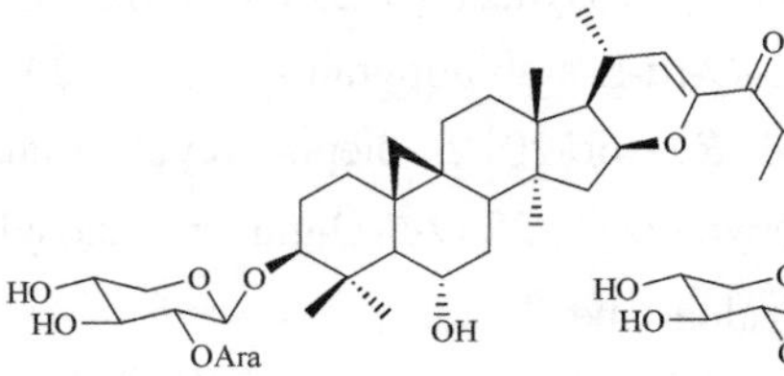

化合物13 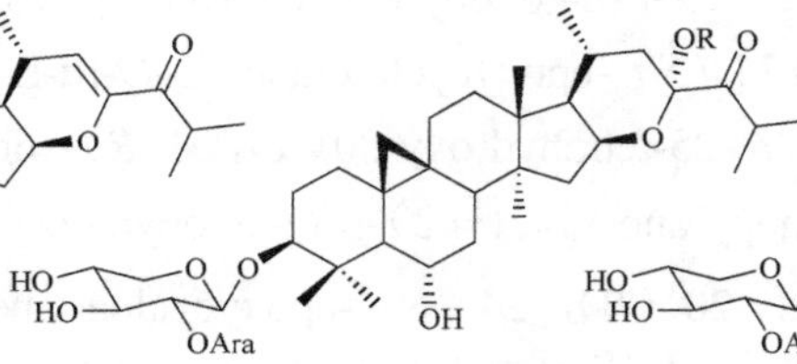　　　　化合物14 R=CH₃　　　化合物16 R=α-OH β-H
　　　　　　　　化合物15 R=CH₂CH₃　　化合物17 R=O

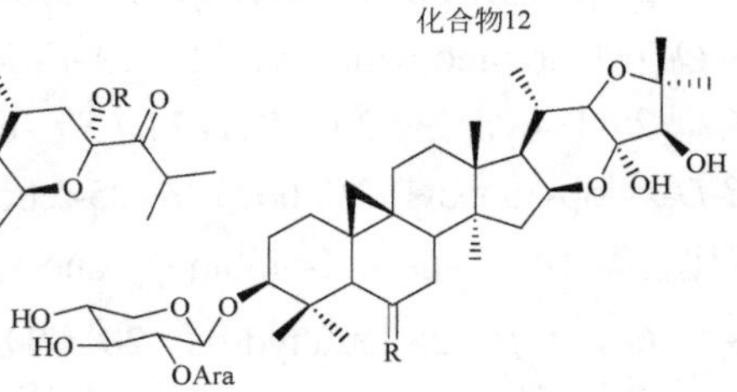

图 6-2　化合物 1～17 结构

总结黄芪属植物所含三萜及三萜皂苷类成分的结构，将其主要结构归纳为以下几类（图 6-3，表 6-1）。

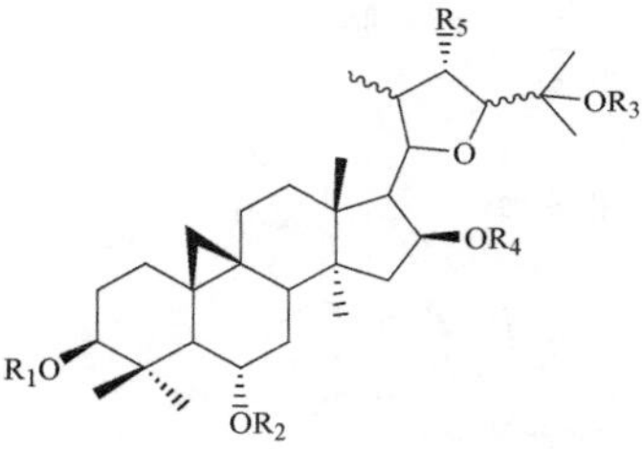

L.A(20R,24S)
L.B(20S,24R)　　　　　L.C 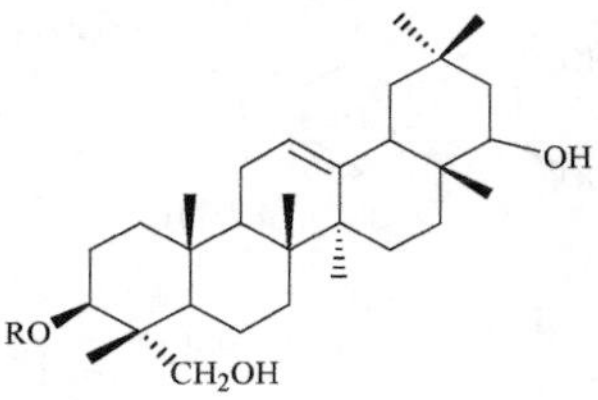　　　　　　　　L.D

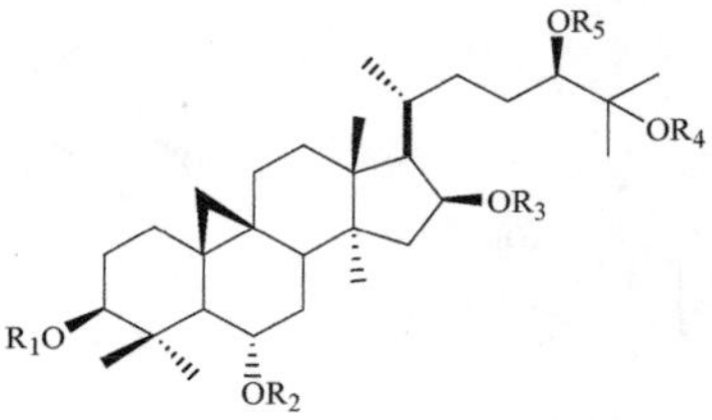

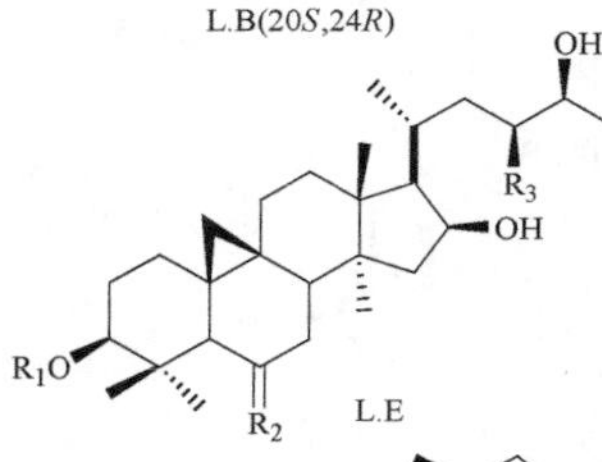

L.E 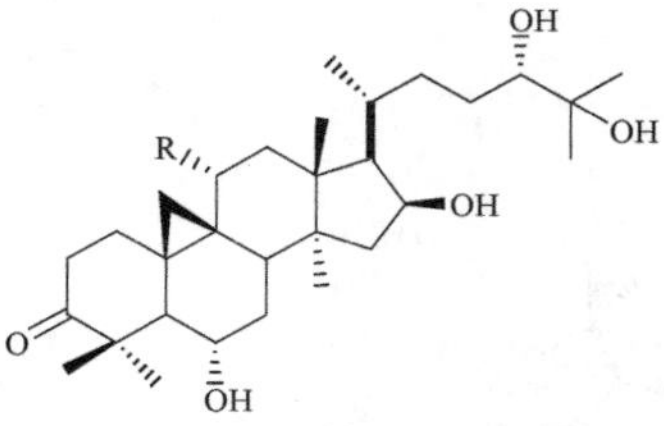　　　　　　　L.F 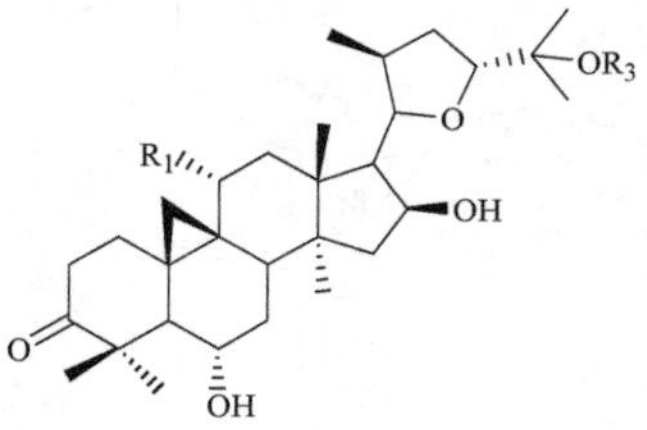　　　　　　L.G

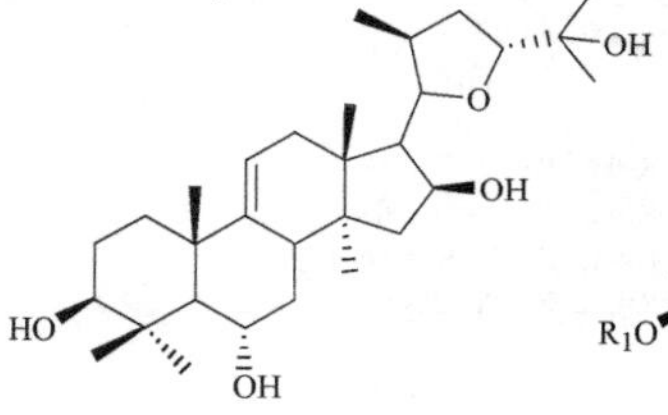

L.H 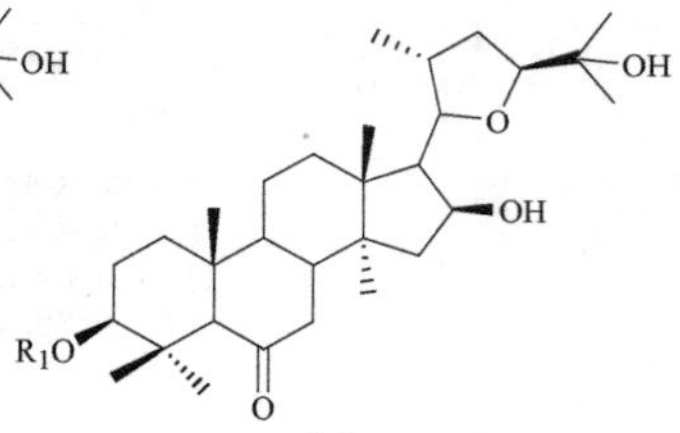　　　　　　L.I 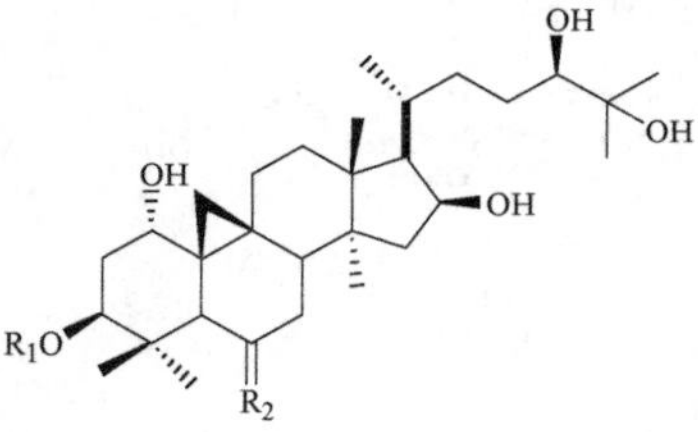　　　　　　L.J

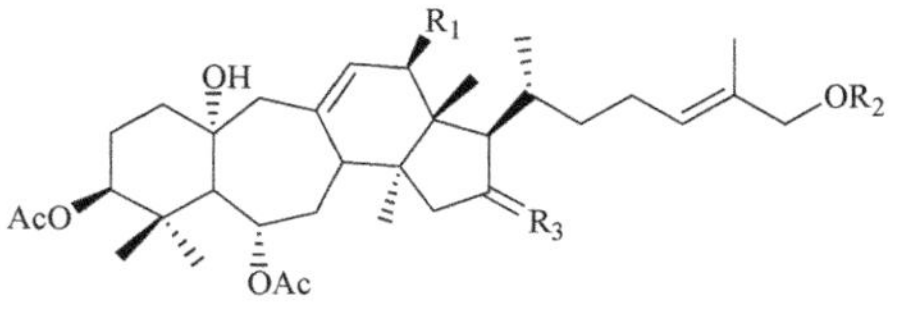

图 6-3 三萜及三萜皂苷类化合物结构类型

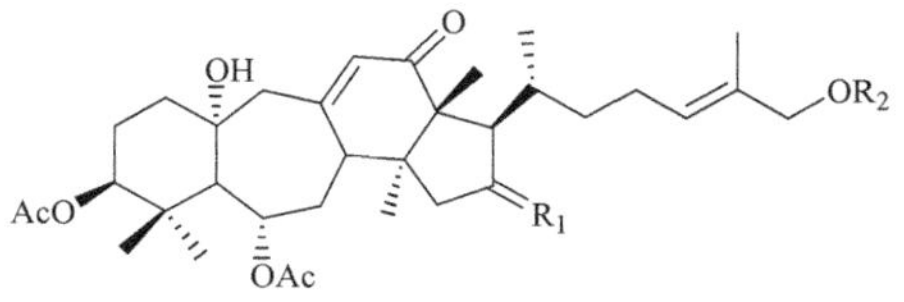

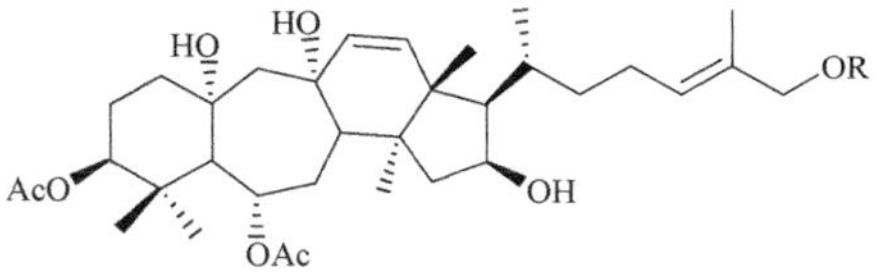

表 6-1 黄芪属植物三萜及三萜皂苷类化合物

编号	名称	分子式	结构	植物	文献
1	黄芪皂苷 I （astrasieversianin IV）	$C_{45}H_{72}O_{16}$	L. A: R$_1$=β-D-xyl（2'，3'-di-OAc） R$_2$=β-D-glc R$_3$= R$_4$= R$_5$=H	a，b，c，k， u，v，x	6，27，33，34，35
2	黄芪皂苷 II	$C_{43}H_{70}O_{15}$	L. A: R$_1$=β-D-xyl（2'-OAc） R$_2$=β-D-glc R$_3$= R$_4$= R$_5$=H	a，b，c，e， k，s，u，v	6，24，27，33，34，36
3	黄芪皂苷III	$C_{41}H_{68}O_{14}$	L. A: R$_1$=β-D-xyl-2'-β-D-glc R$_2$=R$_3$= R$_4$= R$_5$=H	a，b	6
4	黄芪皂苷IV （astrasieversianin XIV）	$C_{41}H_{68}O_{14}$	L. A: R$_1$=β-D-xyl R$_2$=β-D-glc R$_3$= R$_4$= R$_5$=H	a，b，c，e， g，s， u，v	6，24，27，33，36
5	黄芪皂苷 V	$C_{47}H_{78}O_{19}$	L. A: R$_1$=β-D-xyl-2'-β-D-glc R$_2$= R$_4$= R$_5$=H， R$_3$=β-D-glc	A	6，33
6	黄芪皂苷VI	$C_{47}H_{78}O_{19}$	L. A: R$_1$=β-D-xyl-2'-β-D-glc R$_2$=β-D-glc R$_3$= R$_4$= R$_5$=H	A	6，33
7	黄芪皂苷VII	$C_{47}H_{78}O_{19}$	L. A: R$_1$=β-D-xyl R$_2$=R$_3$=β-D-glc R$_4$= R$_5$=H	a，r，s	6，34，36
8	cycloastragenol	$C_{30}H_{50}O_5$	L. A: R$_1$=R$_2$=R$_3$= R$_4$= R$_5$=H	a，u，v，z	6，27
9	乙酰黄芪皂苷 I	$C_{47}H_{74}O_{17}$	L. A: R$_1$=β-D-xyl（2'，3'，4'-Tri-OAc） R$_2$=β-D-glc R$_3$= R$_4$= R$_5$=H	a	6

编号	名称	分子式	结构	植物	文献
10	异黄芪皂苷 I	$C_{45}H_{72}O_{16}$	L. A: $R_1=\beta\text{-}D\text{-xyl}$（2′，4′-di-OAc） $R_2=\beta\text{-}D\text{-glc}$ $R_3=R_4=R_5=H$	a, l	6
11	异黄芪皂苷 II	$C_{43}H_{70}O_{15}$	L. A: $R_1=\beta\text{-}D\text{-xyl}$（3′-OAc） $R_2=\beta\text{-}D\text{-glc}$ $R_3=R_4=R_5=H$	a, c	6
12	膜荚黄芪皂苷 II	$C_{35}H_{58}O_9$	L. A: $R_1=\beta\text{-}D\text{-xyl}$ $R_2=R_3=R_4=R_5=H$	a, z	6
13	huangqiyiesaponin C	$C_{36}H_{60}O_{10}$	L. A: $R_1=\beta\text{-}D\text{-glc}$ $R_2=R_3=R_4=R_5=H$	a	6
14	agroastragaloside III	$C_{51}H_{82}O_{21}$	L. A: $R_1=\beta\text{-}D\text{-xyl}$（2′，3′-di-OAc） $R_2=R_3=\beta\text{-}D\text{-glc}$ $R_4=R_5=H$	a	6
15	agroastragaloside IV	$C_{49}H_{80}O_{20}$	L. A: $R_1=\beta\text{-}D\text{-xyl}$（2′-OAc） $R_2=R_3=\beta\text{-}D\text{-glc}$ $R_4=R_5=H$	a	6
16	huangqiyenin D	$C_{38}H_{62}O_{11}$	L. A: $R_1=\beta\text{-}D\text{-glc}$（6′-OAc） $R_2=R_3=R_4=R_5=H$	a	6
17	astrasieversianin I	$C_{46}H_{72}O_{16}$	L. A: $R_1=\beta\text{-}D\text{-xyl}$（2′，3′，4′-Tri-OAc） $R_2=\beta\text{-}D\text{-xyl}$ $R_3=R_4=R_5=H$	c	22，37
18	astrasieversianin II	$C_{44}H_{70}O_{15}$	L. A: $R_1=\beta\text{-}D\text{-xyl}$（2′，3′-di-OAc） $R_2=\beta\text{-}D\text{-xyl}$ $R_3=H$	c, h, i, r	33，34
19	astrasieversianin III	$C_{44}H_{70}O_{15}$	L. A: $R_1=\beta\text{-}D\text{-xyl}$（2′，4′-di-OAc） $R_2=\beta\text{-}D\text{-xyl}$ $R_3=R_4=R_5=H$	c, o	38，39
20	astrasieversianin V	$C_{42}H_{68}O_{14}$	L. A: $R_1=\beta\text{-}D\text{-xyl}$（3′-OAc） $R_2=\beta\text{-}D\text{-xyl}$ $R_3=R_4=R_5=H$	c	22
21	astrasieversianin VI	$C_{42}H_{68}O_{14}$	L. A: $R_1=\beta\text{-}D\text{-xyl}$（2′-OAc） $R_2=\beta\text{-}D\text{-xyl}$ $R_3=R_4=R_5=H$	c, e, g	24，33

续表

编号	名称	分子式	结构	植物	文献
22	astrasieversianin IX	$C_{48}H_{78}O_{18}$	L. A: $R_1=\beta\text{-}D\text{-xyl}$（3'-OAc）$-2'\text{-}\alpha\text{-}L\text{-rha}$ $R_2=\beta\text{-}D\text{-xyl}$ $R_3=R_4=R_5=H$	cs, gg	40
23	astrasieversianin X	$C_{40}H_{66}O_{13}$	L. A: $R_1=R_2=\beta\text{-}D\text{-xyl}$ $R_3=R_4=R_5=H$	c, e, g, h	24，33，41
24	astrasieversianin XI	$C_{48}H_{78}O_{18}$	L. A: $R_1=\beta\text{-}D\text{-xyl}$（4'-OAc）$-2'\text{-}\alpha\text{-}L\text{-rha}$ $R_2=\beta\text{-}D\text{-xyl}$ $R_3=R_4=R_5=H$	c	33
25	astrasieversianin XII	$C_{49}H_{80}O_{19}$	L. A: $R_1=\beta\text{-}D\text{-xyl}$（3'-OAc）$-2'\text{-}\alpha\text{-}L\text{-rha}$ $R_2=\beta\text{-}D\text{-glc}$ $R_3=R_4=R_5=H$	c	33
26	astrasieversianin XIII	$C_{49}H_{80}O_{19}$	L. A: $R_1=\beta\text{-}D\text{-xyl}$（4'-OAc）$-2'\text{-}\alpha\text{-}L\text{-rha}$ $R_2=\beta\text{-}D\text{-glc}$ $R_3=R_4=R_5=H$	c	22，37
27	astrasieversianin XV	$C_{46}H_{76}O_{17}$	L. A: $R_1=\beta\text{-}D\text{-xyl}\text{-}2'\text{-}\alpha\text{-}L\text{-rha}$ $R_2=\beta\text{-}D\text{-xyl}$ $R_3=R_4=R_5=H$	c, f, g	33，41
28	astrasieversianin XVI	$C_{47}H_{78}O_{18}$	L. A: $R_1=\beta\text{-}D\text{-xyl}\text{-}2'\text{-}\alpha\text{-}L\text{-rha}$ $R_2=\beta\text{-}D\text{-glc}$ $R_3=R_4=R_5=H$	c	33
29	cyclogaleginoside A	$C_{37}H_{60}O_{10}$	L. A: $R_1=\beta\text{-}D\text{-xyl}$（4'-OAc） $R_2=R_3=R_4=R_5=H$	Z	3
30	asernestioside A	$C_{46}H_{76}O_{17}$	L. A: $R_1=\beta\text{-}D\text{-xyl}\text{-}2'\text{-}\alpha\text{-}L\text{-rha}$ $R_2=R_4=R_5=H$ $R_3=\beta\text{-}D\text{-glc}$	d	3
31	asernestioside B	$C_{48}H_{78}O_{18}$	L. A: $R_1=\beta\text{-}D\text{-xyl}$（3'-OAc）$-2'\text{-}\alpha\text{-}L\text{-rha}$ $R_2=R_4=R_5=H$ $R_3=\beta\text{-}D\text{-glc}$	d	3
32	astraverrucin III	$C_{38}H_{62}O_{11}$	L. A: $R_1=\beta\text{-}D\text{-glc}$（2'-OAc） $R_2=R_3=R_4=R_5=H$	t	42
33	sieberoside I	$C_{36}H_{60}O_{10}$	L. A: $R_1=\beta\text{-}D\text{-glc}$ $R_2=R_3=R_4=R_5=H$	w	35

编号	名称	分子式	结构	植物	文献
34	sieberoside Ⅱ	$C_{42}H_{70}O_{15}$	L. A: $R_1=\beta$-D-glc-2'-β-D-glc $R_2=R_3=R_4=R_5$=H	w	35
35	cyclosiversigenin 6-O-β-D-glucopyranoside	$C_{36}H_{60}O_{10}$	L. A: R_1=H $R_2=\beta$-D-glc $R_3=R_4=R_5$=H	r	34
36	cycloglobiceposide A	$C_{45}H_{72}O_{16}$	L. A: $R_1=\beta$-D-xyl（3'-OAc） $R_2=\beta$-D-glc（6'-OAc） $R_3=R_4=R_5$=H	o	39
37	cycloaraloside C	$C_{41}H_{68}O_{14}$	L. A: $R_1=\beta$-D-glc-2'-β-D-apio $R_2=R_3=R_4=R_5$=H	hh	43
38	cycloaraloside D	$C_{42}H_{70}O_{14}$	L. A: $R_1=\beta$-D-glc-2'-α-L-rha $R_2=R_3=R_4=R_5$=H	hh	44
39	cycloaraloside E	$C_{42}H_{70}O_{15}$	L. A: $R_1=\beta$-D-glc $R_2=R_4=R_5$=H $R_3=\beta$-D-glc	hh	45
40	cycloaraloside F	$C_{47}H_{78}O_{19}$	L. A: $R_1=\beta$-D-glc-2'-β-D-apio $R_2=R_4=R_5$= H $R_3=\beta$-D-glc	hh	46
41	astramembranosides A	$C_{42}H_{70}O_{15}$	L. A: $R_1=R_4=R_5$=H $R_2=\beta$-D-glc $R_3=\beta$-D-glc	a	16
42	20（R），24（S）-epoxy-9β，19-cyclolanostane-3β，6α，16β，25-tetrol3-O-α-L-rhamnopy-ranosyl-（1→4）-β-D-glucop-yranoside	$C_{42}H_{70}O_{14}$	L. A: $R_1=\beta$-D-glc-4'-α-L-rha $R_2=R_3=R_4=R_5$=H	jj	29
43	3-O-[α-L-arabinopyranosyl-（1→2）-β-D-xylopyranosyl]-3β，6α，16β，23α，25-pentahydroxy-20（R），24（S）-epoxycycloartane	$C_{40}H_{66}O_{14}$	L. A: $R_1=\beta$-D-glc-2'-α-L-ara $R_2=R_3=R_4$= H R_5=OH	ll	31

续表

编号	名称	分子式	结构	植物	文献
44	3-*O*-[*α-L*-arabinopyranosyl-（1→2）-*β-D*-xylopyranosyl]-16-*O*-hydroxyacetoxy-23-*O*-acetoxy-3*β*，6*α*，25-Trihydroxy-20（*R*），24（*S*）-epoxycycloartane	$C_{44}H_{70}O_{17}$	L. A: R_1=*β-D*-glc-2'-*α-L*-ara R_2=R_3=H R_4=COCH$_2$OH R_5=OCOCH$_3$	ll	31
45	3-*O*-[*α-L*-arabinopyranosyl-（1→2）-*β-D*-xylopyranosyl]-25-*O-β-D*-glucopyranosyl-3*β*，6*α*，16*β*，25-Tetrahydroxy-20（*R*），24（*S*）-epoxycycloartane	$C_{46}H_{76}O_{18}$	L. A: R_1=*β-D*-glc-2'-*α-L*-ara R_2= R_4= R_5=H R_3=*β-D*-glc	ll	31
46	cyclosiversigenin	$C_{30}H_{50}O_5$	L. B: R_1=R_2= R_3=R_4= R_5=H	a，c，k，m，cc，ff	3，6，34，40
47	cyclosieversioside A	$C_{44}H_{70}O_{15}$	L. B: R_1=*β-D*-xyl（2'，3'-di-OAc） R_2=*β-D*-xyl R_3= R_4= R_5=H	c	37
48	cyclosieversioside B	$C_{45}H_{72}O_{16}$	L. B: R_1=*β-D*-xyl（2'，3'-di-OAc） R_2=*β-D*-glc R_3= R_4= R_5=H	c，z	3，37
49	cyclosieversioside C	$C_{42}H_{68}O_{14}$	L. B: R_1=*β-D*-xyl（2'-OAc） R_2=*β-D*-xyl R_3= R_4= R_5=H	c，o	37，38
50	cyclosieversioside D	$C_{43}H_{70}O_{15}$	L. B: R_1=*β-D*-xyl（2'-OAc） R_2=*β-D*-glc R_3= R_4= R_5=H	c，z	3，37，
51	cyclosieversioside E	$C_{43}H_{70}O_{15}$	L. B: R_1= R_2=*β-D*-xyl R_3= R_4= R_5=H	c，o，cc	37，39
52	cyclosieversioside F	$C_{41}H_{68}O_{14}$	L. B: R_1= *β-D*-xyl R_2=*β-D*-glc R_3= R_4= R_5=H	c，o，r，q，cc，ff	34，39，40，47
53	cyclosieversioside G	$C_{46}H_{76}O_{17}$	L. B: R_1=*β-D*-xyl-2'-*α-L*-rha R_2=*β-D*-xyl R_3= R_4= R_5=H	c，o	38

续表

编号	名称	分子式	结构	植物	文献
54	cyclosieversioside H	$C_{47}H_{78}O_{18}$	L. B: $R_1=\beta$-D-xyl-2'-α-L-rha $R_2=\beta$-D-glc $R_3=R_4=R_5=H$	c	37
55	askendoside B	$C_{48}H_{78}O_{18}$	L. B: $R_1=\beta$-D-xyl（3'-OAc）-2'-α-L-rha $R_2=\beta$-D-xyl $R_3=R_4=R_5=H$	m，n	48
56	askendoside D	$C_{45}H_{74}O_{17}$	L. B: $R_1=\beta$-D-xyl-2'-α-L-ara $R_2=\beta$-D-xyl $R_3=R_4=R_5=H$	m，n	49
57	astraverrucin Ⅰ	$C_{36}H_{60}O_{10}$	L. B: $R_1=\beta$-D-glc $R_2=R_3=R_4=R_5=H$	t	42，50
58	astraverrucin Ⅱ	$C_{38}H_{62}O_{11}$	L. B: $R_1=\beta$-D-glc（3'-OAc） $R_2=R_3=R_4=R_5=H$	t	50
59	astraverrucin Ⅳ	$C_{42}H_{70}O_{14}$	L. B: $R_1=\beta$-D-glc-4'-α-L-rha $R_2=R_3=R_4=R_5=H$	t	42
60	astraverrucin Ⅴ	$C_{44}H_{72}O_{15}$	L. B: $R_1=\alpha$-L-rha-4'-β-D-glc（3'-OAc） $R_2=R_3=R_4=R_5=H$	t	42
61	astraverrucin Ⅵ	$C_{44}H_{72}O_{15}$	L. B: $R_1=\alpha$-L-rha-4'-β-D-glc（6'-OAc） $R_2=R_3=R_4=R_5=H$	t	50
62	brachyoside C	$C_{36}H_{60}O_{10}$	L. B: $R_2=\beta$-D-glc $R_1=R_3=R_4=R_5=H$	s，u	36
63	cyclophaloside Ⅱ	$C_{43}H_{70}O_{15}$	L. B: $R_1=\beta$-D-xyl（4'-OAc） $R_2=\beta$-D-glc $R_3=R_4=R_5=H$	s	36
64	trojanoside H	$C_{46}H_{76}O_{18}$	L. B: $R_1=\beta$-D-xyl-2'-α-L-ara $R_2=\beta$-D-glc $R_3=R_4=R_5=H$	s	36
65	agroastragaloside Ⅰ	$C_{47}H_{76}O_{17}$	L. C: $R_1=\beta$-D-xyl（2'，3，'4'-Tri-OAc） $R_2=\beta$-D-glc $R_3=R_4=R_5=H$	a	6

续表

编号	名称	分子式	结构	植物	文献
66	agroastragaloside Ⅱ	$C_{43}H_{72}O_{15}$	L. C: $R_1=\beta\text{-}D\text{-xyl}$（2'-OAc） $R_2=\beta\text{-}D\text{-glc}$ $R_3=R_4=R_5=H$	a	6
67	askendoside C	$C_{40}H_{68}O_{13}$	L. C: $R_1=\beta\text{-}D\text{-xyl-}2'\text{-}\alpha\text{-}L\text{-ara}$ $R_2=R_3=R_4=R_5=H$	m	49
68	askendoside G	$C_{46}H_{78}O_{18}$	L. C: $R_1=\beta\text{-}D\text{-xyl-}2'\text{-}\alpha\text{-}L\text{-ara}$ $R_3=\beta\text{-}D\text{-glc}$ $R_2=R_4=R_5=H$	n	48
69	cycloasgenin C	$C_{30}H_{52}O_5$	L. C: $R_1=R_2=R_3=R_4=R_5=H$	m	3
70	cyclocanthoside A	$C_{35}H_{60}O_9$	L. C: $R_1=\beta\text{-}D\text{-xyl}$ $R_2=R_3=R_4=R_5=H$	ee	51
71	cyclocanthoside D	$C_{41}H_{70}O_{14}$	L. C: $R_1=\beta\text{-}D\text{-xyl}$ $R_3=\beta\text{-}D\text{-glc}$ $R_2=R_4=R_5=H$	ee	51
72	cyclocanthoside E	$C_{41}H_{70}O_{14}$	L. C: $R_1=\beta\text{-}D\text{-xyl}$ $R_2=\beta\text{-}D\text{-glc}$ $R_3=R_4=R_5=H$	h, j, u, v, ee, ff	27，33，51
73	cyclocanthoside G	$C_{47}H_{80}O_{19}$	L. C: $R_1=\beta\text{-}D\text{-xyl-}2'\text{-}\beta\text{-}D\text{-glc}$ $R_2=\beta\text{-}D\text{-glc}$ $R_3=R_4=R_5=H$	h, j	33
74	alexandroside I	$C_{36}H_{62}O_{10}$	L. C: $R_1=\beta\text{-}D\text{-glc}$ $R_2=R_3=R_4=R_5=H$	g	41
75	astramembranoside B	$C_{41}H_{70}O_{14}$	L. C: $R_1=\beta\text{-}D\text{-xyl-}2'\text{-}\beta\text{-}D\text{-glc}$ $R_2=R_3=R_4=R_5=H$	a	16
76	eremophiloside A	$C_{53}H_{90}O_{21}$	L. C: $R_1=\alpha\text{-}L\text{-rha}$ $R_2=\alpha\text{-}L\text{-rha}$ $R_4=\beta\text{-}D\text{-xyl}$ $R_5=\beta\text{-}D\text{-fuc}$ $R_3=H$	mm	32
77	eremophiloside B	$C_{47}H_{80}O_{17}$	L. C: $R_1=\alpha\text{-}L\text{-rha}$ $R_2=\alpha\text{-}L\text{-rha}$ $R_4=\beta\text{-}D\text{-xyl}$ $R_5=\beta\text{-}D\text{-fuc}$ $R_3=H$	mm	32

续表

编号	名称	分子式	结构	植物	文献
78	astragaloside VIII	$C_{46}H_{76}O_{16}$	L. D: R=β-D-glc-2'-β-D-xyl-2''-α-L-rha	a	6
79	soyasaponin I	$C_{47}H_{78}O_{18}$	L. D: R=β-D-glc-2'-α-L-ara-2''-α-L-rha	a，b，d	6，38
80	askendoside A	$C_{42}H_{68}O_{12}$	L. D: R=β-D-xyl（3'-OAc）-2'-α-L-ara	m	52
81	huangqiyenin B	$C_{36}H_{60}O_{10}$	L. E: R_1=β-D-glc R_2=O R_3=H	a	6
82	eremophiloside C	$C_{40}H_{68}O_{14}$	L. E: R_1=β-D-glc-2'-α-L-ara R_2=α-OH β-H R_3=OH	mm	32
83	eremophiloside D	$C_{40}H_{66}O_{14}$	L. E: R_1=β-D-glc-2'-α-L-ara R_2=O R_3=OH	mm	32
84	cycloasgenin B	$C_{30}H_{50}O_6$	L. F: R_1=OH	m	3
85	cycloasgenin A （cyclopyananthogenin）	$C_{30}H_{48}O_6$	L. G: R_1=OH R_2=H	m，q	3
86	sapogenin A	$C_{30}H_{50}O_5$	L. H	m	3
87	huangqiyenin A	$C_{36}H_{60}O_{10}$	L. I: R_1=β-D-glc	a	6
88	mongholicoside A	$C_{36}H_{62}O_{11}$	L. J: R_1=β-D-glc R_2=α-OH β-H	b	21
89	mongholicoside B	$C_{36}H_{60}O_{11}$	L. J: R_1=β-D-glc R_2=O	b	21
90	Huangqiyenin E	$C_{42}H_{66}O_{14}$	L. K: R_1= OAc R_2=β-D-glc R_3=α-OH β-H	a	17
91	Huangqiyenin F	$C_{40}H_{64}O_{12}$	L. K: R_1= H R_2=β-D-glc R_3=α-OH β-H	a	17
92	Huangqiyenin J	$C_{40}H_{62}O_{12}$	L. K: R_1= H R_2=β-D-glc R_3=O	a	18
93	Huangqiyenin G	$C_{40}H_{62}O_{13}$	L. L: R_1=α-OH β-H R_2=β-D-glc	a	18

续表

编号	名称	分子式	结构	植物	文献
94	Huangqiyenin H	$C_{40}H_{60}O_{13}$	L. L: R_1= O R_2=β-D-glc	a	18
95	Huangqiyenin I	$C_{40}H_{64}O_{13}$	L. M: R=β-D-glc	a	18

黄芪属植物：a. 膜荚黄芪 *A. membranaceus*（Fisch）Bge.；b. 蒙古黄芪 *A. membranaceus* Bge. var. *mongholicus*（Bge.）Hsiao.；c. 棉毛黄芪 *A. Lanuginosus* Kar.& Kir.；d. 梭果黄耆 *A. ernestii* H. F. Comb.；e. 多花黄芪 *A. flossridus* Benth.；f. 金翼黄芪 *A. chrysopterus* Bunge.；g. 亚历山大黄芪 *A. alexandrinus* Boiss.；h. 土耳其黄芪 *A. melanophrurius*；i. 阿尔泰黄芪 *A. Altaicus*；j. 黄芪 *A. Tragacantha* Habl.；k. 三棱角黄芪 *A. Trigonus* DC.；l. 多刺黄芪 *A. Polyacanthus* Royle ex Benth.；m. 塔什干黄芪 *A. Tasohkerdicus* Bge.；n. *A. Stipulosus*；o. *A. Globiceps*；p. *A. Shikokianus*；q. *A. pycnanthus* Boriss.；r. *A. kuhitangi*（Nevski）Sirj.；s. *A. Trojanus*；t. *A. Verrucosus*；u. *A. Brachypterus*；v. *A. Microcephalus*；w. *A. Sieberi*；x. *A. Siculus*；y. *A. basineri* Trautv.；z. *A. galegiformis* L.；aa. *A. dasyanthus* I.；bb. *A. angustifolius* Lam. I.；cc. *P. Pterocephalus*；dd. *A. Pamiresis*；ee. *A. cephalotes* var. *Brevicalyx*；ff. 深裂黄芪 *A. Dissectus*；gg. *A. Kulabensis*；hh. *A. amarus*；ii. *A. Prusianus*；jj. *A. Peregrinus*；kk. *A. Kahiricus*；ll. *A. campylosema* Boiss. ssp. *Campylosema*；mm. *A. Eremophilus*；nn. *A. Amblolepis*；oo. *A. Icmadophilus*；pp. *A. wiedemannianus* Fischer；qq. *A. Aureus*；rr. *A. hareftae*（NAB.）SIRJ.；ss. *A. stereocalyx* Bornm.；tt. *A. schottianus*；uu. *A. Tauricolus*；vv. *A. plumosus* var. *krugianusss*

郑尚珍等[53]从沙打旺 *Astragalus adsurgens* Pall 中分离得到 2 个新的四环三萜类化合物（20*R*，24*S*)-3，16-二羰基-6α，25-二羟基-20，24-环氧-9，19-环羊毛甾酮（化合物 **18**）和（20*R*，24*S*)-3，16-二羰基-6α，25-二羟基-20，24-环氧-9，19-环-23-氮-羊毛甾酮（化合物 **19**）（图 6-4）。

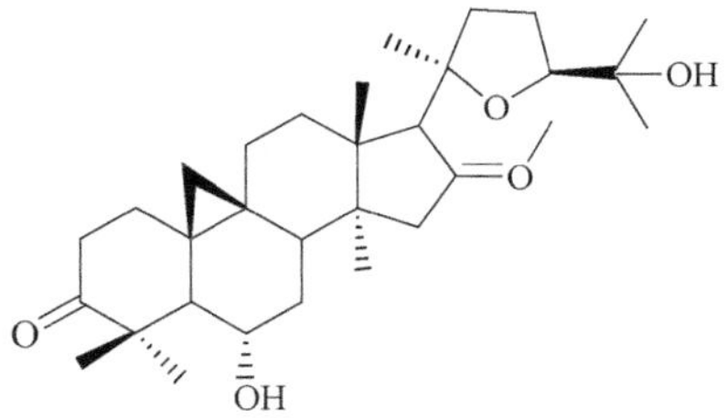

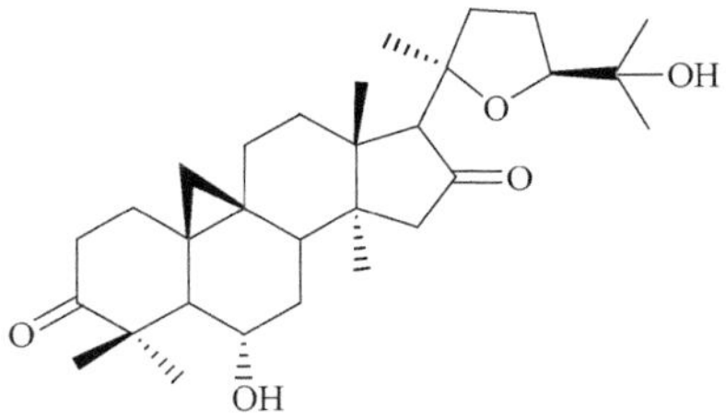

图 6-4　化合物 **18**，**19** 的结构

Agzamova 等[54~57]从 *A. orbiculatus* 的地上部分分离得到特殊结构的三萜皂苷类化合物 cycloorbicoside A、cycloorbicoside B、cycloorbigenin B、dihydrocycloorbigenin A 以及 cycloorbigenin A（化合物 **20～24**）（图 6-5）。

近年来，国外许多学者对黄芪属植物进行了研究，发现许多新的三萜皂苷类化合物。Polat 等[58]从 *Astragalus amblolepis* 植物中发现 5 个新的三萜皂苷类化合物：3-*O*-β-*D*-xylopyranosyl-25-*O*-β-*D*-glucopyranosyl-3β，6α，16β，24（S），25-pentahydroxycycloartane（化合物 **25**)、3-*O*-[β-*D*-glucuronopyranosyl-（1→2）-β-*D*-xylopyranosyl]-25-*O*-β-*D*-glucop-yranosyl-3β，6α，16β，24（S），25-pentahydroxy-cycloartane（化合物 **26**)、3-*O*-β-*D*-xylopy-ranosyl-24，25-di-*O*-β-*D*-glucopyranosyl-3β，6α，16β，24（S），25-pentahydroxy-cycloar-tane（化合物 **27**)、6-*O*-α-*L*-rhamnopyranosyl-16，24-di-*O*-β-*D*-glucopyranosyl-3β，6α，16β，24（S），25-pentahydroxy-cycloartane（化合物 **28**）和 6-*O*-α-*L*-rhamnopyranosyl-16，

25-di-*O*-*β*-*D*-glucopyranosyl-3*β*，6*α*，16*β*，24（*S*），25-pentahydroxy-cycloartane（化合物 **29**）（图 6-6）。

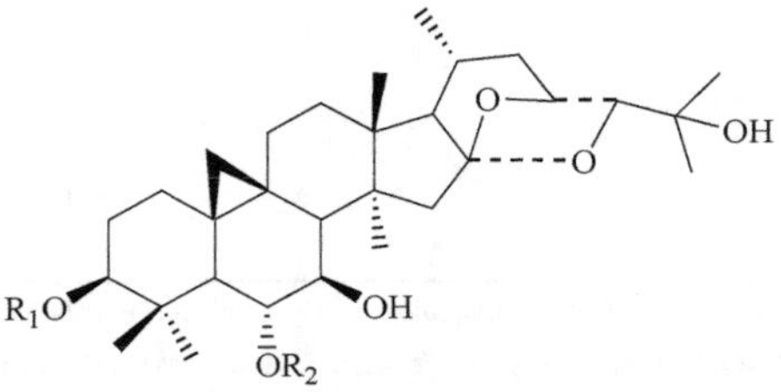

化合物20　R₁=*β*-*D*-xyl, R₂=H
化合物21　R₁=*β*-*D*-xyl, R₂=OH
化合物22　R₁=H, R₂=OH

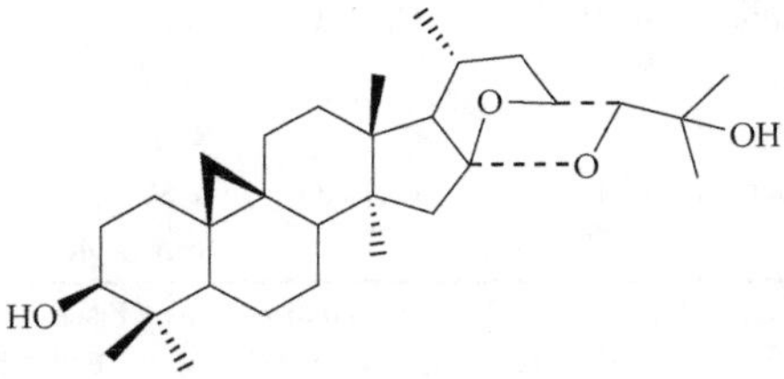

化合物23

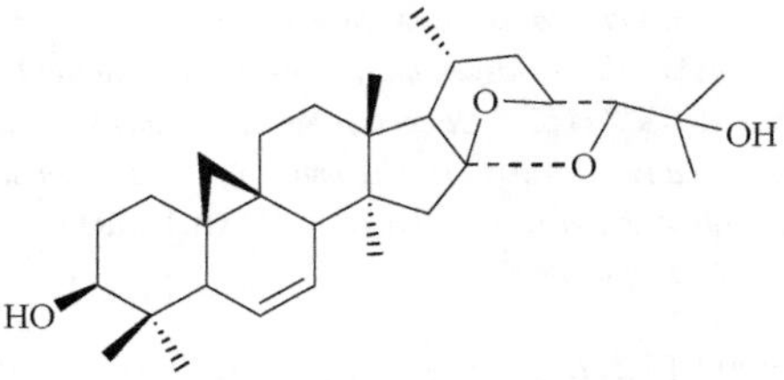

化合物24

图 6-5　化合物 **20～24** 的结构

Horo 等[59]从 *Astragalus icmadophilus* 植物根部得到 6 个新的三萜皂苷类化合物：3-*O*-[*α*-*L*-arabinopyranosyl-（1→2）-*O*-3-acetoxy-*α*-*L*-arabinopyranosyl]-6-*O*-*β*-*D*-glucopyrano syl-3*β*，6*α*，16*β*，24（*S*），25-pentahydroxycycloartane（化合物 **30**）、3-*O*-[*α*-*L*-rhamnopy ranosyl-（1→2）-*O*-*α*-*L*-arabinopyranosyl-（1→2）-*O*-*β*-*D*-xylopyranosyl]-6-*O*-*β*-*D*-glucopy ranosyl-3*β*，6*α*，16*β*，24（*S*），25-pentahydroxy cycloartane（化合物 **31**）、3-*O*-[*α*-*L*-arabino pyranosyl-（1→2）-*O*-3，4-diacetoxy-*α*-*L*-arabinopyranosyl]-6-*O*-*β*-*D*-glucopyranosyl-3*β*，6 *α*，16*β*，24（*S*），25-pentahydroxycycloartane（化合物 **32**）、3-*O*-[*α*-*L*-arabinop yranosyl-

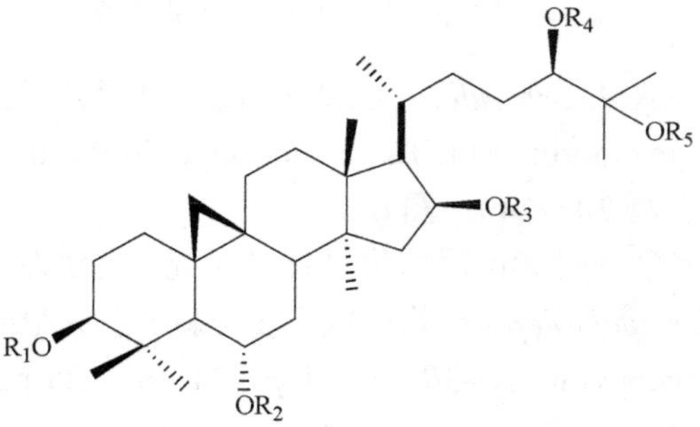

化合物25　R₁=*β*-*D*-xyl,R₂=H,R₃=H,R₄=H,R₅=*β*-*D*-glc
化合物26　R₁=*β*-*D*-xyl,R₂=H,R₃=β-D-glc,R₄=H,R₅=H
化合物28　R₁=*β*-*D*-xyl,R₂=H,R₃=H,R₄=H,R₅=*β*-*D*-glc
化合物29　R₁=H,R₂=*α*-*L*-rha,R₃=R₄=*β*-*D*-glc,R₅=H

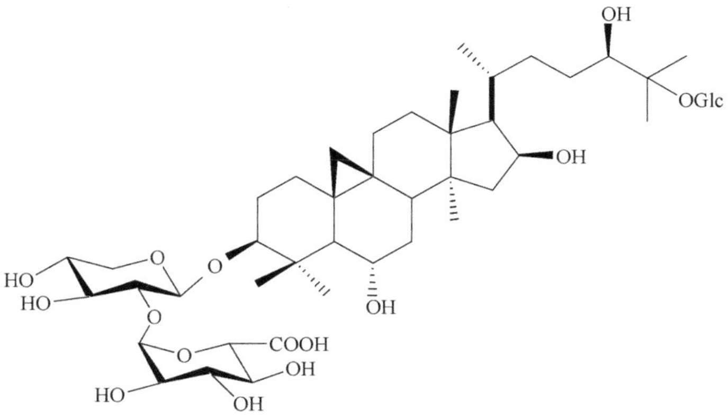

化合物27

图 6-6　化合物 **25~29** 的结构

（1→2）-*O*-3-acetoxy-*α*-*L*-arabinopyranosyl]-6-*O*-*β*-*D*-glucopyranosyl-3*β*，6*α*，16*β*，25-tetrah ydroxy-20（*R*），24（*S*）-epoxycycloartane（化合物 **33**）、3-*O*-[*α*-*L*-arabinopyranosyl-（1→ 2）-*O*-*β*-*D*-xylopyranosyl]-6-*O*-*β*-*D*-glucopyranosyl-3*β*，6*α*，16*β*，24*α*-tetrahydroxy-20（*R*），25-epoxycycloartane（化合物 **34**）、3-*O*-[*α*-*L*-rhamnop-yranosyl-（1→2）-*O*-*α*-*L*-arabinopyr anosyl-（1→2）-*O*-*β*-*D*-xylopyranosyl]-6-*O*-*β*-*D*-glucopyranosyl-3*β*，6*α*，16*β*，24*α*-tetrahy droxy-20（*R*），25-epoxycycloartane（化合物 **35**）（图 6-7）。

　　Polat 等[60]从 *Astragalus wiedemannianus* Fischer 植物根部分离得到 3 个新的环阿尔 廷三萜皂苷类的新化合物：3-*O*-[*α*-*L*-rhamnopyranosyl-（1→2）-*β*-*D*-glucopyranosyl]-25-*O* -*β*-*D*-glucopyranosyl-20（*R*），24（*S*）-epoxy-3*β*，6*α*，16*β*，25-tetrahydroxycycloartane（化 合物 **36**）、3-*O*-[*α*-*L*-rhamnopyranosyl-（1→2）-*β*-*D*-xylopyranosyl]-6-*O*-*β*-*D*-glucopyranosy l-24-*O*-*α*-（4'-*O*-acetoxy）-*L*-arabinopyranosyl- 16-*O*-acetoxy-3*β*，6*α*，16*β*，24（*S*），25-p entahydroxycycloartane（化合物 **37**）、3-*O*-[*α*-*L*-rhamnopyra-nosyl-（1→2）-*β*-*D*-xylopyran osyl]-6-*O*-*β*-*D*-glucopyranosyl-24-*O*-*α*-*L*-arabinopyranosyl-16-*O*-aceto-xy-3*β*，6*α*，16*β*，24 （*S*），25-pentahydroxycycloartane（化合物 **38**）（图 6-8）。

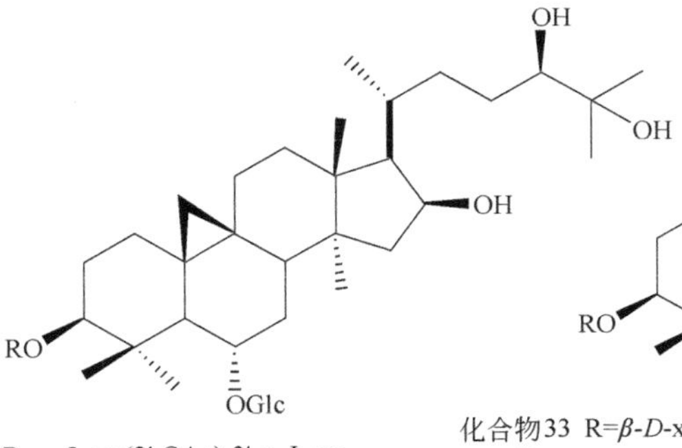

化合物30　R=*α*-*L*-ara(2'-OAc)-3'-*α*-*L*-ara
化合物31　R₁=*β*-*D*-xyl-2'-*α*-*L*-ara-2'-*α*-*L*-rha
化合物32　R₁=*α*-*L*-ara(3',4'-OAc)-2'-*α*-*L*-ara

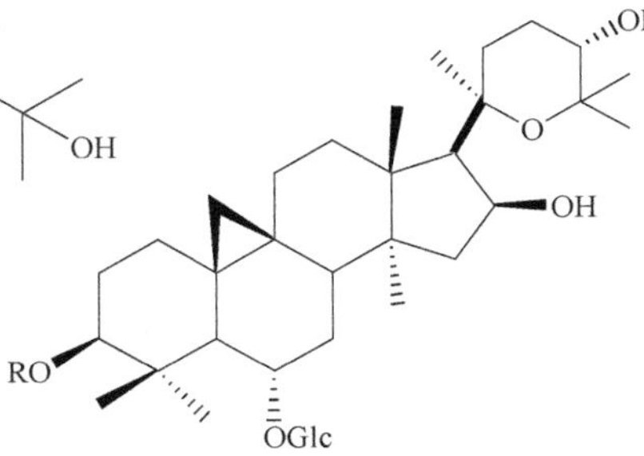

化合物33　R=*β*-*D*-xyl-2'-*α*-*L*-ara
化合物34　R₁=*β*-*D*-xyl-2'-*α*-*L*-ara-2'-*α*-*L*-rha

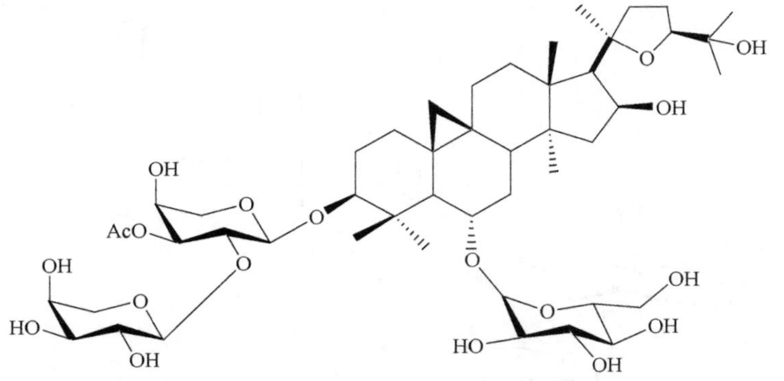

化合物35

图 6-7　化合物 **30~35** 的结构

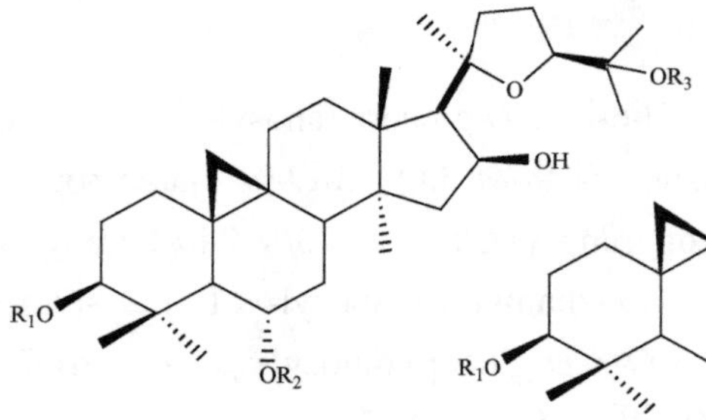

化合物36　R₁=*β-D*-glc-2′-*α-L*-rha
　　　　　R₂=H, R₃=*β-D*-glc

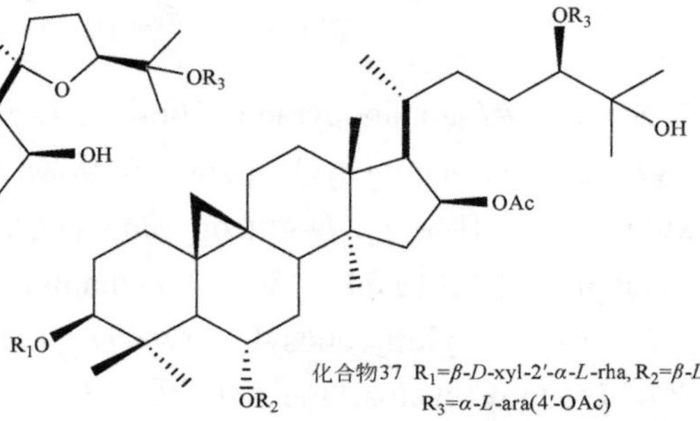

化合物37　R₁=*β-D*-xyl-2′-*α-L*-rha, R₂=*β-D*-glc
　　　　　R₃=*α-L*-ara(4′-OAc)

化合物38　R₁=*β-D*-xyl-2′-*α-L*-rha, R₂=*β-D*-glc
　　　　　R₃=*α-L*-ara

图 6-8　化合物 **36~38** 的结构

Gülcemal 等[61]从黄芪属植物 *Astragalus aureus* 中分离得到 8 个新的环阿尔廷型三萜皂苷类化合物：3-*O*-[*α-L*-rhamnopyranosyl-（1→2）-*α-L*-arabinopyranosyl-（1→2）-*β*-dxylopyranosyl]-6-*O-β-D*-xylopyranosyl-3*β*，6*α*，16*β*，24（*S*），25-pentahydroxycycloartane（化合物 **39**）、3，6-di-*O-β-D*-xylopyranosyl-3*β*，6*α*，16*β*，24（*S*），25-pentahydroxycycloartane（化合物 **40**）、3，6-di-*O-β-D*-xylopyranosyl-25-*O-β-D*-glucopyranosyl-3*β*，6*α*，16*β*，24（*S*），25-pentahydroxycy-cloartane（化合物 **41**）、3-*O-β-D*-xylopyranosyl-6，25-di-*O-β-D*-glucopyranosyl-3*β*，6*α*，16*β*，24（*S*），25-pentahydroxycycloartane（化合物 **42**）、6-*O-β-D*-glucopyranosyl-3*β*，6*α*，16*β*，24（*S*），25-pentahydroxycycloartane（化合物 **43**）、3-*O*-[*α-L*-arabinopyranosyl-（1→2）-*β-D*-xylopyranosyl]-3*β*，6*α*，16*β*，24*α*-tetrahydroxy-20®，25-epoxycycloartane（化合物 **44**）、6-*O-β-D*-glucopyranosyl-3*β*，6*α*，16*β*，24*α*-tetrahydroxy-20®，25-epoxycycloartane（化合物 **45**）、6-*O-β-D*-xylopyranosyl-3*β*，6*α*，16*β*，24*α*-tetrahydroxy-20®，25-epoxycycloartane（化合物 **46**）（图 6-9）。

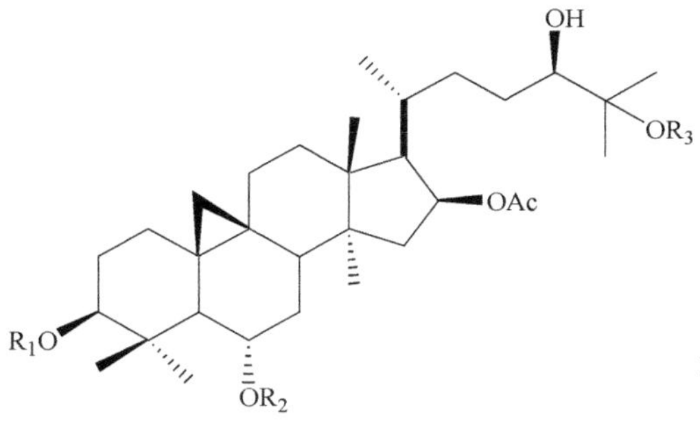

化合物 39 R₁=β-D-xyl-2'-α-L-rha-2'-α-L-ara

R₂=β-D-xyl, R₃=H

化合物 40 R₁=β-D-xyl, R₂=β-D-xyl, R₃=H

化合物 41 R₁=β-D-xyl, R₂=β-D-xyl, R₃=H

化合物 42 R₁=β-D-xyl, R₂=β-D-glc, R₃=β-D-glc

化合物 43 R₁=H, R₂=β-D-glc, R₃=H

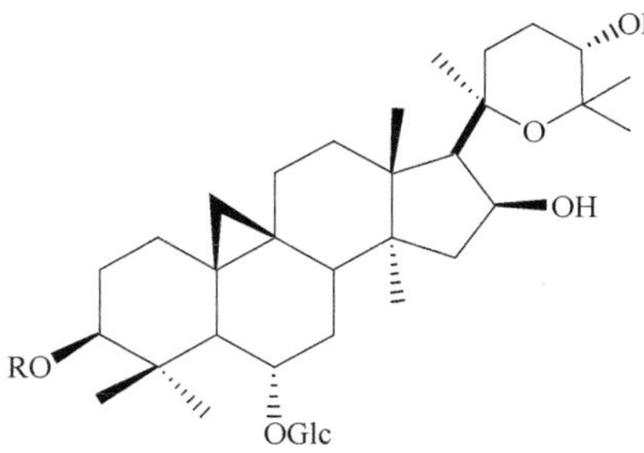

化合物 44 R₁=β-D-xyl-2'-α-L-ara, R₂=H
化合物 45 R₁=H, R₂=β-D-glc
化合物 46 R₁=H, R₂=β-D-xyl

图 6-9 化合物 **39～46** 的结构

Horo 等[62]从黄芪属植物 *Astragalus hareftae*（NAB.）SIRJ.分离得到 4 个环阿尔廷和 1 个齐墩果烷型三萜皂苷类化合物 hareftosides A～E（化合物 **47～51**）（图 6-10）。

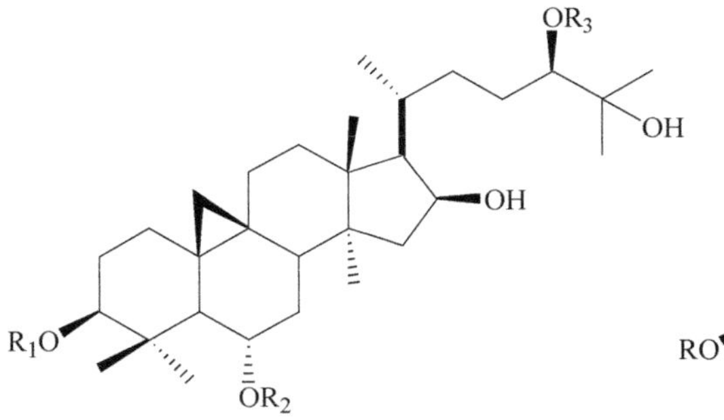

化合物 47 R₁=R₂=β-D-xyl, R₃=H
化合物 48 R₁=R₂=R₃=β-D-xyl

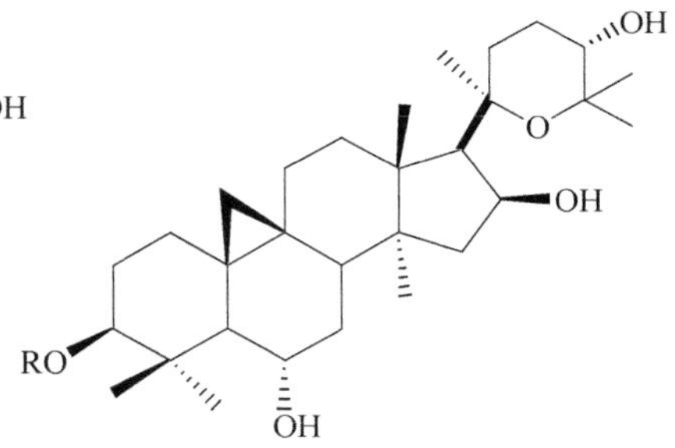

化合物 49 R=β-D-xyl

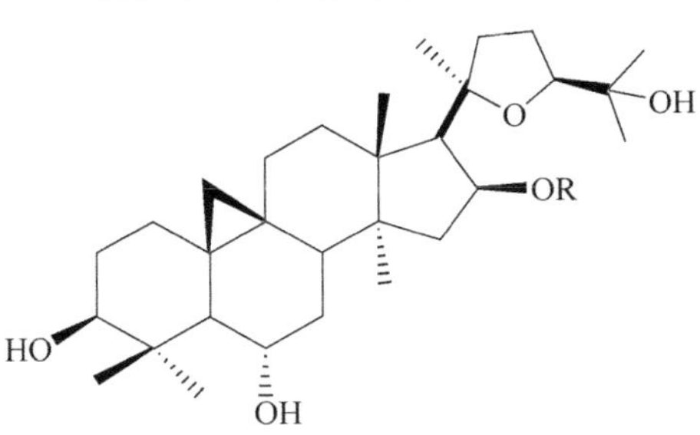

化合物 50 R=β-D-glc

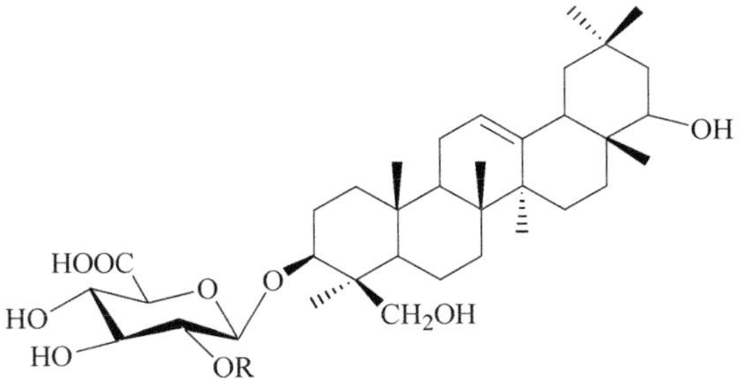

化合物 51 R=β-D-glc-2'-β-D-xyl

图 6-10 化合物 **47～51** 的结构

Yalçın 等[63]从黄芪属植物 *Astragalus stereocalyx* Bornm.分离得到 6 个环阿尔廷型三萜皂苷类化合物：3-O-[α-L-arabinopyranosyl-（1→2）-β-D-xylopyranosyl]-16-O-β-D-gluco pyranosyl-3*β*，6*α*，16*β*，20（*S*），24®，25-hexahydroxycycloartane（化合物 **52**）、3-*O*-[*α*-*L*-arabinopyranosyl-（1→2）-*β*-*D*-xylopyranosyl]-3*β*，6*α*，16*β*，20（*S*），24®，25-hexahydroxycycloartane（化合物 **53**）、3-*O*-[*α*-*L*-arabinopyranosyl-（1→2）-*β*-*D*-glucopyranosyl]-3*β*，6*α*，16*β*，20（*S*），24®，25-hexahydro-xycycloartane（化合物 **54**）、3-*O*-[*α*-*L*-arabinopyranosyl-（1→2）-*β*-*D*-glu-copyranosyl]-24-*O*-*β*-*D*-glucopyranosyl-3*β*，6*α*，16*β*，24®，25-pentahydroxycyclo artane（化合物 **55**）、3-*O*-[*α*-*L*-arabinopyranosyl-（1→2）-*β*-*D*-glucopyranosyl]-16-*O*-*β*-*D*-glucopyranosyl- 3*β*，6*α*，16*β*，24 ®，25-pentahydroxycycloartane（化合物 **56**）、3-*O*-{*α*-*L*-rhamnopyranosyl-（1→4）-[*α*-*L*-arabinopyr-anosyl-（1→2）]-*β*-*D*-glucopyranosyl}-3*β*，6*α*，16*β*，24®，25-pentahy-droxycycloartane（化合物 **57**）（图 6-11）。

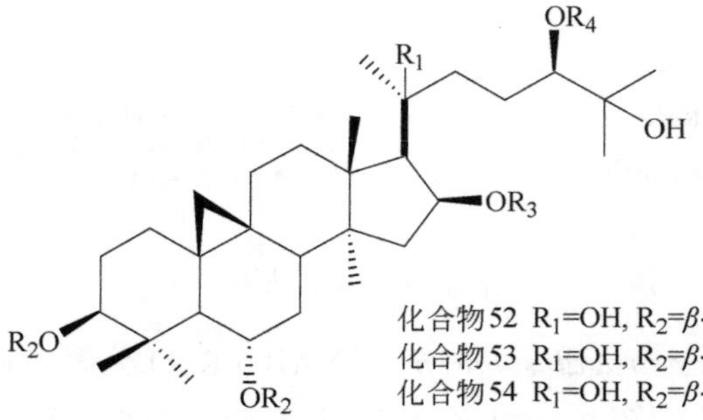

化合物52 R_1=OH, R_2=*β*-*D*-xyl-2′-*α*-*L*-ara, R_3=*β*-*D*-glc, R_4=H
化合物53 R_1=OH, R_2=*β*-*D*-xyl-2′-*α*-*L*-ara, R_3=R_4=H
化合物54 R_1=OH, R_2=*β*-*D*-glc-2′-*α*-*L*-ara, R_3=R_4=H
化合物55 R_1=R_3=H, R_2=*β*-*D*-glc-2′-*α*-*L*-ara, R_4=*β*-*D*-glc
化合物56 R_1=R_4=H, R_2=*β*-*D*-glc-2′-*α*-*L*-ara, R_3=*β*-*D*-glc
化合物57 R_1=R_3=R_4=H, R_2=*β*-*D*-glc-2′-*α*-*L*-ara-4′-*α*-*L*-rha

图 6-11　化合物 **52**～**57** 的结构

Karabey 等[64]从黄芪属植物 *Astragalus schottianus* 的根中分离得到 3 个新的环阿尔廷型三萜皂苷类化合物：20（*R*），25-epoxy-3-*O*-*β*-*D*-xylopyranosyl-24-*O*-*β*-*D*-glucopyranosyl-3*β*，6*α*，16*β*，24*α*-tetrahydroxycycloartane（化合物 **58**）、20（*R*），25-epoxy-3-*O*-[*β*-*D*-glucopyranosyl（1→2）]-*β*-*D*-xylopyranosyl-24-*O*-*β*-*D*-glucopyranosyl-3*β*，6*α*，16*β*，24*α*-tetrahydroxycycloartane（化合物 **59**）、3-*O*-*β*-*D*-xylopyranosyl-3*β*，6*α*，16*β*，20（*S*），24（*S*），25-hexahydroxycycloartane（化合物 **60**）（图 6-12）。

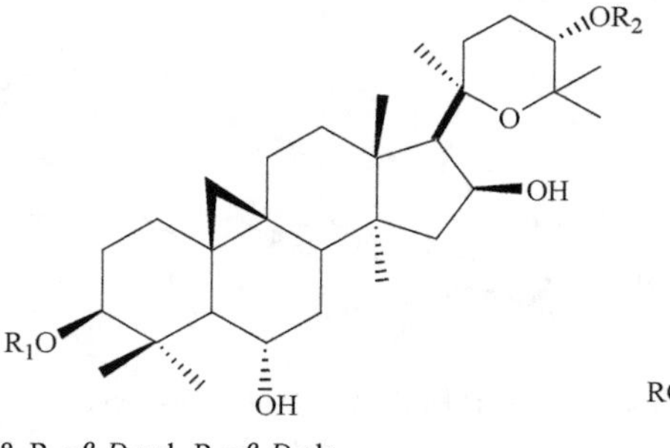

化合物58 R_1=*β*-*D*-xyl, R_2=*β*-*D*-glc

化合物59 R_1=*β*-*D*-xyl-2′-*β*-*D*-glc, R_2=*β*-*D*-glc

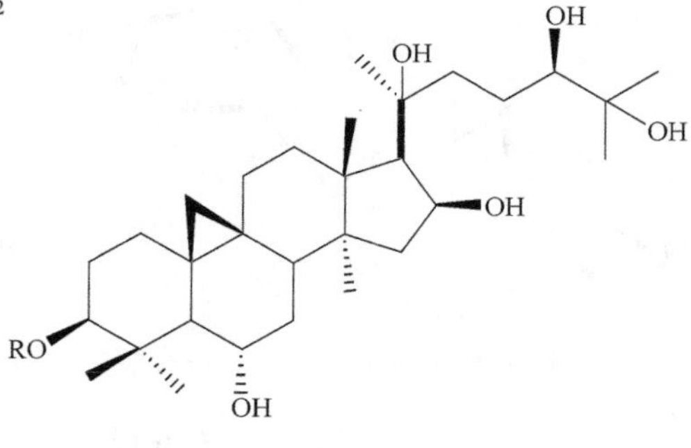

化合物60 R=*β*-*D*-xyl

图 6-12　化合物 **58**～**60** 的结构

Gülcemal 等[65]通过 HPLC–ESIMS[n]技术跟踪从黄芪属植物 *Astragalus tauricolus* 中分离得到的 10 个齐墩果烷型三萜皂苷类化合物：3-*O*-[α-*L*-rhamnopyranosyl-（1→2）-β-*D*-xylopyranosyl-（1→2）-β-*D*-glucuronopyranosyl]-29-*O*-β-*D*-glucopyranosyl-3β，22β，24-Trihydroxyolean-12-en-29-oic acid（化合物 **61**）、3-*O*-[α-*L*-rhamnopyranosyl-（1→2）-β-*D*-glucopyranosyl-（1→2）-β-*D*-glucuronopyranosyl]-29-*O*-β-*D*-glucopyranosyl-3β，22β，24，29-tetrahydroxyolean-12-ene（化合物 **62**）、3-*O*-[α-*L*-rham-nopyranosyl-（1→2）-β-*D*-xylopyranosyl-（1→2）-β-*D*-glucuronopyranosyl]-21-*O*-α-*L*-rhamno-pyranosyl-3β，21β，22α，24-tetrahydroxyolean-12-ene（化合物 **63**）、3-*O*-[α-*L*-rhamnopyra-nosyl-（1→2）-β-*D*-glucopyranosyl-（1→2）-β-*D*-glucuronopyranosyl]-21-*O*-α-*L*-rhamnopyran-osyl-3β，21β，22α，24-tetrahydroxyolean-12-ene（化合物 **64**）、3-*O*-[α-*L*-rhamnopyranosyl-（1→2）-β-*D*-glucopyranosyl-（1→2）-β-*D*-glucuronopyranosyl]-29-*O*-β-*D*-glucopyranosyl-3β，22β，24，-Trihydroxyolean-12-en-29-oic acid（化合物 **65**）、3-*O*-[α-*L*-rhamnopyranosyl-（1→2）-β-*D*-xylopyranosyl-（1→2）-β-*D*-glucuronopyranosyl]-22-*O*-α-*L*-rhamnopyranosyl-3β，22β，24-Trihydroxyolean-12-ene（化合物 **66**）、3-*O*-[α-*L*-rhamnopyranosyl-（1→2）-β-*D*-glucopyranosyl-（1→2）-β-*D*-glucuronopyranosyl]-3β，24-dihydroxyolean-12-ene-22-on-29-oic acid（化合物 **67**）、3-*O*-[α-*L*-rhamnopyranosyl-（1→2）-β-*D*-glucopyranosyl-（1→2）-β-*D*-glucuronopyranosyl]-3β，21β，22α，24，29-pentahydroxyolean-12-ene（化合物 **68**）、3-*O*-[β-*D*-glucopyranosyl-（1→2）-β-*D*-glu-curonopyranosyl]-29-*O*-β-*D*-glucopyranosyl-3β，22β，24，-Trihydroxyolean-12-en-29-oic acid（化合物 **69**）、3-*O*-[β-*D*-xylopyranosyl-（1→2）-β-*D*-glucuronopyranosyl]-29-*O*-β-*D*-glucopy-ranosyl-3β，22β，24，-Trihydroxyolean-12-en-29-oic acid（化合物 **70**）（图 6-13）。

化合物61 R=β-*D*-xyl-2'-α-*L*-rha

化合物62 R=β-*D*-glc-2'-α-*L*-rha

化合物63 R₁=β-*D*-xyl-2'-α-*L*-rha, R₂=α-*L*-rha

化合物64 R₁=β-*D*-glc-2'-α-*L*-rha, R₂=α-*L*-rha

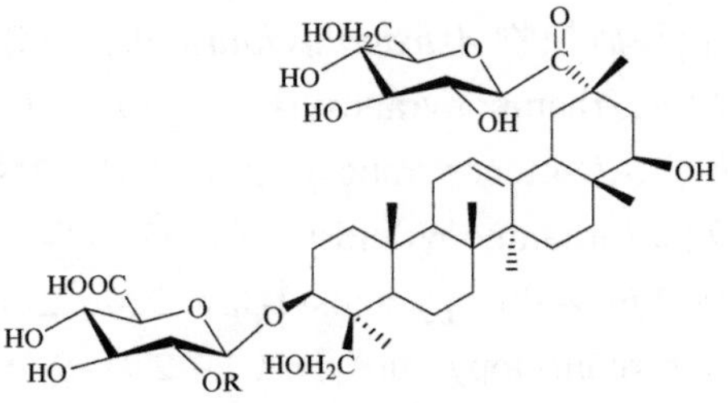

化合物65 R=β-D-glc-2'-α-L-rha

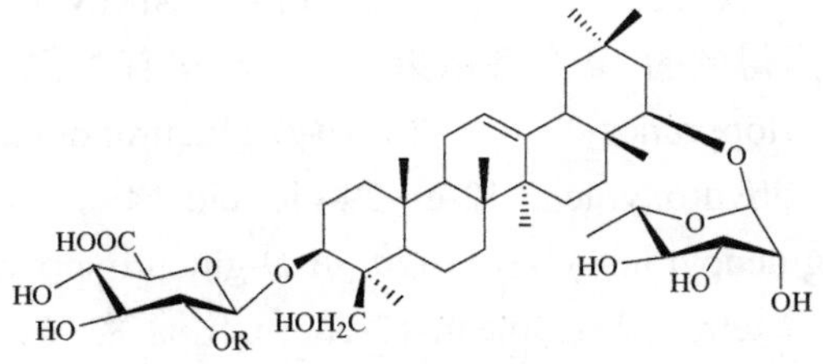

化合物66 R=β-D-xyl-2'-α-L-rha

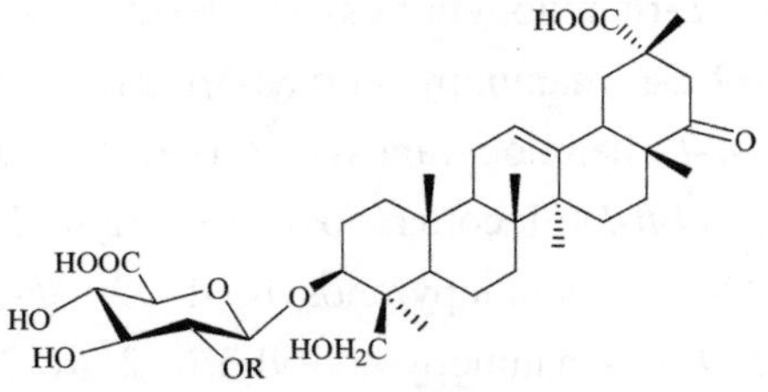

化合物67 R=β-D-glc-2'-α-L-rha

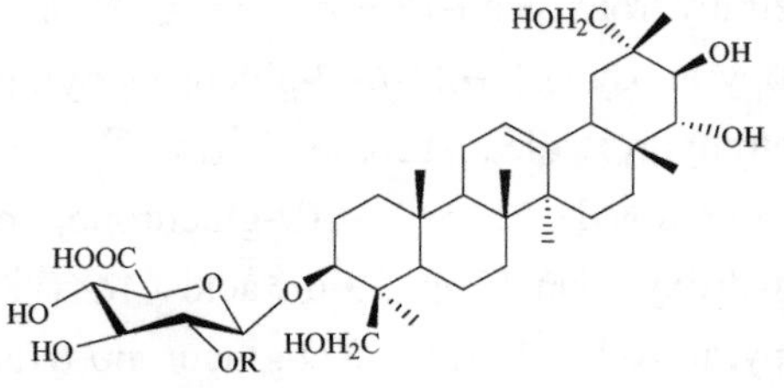

化合物68 R=β-D-glc-2'-α-L-rha

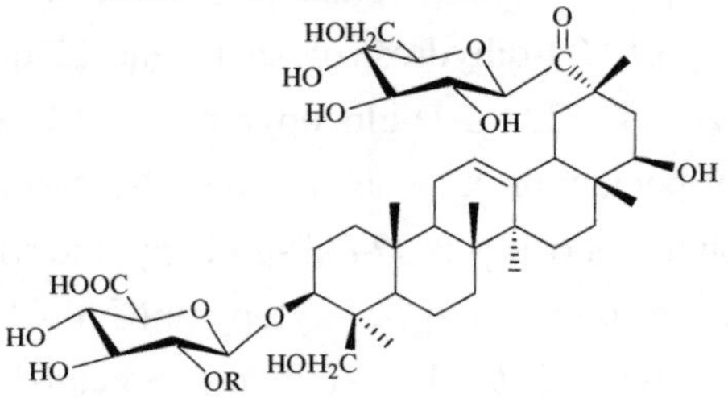

化合物69 R=β-D-glc

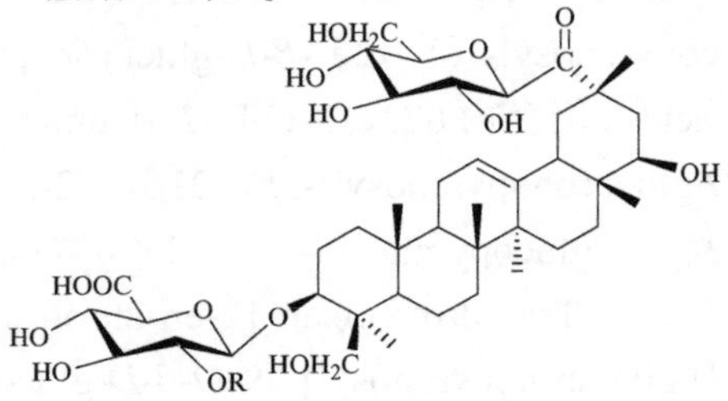

化合物70 R=β-D-xyl

图 6-13　化合物 **61~70** 的结构

Denizli 等[66]从黄芪属植物 *Astragalus plumosus* var. *krugianus* 中分离得到 1 个新的环阿尔廷型三萜皂苷类化合物 krugianoside A（化合物 **71**）（图 6-14）。

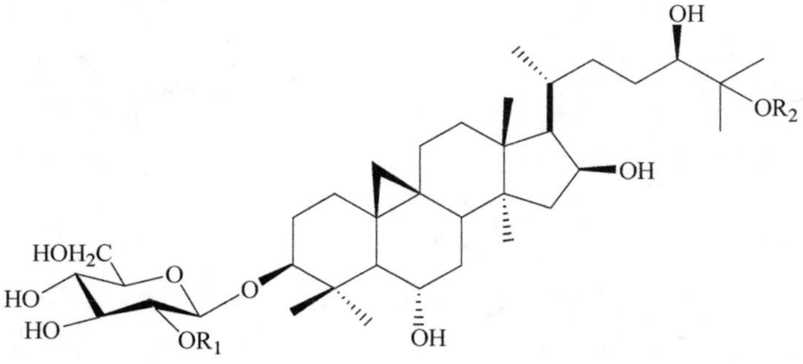

化合物71 R$_1$=α-L-ara-α-L-rha, R$_2$=β-D-xyl

图 6-14　化合物 **71** 的结构

第二节 黄酮类成分

对黄芪属植物化学成分研究发现，除三萜皂苷类化合物之外，黄酮类化合物也是该属植物常见的一类化合物。国内外学者从黄芪属及其近缘植物中分离得到大量的黄酮类化合物。1969 年，日本学者仓林正明等[67]首次报道从膜荚黄芪中分离得到 2′，4′-二羟基-5，6-二甲基二氢异黄酮。Ma 等[68]报道从膜荚黄芪的茎叶中首次分离得到鼠李柠檬素-3-O-β-D-葡萄糖苷和槲皮素-3-O-β-D-葡萄糖苷两个黄酮类化合物。宋纯清等[69]报道从产自上海崇明膜荚黄芪的根中得到 6 个异黄酮类化合物，分别为：8，3′-二羟基-7，4′-二甲氧基异黄酮、奥刀拉亭-7-O-β-D-葡萄吡喃糖苷、芒柄花素、7，3′-二羟基-8，4′-二甲氧基异黄酮、毛蕊异黄酮和毛蕊异黄酮-7-O-β-D-葡萄吡喃糖苷。曹正中等[70]报道从山东引种到江苏的膜荚黄芪中得到 1 种异黄酮的单糖苷：3′-甲氧基-5′-羟基异黄酮-7-O-β-D-葡萄吡喃糖苷。

苏联学者[71]报道从蒙古黄芪中得到多种黄酮苷元成分，包括山柰酚（kaempferol）、槲皮素（quercetin）、鼠李柠檬素（rhamnocitrin）、异鼠李素（isorhamnetin）等。曳野宏等[72]报道从蒙古黄芪中得到（3R）-2′，3′-二羟基-7，4-二甲氧基异黄酮和（6aR，11aR）-10-羟基-3，9-二甲氧基紫檀烷。Lu 等[73]从蒙古黄芪中得到 6 个黄酮类化合物，分别为：芒柄花素、毛蕊异黄酮及其葡萄糖苷、9，10-二甲氧基紫檀烷-3-O-β-D-葡萄糖苷、3′-羟基-4′-甲氧基异黄酮-7-O-β-D-葡萄糖苷、2′-羟基-3′，4′-二甲氧基异黄烷-7-O-β-D-葡萄糖苷。贺正全等[74]报道从蒙古黄芪乙醇提取物中得到黄芪异黄烷苷。Lu 等[75]报道从蒙古黄芪地上部分得到山柰素-4′-甲醚-3-葡萄糖苷、异鼠李素-3-O-β-D-葡萄糖苷和异槲皮苷 3 个黄酮类化合物。Anas 等[76]报道从蒙古黄芪根中得到 3 个新的异黄烷和 1 个新的紫檀烷，分别命名为：7-O-methylisomucronulatol、isomucronulatol-7，2′-di-O-glucoside、5′-hydroxyisomucronulatol-2′，5′-di-O-glucoside 和 3，9-di-O-methylnissolin。马晓丰等[77]报道从蒙古黄芪中得到 9 个黄酮类化合物，其中红车轴草异黄酮-7-O-β-D-葡萄糖苷为首次从黄芪属植物中得到，（3R）-8，2′-二羟基-7，4′-二甲氧基异黄烷为首次从蒙古黄芪中得到。李瑞芬等[78]报道从蒙古黄芪干燥根中得到 5 个黄酮类化合物，其中 5，7，4′-三羟基异黄酮和 4，2′，4′-三羟基查尔酮（化合物 72）为首次从黄芪属植物中得到（图6-15）。

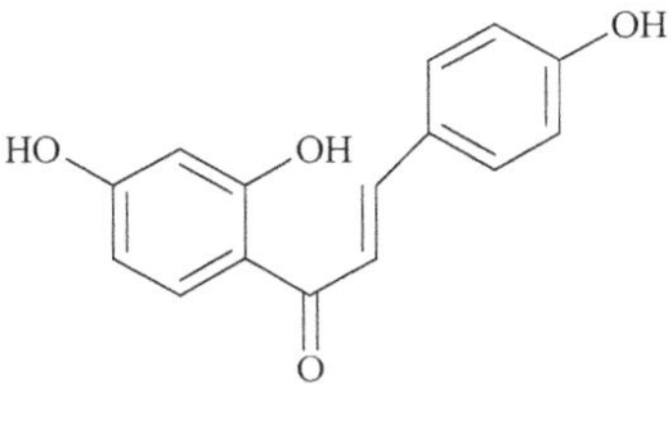

化合物72 4,2′,4′-三羟基查尔酮 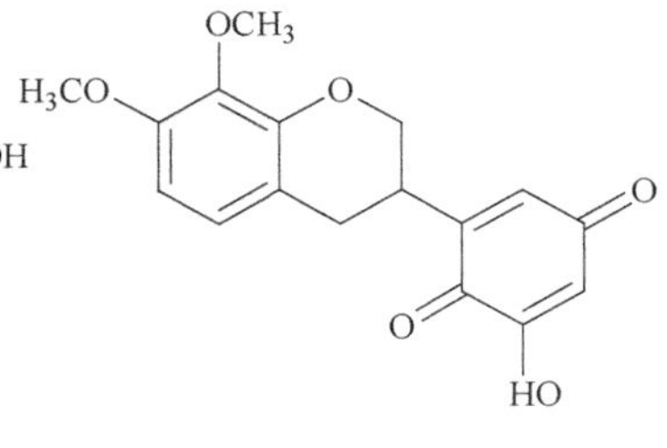   化合物73 (3R)-黄芪醌 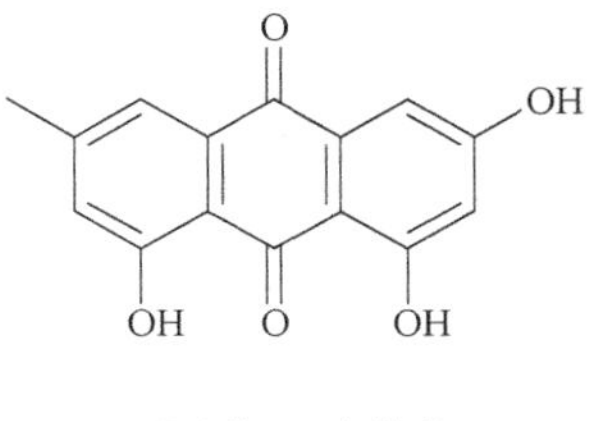   化合物74 大黄素

图 6-15 化合物 **72，73，74** 的结构

郑善松等[79]报道从蒙古黄芪中得到（6aR，11aR)-3-羟基-9，10-二甲氧基紫檀烷、（6aR，11aR)-9，10-二甲氧基紫檀烷-3-O-β-D-葡萄糖苷和（3R)-8，2'-二羟基-7，4'-二甲氧基异黄烷 3 个黄酮类化合物。张亚洲等[80]报道从蒙古黄芪中得到 14 个异黄酮类化合物，其中 6″-O-乙酰基-（3R)-7，2'-二羟基-3'，4'-二甲氧基异黄烷-7-O-β-D-葡萄糖苷为一新化合物，而 6″-O-乙酰基芒柄花苷、6″-O-乙酰基-（6aR，11aR)-3-羟基-9，10-二甲氧基紫檀烷-3-O-β-D-葡萄糖苷、5，7-二羟基-4'-甲氧基异黄酮-7-O-β-D-葡萄糖苷和5，7，4'-三羟基-3'-甲氧基异黄酮为首次从蒙古黄芪中得到的 3 个异黄酮类化合物。孙洁等[81]报道从蒙古黄芪中得到 7 个黄酮类化合物，分别鉴定为：红车轴草素、芒柄花素、芒柄花素-7-O-β-D-葡萄糖苷、毛蕊异黄酮、毛蕊异黄酮-7-O-β-D-葡萄糖苷、（6aR，11aR)-3-羟基-9，10-二甲氧基紫檀烷、（6aR，11aR)-9，10-二甲氧基紫檀烷-3-O-β-D-葡萄糖苷。

陈妙华等[82]报道从沙苑子（为扁平黄芪 A. complanatus R. Brown 的种子）分离得到鼠李柠檬素-3，4'-O-β-D-双葡萄糖苷（沙苑子苷 complanatuside)。崔宝良等[83]报道从沙苑子 80% 乙醇提取物中得到沙苑子新苷（neocomplanoside)和沙苑子杨梅苷（myricomplanoside）2 个新的黄酮类化合物。此后，Cui 等[84]于 1993 年报道从沙苑中得到 12 个黄酮类化合物，包括 9 个已知化合物（complanatuside、kaempferol-3，4'-di-O-β-D-glucopyranoside、kaempferol-3-O-β-D-xylopyranosyl（1→2)-β-D-glucopyranoside、myricetin-3-O-β-D-glucopyranoside、myricetin-3-O-β-D-xylopyranosyl（1→2)-β-D-glucopyranoside、cannabiscitrin、ononin、calycosin 以及 calycosin7-O-β-D-glucopyranoside）和 3 个新化合物（rhamnocitrin-3-O-β-D-apiofuranosyl（1→2）-β-D-glucopyranoside、3-O-β-D-apiofuranosyl（1→2)-β-D-glucopyranosyl rhamnocitrin4'-O-β-D-glucopyranoside 以及 3-O-β-D-apiofuranosyl（1→2）-β-D-glucopyranosyl kaempferol4'-O-β-D-glucopyranoside）。

顾莹等[85]报道从沙苑子甲醇提取物的石油醚溶合物中得到鼠李柠檬素和芒柄花素 2 个化合物。

2014 年，吴晓等[86]报道从沙苑子总黄酮提取部位得到 11 个黄酮类化合物，分别是大麻苷、杨梅素-3-O-β-D-吡喃葡萄糖苷、异槲皮苷、槲皮素-3-O-α-L-阿拉伯糖苷、毛蕊异黄酮-7-O-β-D-吡喃葡萄糖苷、芒柄花苷、西伯利亚落叶松黄酮-3-O-β-D-吡喃葡萄糖苷、山奈酚-3-O-β-D-葡萄糖苷、毛蕊异黄酮、沙苑子苷 A 以及鼠李柠檬素-3-O-β-D-葡萄糖苷。

程霞等[87]报道从长小苞黄芪 Astragalus balfourianus Simps. 中分离得到异甘草素（isoliquiritigenin)即 4，2'，4'-三羟基查尔酮（化合物 **72**)、芒柄花苷（ononin）和芒柄花素（formononetin）3 个黄酮类化合物。

总结黄芪属植物所含黄酮类化合物，其黄酮苷类化合物链糖主要有葡萄糖（β-D-glc)、木糖（β-D-xyl)、鼠李糖（α-L-rha)、芹菜糖（β-D-apio）等。现将该类化合物主要的一些结构类型及其化合物归纳为以下几类（图 6-16，表 6-2)。

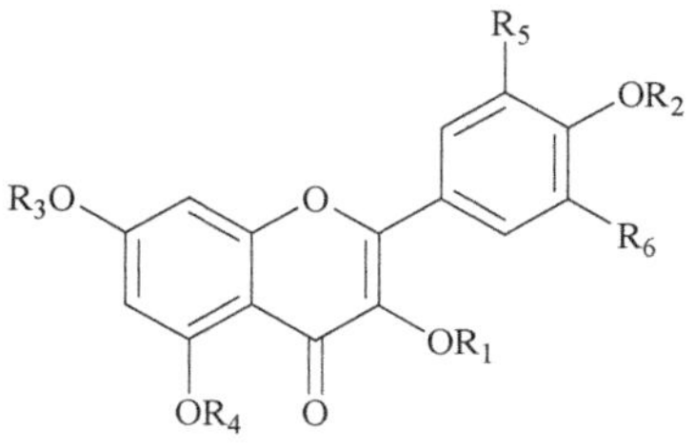

F1. 黄酮类

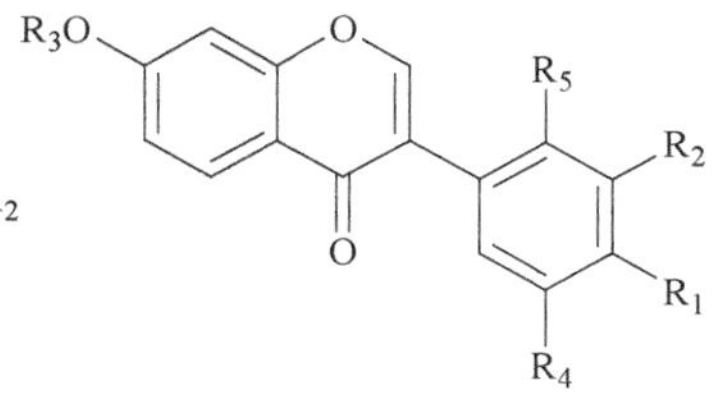

F2. 异黄酮类

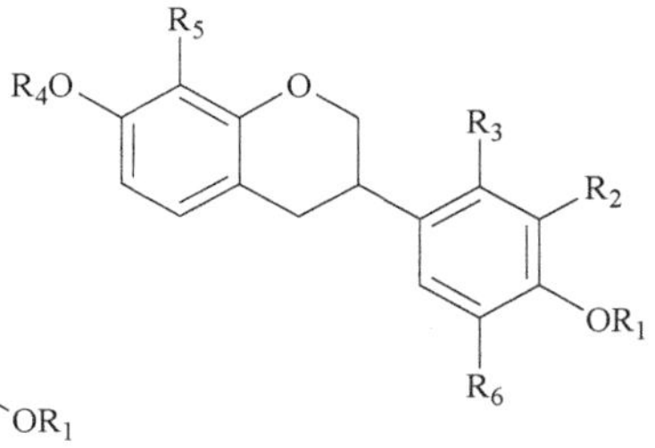

F3. 异黄烷类

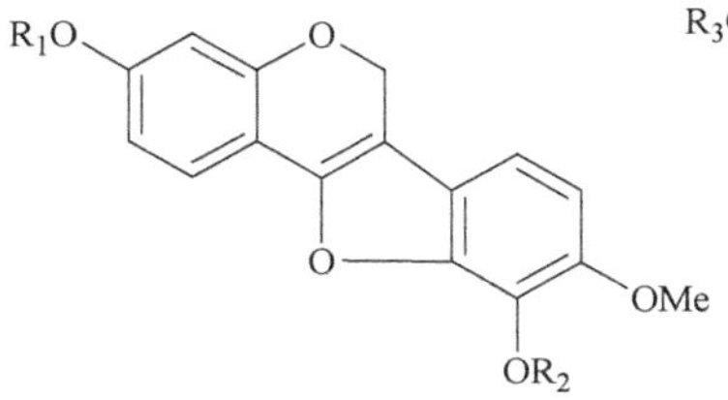

F4. 紫檀素类

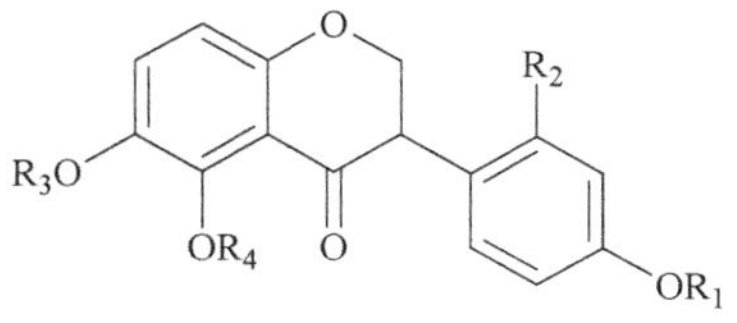

F5. 二氢异黄酮类

图 6-16　黄芪属植物主要黄酮类化合物结构类型

表 6-2　黄芪属植物主要黄酮类化合物

编号	名称	分子式	结构	植物	文献
1	山柰酚	$C_{15}H_{10}O_6$	F1: $R_1=R_2=R_3=R_4=R_5=R_6=H$	b, d, h, i, j, m, n	71, 88- 93
2	槲皮素	$C_{15}H_{10}O_7$	F1: $R_1=R_2=R_3=R_4=R_6=H$ $R_5=OH$	b, h, i, j, k, m, n	71, 94, 88- 90, 92, 93
3	异鼠李素	$C_{16}H_{12}O_7$	F1: $R_1=R_2=R_3=R_4=R_6=H$ $R_5=OMe$	b	71
4	鼠李素	$C_{16}H_{12}O_6$	F1: $R_1=R_2=R_4=R_5=R_6=H$ $R_3=Me$	b, c	70, 71
5	熊竹素	$C_{17}H_{14}O_6$	F1: $R_1=R_3=Me$ $R_2=R_4=R_5=R_6=H$	b	71
6	异槲皮苷	$C_{21}H_{20}O_{12}$	F1: $R_1=\beta\text{-}D\text{-}glc$ $R_2=R_3=R_4=R_6=H$ $R_5=OH$	b, d, j, k	75, 90, 91, 94
7	鼠李柠檬素-3-O-β-D- 葡萄糖苷	$C_{22}H_{22}O_{11}$	F1: $R_1=\beta\text{-}D\text{-}glc$,　$R_3=Me$ $R_2=R_4=R_5=R_6=H$	a, c	68, 95

续表

编号	名称	分子式	结构	植物	文献
8	槲皮素-3-O-β-D-葡萄糖苷	$C_{21}H_{20}O_{12}$	F1: R_1=β-D-glc，R_5=OH R_2= R_3=R_4=R_6=H	a	68
9	山奈酚l-4'-甲氧基-3-O-β-D-葡萄糖苷	$C_{22}H_{22}O_{11}$	F1: R_1=β-D-glc，R_2= Me R_3=R_4= R_5=R_6=H	b	75
10	异鼠李柠檬素-3-O-β-D-葡萄糖苷	$C_{22}H_{22}O_{12}$	F1: R_1=β-D-glc，R_5=OMe R_2=R_3= R_4=R_6=H	b, d	75，91
11	沙苑子苷	$C_{28}H_{32}O_{16}$	F1: R_1= R_2=β-D-glc，R_3=Me R_4= R_5=R_6=H	c	82
12	沙苑子新苷	$C_{24}H_{24}O_{12}$	F1: R_1=β-D-glc（6″-OAc），R_3=Me R_2=R_4= R_5=R_6=H	c	83
13	沙苑子杨梅苷	$C_{22}H_{22}O_{13}$	F1: R_5=Ome，R_6=β-D-glc R_1=R_2=R_3= R_4=H	c	83
14	三叶豆苷	$C_{21}H_{20}O_{11}$	F1: R_1=β-D-glc R_2=R_3=R_4=R_5=R_6= H	d, l, n	33，88，91，96
15	4'-hydroxy-3, 3', 5, 7-Tetramethoxyflavone	$C_{19}H_{18}O_7$	F1: R_1=Me，R_3=R_4=Me R_5=Ome，R_2= R_6=H	e	33
16	rhamnocitin-3-O-β-D-apiofuranosyl（1→2）- β-D-glucopyranoside	$C_{27}H_{30}O_{15}$	F1: R_1=β-D-glc-2'-apio R_3=Me R_2=R_4= R_5=R_6=H	c	84
17	3-O-β-D-apiofuranosyl（1→2）-β-D-glucopyranosyl rhamnocitrin 4'-O-β-D-glucopyranoside	$C_{33}H_{40}O_{20}$	F1: R_1=β-D-glc-2'-apio R_2=β-D-glc，R_3=Me R_4= R_5=R_6=H	c	84
18	3-O-β-D-apiofuranosyl（1→2）-β-D-glucopyranosyl kaempferol 4'-O-β-D-glucopyranoside	$C_{32}H_{38}O_{20}$	F1: R_1=β-D-glc-2'-apio R_2=β-D-glc R_3=R_4=R_6=H	c	84
19	芦丁	$C_{27}H_{30}O_{16}$	F1: R_1=β-D-glc-6'-α-L-rha R_5=OH R_2=R_3= R_4=R_6=H	d, h, j, k, m	88，90，91，92, 94
20	刺芒柄花素	$C_{16}H_{12}O_4$	F2: R_1=OMe R_2=R_3= R_4=R_5=H	b, c	85，97
21	毛蕊异黄酮	$C_{16}H_{12}O_5$	F2: R_1=OMe R_2=OH，R_3= R_4=R_5=H	b	97
22	3'-methoxy-5'-hydroxy-isoflavone-7-O-β-D-glucopyranoside	$C_{22}H_{22}O_{10}$	F2: R_1= R_5=H，R_2=OMe R_3=β-D-glc，R_4=OH	a	70

续表

编号	名称	分子式	结构	植物	文献
23	2′, 3′-dihydroxy-7, 4′-dimethoxyisoflavone	$C_{17}H_{14}O_6$	F2: R_1=OMe, R_2=OH R_3=Me, R_4=H, R_5=OH	b	72
24	8, 2′-dihydroxy-7, 4′-dimethoxyisoflavan	$C_{17}H_{18}O_6$	F3: R_1=Me, R_2=H, R_3=OH R_4=Me, R_5= R_6=OH	a	98
25	7, 2′, 3′-Trihydroxy-4′-Methoxyisoflavan	$C_{16}H_{16}O_5$	F3: R_1=Me, R_2=R_3=OH R_4=R_5= R_6=H	a	98
26	3S-（−）-mucronulatol-7-O-β-D-glucopyranoside	$C_{23}H_{28}O_{10}$	F3: R_1=Me, R_2= OH, R_3=OMe R_4=β-D-glc, R_5= R_6=H	b	74
27	2′-hydroxy-3′, 4′-dimethoxyisoflavan-7-O-β-D-glucopyranoside	$C_{23}H_{28}O_{10}$	F3: R_1=Me, R_2=OMe, R_3=OH R_4=β-D-glc, R_5= R_6=H	b	73
28	7-O-methylisomucronulatol	$C_{18}H_{20}O_5$	F3: R_1=Me, R_2=Ome, R_3=OH R_4=Me, R_5= R_6=H	b	76
29	isomucronulatol 7, 2′-di-glucoside	$C_{29}H_{38}O_{15}$	F3: R_1=Me, R_2=OMe R_3=R_4=β-D-glc, R_5= R_6=H	b	76
30	（3R）-methoxyvestitol	$C_{17}H_{18}O_5$	F3: R_1=Me, R_2=R_4=R_6=H R_3=OH, R_5=OMe	f, g	33
31	5′-hydroxy-isomucronulatol	$C_{23}H_{28}O_{10}$	F3: R_1=Me, R_2=OMe R_3=O-β-D-glc, R_4=R_5=R_6=H	b	76
32	7-hydroxy-2′, 3′, 4′-trimethoxyisoflavan	$C_{18}H_{20}O_5$	F3: R_1=Me, R_2=R_3=OMe R_4=R_5=R_6=H	f, g	99
33	9, 10-dimethoxy-pterocarpan-3-O-β-D-glucopyranoside	$C_{23}H_{24}O_{10}$	F4: R_1=β-D-glc, R_2=Me	b	73
34	（6aR, 11aR）-3, 9-dimethoxy-10-hydroxy-pterocarpan	$C_{17}H_{14}O_5$	F4: R_1=Me, R_2=H	b	72
35	3, 9-di-O-methylnissolin	$C_{18}H_{16}O_5$	F4： R_1= R_2=Me	b	76
36	2′, 4′-dihydroxy-5, 6-dimethyisoflavaone	$C_{17}H_{16}O_6$	F5: R_1=H, R_2=OH, R_3= R_4=Me	a	67
37	kaempferol 3-O-β-D-xylopyranosyl（1→2）-β-D-glucopyranoside	$C_{26}H_{28}O_{14}$	F1: R_1=β-D-glc（2″-β-D-xyl） R_2=R_3=R_4= R_5= R_6=H	r	84
38	myricetin 3-O-β-D-xylopyranosyl（1→2）-β-D-glucopyranoside	$C_{26}H_{28}O_{16}$	F1: R_1=β-D-glc（2″-β-D-xyl） R_2=R_3=R_4=H,R_5= R_6=OH	R	84

黄芪属植物：a. 膜荚黄芪 *A. membranaceus*（Fisch）Bge.；b. 蒙古黄芪 *A. membranaceus* Bge. var. *mongholicus*（Bge.）Hsiao；c. 沙苑子（扁茎黄芪 *A. complanatus* R. Brown 的种子）；d. 直立黄芪 *A. adsurgens* Pall；e. *A. centralpinus*；f. 三棱角黄芪 *A. Trigonus* DC.；g. 亚历山大黄芪 *A. alexandrinus* Boiss.；h. *A. himalayanus*；i. *A. onobrychis*；j. *A. bornmullerianus*；k. *A. captiosus*；l. *A. dipelta*；m. *A. coluteocarpus*；n. *A. subrobustus*；o. 土耳其黄芪 *A. melanophrurius*；p. 阿尔泰黄芪 *A. altaicola* podlech；q.多刺黄芪 *A. polyacanthus* Royle ex Benth.；r. A. semen

此外，El-Sebakhy 等[99]报道从亚历山大黄芪中发现了醌类结构化合物，命名为（3*R*）-黄芪醌（化合物 **73**），为橙红色的棱状晶体。郑善松等[79]首次报道从蒙古黄芪中得到具有醌类结构的化合物大黄素（化合物 **74**）。两个醌类化合物的结构见图 6-15。

第三节　生物碱类成分

Gupta 等[100~103]报道从 *A. polycanthus* 中得到吲哚生物碱类化合物 polycanthine、polycanthidine、polycanthisine 及甾体生物碱 zygaenine（部分结构见图 7-17）。国内学者屠鹏飞课题组[104]通过对蒙古黄芪化学成分的研究发现了 6 个新的生物碱类化合物，分别命名为：黄芪碱 A（astragaline A）、黄芪碱 B（astragaline B）、黄芪碱 C（astragaline C）、黄芪碱 D（astragaline D）、黄芪碱 E（astragaline E）及黄芪碱 F（astragaline F）（具体结构见图 6-17）。

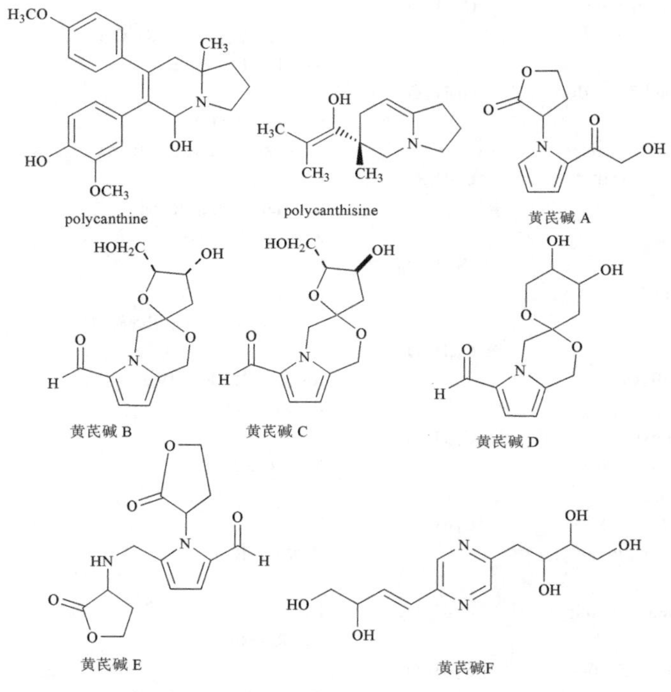

图 6-17　黄芪属植物主要生物碱类化合物结构类型

第四节　微量元素和氨基酸类成分

王锐等[105]采用等离子发射光谱仪对膜荚黄芪和蒙古黄芪的微量元素进行分析，结果发现两种黄芪中 Mg、P、Ca、Fe 的含量最高，其次还含有 Cr、Cu、Sn、Mn、Zn、Ti 等微量元素。阎汝南等[106]采用电感耦合等离子体发射光谱仪，对 5 个不同产地的黄芪进行了 32 种元素的测定，结果表明 5 个不同产地的黄芪均含微量元素 Ca、

Mg、P、Ni、Cu、Fe、Mn、Cr、Zn、Sn 和 Sr，并且 Mn、Fe、Ca、Mg、P 以及 Zn 的含量较高。叶福媛等[107]采用原子吸收光谱测定了商品黄芪、梭果黄芪、金翼黄芪及云南栽培黄芪中 Cu、Fe、Zn、Mn、Ca、Mg、Co、Al 等元素的含量，结果表明不同品种的黄芪中微量元素含量均有差异。徐琳等[108]采用浓硝酸-高氯酸（4∶1，v/v）混合溶液消解黄芪样品，用火焰原子吸收光谱法测定其中的 Cu、Zn、Mn 和 Fe 含量，共测定了 5 种黄芪样品的微量元素含量，结果显示黄芪药材中微量元素含量顺序为 Fe＞Zn＞Mn＞Cu。

Katsura Eiji[109]对蒙古黄芪中的 21 种氨基酸含量进行测定，结果表明含量较高的 7 种氨基酸分别为天冬酰胺、刀豆氨酸、脯氨酸、精氨酸、天冬氨酸、γ-氨基丁酸、丙氨酸。氨基酸总含量为 8.05%，人体必需氨基酸为 3.12%，占氨基酸总含量的 40%左右。陈妙华等[110]测定了沙苑子的 14 种氨基酸（谷氨酸、赖氨酸、天冬氨酸、苏氨酸、丝氨酸、脯氨酸、甘氨酸、丙氨酸、胱氨酸、异亮氨酸、亮氨酸、甲硫氨酸、酪氨酸、苯丙氨酸），其中谷氨酸含量最高。叶福媛等[111]测定了金翼黄芪、云南栽培黄芪、梭果黄芪 3 种黄芪中天冬氨酸、丝氨酸等 15 种游离氨基酸的含量，结果显示云南栽培黄芪为 1.74%、梭果黄芪为 0.56%、金翼黄芪为 0.37%。

第五节　其他类成分

黄芪除了以上类型的化合物外，还含有下列一些成分，如香豆素、叶酸、苦味素、胆碱、甜菜碱、亚油酸、亚麻酸、香草酸、阿魏酸、异阿魏酸、对羟基苯基丙烯酸、咖啡酸、绿原酸、棕榈酸、β-谷甾醇、胡萝卜苷、羽扇豆醇、正十六醇[71]、5-羟甲基-2-呋喃甲酸、吡咯-2-乙酮、5-甲氧基-2-呋喃甲醛、壬二酸、2，4-二烯己二酸、2-呋喃甲酸、尿嘧啶核苷、腺苷、3-甲基-肌醇[104]。涂天智等[112]从内蒙古黄芪根饮片中首次分离得到软脂酸甘油酯和软脂肪酸。

参 考 文 献

[1] 侯宽昭. 中国种子植物科属词典. 吴德邻, 高蕴璋, 陈德昭, 等, 修订. 北京: 科学出版社, 1982: 49.

[2] 国家药典委员会. 中华人民共和国药典, 2010 版一部. 北京: 中国医药科技出版社, 2010: 283-284.

[3] 何侃, 王惠康. 近年来黄芪及其同属近缘植物的化学成分研究进展. 药学学报, 1988, 23 (11): 873-880.

[4] 钱子刚, 贾向云, 戴蓉, 等. 云南黄芪药用植物物种多样性研究. 云南中医学院学报, 1997, 20 (1): 5-8, 13.

[5] 南京中医药大学. 中药大辞典 (下册). 2 版. 上海: 上海科学技术出版社, 2006, 2809-2815.

[6] 北川勋等. 日本药学会第 101 回年会讲演要旨集 [M]. 熊本: 东京都涩谷. 1981: 504.

[7] 曹正中, 俞家宪, 甘立宪, 等. 膜荚黄芪苷的结构. 化学学报, 1985, 43 (6): 581-584.

[8] He Z Q, Findlay J A. Constituents of Astragalus membranaceus. Journal of Natural Products, 1991, 54 (3): 810-815.

[9] 马英丽, 田振坤, 匡海学, 等. 膜荚黄芪地上部分的化学成分研究. 植物学报 (英文版), 1993, 35 (6): 480-482.

[10] 喻正坤. 膜荚黄芪活性成分研究. 植物资源与环境, 1993, 2 (4): 40-43.

[11] Hirotani M, Zhou Y, Lui H, et al. Astragalosides from hairy root cultures of Astragalus membranaceus. Phytochemistry, 1994, 36 (3): 665-670.

[12] Hirotani M, Zhou Y, Rui H, et al. Cycloartane triterpene glycosides from the hairy root cultures of Astragalus membranaceus. Phytochemistry, 1994, 36 (3): 1403-1407.

[13] Zhou Y, Hirotani M, Rui H, et al. Two Triglycosidic triterpene astragalosides from hairy root cultures of Astragalus membranaceus. Phytochemistry, 1994, 38 (6): 1407-1410.

[14] Lee D Y, Noh H J, Choi J, et al. Anti-inflammatory cycloartane-type saponins of Astragalus membranaceus. Molecules,

2013，18（4）：3725-3732.

［15］Ma Y L，Tian Z K，Kuang H X，et al. Studies of The constituents of Astragalus membranaceus Bunge. Ⅲ. Structures of Triterpenoidal glycosides，huangqiyenins A and B，from The leaves. Chemical & Pharmaceutical Bulletin，1997，45（2）：358-361.

［16］Kim J S，Yean M H，Lee E J，et al. Two new cycloartane saponins from the roots of Astragalus membranaceus. Chemical & Pharmaceutical Bulletin，2008，56（1）：105-108.

［17］Kuang H X，Okada Y，Yang B Y，et al. Secocycloartane Triterpenoidal Saponins from the Leaves of Astragalus membranaceus Bunge . Helvetica Chimica Acta，2009，92（5）：950-958.

［18］Kuang H X，Wang Q H，Yang B Y，et al. Huangqiyenins G-J，Four New 9，10-Secocycloartane（=9，19-Cyclo-9，10-secolanostane）Triterpenoidal Saponins from Astragalus membranaceus Bunge Leaves. Helvetica Chimica Acta，2011，94（12）：2239-2247.

［19］Zhu Y Z，Lu S H，Okada Y，et al. Two new cycloartanetype glycosides，mongholicoside Ⅰ and Ⅱ from the aerial part of Astragalus mongholicus Bunge. Chemical & Pharmaceutical Bulletin，1992，40（8）：2230-2232.

［20］卞云云，管佳，毕志明，等. 蒙古黄芪的化学成分研究. 中国药学杂志，2006，41（16）：1217-1221.

［21］Yu Q T，Li P，Bi Z M，et al. Two new saponins from the aerial part of Astragalus membranaceus var. mongholicus. Chinese Chemical Letters，2007，18（5）：554-556.

［22］Gan L X，Han X B，Chen Y Q. Astrasieversianins Ⅸ，Ⅺ and ⅩⅤ，cycloartane derived saponins from Astragalus sieversianus. Phytochemistry，1986，25（6）：1437-1441.

［23］Can L X，Han X B，Chen Y Q. The structures of thirteen astrasieversianins from Astragalus sieversianus. Phytochemistry，1986，25（10）：2389-2393.

［24］潘飞，杨峻山. 多花黄芪的三萜皂苷研究. 植物学报，1996，38（10）：836-838.

［25］Bedir E，Calis I，Dunbar C，et al. Two novel cycloartane-type Triterpene glycosides from the roots of Astragalus prusianus. Tetrahedron，2001，57（28）：5961-5966.

［26］Bedir E，Çalis I，Zerbe O，et al. Cyclocephaloside Ⅰ：A Novel Cycloartane-type Glycoside from Astragalus microcephalus. Journal of Natural Products，1998，61（4）：503-505.

［27］Bedir E，Çalis I，Aquino R，et al. Cycloartane Triterpene Glycosides from the Roots of Astragalus brachypterus and Astragalus microcephalus. Journal of Natural Products，1998，61（12）：1469-1472.

［28］Agzamova M A，Isaev M I. Triterpene glycoside of Astragalus and their genins LIX. Structure of cyclocanthoside F . Chemistry of Natural Compounds，1999，35（3）：314-319.

［29］Verotta L，Guerrini M，El-Sebakhy N A，et al. Cycloartane saponins from Astragalus peregrinus as modulators of lymphocyte proliferation. Fitoterapia，2001，72（8）：894-905.

［30］Radwan M M，El-Sebakhy N A，Asaad A M，et al. Kahiricosides Ⅱ-Ⅴ，cycloartane glycosides from an Egyptian collection of Astragalus kahiricus. Phytochemistry，2004，65（21）：2909-2913.

［31］Calis I，Dönmez A A，Perrone A，et al. Cycloartane glycosides from Astragalus campylosema Boiss. ssp. campylosema. Phytochemistry，2008，69（14）：2634-2638.

［32］Perrone A，Masullo M，Bassarello C，et al. Unusual cycloartane glycosides from Astragalus eremophilus. Tetrahedron，2008，64（22）5061-5071.

［33］陈蕙芳. 植物活性成分词典. 北京：中国医药科技出版社，2001.

［34］Karimov R，Umarova R U，Saatov Z，et al. Cyclosiversigenin 6-O-D-glucopyranoside from Astragalus kuhitangi. Chemistry of Natural Compounds，1998，34（6）：672-675.

［35］Baratta M T，Ruberto G. Cycloartane Triterpene Glycosides from Astragalus siculus. Planta Medica，1997，63（3）：280-282.

［36］Bedir E，Çalis I，Aquino R，et al. Trojanoside H：a cycloartane-type glycoside from the aerial parts of Astragalus Trojanus. Phytochemistry，1999，51（8）：1017-1020.

［37］GAN Lixian，CHEN Yuqun，HAN Xiaobing. Triterpenoid glycosides from Astragalus sieversianus Pall. Chinese Journal of Organic Chemistry（有机化学），1986，6（1）：37-40.

［38］UTeniyazov K K，Saatov Z.，Levkovich M G，et al. The structure of cycloglobiceposide B from Astragalus globiceps. Chemistry of Natural Compounds，1999，35（2）：192-195.

［39］UTeniyazov K K，Saatov Z，Abdullaev N D，et al. Structure of cycloglobiceposide A from Astragalus globiceps . Chemistry of Natural Compounds，1998，34（4）：469-473.

［40］Sukhina I A，Isaev M I. Triterpene glycosides and their genins from Astragalus. L. I. Isoprenoids of Astragalus dissectus，Astragalus ephemerotorum and Astragalus kulabensis . Khimiya Prirodnykh Soedinenii，1995，（5）：759-761.

［41］Orsini F，Verotta F，Barbonia L，et al. Cycloartane Triterpene glycosides from Astragalus alexandrinus. Phytochemistry，

1994，35（3）：745-749.

［42］Luisa Pistelli，STefania Pardossi，Alessandra Bertoli，et al. Cycloastragenol glycosides from astragalus verrucosus. Phytochemistry，1998，49（8）：2467-2471.

［43］Isaev M. I.，Abubakirov N. K. Triterpene glycosides and their genins from Astragalus. ⅩⅩⅩⅤ. Cycloaraloside C from Astragalus amarus . Khimiya Prirodnykh Soedinenii，1990，（6）：783-787.

［44］Agzamova M. A.，Isaev M. I. Triterpene glycosides and their genins from Astragalus. ⅩⅩⅩⅨ. Cycloaraloside D from Astragalus amarus . Khimiya Prirodnykh Soedinenii，1991，（4）：526-528.

［45］Isaev M. I.，Abubakirov N. K. Triterpene glycosides and their genins from Astragalus. ⅩⅩⅩⅣ. Cycloaraloside E from Astragalus amarus . Khimiya Prirodnykh Soedinenii，1990，（5）：656-659.

［46］Agzamova M. A.，Isaev M. I. Triterpene glycosides and their genins from Astragalus. ⅩⅩⅩⅦ. Cycloaraloside F from Astragalus amarus and Astragalus villosissimus . Khimiya Prirodnykh Soedinenii，1991，（3）：374-377.

［47］Agzamova M A，Isaev M I. Triterpene glycoside of Astragalus and their genins LⅥ Cyclopycnanthoside-a new cycloartane glycoside . Chemistry of Natural Compounds，1998，34（2）：155-159.

［48］Agzamova M. A.，Isaev M. I. Triterpene glycoside of Astragalus and their genins LⅫ Glycoside of Astragalus stipulosus. Chemistry of Natural Compounds，2000，36（6）：626-628.

［49］Agzamova M. A.，Isaev M. I. Triterpene glycosides and their genins from Astragalus ⅩⅩⅩⅧ. Cycloalpigenin D and cycloalpioside D from Astragalus alopecurus . Khimiya Prirodnykh Soedinenii，1991，（3）：377-384.

［50］Pistelli L，Pardossi S，Flamini G，et al. Three cycloastragenol glucosides from Astragalus verrucosus. Phytochemistry，1997，45（3）：585-587.

［51］Calis I，Yusufoglu H，Zerbe O，et al. Cephalotoside A：a tridesmosidic cycloartane type glycoside from Astragalus cephalotes var. brevicalyx. Phytochemistry，1999，50（5）：843-847.

［52］Agzamova M A，Isaev M I. Triterpene glycosides and their genins from Astragalus ⅩLⅦ. Structure of cycloalpigenin A and cycloalpioside A . Khimiya Prirodnykh Soedinenii，1994，（3）：379-385.

［53］郑尚珍，孙丽萍，沈序维. 沙打旺中两种新三萜化合物 . 高等学校化学学报，1992，13（8）：1090-1091.

［54］Agzamova M A，Isaev M I，Gorovits M B，et al. Triterpene glycosides and their genins from Astragalus ⅩⅫ Cycloorbicoside A from Astragalus orbiculatus . Khimiya Prirodnykh Soedinenii，1986，（6）：719-726.

［55］Agzamova M A，Isaev M I，Abubakirov N K. Triterpene glycosides and their genins from Astragalus ⅩⅩⅩⅢ Cycloorbicoside B from Astragalus orbiculatus . Khimiya Prirodnykh Soedinenii，1990，（5）：699-701.

［56］Agzamova M A，Isaev M I，Gorovits M B，et al. Triterpene glycosides and their genins from Astragalus ⅩⅩⅣ Cycloorbicoside G from Astragalus orbiculatus . Khimiya Prirodnykh Soedinenii，1987，（6）：837-842.

［57］Agzamova M A，Isaev M I，Gorovits M B，et al. Triterpene glycosides and their genins from Astragalus ⅩⅩⅩⅠ Cycloorbigenin B from Astragalus orbiculatus. Khimiya Prirodnykh Soedinenii，1989，（6）：809-812.

［58］Polat E，Caliskan-Alankus O，Perrone A，et al. Cycloartane-type glycosides from Astragalus amblolepis. Phytochemistry，2009，70（5）：628-634.

［59］Horo I，Bedir E，Perrone A，et al. Triterpene glycosides from Astragalus icmadophilus. Phytochemistry，2010，71（8-9）：956-963.

［60］Polat E，Bedir E，Perrone A，et al. Triterpenoid saponins from Astragalus wiedemannianus Fischer. Phytochemistry，2010，71（5-6）：658-662.

［61］Gülcemal D，Alankus-Çalış O，Perrone A，et al. Cycloartane glycosides from Astragalus aureus. Phytochemistry，2011，72（8）：761-768.

［62］Horo I，Bedir E，Masullo M，et al. Saponins from Astragalus hareftae（NAB.）SIRJ. Phytochemistry，2012，84：147-153.

［63］Yalçın F N，Piacente S，Perrone A，et al. Cycloartane glycosides from Astragalus stereocalyx Bornm. Phytochemistry，2012，73（1）：119-126.

［64］Karabey F，Khan I A，Bedir E. Cycloartane-type glycosides from Astragalus schottianus. Phytochemistry letters，2012，5（2）：320-324.

［65］Gülcemal D，Masullo M，Napolitano A，et al. Oleanane glycosides from Astragalus Tauricolus：Isolation and structural elucidation based on a preliminary liquid chromatography-electrospray ionization Tandem mass spectrometry profiling. Phytochemistry，2013，86：184-194.

［66］Denizli N，Horo I，Gülcemal D，et al. Cycloartane glycosides from Astragalus plumosus var. krugianus and evaluation of Their antioxidant potential. Fitoterapia，2014，92：211-218.

［67］仓林正明. 日本药学第89回年会讲演集[M]. 1969，322（医学中央杂志，1971：271，273）.

［68］Ma Y L，Tian Z K，Yuan C C，et al. A study on the constituents of stems and leaves of Astragalus membranaceus. Journal of Shengyang College Pharmacy，1991，8（2）：121-123.

［69］宋纯清，郑志仁，刘涤，等. 膜荚黄芪中的异黄酮化合物. Acta Botanica Sinica，1997，39（8）：764-768.

［70］曹正中，曹园，易以军，等. 膜荚黄芪中新异黄酮苷的结构鉴定. 药学学报，1999，34（5）：73-75.

［71］宋宗韶. 黄芪化学成分的研究概况. 中草药，1987，18（5），41-43+29.

［72］曳野宏. 黄芪的成分与生理活性. 现代东洋医学，1982，31（2）：46.

［73］Lu Guibao，Lu Shuhua，Zhang Guoqiang，et al. Isolation and identification of flavonoids from Astragalus roots. 中草药，1984，15（10）：20-22.

［74］贺正全，王宝琹. 蒙古黄芪化学成分的分离鉴定. 药学学报，1990，25（9）：694-698.

［75］Lu Shuhua，Zhu Yongzhi，Wu Shoujin. A study on flavonoids of stems and leaves of Astagalus mongholicus. 中草药，1990，21（6）：9-10+25.

［76］Subarnas A，Oshima Y，Hikino H. Isoflavans and a pterocarpan from Astragalus mongholicus. Phytochemistry，1991，30（8）：2777-2780.

［77］马晓丰，陈英杰，屠鹏飞，等. 蒙古黄芪中黄酮类成分的研究. 中草药，2005，36（9）：17-20.

［78］李瑞芬，周玉枝，乔莉，等. 蒙古黄芪化学成分的分离与鉴定. 沈阳药科大学学报，2007，24（1）：20-22.

［79］郑善松，王峥涛. 蒙古黄芪化学成分研究 . 上海中医药大学学报，2011，25（5）：89-94.

［80］张亚洲，徐风，梁静，等. 蒙古黄芪中异黄酮类化学成分研究. 中国中药杂志，2012，37（21）：3243-3248.

［81］孙洁，张蕾，张晓拢，等. 蒙古黄芪的化学成分研究. 现代药物与临床，2013，28（2）：138-143.

［82］陈妙华，刘凤山. 沙苑子化学成分的研究 II. 药学学报，1988，23（3）：218-220.

［83］崔宝良，陆蕴茹，魏璐雪. 沙苑子化学成分研究. 药学学报，1989，24（3）：189-193.

［84］Cui B，Nakamura M，Kinjo J，et al. Chemical Constituents of Astragali Semen. Chemical & Pharmaceutical Bulletin，1993，41（1）：178-182.

［85］顾莹，黄仲达，刘永和. 沙苑子有效成分的研究. 药学学报，1997，32（1）：59-61.

［86］吴晓，刘银芳，刘春宇. 沙苑子化学成分研究. 安徽中医药大学学报，2014，33（3）：91-94.

［87］程霞，肖朝江，孙俊哲，等. 长小苞黄芪化学成分研究. 大理学院学报，2014，13（2）：3-5.

［88］Yasinov R. K.，Aripova Z. T. Flavonoids of Astragalus coluteocarpus. Chemistry of Natural Compounds，1987，23（3）：379.

［89］Guzhva N. N.，Luk'yanchikov M. S.，Dranik L. I. Phenolic compounds of Astragalus subrobustus. Chemistry of Natural Compounds，1987，23（3）：380.

［90］Yasinov R K，Syrovezhko N V，Yakovlev G P. Flavonoids of Astragalus bommullerianus. Chemistry of Natural Compounds，1986，22（6）：727.

［91］Komissarenko N F，Polyakova L V. Flavonoids of Astragalus adsurgens. Chemistry of Natural Compounds，1987，23（2）：256-257.

［92］Gupta R K，Jagdev S，Santani D D. Non alkaloidal constituents of some Astragalus species . Fitoterapia，1995，66（4）：376.

［93］Benbassat N，Nikolov S. Flavonoids from Astragalus onobrychis. Planta Medica，1995，61（1）：100.

［94］Guzhva N N，Ushakov V B，Luk'yanchikov M S，et al. Flavonoids of Astragalus captiosus. Chemistry of Natural Compounds，1986，22（6）：729.

［95］Yamaki M，Kashihara M，Takagi S. Flavone glucosides from seeds of Astragalus complanatus（Sha Yuan Zi）. Shoyakugaku Zasshi，1991，45（3）：261-262.

［96］Luk'yanchikov M S，Guzhva N N，Elisevich D M. Kaempferol glycosides of Astragalus dipelta. Chemistry of Natural Compounds，1987，23（3）：378-379.

［97］Wang Z X，Ma Q F，He Q，et al. Studies on the constituents of Astragalus mongholicus. 中草药，1983，14（3）：1-3.

［98］Song C Q，Zheng Z R，Liu D，et al. Antimicrobial isoflavans from Astragalus membranaceus（Fisch.）Bunge. Acta Botanica Sinica，1997，39（5）：486-488.

［99］El-Sebakhy N A，Asaad A M，Abdallah R M，et al. Antimicrobial isoflavans from Astragalus species. Phytochemistry，1994，36（6）：1387-1389.

［100］Gupta R K，Singh J，Santini D D. A new secophenan Throindolizidine alkaloid polycanthidine from Astragalus polycanthus. Indian Drugs，1993，30（11）：595.

［101］Gupta R K，Singh J，Santini D D. Polycanthine a new indolizidine alkaloid from Astragalus polycanthus. Indian Drugs，1993，30（12）：651-652.

［102］Gupta R K，Singh J，Santini D D. Polycanthisine，a new indolizidine alkaloid from Astragalus polycanthus Royle（Leguminoseae）. Indian Journal of Chemistry. Section B，Organic Including Medicinal，1995，34B（1）：76-77.

［103］Gupta R K，Jagdev S，Santini D D. Zygaenine glucoside from Astragalus polycanthus（Royle）. Indian J. Chem.，Sect. B：Org. Chem. Incl. Med. Chem. 1995，34B（11）：1021-1022.

［104］马晓丰. 蒙古黄芪的化学成分研究. 沈阳：沈阳药科大学，2003.

［105］王锐，吴爱国，陈耀祖. 红芪化学成份分析研究Ⅲ——红芪、膜荚黄芪、蒙古黄芪微量元素分析. 兰州大学学报（自然科学版），1985，（4）：97-98.

［106］阎汝南，王静竹，刘舒平，等. 不同产地的黄芪微量元素的测定与研究. 广东微量元素科学，1998，5（9）：54-55.

［107］叶福媛，毛泉明，吴倩. 不同品种的黄芪微量元素比较. 广东微量元素科学，1999，6（9）：54-56.

［108］徐琳，胡久梅，谢景毅，等. 火焰原子吸收光谱法测定黄芪微量元素含量. 山东中医杂志，2014，33（4）：304-305，316.

［109］Katsura Eiji. Report of The Hokkaido Institut of Public Heaith，1983，（33）：136.

［110］陈妙华，刘凤山. 中药沙苑子化学成分的研究——I. 氨基酸的分离及分析. 中药通报，1987，（2）：42-45.

［111］叶福媛，毛泉明，张蕾，等. 不同品种黄芪中的氨基酸和微量元素含量的比较. 时珍国医国药，2005，16（9）：851-852.

［112］涂天智，沈剑刚，蒋建勤. 内蒙黄芪的化学成分研究. 华西药学杂志，2009，24（5）：466-468.

第七章

黄芪的生物化学

第一节 概　述

一、中药生物化学的内涵与研究内容

生物化学（biochemistry）是研究生命现象化学本质的学科，是运用化学的理论和方法，从分子水平上探讨生物体基本物质的化学组成、结构、性质和功能，以及这些物质在生命活动过程中各种化学变化及其调控规律、代谢反应与生理功能的关系的一门实践性很强的科学。

生物化学是 19 世纪末在有机化学和生理学研究的基础上逐渐发展起来的一门独立学科，也是现代生物学中发展最快的一门前沿学科。作为一门独立学科，其研究对象和研究方法都具有独特性，与细胞生物学、遗传学、微生物学、免疫学、病毒学、进化论以及分类学密不可分，是临床医学、药学、制药工程、食品及营养等学科的基础。自 1953 年，沃森（Watson）和克里克（Crick）提出了 DNA 分子的双螺旋结构模型后，生命科学揭开了历史新的一页，DNA 重组技术的出现，使得生命现象和生命过程的研究开始全面进入分子水平。

生物化学根据其发展阶段不同，研究内容也有所不同。从最初的静态生物化学（生物体物质组成、结构等）发展到动态生物化学（生物体物质代谢、调控等）。经典的生物化学主要是从生物体内提取、分离、纯化其组成物质，进而研究这些物质的结构和功能，属于静态生物化学。现代生物化学有多种分类方式，按其应用领域不同可分为：医学生物化学、工业生物化学、农业生物化学、营养生物化学等；以研究对象不同可分为：人体生物化学、动物生物化学、微生物生物化学、植物生物化学及海洋生物化学等。若以中药为研究对象，结合中医药基本理论和临床用药经验，运用生物化学的理论和方法及其他现代科学理论和技术等研究其所含生物大分子（多糖、蛋白质、核酸等）的分离纯化、组成结构及生物活性等，则称其为"中药生物化学"。与中药化学不同的是，中药生物化学主要研究中草药的初生代谢产物（primary metabolism），而中药化学主要研究中草药的次生代谢产物（secondary metabolism）。通常有关中药物质基础的研究大多也是针对次生代谢产物。而对初生代谢产物生物大分子的研究则较少（除多糖外）。

二、黄芪生物化学的研究现状

鉴于黄芪广泛的临床应用和多种功效，有关其化学成分及有效成分的研究一直是多个领域的关注热点。但以往的相关研究大多集中在次生代谢产物，如皂苷、黄酮等几类物质上，黄芪多糖（*Astragalus* polysaccharide，APS）是研究较多的生物大分子。大量研究显示：黄芪多糖在增强机体免疫力、抗肿瘤、降血糖、保肝、抗衰老等方面具有重要的药理作用和应用前途。除此而外，有研究者从黄芪中分离出一种凝集素，该物质具有抗真菌活性；还有研究者从黄芪中提取出具有明显免疫活性的糖蛋白，但相关方面研究还较少。随着近年来中药大分子蛋白及多肽类物质药理作用的大量发现，中药蛋白多肽类活性成分的研究将会成为药物研发中的又一个活跃领域，黄芪蛋白多肽的研究也将会备受关注。

第二节　黄　芪　多　糖

一、研　究　意　义

糖类是一类多羟基醛或多羟基酮类化合物，在自然界中广泛存在，并且几乎所有生物体内都有糖类物质存在，它与蛋白质、核酸、脂质是维持生命活动的四大类生物大分子，是生命活动不可缺少的物质。糖类的生物化学诞生于 1932 年，与蛋白质的生命科学几乎同时诞生，但是糖类生物化学研究却经过了一个相对寂静的时期。直到 20 世纪 60 年代以后，人们才渐渐发现糖类不仅是能源物质，同时也是参与细胞的多种生命活动的必要物质之一。因此，糖类一度成为人们研究的热点，大大推动了糖类的研究进展。

多糖（polysaccharide，PS）又称多聚糖或高聚糖，是由 10 个以上单糖分子通过糖苷键聚合形成的含酮基或醛基的多羟基聚合物，因其聚合度、聚合单糖种类和聚合结构的不同而具有不同的生物活性。多糖分子质量较大，一般由几百甚至几万个单糖分子组成，是一类高分子化合物。多糖广泛分布于植物、动物、微生物体内，为生物体内重要的能量物质之一，存在于一切细胞膜结构中，参与细胞的各种生理活动，具有多种多样的生物学功能，如免疫调节功能、抗肿瘤、降血脂、降血糖、抗肝纤维化、抗衰老、抗疲劳、抗炎等，是维持生物体正常运转的重要物质。人们对多糖的研究可以追溯到 1963 年，其中研究比较早的是从细菌中得到的各种荚膜多糖，主要用于疫苗。之后，有关真菌多糖的研究也比较深入和全面，如食用菌多糖、酵母菌多糖等。前期人们对食用菌多糖的研究相对较多，报道的频率也相对较高，其中以香菇多糖的研究较清楚。近年来，植物多糖的开发也备受人们的青睐，我国是中药的起源之地，而糖类是中药材中普遍存在的成分，植物多糖因其在调节机体免疫功能方面有很好的功效，而且来源广、毒性小，是一类具有很大开发潜质的免疫调节剂，所以越来越引起国内外药理学家、生物学家和化学家们的兴趣，成为当前的研究热点。目前已有近百种植物多糖被提取鉴定，具有药效作用的活性多糖包括人参多糖、黄芪多糖、丹皮多糖、山药多糖、红芪多糖、麦冬多糖、枸杞多糖、黄精多糖、大黄多糖、冬虫夏草多糖、银耳多糖、黑木耳多糖、羊栖菜多糖、海带多糖、紫菜多糖、高山红景天多糖、茶叶多糖、南瓜多糖、魔芋多糖、螺旋多糖、桑叶多糖、薏苡仁多糖及香菇多糖等，其中研究较多的是黄芪多糖、茶叶多糖等，这些活性多糖的生理活性、化学结构以及构效关系的研究成为多糖研究的前沿阵地，并取得了很大的进展，已被广泛应用于医药、保健食品及农业等领域。鉴于黄芪多糖有很好的应用前景，本节将对黄芪多糖的研究概况进行阐述。

　　黄芪多糖是黄芪中最重要的天然有效成分，主要由果糖、鼠李糖、阿拉伯糖、己糖醛酸、葡萄糖、半乳糖醛酸和葡萄糖醛酸等组成，具有促进免疫、提高巨噬细胞活性、抗氧化损伤、抗菌抗病毒、抗肿瘤、双向调节血糖、保肝护肾等作用，是黄芪药理作用中起决定性因素的一类大分子化合物。20 世纪 80 年代中期，全球著名的植物药研发机构美国泛华公司历经 10 年时间，从近 30 种中草药中筛选出能够激发造血系统、提高机体免疫力的黄芪多糖，这对于黄芪多糖的研究是一个重大的突破。近年来，为了进一步利用黄芪这种植物资源，全面认识黄芪多糖，许多学者对低分子质量和高分子质量黄芪多糖的组成结构、分离纯化方式、活性及代谢进行了研究，为黄芪多糖在医药卫生、农业等方面的应用奠定了基础。本节主要从黄芪多糖的提取分离纯化、组成结构、药理活性及代谢等方面进行阐述。

二、黄芪多糖的提取工艺和分离纯化

（一）黄芪多糖提取工艺

　　自 1981 年黄芪多糖首次被提取分离以来，人们对黄芪多糖提取工艺的研究已有多年的历史，但其提取工艺还不成熟，效率较差，而且提取成本较高，因此严重阻碍了黄芪多糖的开发利用。为了进一步利用黄芪资源，开发黄芪多糖类活性成分，许多学者在研究黄芪多糖结构组成、代谢产物及药理活性的同时，对其提取分离工艺进行了深入研究，以期找出一种更合理、更可行的生产工艺。目前黄芪多糖常用的提取方法，主要有水提醇沉法、碱提醇沉法、微波辅助提取法、酶解提取法等[1,2]。下面主要对以上几种提取工艺进行介绍。

1. 水提醇沉法

　　水提醇沉法即直接用水煎煮然后进行醇沉淀的方法，该法工艺简单，操作简便易行。但是由于水提醇沉法温度都在 100℃，温度较高，因此对提取物的选择性不好，可把黄芪中的黄酮类、皂苷类等化合物同时提取出来，给后续的分离纯化工作增加了难度，并且造成了能源和资源上的浪费，经济效益也比较低。目前水提醇沉法基本流程如下：

　　黄芪根粉→水浸泡过夜→回流提取→合并滤液→减压浓缩→加入一定浓度的乙醇沉淀→离心分离→沉淀物二次醇沉→离心分离→洗涤沉淀→收集沉淀物→真空干燥→粗多糖。

2. 碱提醇沉法

碱提醇沉法是利用碱溶液对植物细胞的破壁作用，以及醇溶液的渗透作用，在碱与醇的共同作用下，增加多糖渗透率，降低多糖残留量，达到提高提取率的目的，是一种较为理想的提取黄芪多糖的方法，为提高黄芪综合开发利用提供了可靠依据。目前常用的碱提醇沉法主要有 NaOH 碱提醇沉法、CaO 碱提醇沉法和 Na_2CO_3 碱提醇沉法。

（1）NaOH 碱提醇沉法

NaOH 碱提醇沉法具体工艺流程如下：

黄芪根粉→pH8～12 NaOH 水溶液回流提取→合并滤液→调 pH 为中性→减压浓缩→加入一定浓度的乙醇沉淀→静置过夜→减压抽滤→洗涤沉淀→收集沉淀物→真空干燥→粗多糖。

（2）CaO 碱提醇沉法

CaO 碱提醇沉法具体工艺流程如下：

黄芪根粉→pH9 CaO 碱溶液回流提取→合并滤液→调 pH 为中性→减压浓缩→加入一定浓度的乙醇沉淀→静置过夜→减压抽滤→洗涤沉淀→收集沉淀物→真空干燥→粗多糖。

（3）Na_2CO_3 碱提醇沉法

Na_2CO_3 碱提醇沉法具体流程如下：

黄芪根粉→ pH12 Na_2CO_3 碱溶液回流提取→合并滤液→调 pH 为中性→减压浓缩→加入一定浓度的乙醇沉淀→静置过夜→减压抽滤→洗涤沉淀→收集沉淀物→真空干燥→粗多糖。

以往对黄芪多糖碱提醇沉法的相关研究中，有资料显示碱提醇沉法对黄芪多糖的提取效率较水提醇沉法高，其中 CaO 碱提醇沉法的提取效率最好，但是碱提醇沉法是否会对多糖的一级结构造成破坏，这一问题还有待于进一步研究。

3. 微波辅助提取法

微波辅助提取法是利用微波电子管发出的电磁波感应生电，然后将电能转化成分子的动能而发热。微波的频率很高，能透入物体的深部，应用微波辅助加热提取手段，能减少提取溶剂用量，缩短提取时间，提高多糖提取效率，降低提取成本，具有快速、高效、节能、安全等特点。近年来，微波辅助提取技术在中草药提取方面的应用得到很大发展。微波能够破坏植物细胞壁，使细胞膜中的酶失去活性，细胞中的多糖成分容易突破细胞壁和细胞膜屏障而被提取出来，有效地提高了收率。因此，微波对黄芪多糖的提取具有很好的辅助作用。目前，微波辅助提取法的主要工艺流程如下：

黄芪根粉→石灰水溶液微波提取→过滤并浓缩→调 pH 为中性→乙醇沉淀→减压抽滤→洗涤沉淀→收集沉淀物→真空干燥→粗多糖。

4. 酶解提取法

酶技术[3]是一种生物技术工程。目前酶解提取法用于中草药有效成分的提取呈增长趋势，该法主要是选用合适的酶制剂，比较温和地将植物组织分解，加速有效成分的释放，从而提高提取效率。合适的酶制剂可以提高植物中皂苷类、蛋白类、黄酮类及多糖类等活性成分的得率。近年来，许多学者对酶解提取法提取多糖进行了研究报道，常用的酶制剂包括纤维素酶、半纤维素酶、果胶酶和淀粉酶，其中效果比较好的酶制剂为纤维素酶，可能是由于中草药的细胞壁大多主要由纤维素构成，纤维素酶可以充分溶胀细胞壁，并且具有一定的专一性和选择性，因此可以在不破坏多糖结构的情况下将多糖成分充分释放出来，从而提高黄芪多糖的得率，能够使黄芪资源得到最大限度的开发利用。目前，酶解提取法的主要工艺流程为：

黄芪根粉→水溶液回流提取→过滤→收集滤渣→置于消化管中→升高到酶解最适宜温度→加酶保温→升温至沸腾继续提取→过滤→收集滤液→减压浓缩→粗多糖。

5. 酶解-微波辅助提取法

酶解-微波辅助提取法是将酶提取技术与微波辅助提取技术相结合的一种提取方法，大大提高了提取效率。目前酶解-微波提取法的主要工艺流程如下：

黄芪根粉粉碎→加入蒸馏水（调节 pH）→加纤维素酶于恒温干燥箱中酶解→微波浸提→过滤→取滤液浓缩→加一定浓度的乙醇沉淀→静置过夜→收集沉淀物→真空干燥→粗多糖。

6. 超高压提取技术

超高压提取技术是一种全新的天然产物有效成分提取技术，是在常温下用 100～1000MPa 的流体静压力作用于料液上，保压一段时间，然后迅速卸压，使细胞内外渗透压力差突然增大，破坏细胞的各种膜，达到提取的目的。前期研究将超高压技术用于黄芪多糖提取，为超高压技术在中药提取上的应用做了进一步的尝试。该法具有工艺操作简单、提取率高、提取时间短、耗能低等特点。此外，超高压提取技术是在常温下进行提取的，提取温度低，因而不会因热效应使黄芪多糖损失或降低其生物活性。目前超高压提取技术的具体操作流程为：

黄芪根粉粉碎→加入一定量的蒸馏水→密封于塑料袋中→室温浸泡数小时→放入超高压容器内提取→保压一段时间→迅速卸压→减压抽滤→真空干燥→粗多糖。

7. 闪式提取技术

闪式提取技术[4]的一个核心优势是提取有效成分的速度非常快，对溶解性较好的成分，一般在几十秒到几分钟内即可提取完全，具有快速高效、低温、适用广泛、操作方便、节能降耗等很多优点。闪式提取技术的主要工艺流程为：

黄芪根粉→置于不锈钢提取罐中→加入少量乙醇的水溶液→用 NaOH 调节 pH 到固定值→闪式提取器提取→离心→残渣同法继续提取→合并上清液→用 HCl 调节 pH 至中性→减压浓缩→过滤弃去不溶物→加一定浓度的乙醇沉淀→置于冰箱→静置过夜→离心→收集沉淀→洗涤沉淀→用氮气吹至无醇味→真空干燥→粗多糖。

8. 澄清剂助提法

澄清剂助提法是利用 101-澄清剂及助剂代替乙醇溶液进行提取的一门技术，具有提取时间短、成本低、不用增加回收设备、不损失有效成分等优点。

除上面所介绍的提取方法外，目前还采用超声辅助提取技术、超临界流体萃取技术、半仿生酶提取技术、高速逆流色谱法等[5]方法对黄芪多糖进行提取，旨在探索一种更合理、更可行的提取黄芪多糖的工艺。

（二）黄芪多糖的分离纯化

粗多糖提取液中往往混杂有蛋白质、色素、无机盐、脂肪等杂质，为了得到单一纯净的黄芪多糖，首先需要除杂质[2]，然后再进行分离纯化。

1. 除杂质

（1）除去蛋白质的方法

常用的去除蛋白质的方法有三氯乙烷法、Sevag 法、三氯乙酸法和酶法[6]。前三种方法主要是根据加入有机溶剂使样品中蛋白质变性生成沉淀的原理进行分离的。而酶法去除蛋白质的原理是采用蛋白酶将样品中蛋白质降解，再用透析或沉淀的方法除去蛋白质。其中，Sevag 法是采用一定比例的氯仿-正丁醇或异戊醇使蛋白质变性沉淀，然后离心去除，不断重复若干次直到蛋白质含量较稳定为止。酶法是向黄芪粗多糖溶液中加入适量蛋白酶，在最适温度下酶解一段时间，然后加入一定体积的乙醇溶液进行沉淀，过滤，去除蛋白质。该法对于酸性和碱性蛋白质的去除效果较差。经研究发现酶法与 Sevag 法联合应用效果优于其他方法。

（2）除去色素方法

多糖中常含有一些色素，包括游离色素和结合色素，根据色素的不同采用的去除方法也有所不同。常用的脱色素的方法有离子交换法、吸附法（药用炭、纤维素、硅藻土等）、氧化法、金属络合物法。其中最常用的脱色素方法为 DEAE-纤维素柱法，该法通过离子交换进行脱色，除了能够脱去色素之外，还能够分离多糖。若色素与多糖以结合的形式存在，则可用过氧化氢（H_2O_2）进行氧化脱色素。

（3）除去盐及小分子物质的方法

目前常用的除去盐及小分子物质的方法有透析法、离子交换法等。透析法是在常压下依靠小分子物质的扩散运动来完成的。目前也常使用离子交换法来去除无机盐和小分子物质，如可以采用葡聚糖凝胶 Sephadex G25 对南方红豆杉叶的多糖提取物进行脱盐处理。

（4）除去油脂类低极性物质的方法

目前常采用低极性溶剂法对油脂类物质进行去除，通常用甲醇-氯仿、石油醚、丙酮等除去脂肪酸等脂溶性成分。此外，还可以采用碱液水解，使油脂类物质分解，再通过透析法除去。

2. 分离纯化

一般通过粗提得到的粗多糖都是由不同链长和分子质量的多糖组成的混合物，因此，对粗多糖进行除杂之后要进行分离精制，常用的分离纯化方法有以下几种[3]。

（1）分级/分步沉淀法

分级/分步沉淀法是根据不同分子质量的多糖在有机溶剂中的溶解度不同，采用梯度浓度有机溶剂萃取法依次加大有机溶剂的浓度，而使得不同分子质量的多糖按顺序沉淀下来。常用的有机溶剂沉淀剂有甲醇、乙醇和丙酮等[7]。

（2）季铵盐络合物法

季铵盐络合物法主要是根据不同分子质量多糖所带的阴离子电荷密度不同，与季铵盐生成沉淀络合物的能力不同来进行多糖分离的。常用的季铵盐有十六烷基三甲基铵溴化物（CTAB）及其碱（CTA-OH）和十六烷基吡啶等[8]。

（3）金属络合法

多糖为含酮基或醛基的多羟基聚合物，因此能与铜、钡、钙、铅等的离子形成络合物而沉淀，常用络合剂有菲林试剂等。得到的络合物沉淀经水充分洗涤后，用无机酸乙醇溶液或者硫化氢处理后，可将结合的多糖游离出来，得到游离多糖[8]。

（4）凝胶柱层析法

凝胶层析柱的固定相填料是一些多孔性及网状结构的物质，具有分子筛效应。本法主要是根据多糖分子质量的不同来进行分离的。粗多糖都是由不同链长和分子质量的多糖组成的混合物，当含有不同大小分子的混合物流经这一介质时，混合物中的各组分可按照分子质量的大小被分离。常用的凝胶有葡聚糖凝胶和琼脂糖凝胶。凝胶柱层析法不适宜黏多糖的分离，以防止层析柱被堵塞[9]。

（5）离子交换剂柱层析法

离子交换剂柱层析法主要是根据被分离物质带电粒子性质的不同进行分离的。被分离物质通过离子交换树脂时，带电粒子与离子交换剂上的反离子进行交换，被分离的物质就会被吸附到树脂上，然后通过改变洗脱溶剂的 pH 或增强其离子强度将分离的混合物从离子交换剂上依次逐个洗脱下来。常用的交换剂为 DEAE-纤维素和 ECTEOLA-纤维素，该法的优点是可吸附杂质、纯化多糖，并适用于分离各种多糖，如酸性多糖、中性多糖和黏多糖等。

（6）超滤法

超滤法主要是以特殊的超滤膜为分离介质，以膜两侧的压力差作为推动力，将不同分子质量的物质进行选择性分离。黄芪多糖粗提物成分复杂，分子质量不同，需要将超滤法与其他分离纯化方法联合使用才能得到均一的多糖[10]。

此外，还可以采用制备性高效液相层析、制备性区带电泳等方法对黄芪多糖进行分离纯化，这些方法主要适合制备小量纯品供结构分析使用。

三、黄芪多糖的组成、结构

不同种或来源的黄芪，如蒙古黄芪、膜荚黄芪、直立黄芪（*Astragalus adsurgens* Pall.）等，其所含多糖的组成和结构也各不相同。目前，对黄芪多糖研究最多的是蒙古黄芪多糖，其次是膜荚黄芪多糖。从中已分离得到 10 多种黄芪多糖，其分子质量范围为 20～360kDa。

（一）黄芪多糖的组成研究

黄芪多糖中所含单糖种类主要有 *L*-鼠李糖、*L*-阿拉伯糖、*D*-木糖、*L*-木糖、*D*-核糖、*L*-核糖、*D*-半乳糖、*D*-葡萄糖，*D*-甘露糖等[11,12]。前期学者采用气相色谱对黄芪多糖单糖组分进行了分析（图 7-1、图 7-2）。

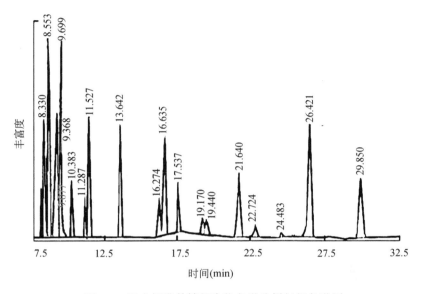

图 7-1　混合标准单糖衍生物色谱分析气相色谱图

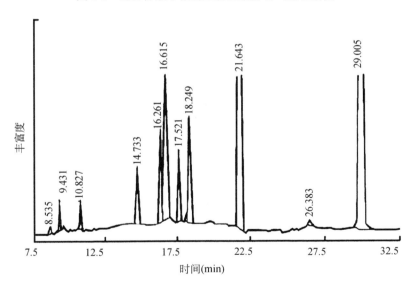

图 7-2　黄芪多糖样品水解衍生化产物气相色谱图

图 7-1 中葡萄糖、甘露糖和甘露醇的出峰时间分别为 21.640min、26.421min 和 29.850min；阿拉伯糖的出峰时间为 8.330～9.368；半乳糖的出峰时间为 19.440～

22.724min；果糖的出峰时间为 16.274～17.537min；木糖的出峰时间为 11.527～13.642min；核糖的出峰时间为 9.699～10.383min；鼠李糖的出峰时间为 9.368～11.287min；半乳糖醛酸的出峰时间为 19.170～24.483min。与图 7-2 进行对比分析，得出黄芪多糖中含有阿拉伯糖、果糖、葡萄糖和甘露糖等，且阿拉伯糖-果糖-葡萄糖-甘露糖的摩尔构成比例为 1：10.309：20.667：0.462，还鉴定出了 3 种未知物，它们的相对保留时间分别为 10.672min、14.783min、18.294min。

1. 膜荚黄芪中多糖的组成

从膜荚黄芪中分离得到 3 种多糖，分别为 AMem-P、免疫多糖和果胶多糖。AMem-P的平均分子质量为 6.0×10^4kDa，其主要是由 L-阿拉伯糖、D-半乳糖、L-鼠李糖、D-半乳糖醛酸组成，且 L-阿拉伯糖：D-半乳糖：L-鼠李糖：D-半乳糖醛酸摩尔比为 6：9：8：30；免疫多糖主要由葡萄糖、半乳糖和阿拉伯糖组成，且葡萄糖：半乳糖：阿拉伯糖的摩尔比为 1：0.95：0.70；果胶多糖主要由 α-1，2 连接的 L-鼠李糖、α-1，4 连接的半乳糖醛酸、1，5 连接的阿拉伯糖和 1，4 连接的半乳糖组成，分支点位于鼠李糖上，属果胶类多糖（膜荚黄芪多糖见表 7-1）。

表 7-1　膜荚黄芪多糖

名称	来源	类别	结构组成	摩尔比例
AMem-P	膜荚黄芪	多聚糖	L-阿拉伯糖、D-半乳糖、L-鼠李糖、D-半乳糖醛酸	6：9：8：30
免疫多糖	膜荚黄芪	多聚糖	葡萄糖、半乳糖和阿拉伯糖	1：0.95：0.70
果胶多糖	膜荚黄芪	多聚糖	L-鼠李糖、半乳糖醛酸、阿拉伯糖、半乳糖	——

2. 蒙古黄芪中多糖的组成

前期学者对蒙古黄芪中多糖成分的研究较膜荚黄芪多，首先从蒙古黄芪中分离到 3 种多糖，分别为黄芪多糖 I （APS I）、黄芪多糖 II（APS II）和黄芪多糖III（APSIII）。黄芪多糖 I 为多聚糖，分子质量为 36 300Da，是由 D-半乳糖、D-葡萄糖、L-阿拉伯糖组成，其摩尔比为 1.75：1.63：1。黄芪多糖 II 和黄芪多糖III为葡聚糖。后来人们又分离得到了 2 种葡聚糖 AG-1、AG-2 和 3 种杂多糖 AH-1、AH-2 及酸性杂多糖，其中 AG-1、AH-1、AH-2 都为水溶性多糖。AG-1 主要为（1→4）（1→6）葡聚糖；AG-2 主要为（1→4）葡聚糖；AH-1 主要由葡萄糖、鼠李糖、阿拉伯糖、半乳糖等组成，其摩尔比为 1.0：0.04：0.02：0.01；AH-2 主要由葡萄糖、阿拉伯糖组成，其摩尔比为 1：0.15；酸性杂多糖分子质量为 76kDa，是由 L-阿拉伯糖、D-半乳糖、D-半乳糖醛酸、D-葡萄糖醛酸组成的，其摩尔比例为 18：18：1：1，还有少量 O-乙酰基团和肽残基。渐渐地 APS-1、APS-2[13]和 APS-3 多糖也被分离得到，其中 APS-1 的分子质量为 43 161Da，由半乳糖、葡萄糖、阿拉伯糖组成，其摩尔量比为 1.0：24.8：2.5；APS-2 分子质量为 281 245Da，由鼠李糖、半乳糖醛酸、葡萄糖、半乳糖、阿拉伯糖组成，其摩尔比为 1.2：1.0：19.3：2.5：8.7；APS-3 分子质量为 198 128Da，由鼠李糖、半乳糖醛酸、葡萄糖、半乳糖、阿拉伯糖组成，其摩尔比为 1.0：2.1：4.8：1.4：3.6。后来还从蒙古黄芪中分离得到了 AMon-S，分子质

量为 7.6×10^4，其主要由 L-阿拉伯糖、D-半乳糖、D-半乳糖醛酸、D-葡萄糖醛酸组成，摩尔比为 18：18：1：1（表7-2）。

表 7-2　蒙古黄芪多糖

名称	来源	类别	分子质量（Da）	结构组成	摩尔比例
APS Ⅰ	蒙古黄芪	多聚糖	36 300	D-半乳糖、D-葡萄糖、L-阿拉伯糖	1.75：1.63：1
APS Ⅱ	蒙古黄芪	葡聚糖	12 300	葡聚糖	—
APS Ⅲ	蒙古黄芪	葡聚糖	34 600	葡聚糖	—
AG-1	蒙古黄芪	葡聚糖	—	（1→4）（1→6）葡聚糖	5：2
AG-2	蒙古黄芪	葡聚糖	—	（1→4）葡聚糖	
AH-1	蒙古黄芪	多聚糖	—	葡萄糖、鼠李糖、阿拉伯糖、半乳糖	1.0：0.04：0.02：0.01
AH-2	蒙古黄芪	多聚糖	—	葡萄糖、阿拉伯糖	1：0.15
酸性杂多糖	蒙古黄芪	多聚糖	76 000	L-阿拉伯糖、D-半乳糖、D-半乳糖醛酸、D-葡萄糖醛酸	18：18：1：1
APS-1	蒙古黄芪	多聚糖	43 161	半乳糖、葡萄糖、阿拉伯糖	1.0：24.8：2.5
APS-2	蒙古黄芪	多聚糖	281 245	鼠李糖、半乳糖醛酸、葡萄糖、半乳糖、阿拉伯糖	1.2：1.0：19.3：2.5：8.7
APS-3	蒙古黄芪	多聚糖	198 128	鼠李糖、半乳糖醛酸、葡萄糖、半乳糖、阿拉伯糖	1.0：2.1：4.8：1.4：3.6

（二）黄芪多糖的结构研究

下面从多糖的分子质量范围、一级结构和空间结构三个方面来阐述多糖的结构。多糖的结构可以从分子质量范围、单糖的组成及比例、连接点类型、单糖和糖苷键的构型及重复单元等方面进行研究。

1. 黄芪多糖的分子质量

黄芪多糖分子质量的大小与多糖的生物活性有一定的依赖关系，这可能与多糖高级结构构象的维持有关。前期研究表明黄芪多糖分子质量在 100 000～200 000Da 的葡聚糖的生物活性比较强，而分子质量为 5 000～10 000Da 的相同来源的多糖却几乎没有活性。

2. 黄芪多糖的一级结构

（1）单糖的组成与糖苷键的类型

多糖中单糖的组成及其糖苷键的类型对其生物活性有一定的影响。前期研究表明葡聚糖主链的多糖能更好地诱发机体的防御反应，糖苷键的类型也是决定多糖活性的重要因素。

（2）支链的性质

多糖支链的取代度、长度和位置都会影响多糖的活性。前期研究发现去分支后多糖的活性明显下降。但是分支的多少与多糖的活性并不呈正相关，也就是说并不是分支越少活性越弱，分支适中的多糖往往具有较强的活性。此外，分支的长度对多糖的活性也有影响。

（3）取代基的种类和取代度

多糖中取代基的种类或者有无取代基对其生物活性有极大的影响，对多糖进行硫酸化、羧甲基化、甲基化、羟乙基化、羟丙基化、磺酰化、乙酰化、烷基化等衍生化处理后，都有可能对黄芪的生物活性产生影响。

3. 黄芪多糖的空间结构

多糖空间构象对多糖活性的影响较大，特定空间构象是维持其生物活性所必需的。前期研究显示三股螺旋构型是多糖最具活性的空间结构。比如具有抗肿瘤活性的香菇多糖就呈三股螺旋结构，破坏香菇多糖的三股螺旋结构，改变其空间构型后，其生物活性也随之消失。因此，规则的空间构象与多糖的生物活性密切相关，所以有必要对黄芪多糖的空间结构进行研究。但目前有关黄芪多糖空间结构的研究基本空白。

4. 多糖结构的研究方法

鉴于多糖的活性与其结构有密切的关系，因此，许多学者对多糖的结构进行了研究。多糖的结构包括多糖一级结构和高级结构。就目前而言，人们主要是对多糖的一级结构进行研究，其主要包括以下几方面：①糖链分子质量的确定。②多糖的单糖组成以及连接方式、异头碳构型。③糖链有无分支、分支位置、分支程度和分支长短等。

目前多糖一级结构分析方法主要可以归纳为两类：传统的化学方法和仪器分析法。化学方法包括甲基化分析法、Smith 降解法、水解法、高碘酸氧化法、显色反应等。仪器分析法包括质谱法、核磁共振波谱法、红外光谱法等。多糖的高级结构的分析方法主要采用 X 射线衍射、电子显微镜观察等方法进行研究。

（1）化学方法

1）水解法：包括完全酸水解法、部分酸水解法、甲醇解法和乙酰解法等。目前，比较常用的是完全酸水解法和部分酸水解法。完全酸水解法主要是将多糖与强酸在高温条件下反应，进行完全酸水解。多糖水解的难易程度与组成多糖的单糖性质、糖苷键的构型和单糖环的形状有关，酸水解之后的多糖经过处理即可对多糖链的信息进行分析；部分酸水解法是将多糖链中位于主链末端的糖苷键和支链上的糖苷键水解脱落，而构成糖链的主链核心结构的部分相对比较稳定，不能通过水解脱落，然后对得到多糖链的一些信息进行分析。

2）甲基化分析法：是先将多糖中各个单糖残基中游离的羟基全部进行甲基化，经红外光谱检测甲基化完全后，将甲基化完全的多糖进行水解，水解后得到的化合物再进行进一步的分析。多糖甲基化的方法主要有 Ciuean 法、Need 法和 Hakomori 法等。目前最常用的甲基化方法是改良后的 Hakomori 法。

3）高碘酸氧化法：是一种选择性氧化法，高碘酸能够选择性地氧化断裂多糖分子中的连二羟基或连三羟基，从而生成相应的多糖醛、甲酸。反应能够进行定量测定，通过测定高碘酸的消耗量和甲酸的生成量，就可以判断糖苷键的类型、连接方式、支链状况和聚合度等结构信息。

4）Smith 降解法：是将还原后的高碘酸氧化产物进行完全酸水解或部分酸水解。Smith降解的特点是只破坏被高碘酸氧化的糖基，而对没被高碘酸氧化的糖基无破坏作用，因此通过分析降解产物就可以获取多糖的一些结构信息。

（2）酶学方法

酶促反应具有高度专一性的特点，利用糖苷酶对多糖底物的催化反应，除可以用于确认多糖链中糖苷键的类型外，还可以从糖蛋白上获得完整的糖链。该法副产物少，针对性强，因此酶学方法在糖链的结构分析中是一种重要的手段。

（3）仪器分析法

仪器分析法是在化学分析法的基础上对多糖的结构特性进行进一步了解和研究，该方法稳定可靠。目前，主要的仪器分析法有紫外光谱法、红外光谱法、高效液相色谱法、气相色谱法、质谱法、激光拉曼光谱、核磁共振波谱法及电泳等。仪器分析技术的迅速发展，使得多糖的结构分析向快速、准确、微量化要求的方向发展，使人们能够在毫克级甚至微克级水平上确定一些多糖的一级结构。因此，这些现代分析技术的出现和发展，大大促进了多糖结构研究工作的发展。

（三）黄芪多糖的构效关系

多糖的构效关系是指多糖的一级结构、高级结构与其生物活性的关系。鉴于多糖具有多重药理活性，且来源广泛、毒性较低，近年来许多学者对多糖构效关系的研究不断深入。进一步阐明多糖作用机制与结构的关系，更是越来越受到人们的重视。文献检索结果，迄今尚未见到有关黄芪多糖构效关系的研究报道。

四、黄芪多糖的药理活性

（一）对免疫系统的影响[14,15]

1. 对体液免疫的影响

体液免疫效应是由细胞通过对抗原的识别、活化、增殖、最后分化成浆细胞并分泌抗体来实现的，因此抗体是介导体液免疫效应的免疫分子。研究发现，黄芪多糖能使脾脏浆细胞增生，促进抗体的合成，从而增强体液免疫；黄芪多糖可以使感染李斯特菌的小鼠血清中 XJW 滴度显著提高，促进 T 细胞的活化、增殖来增强体液免疫[16,17]；黄芪多糖可显著增强小鼠巨噬细胞的吞噬功能，促进血清溶血素形成，增强体液免疫功能[18]。

2. 对免疫器官的作用

机体免疫能力的高低与免疫器官的发育状况有一定的关系。研究发现，黄芪多糖能够促进机体免疫器官的发育，主要是对动物胸腺、脾脏、法氏囊等免疫器官重量的增加起促进作用及对创伤动物免疫器官重量减轻的拮抗作用[19]。前期研究表明，腹腔注射黄芪多糖能够明显提高正常小鼠的脾脏指数，还可使烧伤小鼠的脾脏指数恢复正常。腹腔注射黄芪多糖可使小鼠脾脏增大，并在光镜下观察到小鼠脾脏中血髓增大、淋巴结增多；在电镜下观察到小鼠脾脏中有大量浆细胞增生，以成熟浆细胞为主，核内染色质凝集成块，胞质内有大量粗面内质网，内质网呈不同程度的扩张，腔内充满中等或低电子密度的抗体蛋白质，从形态学的角度表明了黄芪多糖能够促进小鼠脾脏功能[20]。

3. 对免疫细胞的影响

免疫细胞为参与免疫应答的细胞的统称，主要包括 T 细胞、B 细胞、无标志细胞、NK 细胞及免疫应答过程中的过渡型细胞和终末细胞。前期报道称黄芪多糖对 T 细胞、B 细胞和 NK 细胞有一定的影响[21]。黄芪多糖对 T 细胞的功能有抑制作用，对 B 细胞有一定的促进作用，并且对体内淋巴细胞转化率有明显促进作用，但必须经过体内外的代谢环节才能参与淋巴细胞的分化与成熟。NK 细胞是一类重要的免疫调节细胞，对 B 细胞、T 细胞、骨髓干细胞等的功能均有调节作用，被认为免疫监视细胞中最理想的效应细胞。研究证明黄芪多糖在体内和体外均能明显提升 NK 细胞活性。

（二）抑菌和抗病毒作用

研究表明黄芪多糖对细菌和病毒都有一定的抑制作用[22]。黄芪多糖抑菌作用机制是通过调节机体的免疫防御功能来提高机体的抗菌能力的，并能够杀灭细菌及其毒性产物。黄芪多糖对链球菌、金黄色葡萄球菌、肺炎双球菌、大肠杆菌等都有一定的抑制作用。黄芪多糖的抗病毒作用机制主要是黄芪多糖是一种干扰素的诱导剂，对干扰素系统有明显的刺激作用，能够促进机体对抗病毒诱生干扰素的能力，一定程度地抑制了病毒的繁殖。黄芪多糖对肝炎病毒、鸡新城疫病毒、马立克病毒、流感病毒、仔猪圆环病毒有一定的抑制作用。

1. 抗肿瘤作用

研究表明黄芪多糖具有明显的抗肿瘤活性[23]，其作用机制主要是通过调节免疫系统来发挥抗肿瘤作用。黄芪多糖可改善机体肿瘤所致的免疫功能低下，通过增强机体免疫功能来增强 IL-2/LAK 的抗肿瘤作用；黄芪多糖也能够促进癌细胞因子的分泌、IL-2 受体的表达、LAK 前体细胞的增生而达到抗肿瘤作用。此外，黄芪多糖在一定程度上具有诱发肿瘤细胞凋亡的作用，但作用不占优势，说明诱发肿瘤细胞凋亡是黄芪多糖抗肿瘤的另一条途径，但不是主要途径[24]。前期的研究还发现黄芪多糖对小鼠移植性肿瘤 S180、肝癌（Heps）、H22、裸小鼠的 Anip973、人 HC 腹水型细胞瘤株、结肠癌、黑色毒瘤（B16）、胃癌等肿瘤均有一定的抑制作用[25]。

2. 抗氧化、抗衰老作用

在抗衰老机制研究中，自由基学说认为随着年龄的增长，人体内自由基数量增多，机体自身的抗氧化系统活性降低及免疫功能下降等是机体衰老的主要原因[26,27]。前期研究表明黄芪多糖能够清除体内的 O_2^-、OH^- 等自由基，有延长细胞的体外生长寿命，抑制病毒繁殖，降低病毒对细胞的致病作用，能够提高超氧化物歧化酶（SOD）和谷胱甘肽过氧化物酶（GSH-Px）的活性，降低血清脂褐质的含量，还能补气生血而安神及提高应激能力等，起到抗氧化、抗衰老作用[28~30]。

3. 对血糖的影响

经研究发现黄芪多糖对血糖具有双向调节作用[31]，这可能与其具有缓冲能力有关。黄芪多糖正常血糖单次给药后，其血糖呈短暂性升高现象，然后逐渐维持在正常水平。黄芪多糖对胰岛素性功能低下引起的低血糖无明显影响，但能够使葡萄糖负荷量下的血糖水平显著下降，也能对抗肾上腺素引起的血糖升高反应，并且在超微结构下观察发现黄芪多糖对肝细胞无损伤作用，未能引起肝糖原异生和积蓄。因此，黄芪多糖在降血糖方面有很好的功效[32]。

4. 对心肌的影响

研究表明黄芪多糖能够减轻自由基造成的缺血-再灌注损伤，对心肌舒张功能有明显保护作用，对垂体后叶素引起的急性心肌缺血也有明显保护作用[33,34]。将黄芪多糖注射给药后能够缩小急性心肌梗死犬梗死面积，减轻心肌损伤，对急性心肌梗死犬心脏起到保护作用，可能是由于黄芪多糖影响了心肌细胞膜的钠-钾、钠-钙离子交换通道，使心肌收缩能力增强，从而对心肌细胞起到保护作用。此外，也有实验证明黄芪多糖能够对抗氯化钡导致的心律失常，也能对抗氯仿诱发的小鼠心室颤动，明显减慢心率，起到保护心脏的作用。

5. 多糖对血管的影响

研究认为黄芪多糖能有效降低血浆纤维蛋白原的含量，改善微循环，抑制血小板凝集，扩张血管，降低血液黏稠度，提高红细胞膜的流动性及超氧化物歧化酶的活性，降低过氧化脂质含量，减轻自由基造成的损伤，起到保护血管的作用[35,36]。此外，黄芪多糖能够降低血液中三酰甘油（TG）水平，升高高密度脂蛋白胆固醇（HDL-C）水平，从而防止动脉粥样硬化的发生。其抗动脉粥样硬化的机制可能是黄芪多糖能够阻止血液中低密度脂蛋白（LDL）氧化，升高高密度脂蛋白（HDL），从而导致 CD 形成的潜伏时间延长及硫代巴比妥酸反应物（TBARS）的形成减少。

此外，黄芪多糖还对肝脏、肾脏[37]具有一定的保护作用，对肠道也具有一定的保健作用。黄芪多糖还能够对神经损伤进行修复并且能够降低脑缺血损伤等。

五、黄芪多糖的代谢

　　黄芪多糖由于具有调节免疫、抗氧化、抗肿瘤、治疗糖尿病等生物活性而受到人们的广泛关注，并且不良反应低、安全性好，因此将有望成为治疗疾病的候选药物。为了进一步评价黄芪多糖在人体内的安全性和功效，研究黄芪多糖在体内的药代动力学，揭示其在体内吸收、分布、代谢和排泄的规律尤为重要。

　　目前关于黄芪多糖口服后是否被吸收，给药后在器官和细胞中的分布情况的研究还比较少。由于多糖结构复杂，即便组成多糖的单糖的种类及其糖苷键的连接方式相同，也可能由于其螺旋结构的不同，具有不同的吸收、分布和生物活性。下面将对黄芪多糖在体内的代谢情况进行阐述，为黄芪多糖新药的开发和临床用药提供一定的理论依据。将 SD 大鼠禁食 12h，然后灌胃给药，给药 1h 后眶静脉取血，离心后取血清，然后采用醇沉实验、费林反应及高效凝胶渗透色谱法来鉴别黄芪多糖在体内的代谢情况[38]。结果显示黄芪多糖体内代谢物醇沉实验为阴性，表明未检测到多糖；费林反应为阳性，表明在含药血清样品中可检测到黄芪多糖代谢物。高效凝胶渗透色谱法测定黄芪多糖体内代谢物分子质量与单糖标准品基本一致，结果说明黄芪多糖经口服后在动物体内分解为单糖或低聚糖。

第三节　黄芪蛋白质和多肽

一、研 究 意 义

　　蛋白质（protein）和肽（peptide）都是由 α-氨基酸构成的化合物，广泛存在于动、植物体内，是生物体内结构、功能最多样化的一类生命分子，几乎参与生命活动的所有过程。蛋白质根据其化学组成分为单纯蛋白质（simple protein）和结合蛋白质（conjugated protein）。单纯蛋白质完全是由氨基酸构成，而结合蛋白质除含有蛋白质外，还含有非蛋白质部分（如糖类、脂类、核酸等）。

　　蛋白质作为一类重要的生命分子，最初引起人们的注意可能是在 18 世纪中叶，并且一直到 19 世纪初，人们对蛋白质的研究还不够成熟。获得蛋白质样品只能通过用酸、碱或乙醇等进行抽提的方式；而鉴定蛋白质人们普遍采用的方法也只是观察它是否具有"加热凝固"这一特征。后来，随着人类基因组计划的完成和众多动植物、微生物基因组 DNA 序列被测定，生命科学研究步入了后基因组研究时代，蛋白质研究重新成为热点和前沿。20 世纪 70 年代，国内外科研工作者们对植物蛋白质的研究产生了浓厚的兴趣，其成为继植物多糖之后生物活性成分研究的又一热点，科研人员先后从大豆[39]、丝瓜[40]、人参[41]、丹参[42]、山茱萸[43]、天麻等[44]植物中分离得到了组成、性质各不相同的蛋白质。药理实验研究表明，部分植物蛋白质在抗肿瘤、增强机体免疫力、降血脂、降血糖、抗氧化、抗疲劳等方面具有显著疗效。

　　多肽是由 10 个以上氨基酸形成的肽链，分子质量约在 10000Da 以下。组成多肽的氨基酸可以相同（如蚕丝蛋白等），也可以不相同，但天然存在的多肽都是由不同的氨基酸组成[45]。早在 1902 年，诺贝尔化学奖得主费歇尔（Emil Fischer）就首次提出过"肽"的概念，并于 1906 年首次人工合成了甘氨酸二肽，使人们对肽的结构有了更具体的理解。随着人们对生命化学更深入的理解，特别是基因组学、蛋白质组学、分子生物学和生物物理等学科的飞速发展，人们逐渐认识到：几乎所有生命体都能合成活性多肽，所有细胞和生理生化过程都受到多肽—生物大分子之间相互作用的调控，因此，多肽领域的研究逐渐引起了人们的关注。目前，生命体内的众多生理活性多肽已被人工模拟和合成，并被应用于生命科学的研究、临床疾病的诊断治疗和药物研发等领域。在多肽药物研究过程中发现，该类药物具有疗效好、药用剂量小、副作用少、易转化等优点，已成为当前国际新药研发的重要方向之一[46]。我国是一个中药资源丰富的大国，迄今为止已有一百多种植物寡肽、环肽、环肽生物碱、糖肽等多肽类化合物被分离鉴定出来[47]，其中包括人参[41]、苦瓜[48]、棉籽[49]、杏仁[50]、枸杞子[50,51]、蛹虫草子等[52]多种中药材，所发现的多肽均具有一定的生物活性。中药多肽的研究将会成为中药现代研究的又一个热点，为多肽新药的研究拓宽了思路。

二、黄芪多肽的研究

如同大多数中药化学成分的研究一样，黄芪的有效成分研究也多集中于小分子化合物，有关黄芪蛋白质及多肽的研究文献报道较少。张志斐等[53]用传统的多肽提取方法从蒙古黄芪中分离得到两种多肽，并采用高效毛细管电泳（HPCE）对其进行了组成分析[54]。经毛细管等电聚焦电泳（CIEF）测得其等电点分别为 8.23、4.26。

张志斐等[55]采用的提取蒙古黄芪多肽的具体工艺流程为：将洗净的蒙古黄芪研成细粉状，置于 4 倍于蒙古黄芪的水中，4℃条件下浸泡 48h，充分搅拌、过滤，收集浸泡液，室温条件下离心，5000r/min，20min。取上清液弃沉淀，将上清液用硫酸铵沉淀，4℃条件下静置 12h，5000r/min 离心 10min，弃上清液取沉淀，低温真空干燥。应用时取干燥固体若干，溶于一定量超纯水中，用 10kDa 孔径的滤膜进行超滤，得到蒙古黄芪多肽。

第四节　植物糖蛋白和黄芪糖蛋白的研究

一、植物糖蛋白的研究

（一）植物糖蛋白的研究意义

糖蛋白（glycoprotein）是一类由寡糖链与多肽或蛋白质的肽链以共价键连接而成的结合蛋白。由糖基连成的糖链被称为寡糖链（oligosaccharide chain）或聚糖（glycan），其由少则一个、多则数百个糖基连成。糖蛋白的相对分子质量大小悬殊，糖含量一般占 1%～85%[55]。糖蛋白是生物体内重要的生物大分子之一，广泛存在于动物、植物和某些微生物中。许多研究报道：糖蛋白具有显著的药用功效和保健功能，能够调节免疫、抑制肿瘤、降血糖、降血脂、抗氧化、抗疲劳等。目前，用于临床并具有高效免疫活性的药用蛋白制剂大多都是糖蛋白，其多样性功能也是目前糖生物学研究最活跃的领域。近年来，植物和其他天然来源的糖蛋白，在很多领域受到高度重视，特别是存在于植物中的糖蛋白。

20 世纪 70 年代，国内外科研工作者们对天然糖蛋白的研究产生了浓厚的兴趣，天然糖蛋白成为继多糖之后生物活性成分研究的又一热点。研究人员先后对许多来源于陆生动物、植物、菌类（如香菇、松口蘑等）及海洋生物（海带、海蜇、扇贝等）的糖蛋白进行了较为深入的研究。目前，在植物糖蛋白中已鉴定得到多个重要的糖蛋白家族，如富含羟脯氨酸糖蛋白（与植物诱抗相关）、阿拉伯半乳糖蛋白（在被子植物受精过程中起作用）等。

近年来，中药糖蛋白的研究也受到关注，人们相继从人参、丹参、山茱萸、天麻等常用中药材中分离得到了组成、性质各不相同的糖蛋白，并对其分离纯化、组成结构、药理活性及保健功能进行了大量的研究，取得了一系列重要的成果。

（二）植物糖蛋白的分离纯化

植物糖蛋白的提取，目前多采用与植物多糖或蛋白质相类似的水提法。为了保持植物糖蛋白所固有的生物活性及结构，通常采用热水浸提法，基本上类似于蛋白质的提取；糖蛋白的分离纯化是将粗糖蛋白中的杂质除去，从而获得单一糖蛋白组分的过程，是糖蛋白研究的关键步骤，将会直接影响后续活性研究的可行性和真实性。

（三）植物糖蛋白的组成结构

糖蛋白的基本组成可分为糖链和肽链两大部分。在植物糖蛋白的糖链中，糖基的成分主要是 L-阿拉伯糖、半乳糖和 N-乙酰葡萄糖胺，其次是甘露糖、阿拉伯糖、木糖和葡萄糖以及葡糖醛酸等。植物糖蛋白含有一般蛋白质中的所有氨基酸，但是，其中的甲硫氨酸、半胱氨酸和碱性氨基酸的含量偏低，而脯氨酸的含量较为恒定，羟辅氨酸残基的含量则有较大幅度的变化。

糖蛋白的一级结构通过化学、生物学和物理学方法相结合的手段研究虽然有效，但这些经典的分析法分辨率低、分析时间长、定量测定困难，对样品的需要量非常大。近年来，有很多新技术可以在不破坏样品结构的情况下快速、可靠地获得其整体结构。这些新技术包括：生物质谱技术，如快原子轰击质谱（FAB-MS）、电喷雾质谱（ESI-MS）和基质辅助激光解吸附飞行时间质谱（MALDI-TOF-MS）等；电印迹（electroblotting）技术；核磁共振技术（NMR）；原子力显微镜技术（AFM）；X 射线衍射法（XRD）；圆二色谱法（CD）；高效毛细管电泳（HPCE）技术等。

直至目前，还没有一种植物糖蛋白的全部结构被完整确定，只是不同程度地对糖蛋白中糖肽结构的顺序、糖肽键类型以及参与连接的氨基酸残基和糖基进行测定和分析。已有的研究证明：植物糖蛋白中的糖肽键有 N-型和 O-型两种，目前所得到的植物糖蛋白大多数为 O-型。对糖蛋白空间（高级）结构的研究报道甚少。

（四）植物糖蛋白的药理活性

1. 免疫调节作用

Chiu 等[56]从牛樟芝中分离得到一种糖蛋白，将其命名为"antrodan"，antrodan 对 LPS 诱导的 RAW264.7 细胞系的炎症反应具有抑制作用，18.75μg/ml 的 antrodan 即可抑制 NO 产生，且甚至高达 400μg/ml 剂量的 antrodan 对 RAW264.7 细胞系也无直接毒害作用。Lee 等[57]研究发现，植物来源的 36kDa 的 RVS 糖蛋白能有效抑制过敏原引起的免疫紊乱。

2. 降血脂、降血糖的作用

Ozaki 等[58]从白甘薯块茎皮中提取得到一种含阿拉伯半乳糖的蛋白质具有降低血糖的作用。Ding 等[59]研究发现，天麻糖蛋白提取物具有抗凝血和抗血栓形成作用。丁诚实等[60]先后研究发现天麻糖蛋白（PGE2-1）具有显著的抗凝、抗栓作用，可能为天麻抗栓功效的主要成分。

3. 抑制肿瘤作用

季宇彬等[61]发现龙葵糖蛋白可通过阻断 NF-κB 抗凋亡通路、激活 caspase 超家族级联反应及促进 NO 释放等多种途径诱导肿瘤细胞凋亡。芍药和黄芪常被用于肝脏疾病的治疗，Wu 等[62]研究表明，芍药根和黄芪根提取物通过增加 Bax-To-Bcl-2 比率和上调 Caspase-3 活性诱导肝癌细胞凋亡，而且根提取物还表现出抑制肝癌细胞转移和侵袭的活性。

4. 抗氧化作用

丹参糖蛋白（CSGP）对 NADH/PMS 体系产生的超氧阴离子，对芬顿（Fenton）反应体系产生的羟基自由基均有显著的清除作用，并呈一定的剂量效应关系[63]。Oh 等[64]研究发现，植物栀子来源的 27kDa 的 GJE 糖蛋白具有抗氧化和抗炎作用，能够增强过氧化氢酶（CAT）、超氧化物歧化酶（SOD）、谷胱甘肽过氧化物酶（GPx）等酶的活性。

二、黄芪糖蛋白的研究

（一）研　究　意　义

目前，国内外关于黄芪蛋白类化合物的研究较少，已报道文献中以中国农业大学江正强教授课题组和山西中医学院冯前进教授课题组的研究最为深入和广泛。江正强教授课题组已发现两种黄芪蛋白质，分别为 AmPR-10 和 AMML。冯前进教授课题组从蒙古黄芪中分离得到两种结合蛋白，分别为 AmGP-3 和 HQGP[65,66]。经组成分析测定，确定为糖蛋白。药理学研究证明：HQGP 对小鼠脾淋巴细胞有抑制作用，对佐剂性关节炎（adjuvant arthritis，AA）模型大鼠和实验性自身免疫性脑脊髓炎（experimental autoimmune encephalomyelitis，EAE）模型小鼠有治疗作用[67,68]，且淋巴细胞体外增殖实验显示，黄芪糖蛋白抑制作用不同于雷公藤甲素、西罗莫司、氢化可的松，推测其具有独特的作用机制[69]。这一研究结果为该课题组首次发现，"黄芪糖蛋白"亦为该课题首次提出，相关研究成果已获得国家发明专利[70]。迄今为止，尚未见到该课题组以外有关黄芪糖蛋白免疫抑制作用的研究报道。

下面对研究比较成熟的黄芪糖蛋白的组成结构、分离纯化、生物活性和药理活性进行概述。

（二）黄芪糖蛋白的组成结构

AmGP-3（图 7-3）分子质量为 16.8kDa，pI 为 3.9～4.3。红外光谱图（图 7-4）显示 AmGP-3 在 3415cm^{-1} 附近处有 1 个吸收峰，为 O—H、N—H 键，即醇、酚、酰胺类化合物，在 2925cm^{-1}、1420cm^{-1} 和 1262cm^{-1} 处有 3 个特征吸收峰，为糖类 C—H 的伸缩振动与变形振动，确定 AmGP-3 是糖类化合物；在 1654cm^{-1} 和 1546cm^{-1} 附近处有 2 个吸收峰，是 N—H 变形振动所引起的，说明含有氨基；1030cm^{-1} 是多糖分子的特征吸收峰，表明 AmGP-3 为糖蛋白。BCA 法测得蛋白质含量为 66.0%，苯酚-硫酸法测得糖含量为 23.7%。糖苷键类型为 O-糖苷键。N 端氨基酸序列为 ESGINLQDATL[67]。

HQGP 分子质量为 31kDa，pI 为 4.7。紫外光谱图显示 HQGP 在 280nm 和 206nm 均有吸收峰，红外光谱图（图 7-5）显示 HQGP 在 3200～3600cm^{-1} 之间有吸收峰，主要为多糖游离羟基的伸缩振动所引起；在 2800～3000cm^{-1} 之间的吸收峰是 C—H 伸缩振动，这一区域的吸收峰是糖类的特征吸收峰。1630cm^{-1} 处的吸收峰是—CHO 的 C═O 伸缩振动造成的，为肽链上酰羰基的吸收峰。在 840cm^{-1} 处有一明显的吸收峰，这是 α-型 C—H 变形振动的特征吸收峰，表明 HQGP 为糖蛋白。BCA 法测得蛋白质含量为 56.7%，苯酚-硫酸法测得糖含量为 29.3%。HQGP 含有 18 种氨基酸（表 7-3），总氨基酸含量为 26.38%，

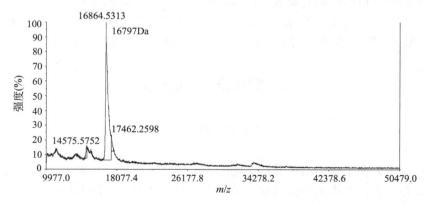

图 7-3   AmGP-3 在 10～50 kDa 分子质量范围内扫描质谱图

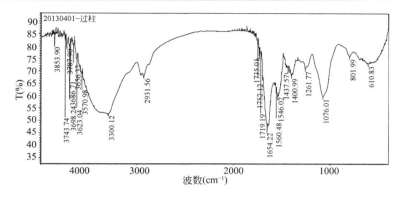

图 7-4　AmGP-3 红外光谱图

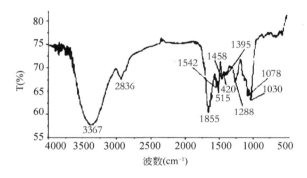

图 7-5　HQGP 红外光谱图

其中谷氨酸（4.09%）、天冬氨酸（3.45%）、赖氨酸（2.16%）含量较高。气相色谱图（图7-6）显示糖链部分含有阿拉伯糖和葡萄糖，还有两种糖未检出。糖肽键的连接方式为O-糖苷键[66]。

表 7-3　HQGP 氨基酸组成成分

氨基酸残基	质量分数（%）	氨基酸残基	质量分数（%）
天冬氨酸（Asp）	3.45	甲烷氨酸（Met）	0.17
苏氨酸（Thr）	1.93	异亮氨酸（Ile）	1.23
丝氨酸（Ser）	1.40	亮氨酸（Leu）	1.43
谷氨酸（Glu）	4.09	酪氨酸（Tyr）	1.06
脯氨酸（Pro）	1.80	苯丙氨酸（Phe）	1.01
甘氨酸（Gly）	1.92	赖氨酸（Lys）	2.16
丙氨酸（Ala）	1.21	组氨酸（His）	0.83
半胱氨酸（Cys）	0.45	色氨酸（Trp）	0.01
缬氨酸（Val）	1.80	精氨酸（Arg）	0.81

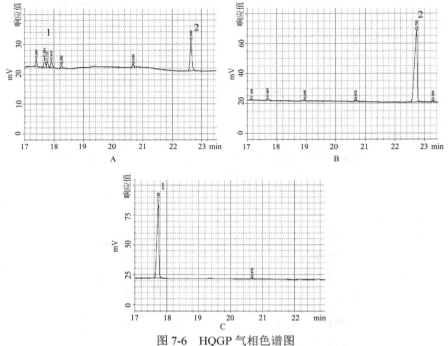

图 7-6　HQGP 气相色谱图
A. 供试品；B、C. 对照品；1. 阿拉伯糖；2. 葡萄糖

AmPR-10 分子质量为 32.6kDa，为含有两个亚基的同源二聚体，单一亚基分子质量为 17.2kDa，亚基之间不是通过二硫键的形式连接，有可能是分子间弱的疏水作用的结果。高碘酸希夫染色（PAS）法证明 AmPR-10 为糖蛋白，苯酚-硫酸法测得其总糖含量为 13.7%，高效离子交换色谱法分析测得阿拉伯糖占 73.0%，葡萄糖占 15.0%。其余为微量的果糖和一种未知糖。埃德曼（Edman）降解法分析其 N 端 15 个氨基酸序列为 GVISFNEETISTVAP[71]。

AMML 分子质量为 61.1kDa，在天然状态下以同源二聚体的形式存在，单一亚基分子质量约为 29.6kDa。氨基酸组成分析表明，该蛋白富含甘氨酸（Gly，16.0%）、丝氨酸（Ser，11.0%）、天冬氨酸（Asp，9.9%）和亮氨酸（Leu，9.6%），不含半胱氨酸、组氨酸和甲硫氨酸，富含脂肪族氨基酸而不含含硫氨基酸（半胱氨酸）。Edman 降解法测得 N 端 15 个氨基酸残基序列为 ESGINLQGDATLANN，同源性分析表明 AMML 是一种新蛋白。PAS 法鉴定表明该蛋白是一种糖蛋白，苯酚-硫酸法测得总糖含量为 19.6%[72]。

（三）黄芪糖蛋白的分离纯化

AmGP-3 分离纯化有两条路线，一条为离子交换层析与凝胶过滤层析的组合（图 7-7），另一条为离子交换层析和疏水层析的组合（图 7-8）。黄芪根部粉碎，Tris-HCl 缓冲液 55℃恒温水浴提取 1h，抽滤，离心（10 000r/min×20min）后取上清液为蛋白粗提液。①经 Q Sepharose FF 阴离子交换层析和 Sephacryl S-100HR 凝胶过滤层析纯化得到纯度>85%的 AmGP-3。②经 Q Sepharose FF 阴离子交换层析和 Butyl HP 疏水层析得到纯度>95%的 AmGP-3。

HQGP 分离纯化的主要方法为硫酸铵沉淀、Sevage 试剂洗脱和柱层析。黄芪粉碎成絮状，按 1∶10 料液比加入蒸馏水浸泡 12h，55℃恒温水浴提取两次，离心（3000r/min×30min）取上清液，加入硫酸铵至过饱和，4℃下静置过夜，离心（3000r/min×30min）取沉淀，用适量水溶解沉淀，用 Sevage 试剂洗脱 3 次，至无变性蛋白，取上清液于蒸馏水中透析过夜，得到黄芪蛋白粗提液，经 DEAE Cellulose32 阴离子交换层析和 Sephadex G-50（1.6cm×80cm）凝胶过滤层析纯化，得到 HQGP[66,71]。

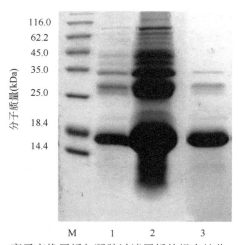

图 7-7　离子交换层析与凝胶过滤层析的组合纯化 AmGP-3
M. 标准蛋白；1. 粗提液；2. Q Sepharose FF 阴离子交换层析纯化后；3. Sephacryl S-100 HR 凝胶过滤层析纯化后

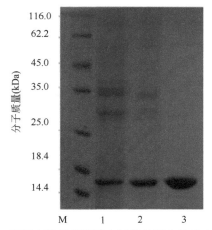

图 7-8　离子交换层析和疏水层析的组合纯化 AmGP-3
M. 标准蛋白；1. 粗提液；2. Q Sepharose FF 阴离子交换层析纯化后；3. Butyl HP 疏水层析纯化后

AmPR-10 分离纯化的主要方法为金属螯合层析、离子交换层析和凝胶过滤。将黄芪粉碎后，按 1∶6 料液比加入 PBS 缓冲液（20mmol/L，pH7.2），4℃搅拌提取 10h，4 层纱布过滤后离心（10 000g×10min）取上清液，得到黄芪粗提液。粗提液在 PBS 缓冲液（20mmol/L，pH7.2）中透析过夜，经 Zn-Agarose-4B 金属螯合层析、QAE SephadexA-25 离子交换层析和 Sephadex G50 凝胶层析分离纯化得到电泳纯 AmPR-10[71]（图 7-9）。

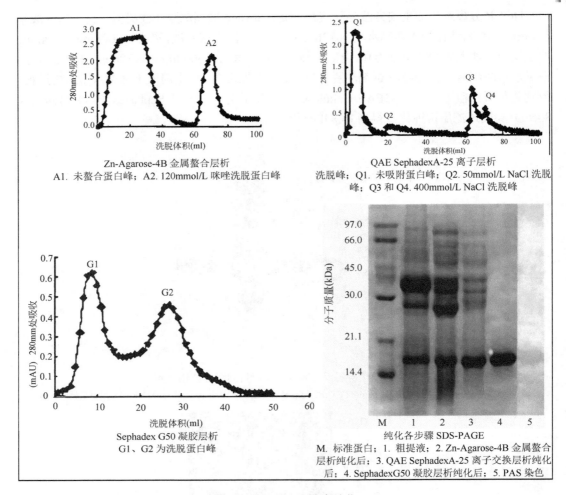

图 7-9　AmPR-10 分离纯化

　　AMML 有两条分离纯化路线，一条是硫酸铵分级沉淀和三步离子交换层析的组合（图 7-10），另一条是硫酸铵分级沉淀与亲和层析的组合（图 7-11）。首先将黄芪原料粉碎成粗粉（约 1mm），按 1∶6 料液比添加 PBS 缓冲液（50mmol/L，pH7.0），0～4℃搅拌提取 16h，离心（10 000g×10min）取上清液。得到上清液后：①0～4℃条件下，20%饱和度硫酸铵充分混匀，离心（10 000g×10min）取上清液，继续添加硫酸铵粉末至 60%饱和度，搅拌混匀，离心（10 000g×10min）收集沉淀，加少量 PBS 缓冲液（10mmol/L，pH7.2）溶解沉淀，用 PBS 缓冲液（10mmol/L，pH7.2）缓慢透析 12h，经 QAE SephadexA-25、Econo-Pac CM Cartridge 和 Econo-Pac High Q 三步离子交换层析纯化得到电泳纯 AMML[3]。②0～4℃条件下，20%～60%硫酸铵分级沉淀，离心（10 000g×10min）收集沉淀，加少量 Tris-HCl 缓冲液（20mmol/L，pH7.4）溶解沉淀，用 Tris-HCl 缓冲液（20mmol/L，pH7.4）透析过夜，经 ConA-Sepharose4B 亲和层析纯化得到电泳纯 AMML[72]。

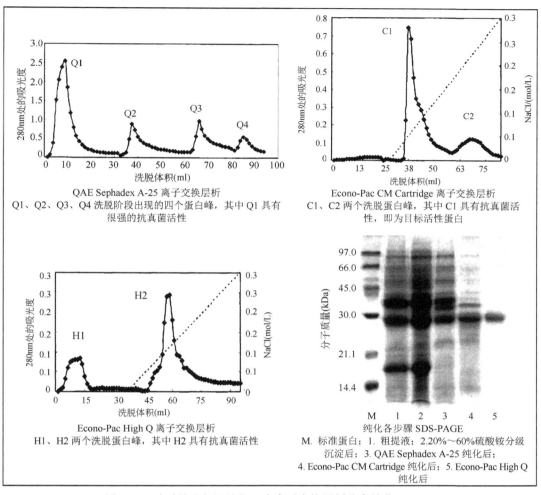

QAE Sephadex A-25 离子交换层析
Q1、Q2、Q3、Q4 洗脱阶段出现的四个蛋白峰，其中 Q1 具有很强的抗真菌活性

Econo-Pac CM Cartridge 离子交换层析
C1、C2 两个洗脱蛋白峰，其中 C1 具有抗真菌活性，即为目标活性蛋白

Econo-Pac High Q 离子交换层析
H1、H2 两个洗脱蛋白峰，其中 H2 具有抗真菌活性

纯化各步骤 SDS-PAGE
M. 标准蛋白；1. 粗提液；2.20%～60%硫酸铵分级沉淀后；3. QAE Sephadex A-25 纯化后；4. Econo-Pac CM Cartridge 纯化后；5. Econo-Pac High Q 纯化后

图 7-10　硫酸铵分级沉淀与三步离子交换层析分离纯化 AMML

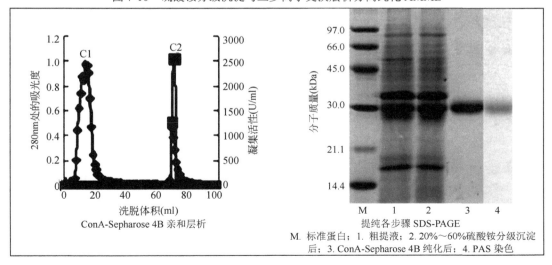

ConA-Sepharose 4B 亲和层析

提纯各步骤 SDS-PAGE
M. 标准蛋白；1. 粗提液；2.20%～60%硫酸铵分级沉淀后；3. ConA-Sepharose 4B 纯化后；4. PAS 染色

图 7-11　硫酸铵分级沉淀与亲和层析分离纯化 AMML

（四）黄芪糖蛋白的生物活性

（1）AmGP-3 的 N 端氨基酸序列与豆科植物中的三种抗病反应蛋白的同源性高达 67%～96%，推测 AmGP-3 可能为黄芪抗病反应蛋白的一种[66]。

（2）AmPR-10 的 N 端氨基酸序列与从黄羽扇豆中分离出来的 PR-10 蛋白 LIPR10.1C 有 80%序列同源性，与从紫花苜蓿分离出来的 PR-10 蛋白 pr10.2 有 73%序列同源性，因此 AmPR-10 可能为病程相关蛋白第 10 家族的新成员。与部分 PR-10 蛋白相似，AmPR-10 表现出核糖核酸酶活性。建立的纯化路线使核糖核酸酶活性回收率为 29.25%，纯化后 AmPR-10 的核糖核酸酶比活为 74.11U/mg 蛋白，最适 pH 为 6.0，在 pH4.0～11.0 范围内表现出很高的稳定性。最适温度 60℃，低于 60℃情况下酶学性质稳定，高于 60℃酶活性迅速下降。金属离子 Ca^{2+}、Mg^{2+}、Cu^{2+}和 Ag^+对 AmPR-10 有抑制作用，其中 Cu^{2+}和 Ag^+的抑制作用尤为明显。小分子有机物 β-巯基乙醇、十二烷基硫酸钠（SDS）和乙二胺四乙酸（EDTA）均对 AmPR-10 有抑制作用，当 β-巯基乙醇和 SDS 终浓度分别为 200mmol/L 和 10mmol/L 时，AmPR-10 核糖核酸酶活性几乎全部被抑制，EDTA 浓度达到 20mmol/L 时 AmPR-10 的剩余酶活性只有 20%，说明 AmPR-10 核糖核酸酶活性对金属离子有依赖性[71]。

（3）AMML 氨基酸组成的趋势与花生（*Arachis hypogaea*）半乳糖结合凝集素等类似，且该蛋白不含半胱氨酸，这是大多数豆类凝集素氨基酸组成的特征之一。N 端氨基酸序列与花生半乳糖结合凝集素及其前体的 N 端前 30 位序列具有 53%的相似性。凝集素活性实验表明，AMML 能凝集兔和人的血红细胞（表 7-4），兔血红细胞最低凝集浓度为 2.3μg/ml，对不同血型（ABO 系统）的人血表现出明显的特异性，对未经任何处理的人 B 型和 AB 型血无凝集活性，但能凝集 A 型和 O 型血，特别是对 O 型血，最低凝集浓度为 4.6μg/ml，经胰蛋白酶处理后，对 A 型和 O 型血的特异性损失较大，但强化了对 B 型和 AB 型血的特异性，表明 AMML 是一种凝集素。AMML 属半乳糖结合型凝集素，凝集活性的最适 pH 稳定范围很宽，在 pH4.5～7.5 范围内其凝集活性没有变化，凝集活性耐受温度高达 65℃，是一种热稳定性较好的凝集素[71]。

表 7-4　AMML 对兔和人血凝集素的活性

血红细胞来源	凝集素活性（HU）	
	未经胰蛋白酶处理	经胰蛋白酶处理
兔血	4	8
人 A 型血	1	ND*
人 B 型血	ND*	1
人 AB 型血	ND*	4
人 O 型血	4	1

*蛋白浓度 184μg/ml 下凝集素活性没有检出

三、黄芪糖蛋白的药理活性

（一）HQGP 的免疫抑制作用

体外实验研究（表 7-5、图 7-12），HQGP 对脾细胞增殖表现出显著的抑制活性，抑制作用较雷公藤甲素、西罗莫司、氢化可的松弱，但 HQGP 主要表现为对 T 细胞的抑制作用，能够明显抑制静止状态与活化状态 T 淋巴细胞的增殖，抑制作用与 T 细胞的活化程度无相关性，对双向混合淋巴反应同样具有抑制作用，并呈剂量依赖性；不同时间对 ConA 刺激的 T 淋巴细胞增殖均有抑制作用，但培养 12h 给药的抑制作用最强（图 7-13）；HQGP 促进淋巴细胞分泌 IFN-γ 和 IL-6，抑制 IL-2 的分泌。因此推测 HQGP 具有独特的抑制作用机制。佐剂性关节炎（adjuvant arthritis，AA）大鼠模型中，HQGP 可提高外周血 $CD4^+$、$CD8^+$ 细胞的凋亡比例，增加膝关节滑膜组织的细胞凋亡率，同时降低 Fas 表达水平，增强 FasL 表达水平（表 7-7～表 7-9）；HQGP 可显著改善 AA 大鼠的关节炎症，减轻关节肿胀，缩小关节周长，减少膝关节滑膜组织增生，减少炎性细胞，使细胞排列

表 7-5　HQGP 对小鼠脾淋巴细胞增殖的影响（$x\pm s$，$n=3$）

组别	n	HQCP 剂量（μg/ml）	OD_{570}
对照组	3	—	0.1358 ± 0.0026
ConA	3	4	0.9678 ± 0.0397[1]
HQ0805-1	3	0.5	0.1193 ± 0.0079
HQ0805-2	3	1	0.0961 ± 0.0081[2]
HQ0805-3	3	2	0.0802 ± 0.0024[3]
HQ0805-4	3	4	0.0699 ± 0.0045[3]
HQ0805-5	3	10	0.0612 ± 0.0024[3]
HQ0805-6	3	30	0.0566 ± 0.0028[3]
HQ0805-7	3	90	0.0508 ± 0.0024[3]

注：与对照组比较，[1]$t'=36.2213$，$P<0.05$；[2]$t'=-8.0830$，$P<0.05$；[3]$t=-27.2166$、-21.9626、36.5172、-35.9012、-41.6081，$P<0.05$

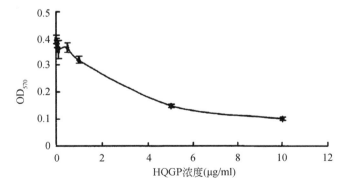

图 7-12　对双向混合淋巴反应的抑制作用

整齐，中剂量 HQGP 组与雷公藤甲素组关节滑膜组织形态学改善效果均十分显著（图 7-14）；高剂量 HQGP 对 AA 大鼠外周血血清 IFN-γ 水平有升高作用，说明 HQGP 在改善 AA 关节炎症的同时，还可提高 AA 大鼠对抗其他感染的能力[73,74]（表 7-10）。实验性自身免疫性脑脊髓炎（experimental autoimmune encephalomyelitis，EAE）小鼠模型中（表 7-6、图 7-15），ELISA 检测显示，HQGP 治疗组 IL-1β 分泌下降，IL-10 分泌增加，细胞凋亡性死亡减少；且 HQGP 在推迟 EAE 起病时间和降低 EAE 临床评分方面具有显著作用（图 7-16）；同时 HQGP 能够减少脊髓组织中 CD68 细胞的浸润，抑制 EAE 炎性反应，从而发挥一定免疫调节作用。

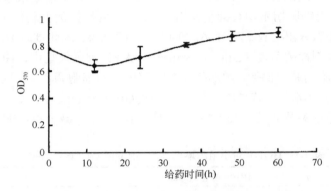

图 7-13 对 T 淋巴细胞抑制作用与给药时间的关系

表 7-6 HQGP 对 ConA（3μg/ml）刺激下小鼠脾 T 淋巴细胞增殖与培养上清液 IL-2 含量的影响（$x \pm s$，$n=3$）

组别	n	HQGP 剂量（μg/ml）	OD$_{570}$	IL-2（pg/ml）
对照组	3	—	0.9359±0.056	150.21±13.21
HQ0805-1	3	0.01	0.8344±0.047	90.44±18.35[3]
HQ0805-2	3	0.05	0.8291±0.071	0
HQ0805-3	3	0.10	0.7703±0.001[1]	0
HQ0805-4	3	0.5	0.7683±0.011[1]	0
HQ0805-5	3	1.0	0.6974±0.028[2]	0

注：与对照组比较，①t'=−5.1211、−5.0866，$P<0.05$；②t=−6.5979，$P<0.05$；③t=−4.5786，$P<0.05$

表 7-7 各组大鼠外周血 CD4[+]、CD8[+]凋亡情况（$x \pm s$，$n=8$）

组别	CD4[+]凋亡比例（%）	CD8[+]凋亡比例（%）
正常组	4.766±0.862	2.394±0.726
模型组	2.802±0.954[△]	1.017±0.334[△]
雷公藤甲素组	4.208±1.512[*]	1.576±0.350[*]
HQGP 低剂量组	4.282±0.774[*]	1.602±0.149[*]
HQGP 中剂量组	1.270±0.769[*]	0.457±0.237[*]
HQGP 高剂量组	0.968±0.367[*]	0.618±0.252

注：与正常组同期比较，△$P<0.05$；与模型组同期比较，*$P<0.05$

表 7-8　各组大鼠膝关节滑膜组织细胞凋亡比较（$x\pm s$，$n=8$）

组别	阳性细胞率
正常组	0.447±0.025
模型组	0.253±0.015[△△]
雷公藤甲素组	0.413±0.015[**]
HQGP 低剂量组	0.333±0.015[**]
HQGP 中剂量组	0.417±0.006[**]
HQGP 高剂量组	0.373±0.015[**]

注：与正常组同期比较，△△$P<0.01$；与模型组同期比较，**$P<0.01$

表 7-9　各组大鼠膝关节滑膜组织中 Fas 及 FasL 的比较（$x\pm s$，$n=8$）

组别	Fas 阳性细胞率	FasL 阳性细胞率
正常组	0.123±0.015	0.293±0.015
模型组	0.253±0.015[△△]	0.053±0.006[△△]
雷公藤甲素组	0.113±0.006[**]	0.207±0.006[**]
HQGP 低剂量组	0.097±0.015[**]	0.163±0.006[**]
HQGP 中剂量组	0.147±0.006[**]	0.163±0.012[**]
HQGP 高剂量组	0.133±0.006[**]	0.297±0.012[**]

注：与正常组同期比较，△△$P<0.01$；与模型组同期比较，**$P<0.01$

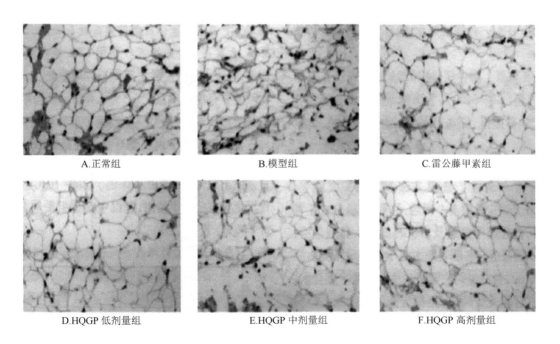

A.正常组　　　　　B.模型组　　　　　C.雷公藤甲素组

D.HQGP 低剂量组　　　　　E.HQGP 中剂量组　　　　　F.HQGP 高剂量组

图 7-14　各组大鼠膝关节滑膜组织（HE 染色×200）

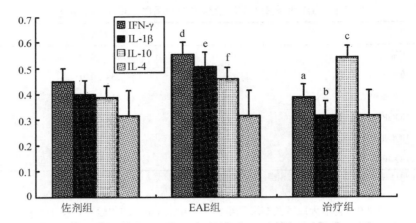

图 7-15　各组脾脏淋巴细胞上清液中 INF-γ、IL-1β、IL-10 和 IL-4 水平
与 EAE 组比较，a＜0.05，b＜0.05，c＜0.05；与佐剂组比较，d＜0.05，e＜0.05，f＜0.05

表 7-10　各组大鼠外周血血清 IFN-γ 水平比较（$x \pm s$，$n=8$）

组别	剂量[mg/（kg·d）]	IFN-γ 含量（ng/L）
正常组	—	18.58±7.671
模型组	—	15.30±5.620
雷公藤甲素组	0.04	17.17±3.471
HQGP 低剂量组	0.70	13.23±6.491
HQGP 中剂量组	3.50	17.77±6.642
HQGP 高剂量组	7.00	32.09±7.134*

注：与模型组同期比较，*$P<0.01$

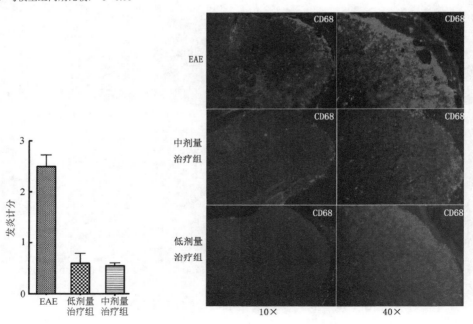

图 7-16　HQGP 明显减少脊髓组织中 CD68 细胞浸润

（二）AMML 的增殖抑制作用

AMML 对人骨肉瘤细胞 MG-63 和人慢性髓系白血病细胞 K562 的体外增殖都有抑制作用，并且这种抑制作用呈现剂量依赖性。AMML 可引起这两种瘤细胞的 G_0/G_1 期阻滞，因而可进一步导致肿瘤细胞凋亡。AMML 处理 MG-63 12h 后即产生凋亡现象，24h 后凋亡现象增强，早期凋亡细胞比对照组上升了 6.47%，中晚期凋亡细胞比对照组上升了 4.18%。AMML 处理 K562 12h 后即产生凋亡现象，早期凋亡细胞比对照组上升了 0.13%，中晚期凋亡细胞比对照组上升了 3.24%，处理 24h 后中晚期凋亡细胞比对照组上升了 24.54%。植物凝集素（PHA）对肿瘤细胞的抑制作用与最开始发现红芸豆中的凝聚素可促进细胞的有丝分裂是分不开的，各个种属来源的凝集素的研究过程中都会涉及体外或体内抗肿瘤活性实验[71]。

AMML 对部分真菌具有明显的抗真菌活性，20μg AMML 可显著抑制灰葡萄孢菌生长，100μg AMML 对黄瓜镰刀孢菌、内生炭疽菌有一定抑制作用，但 200μg AMML 对立枯丝核菌和花生褐斑病菌仍没有抑制作用。AMML 表现出与大部分植物抗真菌蛋白类似的抗菌谱，一般只对几种真菌有较强的抑制作用，而对其他真菌抑制作用很微弱，对细菌几乎没有任何抑制作用[72]。

参 考 文 献

[1] Jin M，Zhao K，Huang Q，et al. Structural features and biological activities of the polysaccharides from Astragalus membranaceus. International Journal of Biological Macromolecules，2014，64：257-266.

[2] 马晓丰. 蒙古黄芪的化学成分研究.沈阳：沈阳药科大学，2003.

[3] Chen H，Zhou X，Zhang J. Optimization of enzyme assisted extraction of polysaccharides from Astragalus membranaceus. Carbohydrate Polymers，2014，111：567-575.

[4] 陈艳蕊，金文闻，罗琥捷，等. 黄芪多糖的闪式提取技术研究. 现代生物医学进展，2010，10（17）：3322-3325.

[5] Yin J Y，Jiang Z H，Yu H，et al. A new application of an aqueous diphase solventsystem in one-step preparation of polysaccharide from the crude water extract of Radix astragali by high-speed counter-current chromatography. Journal of Chromatography A，2012，1262：92-97.

[6] 于晓辉，万仁玲，欧阳林山，等. 黄芪多糖的分离纯化和含量测定研究进展. 中国兽药杂志，2008，42（9）：50-52.

[7] 方积年，丁侃. 天然药物-多糖的主要生物活性及分离纯化. 中国天然药物，2007，5（5）：338-347.

[8] 吴丽，刘婧婷，梁剑锋，等. 黄芪多糖的分离和纯化. 食品与药品，2007，9（4）：62-65.

[9] 洪阁，刘培勋，高小荣，等. 银耳碱提多糖的纯化、化学表征及其抗氧化作用的研究. 植物研究，2010，30（2）：221-227.

[10] Mamoch R，Diesady L L. Profuction of mustard protein isolate from orientalmustard seed（Brassica juncea L）. Journal of The American Oil Chemists Society，2006，83（1）：65-69.

[11] Yin J Y，Chan B C L，Yu H，et al. Separation，structure characterization，conformation and immunomodulating effect of a hyperbranched heteroglycan from Radix astragali. Carbohydrate Polymers，2012，87（1）：667-675.

[12] 姚丹，王宏军. 黄芪多糖单糖组分的气相色谱分析. 安徽农业科学，2012，40（9）：5128-5129.

[13] Zhu Z，Liu R，Si C，et al. STructural analysis and anti-tumor activity comparisonof polysaccharides from Astragalus. Carbohydrate Polymers，2011，85（4）：895-902.

[14] Guo L W，Liu J G，Hu Y L，et al. Astragalus polysaccharide and sulfated epimediumpolysaccharide synergistically resist The immunosuppression. Carbohydrate Polymers，2012，90（2）：1055-1060.

[15] Liu L，Shen J，Zhao C，et al. Dietary Astragalus polysaccharide alleviatedimmunological stress in broilers exposed To lipopolysaccharide. International Journal of Biological Macromolecules，2015，72：624-632.

[16] 程志斌，葛长荣，韩剑众. 中草药有效成分对动物免疫功能的影响及其应用. 动物科学与动物医学，2002，19（1）：65-67.

［17］项杰，徐涛，樊毅，等. 黄芪多糖在宿主抵抗李斯特菌中的作用. 武汉大学学报（医学版），2007，28（6）：741-742.

［18］李先荣，康永，牛艳艳，等. 注射用黄芪多糖药理作用的研究. 中成药，1989，11（5）：26.

［19］马发顺，范乐乐，时志琪，等. 黄芪多糖对动物免疫器官生长发育的影响[J]. 安阳工学院学报，2020，19（2）：100-103.

［20］宁康健，陈浩. 黄芪多糖注射液对小鼠脾脏和耐力的影响[J]. 安徽技术师范学院学报，2002，16（4）：1-3.

［21］Qiu H，Cheng G，Xu J，et al. Effects of Astragalus polysaccharides on associated immune cells and cytokines in immunosuppressive dogs. Procedia in Vaccinology，2010，2（1）：26-33.

［22］Wang X F，Li Y，Yang X，et al. Astragalus polysaccharide reduces inflammatoryresponse by decreasing permeability of LPS-infected Caco2 cells. International Journal of Biological Macromolecules，2013，61：347-352.

［23］Li R，Chen W C，Wang W P，et al. Antioxidant activity of Astragaluspolysaccharides and antitumour activity of The polysaccharides and siRNA. Carbohydrate Polymers，2010，82（2）：240-244.

［24］陈光，臧文臣，刘显清，等. 黄芪多糖对动物肿瘤细胞凋亡影响的研究. 中医药学报，2002，30（4）：55-56.

［25］Yang M，Lin H B，Gong S，et al. Effect of Astragalus polysaccharides on expression of TNF-a，IL-1b and NFATc4 in a rat model of experimental colitis. Cytokine，2014，70（2）：81-86.

［26］Liu Y，Liu F，Yang Y，et al. Astragalus polysaccharide ameliorates ionizingradiation-induced oxidative stress in mice. International Journal of Biological Macromolecules，2014，68：209-214.

［27］Lu L，Wang D T，Shi Y，et al. Astragalus polysaccharide improves muscle atrophy from Dexamethasone and peroxide-induced injury in vitro. International Journal of Biological Macromolecules，2013，61：7-16.

［28］Lin L Z，He X G，Lindenmaier M，et al. Liquid chromatogphy-electrosprry，ionization mass spectrometry study of the flavonoids of the roots Astragalus mongholicus and A membranaceus. Journal of Chromatography，2000，876（1-2）：87-95.

［29］王德清，沈文梅，田亚平，等. 黄芪的三种提取成分对氧自由基作用的影响. 中国药理学通报，1994，10（2）：129-132.

［30］王德清，沈文梅，田亚平，等. 黄芪有效成分对氧自由基清除作用的 ESR 研究. 生物化学与生物物理进展，1996，23（3）：260-262.

［31］Chen W，Li Y M，Yu M H. Astragalus polysaccharides inhibited diabeticcardiomyopathy in hamsters depending on suppression of heart chymase activation. Journal of Diabetes and its Complications，2010，24（3）：199-208.

［32］安静，田河. 黄芪多糖的免疫药理学作用概述. 中国畜牧兽医，2012，39（5）：202-203.

［33］Dai H L，Jia G Z，Liu X，et al. Astragalus polysaccharide inhibits isoprenaline-induced cardiac hypertrophy via suppressing Ca^{2+}-mediated calcineurin/NFATc3 and CaMK Ⅱ signaling cascades. Environmental Toxicology and Pharmacology，2014，38（1）：263-271.

［34］岳辉. 黄芪多糖药理作用的研究进展. 牡丹江医学院学报，2011，（1）：60-62.

［35］Zheng Y J，Zhou B，Song Z F，et al. STudy of Astragalus mongholicus polysaccharides on endothelial cells permeability induced by HMGB1. Carbohydrate Polymers，2013，92（1）：934-941.

［36］包文琦，吕美，王志祥. 黄芪多糖的药理研究进展. 河南农业科学，2005，（4）：78-79，90.

［37］Li S G，Zhang Y Q. Characterization and renal protective effect of a polysaccharide from Astragalus membranaceus. Carbohydrate Polymers，2009，78（2）：343-348.

［38］张宇，唐雨薇，王宇亮，等. 黄芪多糖在体内代谢形式研究. 辽宁中医杂志，2014，41（5）：986-988.

［39］苗以农. 第三次世界大豆会议. 世界农业，1985，（5）：62.

［40］杨中汉，曹宗巽. 丝瓜和西葫芦花粉壁蛋白的理化和生物学特性. 遗传学报，1981，8（1）：75-83.

［41］王逸，鲍勇刚，贾韦国，等. 人参蛋白研究进展. 中草药，2013，44（19）：2782-2786.

［42］王应强. 丹参蛋白的分离纯化与生物活性研究. 西安：陕西师范大学，2007，25-77.

［43］唐成康，高小平，徐大勇，等. 山茱萸糖蛋白的纯化及部分理化性质研究. 天然产物研究与开发，2005，17（2）：147-151.

［44］张晓勤，胡金勇，曾英，等. 天麻蛋白质的双向电泳和肽质量指纹谱分析与鉴定. 云南植物研究，2004，26（1）：89-95.

［45］王兴明，康明. 基础有机化学. 北京：科学出版社，2012：165-174.

［46］中国科学技术协会. 2012-2013 学科发展研究·生物化学与分子生物学学科发展报告. 北京：人民卫生出版社，2014：92-107.

［47］纪建国，叶蕴华，邢其毅. 植物多肽类化合物研究进展. 天然产物研究与开发，1998，（3）：80-86.

［48］刘红雨，付中平，周吉燕，等. 苦瓜降糖多肽研究进展. 上海中医药杂志，2008，42（7）：89-91.

［49］邹吉利，徐南平. 中药活性多肽研究进展. 湖北中医药大学学报，2012，14（4）：66-67.

［50］张志斐，杨兆勇. 枸杞子多肽的分离纯化及其组分 1 对 HT29 细胞的作用. 中国抗生素杂志，2005，30（5）：299-300，310.

［51］张志斐，杨兆勇. 枸杞子多肽的 MALDI-TOF-MS 定性分析. 中草药，2005，36（7）：31-33.

［52］宗静，李竞. 蛹虫草子实体中多肽的提取分离及组成初探. 中国医药指南，2011，9（35）：315-316.

［53］张志斐，杨兆勇，卢志刚. 应用 HPCE 对蒙古黄芪多肽的定性分析. 中国民族医药杂志，2004，（4）：33-34.

［54］田余祥，秦宜德. 医学分子生物学. 北京：科学出版社，2013：165-174.

［55］张树政. 糖生物工程. 北京：化学工业出版社，2012：169-173.

［56］Chiu C H，Peng C C，Ker Y B，et al. Physicochemical characteristics and anti-inflammatory activities of antrodan, a novel glycoprotein isolated from Antrodia cinnamomea mycelia. Molecular，2013，19（1）：22-40.

［57］Lee J，Lim K T. Plant-originated glycoprotein（36kD）suppresses interleukin-4and-10 in bisphenol A-stimulated primary cultured mouse lymphocytes. Drug Chem Toxicol，2010，33（4）：412-429.

［58］Ozaki S，Oki N，Suzuki S，et al. Structural characterization and hypoglycemic effects of arabinogalactan-protein from The Tuberous cortex of The white-skinned sweet potato（Ipomoea batatas L.）. J Agric Food Chem，2010，58（22）：11593-11599.

［59］Ding C S，Shen Y S，Li G，et al. Study of a glycoprotein from Gastrodia elata：its effects of anticoagulation and antithrombosis. Zhongguo Zhong Yao Za Zhi，2007，32（11）：1060-1064.

［60］丁诚实，沈业寿，李赓，等. 天麻糖蛋白的抗凝与抗栓作用. 中国中药杂志，2007，32（11）：1060-1064.

［61］季宇彬，袁洪亮，高世勇. 龙葵糖蛋白抗肿瘤活性研究. 中国药理通讯，2010，27（2）：34-35.

［62］Wu J J，Sun W Y，Hu S S，et al. A standardized extract from Paeonia lactiflora and Astragalus membranaceus induces apoptosis and inhibits The proliferation，migration and invasion of human hepatoma cell lines. Int J Oncol，2013，43（5）：1643-1651.

［63］王应强. 丹参糖蛋白的分离纯化与生物活性研究. 西安：陕西师范大学，2007：67-69.

［64］Oh P S，Lim K T. Plant originated glycoprotein has anti-oxidative andanti-inflammatory effects on dextran sulfate sodium-induced colitis in mouse. J Biomed Sci，2006，13（4）：549-560.

［65］李敏，高丽，岳晓华，等. 一种免疫抑制物 HQGP 的分离纯化及其理化性质、组成成分测定. 中国实验方剂学杂志，已收录，拟于 2014 年 13 期发表.

［66］张俊英，薛慧清，冯前进，等. 正北芪中一种活性糖蛋白的分离纯化及理化性质研究. 中医药生物化学与分子生物学通讯，2013，1：139-442.

［67］杨向竹，薛慧清，冯前进，等. 黄芪糖蛋白对 T 淋巴细胞增殖活性的影响. 上海中医药大学学报，2009，23（5）：66-68.

［68］杨向竹，薛慧清，冯前进，等. HQ0805 对小鼠淋巴细胞体外活化的抑制作用. 山西中医，2009，25（8）：45-46.

［69］章培军，郭敏芳，张丽红. 黄芪糖蛋白抑制小鼠 EAE 的作用研究. 山西大同大学学报（自然科学版），2012，28（5）：42-44.

［70］冯前进，薛慧清，杨向竹，等. 一种黄芪糖蛋白及其制备方法和用途. 中国，ZL 2009 100089580.5.

［71］齐笑玮. 蒙古黄芪中两种生物活性蛋白的研究. 北京：中国农业大学，2006：10-37.

［72］闫巧娟. 蒙古黄芪中多糖、皂甙及活性蛋白的提取分离. 北京：中国农业大学，2005：51-69.

［73］赵俊云，杨向竹，季新燕，等. 黄芪糖蛋白诱导佐剂性关节炎大鼠体内细胞凋亡的研究. 中华中医药杂志，2011，26（5）：1204-1207.

［74］赵俊云，刘亚明，冯前进，等. 黄芪糖蛋白对佐剂性关节炎大鼠外周血细胞因子及关节滑膜组织形态学的影响. 上海中医药杂志，2010，44（5）：78-80.

第八章

黄芪的生物活性研究

第一节 黄芪的药代动力学研究

有关黄芪的中药药代动力学研究较少，现有的研究主要集中在黄芪的有效成分之一黄芪甲苷上。

一、黄芪甲苷的药代动力学参数研究

黄芪甲苷单体大鼠注射和口服的半衰期（$T_{1/2}$）为 4.65h、5.45h，达峰时间（T_{max}）为 0.43h 和 1.5h [1,2]。陈宁等[3]报道当大鼠按 1mg/kg，2mg/kg，4mg/kg 三种剂量分别静脉注射（iv）黄芪甲苷后，黄芪甲苷的 $T_{1/2 (\alpha)}$ 分别为 7.05min、12.36min、15.98min，$T_{1/2 (\beta)}$ 分别为 69.14min、73.28min、95.24min，曲线下面积（AUC）分别为 277.36μg·min/ml、415.36μg·min/ml、623.15μg·min/ml，清除率（CL）分别为 0.004kg/min、0.004kg/min、0.005kg/min，3 种剂量的半衰期相近，清除率基本一致，AUC 与剂量间呈良好的线性关系，黄芪甲苷在大鼠体内药代动力学行为是线性的。而谭成芳等[4]的研究结果则显示：当大鼠尾静脉注射黄芪甲苷 8mg/kg 后，其主要药代动力学参数为 $T_{1/2 (\alpha)}$ 110.5min，$T_{1/2 (\beta)}$ 331.6min，CL 0.3661ml/（min·kg），AUC_T 11 880.31min/（μg·ml），AUC_i 13 707.13 min/（μg·ml），V_c 0.00032ml/kg，V_d 175.142ml/kg，黄芪甲苷的血药浓度-时间曲线符合二室模型。

二、黄芪甲苷的体内分布

组织分布研究表明，黄芪甲苷的血清蛋白结合率约为 83%，且浓度范围在 250～1000ng/ml 时为线性结合。黄芪甲苷在体内分布较广。给药 20min 后，在所测定的组织中，以肝、肺中浓度最高，约为脑和性腺中浓度的 10 倍；皮肤、肾、肌肉、胃、肠和心脏次之，约为脑和性腺中浓度的 3 倍；在脑和性腺中分布较少。除性腺外，其他组织中的药物浓度均随时间的延长而降低。大鼠和 Beagle 犬的药代动力学没有明显种属差异[3,5,6]。

三、黄芪甲苷的代谢与排泄

刘晓亚[7]的实验研究表明黄芪甲苷在人工胃液和肠液中显示出较好的稳定性，且黄

芪甲苷在大鼠肝脏中几乎不发生代谢，说明口服黄芪甲苷后，几乎无肝脏首过效应。但离体实验结果表明，黄芪甲苷在肠道内不稳定，可被肠道菌群代谢。在细菌的作用下黄芪甲苷易被水解，发生脱糖基反应，生成 CAG-6-O-β-D-葡萄糖苷和环黄芪醇。进一步的研究表明，大鼠灌胃给予黄芪甲苷（40mg/kg）48h 后，其尿液及粪便中均未检测到黄芪甲苷。但在大鼠尿液中检测到 2 个代谢产物 A（vivo）1（m/z513）和 A（vivo）2（m/z543），根据多级质谱推测可能分别为 CAG 的异构体或三元开环产物和甲氧基化代谢产物；在粪便中检测到 4 个新物质，分别是 A（vivo）1′（m/z513）、A（vivo）2′（m/z513）、A（vivo）3′（m/z543）和 A（vivo）4′（m/z511），根据多级质谱推测可能分别为环黄芪醇及黄芪甲苷的三元开环产物、甲氧基化代谢产物和脱氢氧化产物。同时，环黄芪醇（40mg/kg）灌胃给予大鼠 24h 后，在其尿液中检测到环黄芪醇原型药物和 7 种代谢产物 C1～C7，分别为 C1（m/z529）、C2（m/z529）、C3（m/z527）、C4（m/z543）、C5（m/z485）、C6（m/z469）和 C7（m/z353）。根据多级质谱推测 7 种代谢产物多为氧化和甲基化代谢产物。在大鼠粪便中发现了环黄芪醇和 9 种代谢产物 C1′～C9′，分别为 C1′（m/z521）、C2′（m/z527）、C3′（m/z529）、C4′（m/z485）、C5′（m/z499）、C6′（m/z543）、C7′（m/z455）、C8′（m/z469）和 C9′（m/z453）。环黄芪醇的体内代谢产物多为甲基化和氧化代谢产物。

顾泳川等[8]采用 HPLC-MS 法对大鼠静脉注射黄芪甲苷（2.0mg/kg）后的尿药浓度进行了检测并计算了药代动力学参数。实验结果表明，黄芪甲苷原型药物的尿药总排泄量约占给药量的 9%，16h 尿药累积排泄量占尿药总排泄量的 99%以上，其消除速率常数 k=0.27/h，肾排泄速率常数 k_e=2.5×10^{-2}/h，而原型药物在胆汁中的排泄量约占给药量的 40%。

四、黄芪甲苷对 CYP1A2 酶活性的影响

药物间相互作用的发生，其最普遍的机制是药物诱导或抑制代谢酶而产生的。细胞色素 P450（CYP）是一个多基因家族，对多数药物和外源性物质代谢起着重要作用[9]。CYP1A2 约占肝脏中 P450 酶总量的 13%，是最重要的药物代谢酶之一，代谢临床常用的药物的 20%[10]。张艳辉以非那西丁和茶碱作为测定 CYP1A2 酶活性的探针，就黄芪甲苷对大鼠 CYP1A2 酶活性的影响进行了研究。体外实验研究结果显示，黄芪甲苷可竞争性抑制大鼠肝微粒体中 CYP1A2 酶的活性，其抑制作用呈现剂量依赖性，但无时间依赖性，其 IC$_{50}$ 为 45μmol/L，抑制动力学参数（K_i）为 6.29μmol/L。在体试验结果表明，在单次给药时（3mg/kg，iv），对照组大鼠和实验组大鼠的动力学参数无统计学差异；在多次给药时（3mg/kg，iv，每日 1 次，连续 8d），实验组的动力学参数 AUC（0～∞）（133.01±10.52）明显高于对照组（100.14±15.03），而体内总体清除常数 CL/F（0.12±0.0093）低于对照组（0.16±0.024）且 P<0.05，其他的参数无统计学差异，实验组茶碱的 AUC 明显地高于对照组，而清除率明显低于对照组。

这为黄芪甲苷对大鼠体内 CYP1A2 酶的抑制作用提供了直接的依据。因此，在长期服用黄芪甲苷时应当谨慎地与 CYP1A2 酶所代谢的药物联合使用，避免不必要的中西药相互作用的发生，指导临床的合理化用药[11]。

五、黄芪与其他药物在药物代谢动力学之间的相互影响

王岚等[12]以川芎与黄芪配伍为研究对象，采用大鼠心肌缺血模型，以藁本内酯为检测指标，通过血药浓度测定及药代动力学研究，探讨了川芎心脏保护作用与药代动力学的相关性。试验结果表明：黄芪和川芎合用静脉给药后，川芎主要有效成分藁本内酯的药代动力学参数与川芎单独给药比较，发生了明显的变化，具体表现为：藁本内酯的消除较慢，体内滞留时间延长，AUC 相对较高，这一结果提示，黄芪和川芎配伍后，黄芪影响了川芎的体内过程，可以较长时间维持川芎体内的有效血药浓度，从药代动力学的角度，二者配伍的意义在于增强和保持了川芎的药效，为其临床安全合理应用提供了科学依据。

史培颖[13]对芪参益气方中丹参素、黄芪甲苷、人参皂苷 Rg_1 和人参皂苷 Rb_1 等 4 个成分的药代动力学参数进行了研究。实验结果显示，芪参益气方中黄芪甲苷的半衰期为 1.79h，较大鼠口服黄芪甲苷单体的半衰期数据（4.65h 和 5.45h）[1,2]明显缩短，且达峰时间（0.26h）也较大鼠口服黄芪甲苷单体（达峰时间 0.43h 和 1.5h）明显提前，表明芪参益气提取物中的其他成分对黄芪甲苷的药代动力学过程有一定影响。同时，黄芪甲苷的组织分布也与文献[3]的报道有差异，以肌肉中浓度最高，脂肪组织、睾丸和肾中浓度较高，心、肝、脾、肺和脑中浓度较低。该药物在大鼠体内消除快，各主要组织中药物浓度在给药后 3h 均显著降低。

六、问题与展望

药代动力学是应用动力学原理与数学处理方法，定量地描述药物通过各种途径（如静脉注射、静脉滴注、口服给药等）进入体内的吸收、分布、代谢、排泄过程的"量时"变化或"血药浓度经时"变化动态规律的一门科学[14]。中药药代动力学是基于动力学原理研究中草药活性成分、组分、中药单方和复方体内吸收、分布、代谢和排泄（ADME）的动态变化规律及其体内时量-时效关系，并用数学函数对其加以定量描述的一门学科[15]。中药的组分较为复杂，作用靶点较多，其药代动力学研究与仅关注单一成分或生物效应的经典药代动力学研究具有较大的差异。中药成分复杂，是以"多靶点、多组分"的作用模式发挥作用，其药效是多种化学成分相互作用产生的综合效果。因此，传统的、针对于单一组分及单一作用靶点或效应的经典药代动力学研究方法无法全面地揭示中药复杂成分的作用机制及中药对体内众多生理过程产生的众多影响[16]。从现有的研究来看，黄芪的中药药代动力学研究尚处在比较初级的阶段，多数研究仍以经典的"血药浓度法"为主，多组分药代动力学研究较少。近年来，中药药代动力学的研究广泛借鉴数学、化学、生物学等学科的研究方法，已经从针对单一成分发展为同时监测众多成分和众多生物效应。在血药浓度法、生物效应法和药动/药效学模型结合法等经典药代动力学研究方法的基础上，出现了中药多组分整合药代动力学研究、中药药代动力学标志物/标志物群研究、基于黑箱系统的中药复方指征药代动力学研究和基于中药指纹图谱与网络药理学的中药复方谱动学研究等各种中药药代动力学研究的新方法、新思路[17]。希望在今后的

研究中，能够逐步获取黄芪的整体药代动力学参数，从而定量地表达黄芪中各类有效成分的体内过程和相互作用，揭示黄芪的体内吸收、分布、代谢和消除过程的规律，并进一步阐明黄芪的整体作用原理及其作用机制。

第二节　黄芪的药理作用

一、黄芪对神经系统的药理作用

（一）黄芪对脑的保护作用

1. 黄芪对缺血性脑血管病的治疗作用

缺血性脑血管病（ischemic cerebrovascular disease，ICVD）是由脑部血液循环障碍，导致以局部神经功能损伤、缺失为特征的一组疾病。ICVD 具有发病率高、致残率高、死亡率高、复发率高和并发症多等特点，是引起人类致残、死亡的最主要疾病之一，给人类的身体健康造成了极大的伤害。

黄芪是一种血管活性物质，具有活血化瘀功效，研究表明黄芪及其化学成分（皂苷类、多糖类、黄酮类、氨基酸）可以通过多种途径对缺血性脑血管病进行预防和治疗。

（1）抗氧化及对自由基的影响

氧自由基在缺氧缺血性脑损害的病程中起重要作用。脑缺血缺氧后血液再灌注，会触发自由基的连锁反应，产生大量氧自由基攻击蛋白质、核酸及生物膜上的不饱和脂肪酸，引发脂质过氧化作用，形成脂质过氧化物，如丙二醛（MDA），引起细胞损伤。机体氧化抗氧化功能的失衡，可进一步促进自由基损伤。黄芪能抑制脑损伤后的脂质过氧化而发挥神经保护作用。

体内存在的氧化防御系统包括超氧化物歧化酶（SOD）、谷胱甘肽过氧化物酶（GSH）和过氧化氢酶等可对抗氧化应激反应，两者形成平衡关系。一旦体内产生大量的自由基未能被抗氧化剂所清除，就会使一些重要酶的功能被破坏，导致氧化应激和抗氧化防御间平衡失调，引起细胞膜多价不饱和脂肪酸过氧化反应[18]。

SOD 是体内重要的抗氧化酶，在机体的氧化与抗氧化平衡中起着至关重要的作用。MDA 作为氧自由基与生物膜不饱和脂肪酸发生脂质过氧化反应的产物，可间接反映体内脂质过氧化反应的程度。NO 本身就是一种自由基，它具有脑保护作用和神经毒性作用。乳酸（LD）含量间接反映了细胞中毒的程度。大鼠在缺血再灌注后脑组织中 SOD 活性明显下降，MDA 生成明显增多，证实 SOD、MDA 在缺血再灌注损伤中发挥重要作用[19]。

周军等[20]利用黄芪甲苷减轻脑组织损伤，测定局灶性脑缺血大鼠 24h 神经行为学变化并评分，结果显示黄芪甲苷能明显提高脑缺血再灌注损伤时脑组织中的 SOD 和 GSH 活性，降低 MDA 含量，表明黄芪甲苷可能通过增强机体清除自由基能力，抑制脂质过氧化反应，从而减轻脑组织损伤。张少丹等[21]观察黄芪应用于缺血缺氧性脑损伤幼鼠脑组织后，可明显消除其脑组织水肿，增加其脑组织血流量，降低 NO 及减少自由基损伤代谢产物 MDA 的含量，从而发挥抑制脂质过氧化损伤的作用。王泓杰等[22]研究了黄芪对大鼠脑创伤后早期脑组织病理改变的影响，测量各组脑组织含水量、检测线粒体 ATP 酶、SOD 活力及 MDA 含量，以及在伤后 24h 于电镜下观察脑组织的超微结构变化。结果发现黄芪处理组在伤后 24h、48h 脑组织含水量及 MDA 含量降低，线粒体 ATP 酶及 SOD 活力升高，透射电镜下观察，黄芪对大鼠脑创伤早期有保护作用，其作用机制部分是通过抗氧化、抗自由基来抑制创伤后继发性损害而实现的。另外，有研究[9]用黄芪注射液对抗大鼠缺血性脑损伤，观察发现黄芪注射液对大鼠缺血再灌注后神经功能得到改善，脑梗死体积减小，脑组织 SOD 活力提高，MDA 和 NO 含量降低。黄芪注射液对脑缺血性脑损伤大鼠有明显的抗氧化保护作用。

另外，黄芪能明显降低局灶性脑缺血再灌注（MCAO）模型大鼠组织中 LD 的含量，能改善脑组织线粒体在脑缺血再灌注后结构破坏情况，抑制脑组织线粒体组分 ATP 酶活性降低，增强线粒体对氧自由基的清除能力，减少脂质过氧化物的生成，表现出良好的抗氧化作用[23]。

（2）对 NO 含量影响

NO 是一种细胞内和细胞间信使性气体物质，也是一种活性很强的气体分子自由基。NO 不仅通过 N-甲基-D-天冬氨酸（NMDA）受体介导 Glu 的神经传递，使 Ca^{2+} 内流，而且过量的 NO 能与超氧阴离子作用，形成过氧化亚硝酸阴离子，引起脂质过氧化损伤，导致细胞功能紊乱甚至死亡。

缺氧缺血性脑损伤幼鼠模型建模后腹腔内注射黄芪注射液，可发挥抑制脂质过氧化损伤的作用，降低脑组织中 NO 及 MDA 含量，明显消除幼鼠脑组织水肿，增加其脑组织血流量[24]。在缺血 20min 再灌注 24h 后，脑组织内皮型一氧化氮合酶（iNOS）的表达明显增加。大鼠预先口服黄芪提取物后，一氧化氮合酶（NOS）的表达升高得到抑制[25]。朱慧渊[26]研究采用黄芪总苷干预 MCAO 模型动物，结果表明黄芪提取物能减轻大鼠的神经功能缺损症状，经过治疗后，大鼠大脑皮质神经元病变有一定程度的改善。黄芪提取物通过降低 NO 浓度，达到减少对脑组织的刺激而产生作用，因此有一定的保护作用。同时，黄芪注射液预处理可明显升高脑缺血再灌注大鼠血清中 NOS 和 NO 含量[27]，黄芪对血清 NO 的影响不是降低，而是升高，提示黄芪对不同类型和部位的 NOS 具有不同的作用。

（3）对脑细胞凋亡的影响

细胞凋亡是由体内外因素触发细胞内预存的死亡程序，即程序性死亡，启动 Bcl-2、$p53$、c-myc 等凋亡基因和 Caspase 凋亡家族，诱导或促进细胞凋亡。脑缺血后引起的神经元坏死与细胞凋亡有关，脑损伤后期的迟发性神经元损伤即凋亡，涉及蛋白质合成及复杂的信号级联反应。

Bcl-2 是凋亡抑制基因，它可以减少自由基的产生，对缺血性和创伤性脑损伤具有神经保护作用。$p53$ 是促凋亡基因，是诱导细胞凋亡的主要原因。黄芪能够显著提高 Bcl-2 的表达，降低 $p53$ 的表达，并呈现一定的量效关系。

1）Bcl-2 是凋亡抑制基因，它可以减少自由基的产生，对缺血性和创伤性脑损伤具有神经保护作用。Bcl-2 家族既能阻抑坏死又能阻抑凋亡[7]。张运克[28]研究表明，利用血管结扎法制作 SD 大鼠脑缺血再灌注模型后应用补阳还五汤全方组以及拆方黄芪组、活血组干预。拆方黄芪组、活血组、全方组有抑制模型神经元细胞凋亡的作用，明显增加 Bcl-2 染色阳性细胞的表达，降低模型大鼠 Bax 阳性细胞的表达来达到抑制细胞凋亡、抗脑缺血再灌注损伤的作用。杨继文等[29]实验发现，在制成脑出血模型后腹腔注射黄芪注射液[3.4g/（kg·d）]，能抑制脑出血大鼠的血肿周围 TUNEL 阳性细胞的表达，进而促进血肿周围神经元细胞表达 Bcl-2 蛋白，表明出血性损伤诱发神经细胞抑制凋亡基因的转录与翻译，细胞的自身保护机制被激活，通过增强抑制凋亡基因的表达，减少神经细胞的凋亡。另外有研究表明[30]，通过线栓法建立的脑缺血再灌注损伤大鼠模型，黄芪可以使脑损伤范围变小，肿胀减轻，使脑细胞 c-fos 和 Bcl-2 阳性表达率增高，从而减轻脑细胞凋亡。报道有黄芪与川芎联用，可抑制 p53 表达，增强 Bcl-2 的表达，且优于单独给药，配伍以黄芪高剂量时疗效较好[31]。

2）磷脂酰肌醇-3-激酶（PI3K）是一种细胞内蛋白激酶，也是肌醇与磷脂酰肌醇的重要激酶，具有促进细胞存活和抗凋亡，调节细胞的变形和运动的作用。研究发现[32]，MCAO 大鼠局灶性脑缺血再灌注模型脑细胞凋亡后，从磷脂酰肌醇 3-激酶（PI3K）和蛋白激酶 B（PKB/Akt）通路方面入手，灌注黄芪 48h 后可减轻大鼠脑缺血再灌注后神经细胞凋亡，能刺激 PI3K/Akt 信号通路的表达。

3）天冬氨酸特异性半胱氨酸蛋白酶（Caspase）是在细胞凋亡级联反应中发挥重要作用的一系列凋亡蛋白酶，在各种因素启动的凋亡程序中起关键作用。其中 Caspase-8 启动后可直接激活效应 Caspase 的级联反应，诱导细胞 Caspase-3、Caspase-6 的活化，也可以诱导线粒体膜电位的丧失和细胞色素 c 的释放，启动线粒体下游 Caspase 效应酶的激活，最终诱导细胞凋亡[33]。所以 Caspase-8 的表达与细胞的凋亡尤为密切。赖真等[34]研究显示，通过观察黄芪注射液和红花注射液对局灶性脑缺血再灌注后脑组织神经细胞凋亡及凋亡相关 Caspase-8 蛋白表达，表明黄芪注射液可能通过下调 Caspase-8 的表达，阻滞死亡受体诱导的 Caspase 级联反应，从而抑制凋亡，达到脑保护的作用。蒋犁等[35]发现大鼠结扎侧海马 Caspase-3 蛋白表达于海马缺血缺氧后 6h 轻度升高，24～48h 达高峰，5～7d 恢复至基础水平，而经过黄芪注射的动物组，其结扎侧海马 Caspase-3 蛋白表达峰值明显降低，黄芪能有效地抑制未成熟脑缺氧缺血脑损伤后海马区神经细胞的凋亡，提高神经细胞存活率。

4）原癌基因及其蛋白产物参与细胞的正常生长发育分化过程，还可作为核内信使参与细胞内的信息传递。

在原癌基因家族中 c-fos、c-jun 基因均是最早被定义的基因之一。c-fos 和 c-jun 都是促凋亡基因，可以诱导其他多种含 TPA 反应元件的基因表达，并作为基因调节蛋白调节靶基因或晚发基因的转录，进而诱导细胞发生凋亡[36]。

王景霞等[37]采用线栓法阻断大鼠一侧大脑中动脉（MCA）血流，再灌注 24h 制成局灶性脑缺血再灌注损伤模型。缺血 2h 再灌注 24h 后，黄芪组凋亡细胞数明显少于缺血再灌注组，黄芪可抑制 c-fos、c-jun 蛋白表达，使细胞凋亡数量明显减少，说明黄芪对脑缺血再灌注损伤有保护作用。曲友直等[38]探讨活血中药川芎嗪联合黄芪对局灶性脑缺血/再灌注大鼠的影响，结果显示大鼠中川芎嗪治疗组、黄芪治疗组及川芎嗪、黄芪合用组大鼠神经细胞凋亡数及 FOS 蛋白阳性细胞数减少，FOS 蛋白阳性细胞平均灰度值升高，川芎嗪、黄芪及两药合用均可通过抑制脑缺血/再灌注后 FOS 蛋白表达从而减少神经细胞凋亡，两药合用比单用川芎嗪或黄芪下调 FOS 蛋白表达、减少神经细胞凋亡效果更显著。

FOS 蛋白作为即刻早基因 c-FOS 的基因产物，已被广泛认为是神经元兴奋和早期损伤的标志物，国内外均有报道缺氧缺血后脑组织 c-FOS 基因及 FOS 蛋白表达增强[39]。有研究表明[40]，通过结扎左侧颈总动脉并进行缺氧制备缺血缺氧脑损伤 HIBD 模型，黄芪治疗组 HIBD 大鼠海马、皮 FOS 蛋白表达均显著降低，提示黄芪可抑制缺血缺氧脑损伤 FOS 蛋白的表达。

β-淀粉样前体蛋白（β-amyloid precursor protein，β-APP）是神经元反应及轴突损伤的敏感指标，并参与缺血缺氧性脑损伤的机制。胶质纤维酸性蛋白（glial fibrillary acidic protein，GFAP）是一种胶质中间丝的主要蛋白，正常脑内约有 40% 的星形胶质细胞表达 GFAP，且多数存在于白质，GFAP 基因缺失小鼠对脑缺血性损伤高度敏感，推测 GFAP 合成的多少对脑损伤程度有直接影响。研究表明[41]用黄芪注射液治疗能够改善慢性脑缺血大鼠脑白质髓鞘脱失、轴突损伤和脑白质疏松等脑白质病理损伤，抑制 GFAP 的表达和星形胶质细胞过度活化增生，减少 β-APP 的表达和在轴突的聚集，从而减轻慢性脑缺血导致的脑白质损伤，延缓慢性脑缺血大鼠认知功能障碍的进展。黄芪注射液能够保护慢性脑缺血大鼠脑白质免受损伤。

红细胞作为血肿的主要成分对迟发性脑水肿的形成起决定作用。脑出血后红细胞释出的血红蛋白（Hb），特别是其中的含铁血红素是导致神经元损伤的重要原因。含铁血红素氧合酶-1（HO-1）是含铁血红素的代谢限速酶，在脑内的许多急、慢性应激条件下，特别是在脑实质发生出血性或缺血性损伤时，其表达水平都会显著增高，并在减轻神经元的损伤中起到重要的作用[42]。刘兵荣等[42]通过测量脑组织含水量和用免疫组化法检测 HO-1 蛋白表达，通过透射电镜观察脑出血后 4d 血肿周围神经元的超微结构。研究黄芪多糖对脑出血大鼠脑组织 HO-1 表达及含水量、超微结构的影响，表明黄芪多糖可促进脑出血后脑组织 HO-1 的表达，这可能是其减轻脑出血后脑水肿和脑组织损伤的机制之一。

另外有报道[43]，黄芪甲苷对脑缺血再灌注后大鼠血脑屏障具有保护作用，可能与黄芪甲苷上调 occludin 蛋白的表达有关。

（4）黄芪对前列腺素的影响

前列腺素 E_2（PGE_2）是花生四烯酸环氧化酶途径的代谢产物之一，具有多种生物活性，参与脑缺血再灌注损伤后炎症级联反应过程。有研究发现脑缺血再灌注后 PGE_2 含量升高[44]。

卢炜卓[45]采用间断静脉推注黄芪总苷模拟预适应的实验方法，观察黄芪总苷对大脑中动脉栓塞再灌注致脑梗死的大鼠的防治作用，黄芪总苷（20mg/kg、40mg/kg、80mg/kg）预处理可明显减少脑梗死体积，并可明显降低血清中 PGE_2 的含量，从而对大鼠脑缺血再灌注损伤具有明显的保护作用。

（5）对炎性介质的影响

细胞免疫介导的炎症反应与急性脑梗死缺血再灌注过程中神经元损伤、变性、程序性凋亡密切相关。脑缺血发生数小时至数天后，损伤区内皮细胞、神经元、星形细胞、胶质细胞、血管周围的炎性细胞即被激活，通过释放炎性细胞因子而引发炎症反应[46]。

白细胞介素-1（IL-1）和肿瘤坏死因子-α（TNF-α）是造成脑缺血损伤最重要的炎性细胞因子，中风患者脑脊液中也检出二者的表达增加。现代研究表明，黄芪对体内各种炎性细胞因子的表达具有良好的抑制作用，从而在各种炎症相关疾病中发挥治疗作用。黄芪对脑缺血再灌损伤的保护作用可能与其抑制外周循环和脑组织中的 IL-1β、TNF-α、IL-6 的表达有关[47]。现代研究发现，黄芪提取物对局灶性脑缺血再灌注损伤具有保护作用，黄芪提取物能减少 TNF-α 的表达、降低 IL-1β 水平和减少细胞凋亡数，结果显示黄芪提取物对大鼠局灶性脑缺血再灌注后脑组织中 TNF-α 及 IL-1β 的升高和神经元的凋亡有明显的抑制作用[48]。

核因子κB（NF-κB）是一种多向性转录调节蛋白，活化的 NF-κB 可单独或与其他转录因子协同，对众多基因尤其是涉及炎症和免疫反应等方面的基因表达起关键性调控作用。NF-κB 激活与脑缺血后继发性炎症反应、脑水肿的发生密切相关，黄芪多糖下调 NF-κB 活性可能是保护脑损害、减轻炎症反应、脑水肿的分子机制之一。范崇桂等[49]研究大鼠脑出血后血脑屏障（BBB）通透性与 TNF-α 的关系及黄芪的干预作用。通过观察脑出血模型的大鼠 TNF-α 的表达，以及 BBB 的通透性，用干湿重法计算脑含水量，表示脑水肿程度。结果显示，脑出血后产生的 TNF-α 可能通过炎症反应的启动，增加 BBB 通透性，参与脑水肿形成和发展，黄芪可改善此过程。

廖习清等[50]发现黄芪可能抑制急性脑缺血期星形胶质细胞的过度表达，并维持脑缺血损伤后星形胶质细胞的增生状态，从而参与恢复脑缺血损伤后神经功能。

髓过氧化物酶（MPO）活性是评价中性粒细胞在组织中浸润程度的可靠指标，IL-1β 在介导炎症反应中起重要作用。脑缺血再灌注后的炎症反应是一个复杂的级联反应过程，中性粒细胞的黏附和浸润是炎症反应的核心。MPO 主要存在于中性粒细胞嗜天青颗粒中，因此 MPO 活性可作为中性粒细胞的标志物定量反映白细胞浸润的数量，是评价中性粒细胞在组织中浸润程度的可靠指标[51]。实验结果发现[52]，黄芪作用于局灶性脑缺血再灌注大鼠后，MPO 活性较模型组显著降低，表明黄芪可显著降低缺血再灌注后脑组织中的中性粒细胞浸润，从而减轻脑缺血再灌注后的炎症反应而发挥脑保护作用。同时黄芪可显著降低脑缺血再灌注后缺血侧皮质 IL-1β 的含量，提示黄芪减少脑缺血再灌注后脑组织的中性粒细胞浸润从而减轻炎症反应的机制，可能与其降低炎性细胞因子 IL-1β 的含量有关。

（6）对免疫调节的影响

补体是存在于血清中的一组具有酶活性的蛋白质，广泛参与机体的防御反应和免疫调节，但不适当的激活也可介导病理性损伤反应。NF-κB 是一种多向性转录调节蛋白，活化的 NF-κB 可单独或与其他转录因子协同，对众多基因尤其是涉及炎症和免疫反应等方面的基因表达起关键性调控作用。

刘兵荣等[53]研究显示，补体被激活后，刺激炎症细胞 NF-κB 的过度表达，可加重脑出血后的继发性损伤。实验表明，经黄芪多糖干预后，可能通过抑制 NF-JB65 及补体 C9 表达发挥神经保护作用。刘兵荣等[54]研究了黄芪多糖对大鼠脑出血（ICH）后血肿周围 NF-κB 蛋白表达的影响，结果显示，干预 6h 及 1d、3d、5d 时 NF-κB 阳性细胞数明显减少，神经元超微结构改变亦比模型组减轻。NF-κB 激活与 ICH 后继发性炎症反应、脑水肿等的发生密切相关，下调 NF-κB 可能是黄芪多糖保护脑损害、减轻炎症反应及脑水肿的分子机制之一。

（7）对迟发性神经元死亡的影响

细胞死亡通常发生于数小时之后，仅涉及神经元，即选择性神经元损伤。因其发生的时间延后，称为迟发性神经元死亡（delayed neuronal death，DND）[55]。海马神经元对缺血缺氧性损害敏感，其损伤模式为选择性，即 CA1 段锥体细胞最易受损，其次为 CA3 段，齿状回的颗粒细胞层，CA2 段称为抵抗段，最少受损。

观察黄芪多糖（APES）对大鼠脑缺血再灌注后海马 CA1 区迟发性神经元死亡（DND）的形态学影响，造模后 3d，模型组海马锥体细胞出现广泛的细胞坏死，以 CA1 区和齿状回最明显，邻近部位及齿状回可见大量特征性阳性颗粒的凋亡细胞，黄芪多糖治疗组坏死及凋亡细胞明显减少。提示黄芪多糖可减少缺血再灌注对神经细胞的损害，对缺血再灌注后神经元迟发性死亡具有保护作用[56]。

（8）对 Ca^{2+} 超载的影响

由于脑缺血引起电压依赖性和受体调控性 Ca^{2+} 通道开放，导致细胞内 Ca^{2+} 超载，由此触发花生四烯酸代谢级联反应及活化氧化酶系统，产生大量自由基，造成脑细胞损伤。细胞内的钙库也因能量不足及磷脂酶激活而释放 Ca^{2+}，使细胞内的 Ca^{2+} 浓度异常增高，引起膜脂分解和细胞骨架破坏而介导神经元不可逆损伤。在缺血缺氧损伤前后注射黄芪多糖，可以降低大鼠脑组织中 Ca^{2+} 和兴奋性氨基酸（EAA）含量，从而缓解缺血缺氧神经元的进一步损伤[57]。黄芪注射液也可以抑制大鼠脑出血引起的 Ca^{2+} 浓度增高。同时汪茜等[58]探讨黄芪多糖对缺血缺氧脑损伤大鼠脑组织中 Ca^{2+} 和兴奋性氨基酸水平的影响，黄芪多糖组于脑缺血前 30min 及术后 8h 腹腔注射黄芪多糖 1 次，模型组和假手术组于同时间腹腔注射等容量生理盐水。测脑组织的 Ca^{2+} 含量、脑组织和血清中谷氨酸（Glu）和天冬氨酸（Asp）等兴奋性氨基酸的含量。结果显示黄芪多糖可降低脑内 Ca^{2+} 和兴奋性氨基酸的含量，黄芪多糖对缺血缺氧脑损伤大鼠具有脑保护作用。

（9）对脑血管及血液流变学变的影响

血管新生受到许多正负向调节关键因子的调控，其中血管内皮细胞生长因子（VEGF）和碱性成纤维细胞生长因子（bFGF）为最有效的内源性血管生成促进因子，在脑缺血损伤后的血管新生中发挥重要作用。VEGF 是目前已知作用最强和特异性最高的血管生长因子，在血管生成和神经保护方面发挥着重要作用[59]，脑缺血损伤中 bFGF 的表达增加与毛细血管数目增加呈正相关[60]。bFGF 不仅能在损伤早期直接刺激血管新生，还能诱导 VEGF 合成，两者在血管新生过程中起协同促进作用[61]。

现代研究结果显示，脑缺血/再灌注损伤后，大脑中动脉阻塞模型大鼠出现严重的神经功能障碍，黄芪注射液配伍丹参注射液对脑缺血 2h/再灌注 22h 大鼠的神经功能评分明显降低，且能显著减小脑梗死体积，VEGF、bFGF mRNA 的表达明显升高，说明黄芪丹参配伍对脑缺血/再灌注损伤具有明显的保护作用，其通过上调脑组织 VEGF、bFGF 的 mRNA 表达从而达到脑保护作用[62]。

研究表明，脑缺血再灌注后都伴随着血液流变学的改变，包括红细胞变形能力下降、聚集程度及血黏度提高，这些变化可促进缺血后脑微循环障碍，加重脑组织损伤[63]。曹曦等[64]采用大鼠栓线法复制局灶性脑缺血（MCAO）再灌注损伤模型，观察黄芪提取物（EA）对 MCAO 再灌注损伤后神经功能评分、脑含水量、梗死体积、脑组织病理学及血液流变学的影响。实验证实脑缺血 2h，再灌注 24h 后，大鼠全血黏度、血浆黏度、全血高切还原黏度、高切相对黏度、低切相对黏度均有不同程度升高。EA（80mg/kg）能抑制 MCAO 再灌注大鼠全血黏度、全血高切还原黏度、高切相对黏度、低切相对黏度的升高。表明 EA 对局灶性脑缺血再灌注损伤大鼠有一定的保护作用，其机制可能与其抑制脑缺血再灌注后血液流变学改变有关。

黄芪含有一种多糖成分，能增强机体免疫功能和巨噬细胞吞噬能力。黄芪可明显改善脑缺血所致的运动障碍和脑毛细血管通透性增加[65]。

对血管内皮素（ET）基因的影响：ET 是内皮细胞合成的一种血管活性肽，收缩血管作用强且持久。脑缺血性疾病往往伴有 ET 含量升高。ET 含量的增高可使脑血管收缩，脑缺血性病灶局部血流进一步减少，加重梗死区脑组织缺血及神经元损伤。黄芪可降低脑组织和血浆中 ET 含量，抑制 ET 的合成和释放，改善局部供血，具有保护神经细胞的作用[66]。

（10）降低兴奋性氨基酸含量

兴奋性氨基酸（EAA）主要指 Glu 和 Asp，是中枢神经系统重要的神经递质。大脑缺血时，神经元大量释放 EAA，尤其是 Glu 暴发性释放，对神经元损伤起关键性作用。脑缺血后，能量代谢障碍，EAA 重吸收减少，细胞外 EAA 水平升高，尤其是 Glu 暴发性释放，EAA 受体过度激活，使一些受体在正常生理刺激下引起的第二信使效应得到放大，突触后神经元过度兴奋、变性、坏死。研究表明，沙土鼠双侧颈总动脉夹闭脑缺血模型缺血后 15min 和再灌注 48h 后，脑组织 Glu 含量显著升高。预先注射黄芪注射液后，可明显降低动物脑缺血和再灌注后脑组织 Glu 含量，提示黄芪注射液可以减轻兴奋性毒性造成的缺血性脑损伤[67]。

（11）对脑组织热激蛋白（HSP）70 表达的影响

热激蛋白是一种缺血后细胞受损的相当敏感且可靠的标志，其产生和分泌与星形胶质细胞的激活有关。HSP70 在缺血性脑损伤中可作为一种判断神经细胞缺氧缺血及其程度较为敏感的指标，在正常情况下，HSP70mRNA 在细胞内有稳定的表达，但含量很低，且很快被分解，HSP 水平亦很低。脑细胞受热及其他刺激后能发生热激反应，诱导热激基因的转录和翻译，生成 HSP，其表达有利于神经细胞损伤后的修复[68]。

有关研究报道[69]，采用双侧颈动脉夹闭建立脑缺血再灌注模型，缺血缺氧后 HSP70mRNA 及蛋白表达明显增强，而黄芪的应用可以抑制 HSP70 的转录与翻译，明显减弱其表达，提示检测 HSP 基因的表达可作为对脑保护药物黄芪的疗效评估指标。结果显示黄芪具有一定的脑保护作用，并有可能调控该基因的表达。

2. 对脑缺氧的影响

脑缺氧是指脑部的氧气供应不足而出现的症状。

游云等[70]在研究中，通过结扎大鼠双侧颈总动脉，引起大鼠颅脑组织缺氧，应用组织血氧测量仪来评价黄芪注射液对于脑组织血氧饱和度的影响。研究表明腹腔注射黄芪注射液后，其血氧饱和度的升高与模型对照组相比具有显著性差异，显示了黄芪注射液对于脑组织急性缺氧的改善作用。

朱俐等[71]研究显示，成年 SD 大鼠模拟海拔 8000m 维持 7h 后造成高原缺氧模型，预防给予红景天黄芪合剂后，大鼠脑组织和血清中 MDA 和乳酸含量显著降低，脑含水量明显降低。结果显示，红景天黄芪合剂对高原缺氧脑损伤具有一定的保护作用，其机制与其抗膜脂质过氧化作用，抑制脑组织和血清中乳酸含量，防止乳酸堆积有关。

3. 对脑损伤的影响

（1）对放射性脑损伤的作用

放射性脑损伤是头颈部肿瘤放射治疗后最严重的远期并发症之一，近年来随着肿瘤治疗效果改善，患者生存期的不断延长及影像诊断技术的发展，放射性脑损伤的诊断率逐渐增高，严重影响了患者的生活质量[72]。

唐惠华等[73]，通过建立放射性脑损伤的体外模型，以海马神经元为研究对象，采用凋亡检测研究黄芪注射液对原代培养大鼠海马神经元放射性损伤的保护作用。正常培养 12d 的海马神经元经 X 线照射后，出现明显的凋亡，经 DAPI 染色后表现为核固缩或形成多个核碎片，表现为白色圆形亮点，而正常海马神经元细胞核呈均匀蓝色荧光染色，在照射前 15min 加入 0.5g/L 黄芪注射液，表现为凋亡的细胞核明显减少。结果显示，经黄芪注射液预处理后的海马神经元凋亡率较单纯照射组有明显降低。所以黄芪注射液对海马神经元放射性损伤有保护作用。

（2）对脑外伤的治疗作用

研究表明，黄芪对创伤性颅脑损伤有较好的脑保护作用。

神经元特异性烯醇化酶（neuron specific enolase，NSE）、髓鞘碱性蛋白（myelin basic protein，MBP）是近几年发现的评估脑损伤的特异性血清标志物。杨喜民等[74]研究按标准选取脑外伤患者 196 例，在常规治疗的基础上加用黄芪注射液治疗，分别测患者血清中 NSE、MBP 浓度，提示黄芪注射液能降低脑外伤患者血清中 NSE、MBP 含量，并表现出明显的临床治疗效果。

另外有研究[75]，观察黄芪对脑损伤后脑组织一氧化氮合酶活性的影响。脑损伤组和黄芪组制备脑损伤模型，对照组仅开骨窗，不致伤。黄芪组致伤后立即腹腔注射黄芪，检测大鼠脑损伤后不同时间点脑组织中一氧化氮合酶的活性，颅脑受损后组织中一氧化氮合酶活性呈节段性升高，黄芪可通过抑制损伤后脑组织中一氧化氮合酶活性，起到保护创伤神经元的作用，减少脑损伤。

4. 对学习记忆的影响

研究显示[76]，用氢化可的松（HC）建立大鼠的衰老模型，用 Y 迷宫检测大鼠的学习记忆功能，在体外用地塞米松（DEX）诱导胸腺细胞和海马神经细胞，检测大鼠胸腺细胞和海马神经细胞 Ca^{2+} 含量及细胞凋亡情况，黄芪总苷和黄芪甲苷能改善 HC 诱导前期大鼠的记忆功能，增加大鼠体重、脑指数和胸腺指数，能够抑制 DEX 诱导的胸腺细胞和海马神经细胞 Ca^{2+} 含量的升高和细胞凋亡。

黄芪对糖尿病大鼠记忆功能有一定改善作用[77]。腹腔注射链脲佐菌素（STZ）诱导制备糖尿病（DM）模型大鼠，结果显示与 DM 组相比各黄芪治疗组大鼠血糖均有不同程度降低，学习记忆能力得到改善，海马组织 SOD 活性明显升高，MDA、8-羟基脱氧鸟苷（8-OHdG）含量显著降低。所以黄芪对 DM 模型大鼠学习记忆功能有改善作用，其机制可能是通过黄芪改善氧化应激实现的。

牛磺酸（Tau）是一种结构简单的 β-氨基酸。Tau 可促进神经系统的生长发育，增强学习记忆能力，对缺血和惊厥等引起的神经元损害具有对抗作用[78]。另外，Tau 能增加海马和皮质内 FOS 蛋白、β-内啡肽（β-EP）、精氨酸加压素（AVP）的含量，这与学习记忆能力的调节有关。黄芪水提液可增强大鼠的学习记忆能力，其作用机制与增加大鼠海马齿状回（DG）区细胞外液中 Tau 含量有关，但其下游的机制有待于进一步深入研究[79]。黄芪可改善慢性低 O_2 高 CO_2 大鼠学习记忆能力。杨敏通过模型制备建立低 O_2 高 CO_2 4 周组模型组，用黄芪治疗后，用 Morris 水迷宫检测大鼠学习记忆能力，黄芪组大鼠逃避潜伏期明显缩短，且 SOD 活性明显升高，MDA 含量明显降低，提示黄芪可改善慢性低 O_2 高 CO_2 大鼠学习记忆能力，其作用机制与 SOD 活性升高和 MDA 含量降低有关[80]。

胆碱能神经递质是脑内重要的化学物质，它与学习记忆有着密切的联系。实验结果表明[81]，黄芪通过增加大鼠海马组织中的胆碱酯酶含量，即通过调整体内中枢胆碱能系统途径改善阿尔茨海默病大鼠的空间学习和记忆能力，但其具体的作用机制却有待于进一步研究。

另外研究发现[82]黄芪总苷对脑缺血再灌注损伤后的学习记忆功能有明显的保护作用，推测与黄芪总苷可以抑制低亲和力受体 p75NTR 的表达、抑制细胞凋亡、上调 p-ERK 和 p-Akt 的表达、下调 p-JNK 的表达等有关。

5. 对衰老的影响

研究表明，黄芪有一定抗衰老的作用。郝春光等[83]研究黄芪对快速衰老鼠脑中 12 个衰老相关基因表达的影响。对雄性 sAM-P/8 老年鼠，每日腹腔注射黄芪注射液，RT-PCR 检测结果显示，黄芪组 Gabarb3、MAPKK4 和 Sortilin 在鼠脑额叶和海马中表达下调，CalcineurinB、MAP2 和 P35 仅在鼠脑海马中表达下调，RAB6A 在鼠脑额叶中表达下调，Calmodulin、MAP1B、RAP2A、SCN2B 和 Synapsin 的表达在黄芪组和对照组之间比较没有统计学差异。黄芪可显著下调上述 7 种基因在衰老鼠脑中的表达，通过抑制这些基因产物对脑的消极作用发挥抗衰老作用。

6. 抗吗啡依赖的作用

黄芪可以缓解吗啡的精神依赖，近年来研究人员将黄芪用于戒毒复方中，在脱毒及抗稽延性戒断症状方面已取得较好的效果[84]。

研究人员观察了黄芪总苷（AST）对吗啡诱导的小鼠条件性位置偏爱（CPP）效应的影响及其与中枢 NO 水平的关系。通过建立小鼠吗啡 CPP 模型进行观察，结果显示在测试前 30min 一次给予 AST（160mg/kg）可抑制小鼠已形成的 CPP，并降低脑内 NO 水平。结果表明 AST 可抑制吗啡诱导的小鼠 CPP 效应的形成和表达，其作用机制可能与降低中枢 NO 水平有关[85]。同时，AST 可能是黄芪缓解吗啡精神依赖的主要有效成分（部位），该结论有待进一步研究证实。

7. 对新生儿缺血性脑病的作用

足月儿在围产期因各种原因导致缺氧窒息性脑损害，称为新生儿缺氧缺血性脑病（hypoxic-ische-micencephalopathy，HIE），常引起新生儿脑性瘫痪、智力低下等，神经系统一旦受损很难依靠自身修复，细胞移植治疗因在神经组织修复和再生中的作用而成为研究的热点，羊膜上皮细胞移植治疗神经系统疾病有一定的疗效[86]。文献报道，黄芪对 HIE 有良好的保护作用。

石玉芳等观察了黄芪治疗新生儿缺血缺氧性脑病的疗效。将 31 例 HIE 患儿作为治疗组加用黄芪治疗，每次 2ml/kg，疗程 10d，治疗后记录临床症状消失时间，疗程结束后复查脑 CT 以观察疗效。结果显示黄芪治疗组的患者意识恢复，临床症状、体征消失，原始反射恢复，总有效率明显高于对照组。所以大剂量黄芪治疗新生儿 HIE 疗效确切[87]。

黄芪对 HIE 有治疗及免疫调节作用，研究显示[88]，HIE 患儿 50 例，分为治疗组与对照组，治疗组加用黄芪注射液，对新生儿行为神经测定（NBNA）评分，该组第 14 天外周血 T 淋巴细胞亚群 CD3、CD4 回升，CD8 下降，所以黄芪用于治疗新生儿缺氧缺血性脑病能缩短疗程，促进新生儿行为神经功能的恢复，减轻脑损伤，调节细胞免疫功能。

李晓莉等[89]，观察黄芪与人羊膜上皮细胞移植联合应用对缺氧缺血新生大鼠脑病的影响，结果显示黄芪与人羊膜上皮细胞联合具有一定的协同效应，海马 CA1 区细胞结构较模型组均明显改善；脑切片检出 BrdU 阳性细胞存在，神经颗粒素（Ng）表达水平提高，神经功能改善，从而对脑缺血缺氧后脑起到保护作用，达到对 HIE 的治疗作用。

另外，贾瑞喆等[90]探讨新生儿围产期缺氧缺血脑损伤（hypoxia-ischemia brain damage，HIBD）时皮质区神经细胞损伤的机制和黄芪对皮质区的神经保护作用。结果表明黄芪对未成熟脑 HIBD 后皮质部位有明显的神经保护功能，此功能与抑制 Caspase-3 的表达有关。

8. 黄芪对运动性疲劳的影响

冯毅翀等研究了黄芪总皂苷抗运动性疲劳的可能作用机制[91]。将雄性 SD 大鼠复制运动性疲劳大鼠模型，连续 14d。给予黄芪总皂苷 50mg/kg，检测各组大鼠海马组织丙二醛（MDA）、总抗氧化能力（T-AOC）、乙酰胆碱酯酶（AChE）及天冬氨酸特异性半胱氨酸蛋白酶 3（Caspase-3）表达；黄芪总皂苷组大鼠海马组织 MDA 含量降低，T-AOC 与 AChE 活性升高，Caspase-3 阳性细胞数和阳性面积比降低，光镜下海马形态趋于正常。所以黄芪总皂苷抗运动性疲劳作用可能与其抑制运动氧化应激所致的自由基增加和改善海马神经元损伤有关。

9. 抗应激抑郁作用

张峰等[92]，通过观察黄芪对慢性不可预见性应激大鼠不同脑组织单胺类神经递质的影响，发现黄芪能提高慢性应激大鼠纹状体中多巴胺（DA）含量，降低前额叶中 DA 的含量，引起海马和纹状体中高香草酸（HVA）与 5-羟色胺（5-HT）含量出现升高趋势，导致前额叶中 HVA 和 5-HT 含量出现降低趋势。结果说明黄芪能改变慢性应激大鼠脑内单胺类神经递质的水平，具有类似抗慢性应激的功效。它可能是通过调节慢性应激大鼠不同脑区内单胺类神经递质含量来提高免疫力实现其抗应激抑郁作用的。抑郁症的发生并非仅仅限于某一类递质含量的降低，众多神经递质的代谢紊乱及其关系失衡可能是导致抑郁症发生的主要原因。黄芪很可能通过多方面的作用提高免疫力，协调脑神经递质释放而实现其抗应激抑郁的功能。

（二）黄芪对周围神经的作用

1. 黄芪可以促进周围损伤神经再生

桑秋凌等[93]，观察了黄芪对大鼠坐骨神经横断伤后神经再生的质量和功能的影响。在神经损伤早期，黄芪多糖可能通过活化巨噬细胞、影响巨噬细胞分泌功能、促进神经膜细胞增殖等作用方式促进周围神经损伤后再生。黄芪多糖可以增加神经生长因子（NGF）蛋白的表达，促进神经内血管新生，从而促进神经修复。一定剂量的黄芪多糖对周围神经的修复起到积极的促进作用，且在神经损伤修复的早期即已发挥作用。同时，黄芪的药性发挥能够很好地促进施万细胞的大量增殖，使施万细胞数量增加、细胞活性提高，对于神经损伤后的治疗与恢复起到积极的作用[94]。

2. 黄芪对糖尿病周围神经病变具有明显防治作用

余俊先等[95]在研究黄芪甲苷防治大鼠糖尿病周围神经病变（DPN）的药效时，得出黄芪甲苷能改善糖尿病的"三多一少"等症状，降低 DPN 大鼠的甩尾温度，提高坐骨神经传导速度。改善的生化指标包括降低血糖和糖化血红蛋白（HbA1c）水平，增加血浆胰岛素水平，降低神经组织和血清糖基化终末产物（AGEs）水平，抑制红细胞醛糖还原酶（AR）活性，提高神经细胞膜和红细胞膜 Na^+-K^+-ATPase 活性，提高神经组织 GSH-Px 活性。同时，DPN 的有髓神经纤维脱髓鞘以及神经外膜糖化蛋白的沉积等也有改变。所以黄芪甲苷可以通过多靶点途径，防治 STZ 诱导的糖尿病大鼠周围神经病变。另外有研究[96]，大剂量黄芪加前列腺素 E_1 联合治疗糖尿病周围神经病变，可扩张外周血管、降低血黏度、拮抗血小板积聚，明显改善糖尿病周围神经病变症状。

3. 黄芪对失神经肌萎缩具有明显的防治作用

研究表明[97]，黄芪可能通过上调 *Angptl4* 基因表达，促进血管新生，增加失神经萎缩肌肉的血液供应，从而延缓肌萎缩的发生。黄芪可能通过激活 PI3K 信号转导通路，促进蛋白质合成，减少蛋白质降解，促进血管新生等来发挥拮抗失神经肌萎缩的保护作用，从而达到黄芪对失神经肌萎缩明显的防治作用。

（三）对神经元的保护

神经元是神经系统结构和功能的基本单位。绝大多数哺乳动物出生后或出生不久神经元的有丝分裂活动便停止，一旦发生损伤，修复困难[98]。黄芪可以通过各种途径对神经元发挥一定的保护作用。

研究表明[99]，黄芪联合丹参注射液对大鼠脑出血半暗带区神经元凋亡具有较好的抑制作用。黄芪可以上调抑凋亡基因 Bcl-2 蛋白表达，降低 Bax 及 Caspase-3 蛋白的表达，而使神经元细胞线粒体、核膜、内质网等结构相对完整。同时，黄芪提取物（EA）通过增强 Bcl-2 及 Bcl-xl 的表达，抑制海马神经元的凋亡[100]。另外发现[101]，黄芪可对抗缺血缺氧损伤而保护神经元，它可减轻神经元脂质过氧化，并抑制缺血缺氧引发的脑源性神经营养因子（BDNF）表达下调。适宜剂量的黄芪可提高体外培养的海马神经元的存活率，并且可以对抗缺血缺氧损伤而保护神经元。黄芪还可以减少脑出血灶周围 TNF-α 的表达，增加 IL-10 的表达，保护脑细胞[102]。刘东梅等[103]研究 EA 对 Aβ 的神经细胞毒性作用的影响，结果证明黄芪提取物能明显提高细胞活力，降低胞质 Ca^{2+} 浓度，减少凋亡的细胞数。黄芪提取物对 Aβ25～35 引起的神经元损伤有一定的保护作用，其作用机制可能与 EA 的抗氧化、抑制胞质 Ca^{2+} 含量升高有关。

髓鞘蛋白（MMP）是抑制轴突生长的物质之一。它可以抑制神经元的生长。MMP 可以使神经元细胞内 Ca^{2+} 浓度升高，cAMP 水平升高，进而导致神经元活力下降。研究表明，黄芪可以纠正 MMP 减低新生神经元活力的现象，能使新生鼠皮质神经元的存活时间明显延长[104]，并且能改善 MMP 所致神经元活性下降、轴突生长减慢的现象。实验中以长时间（8d）的成年皮质神经元培养的预备试验，更是显示出黄芪能使成年皮质神经元良好耐缺氧，显示出黄芪具有良好的神经元保护作用[105]。

在对细胞内信号途径调节功能方面，黄芪多糖（APS）对小鼠免疫细胞内 cAMP 水平有双向调节作用。闭合性创伤小鼠模型，APS 是黄芪中降低小鼠免疫细胞内 cAMP 水平的成分。心肌缺血-再灌注损伤大鼠，黄芪能抑制磷酸二酯酶的活性，促进 cAMP 水平升高。因此，黄芪可能通过改变细胞内 Ca^{2+} 浓度，降低 cAMP 水平，调节神经元活力。

黄芪对大鼠脑出血后神经元线粒体具有保护作用。黄芪能够减轻脑出血后神经元线粒体的损伤，抑制神经元凋亡，促进神经功能恢复。黄芪治疗组大鼠脑出血灶周围神经元线粒体嵴膜和内膜面积增大，提示黄芪有保护神经元线粒体内膜及嵴膜的作用[106]。

胰岛素样生长因子-1（insulin-like growth factor-1，IGF-1）在多种神经退行性疾病的发生和发展过程中起着重要的作用。吴慧玲等[107]观察发现黄芪可促进橄榄小脑变性大鼠 IGF-1 的表达，提示黄芪对下橄榄核神经元所具有的保护作用与促进机体 IGF-1 的分泌与表达有关。

（四）黄芪对神经干细胞的作用

神经干细胞（NSC）是一种具有分化潜能的原始细胞，具备自我更新和增殖能力，并能在特定因素影响或诱导下，分化为神经元、星形胶质细胞和少突胶质细胞。在人体内，神经干细胞主要存在于海马齿状回（DG）颗粒下层、侧脑室室管膜（VZ）及室管膜下区（SVZ）等区域，神经干细胞具有增殖、分化和替代受损神经元促进神经功能恢复的作用。黄芪对中枢神经再生及功能重建具有促进作用，可以在多个环节对神经功能重建发挥作用。

韦云飞等[108]研究提示，黄芪注射液在促进 NSC 增殖的同时，亦促进其向神经胶质细胞及神经元分化，黄芪注射液能促进夹闭大脑中动脉的 Wistar 大鼠脑组织巢蛋白表达，并促进 NSC 分化为神经元和神经胶质细胞，且以神经胶质细胞为主。Liu 等[109]观察发现单味黄芪红花注射液对 NSC 分化有促进作用。这可能与神经胶质细胞以及损伤后的反应性神经胶质细胞的作用特点有关，特别是反应性神经胶质细胞在缺血损伤修复中不仅会分泌大量的神经营养因子和基质蛋白，还可发挥促进 NSC 分化和支持营养神经元的作用[110]。

骨髓间充质干细胞（bone mesenchymal stem cell，bMSC）是具有自我更新、高度增殖及多向分化潜能，可分化为成骨细胞、软骨细胞、脂肪细胞等中胚层细胞的一类干细胞。近年研究[111]发现，在一定条件下 bMSC 也可以分化为神经元样和胶质样细胞。

曹慧等[112]研究了黄芪不同有效组分体外诱导大鼠骨髓间充质干细胞（bMSC）神经样分化的效果，结果显示在 1/40 浓度的黄芪组分 2、3 诱导 12h 后，部分 bMSC 细胞形态开始发生神经元样改变；3d 后，绝大部分 bMSC 细胞变化成为神经元样细胞，神经元特异性烯醇化酶（NSE）、神经丝蛋白（NF-M）的表达均显阳性，NSE 基因表达明显升高，表明黄芪组分 2、3 具有诱导体外培养的 bMSC 神经样细胞分化的作用。另外王勇等[113]用含黄芪的无血清 L-DMEM 诱导 bMSC 分化，发现细胞形态发生改变，Nestin、NSE 和 GFAP 表达阳性，证实了黄芪具有诱导 bMSC 向神经样细胞分化的能力。杨新文等[114]研究发现 bMSC 在黄芪诱导下可向神经样细胞分化，同时提出 *Ngn-1* 和 *Wnt-1* 基因在其分化过程中起正调控作用。研究表明黄芪不仅可以诱导 bMSC 分化，并且对细胞具有营养作用[115]。

黄芪可有效地诱导骨髓间充质干细胞分化为神经元样细胞，其作用过程涉及多种基因[116]。

（五）对胶质细胞的作用

胶质细胞数量庞大，是神经元的 10～50 倍之多，分布广泛，几乎遍布于神经系统，对神经元具有支持、保护、营养、修复等作用。胶质细胞具有极强的分裂、增殖能力，特别是神经系统损伤后极其活跃，在维持神经元的生存环境中起着非常重要的作用[117]。

许亮等[118]将黄芪甲苷作用于脑缺血再灌注后大鼠，发现缺血区和半暗带区内星形胶质细胞标记蛋白 GFAP 表达明显降低，说明星形胶质细胞的活化受到抑制，减少了局部炎症损伤和免疫攻击。Fang 等[119]报道，黄芪可以通过上调 mRNA 和细胞周期调控蛋白 cyclin D1、A 和 E 的表达，促进 RSC96 神经膜细胞的增殖和迁移。李汶霞等[120]发现，高剂量左旋多巴（L-DOPA）可促使脂多糖（LPS）诱导的小胶质细胞激活，释放 NO 和 TNF-α 增多，从而导致神经元损伤，致帕金森病样炎症反应，而黄芪对其具有保护作用。

（六）黄芪对实验性脊髓损伤的神经保护

黄芪对脊髓损伤有良好的神经保护作用。研究表明[121]，通过分离培养新生 24h 内 SD 大鼠嗅鞘细胞并纯化，给予 2.20mg/L 质量浓度黄芪注射液，可明显促进嗅鞘细胞增殖，减少嗅鞘细胞凋亡数量。黄芪能对嗅鞘细胞分泌胶质细胞源性神经营养因子有显著的促进作用，结果显示黄芪注射液可协同嗅鞘细胞促进脊髓损伤的恢复。刘世清等[122]研究中药黄芪对实验性脊髓损伤的神经保护作用，认为黄芪可以提高机体对创伤的修复能力，增加受损部位的供血，有利于神经的再生。

黄芪可以抑制脊髓损伤后的脂质过氧化反应，减轻脊髓继发性损害，促进脊髓损伤后的神经功能恢复，从而发挥神经保护作用。实验结果显示[123]，大鼠脊髓损伤后给予黄芪注射液腹腔注射后脊髓组织中丙二醛浓度明显低于对照组，超氧化物歧化酶活性显著升高，光镜下组织病理学检查发现实验组经过黄芪处理后脊髓组织的出血、水肿明显减轻，坏死范围减小，损伤后 1 周时神经功能评分明显改善。表明在脊髓损伤过程中，黄芪不能逆转受损的神经细胞，其主要作用是保护尚未受损或轻度受损的神经细胞免受继发性损伤。所以黄芪可明显抑制脊髓损伤后的脂质过氧化损伤，减轻脊髓继发性损害，促进脊髓损伤后的神经功能恢复。

二、黄芪对心血管系统（循环系统）的药理作用

（一）强心、改善心功能

心肌舒缩功能减弱是产生心力衰竭的重要原因之一，主要与心肌收缩力下降有关。黄芪具有增强心肌收缩力，扩张冠状动脉，改善心肌供血及代谢，清除氧自由基，抑制缺血缺氧的脂质过氧化损伤，减少氧自由基对心肌细胞的损害，保护心肌细胞功能，改善微循环的作用。许多研究证实黄芪具有增强心肌收缩力的作用。黄芪提取物可以改善大鼠左室舒张末压（LVEDP）、左室收缩压（LVSP）、左室内压曲线最大上升和下降速度（$\pm \mathrm{d}p/\mathrm{d}t$），提示黄芪具有一定的正性肌力作用，还能改善心脏的收缩和舒张功能[124]。黄芪发挥正性肌力作用的化学成分主要是黄芪皂苷，现已分离并证明黄芪皂苷Ⅳ是其正性肌力作用的有效成分。黄芪皂苷注射液能明显增加心力衰竭犬 LVSP，增加左心室压力最大下降速率，而对 LVEDP 和心率（HR）无明显影响。LVSP、左心室压力最大上升速率、左心室压力最大下降速率是评价心脏舒缩功能最常用的指标。LVSP 和 $\pm \mathrm{d}p/\mathrm{d}t_{\max}$ 的增加，证实黄芪皂苷Ⅳ可以增强心肌收缩力，对心肌收缩力下降引起的心力衰竭具有一定的疗效。黄芪皂苷Ⅳ对正常或心功能受抑制大鼠的左心室表现出正性肌力作用，而且在不增

加心肌耗氧量的情况下，对心肌收缩和舒张功能均有改善作用[125,126]。

　　黄芪的正性肌力和改善心功能的作用是通过多种途径实现的，目前认为主要与以下4个环节有关。①抑制 $Na^+-K^+-ATPase$ 活性：高浓度的黄芪皂苷（50～200μg/mL）可使鼠的离体心脏的心肌收缩力增强，在用药前后对比中其静息电位减小了 9.3mV，而低浓度（30μg/mL）黄芪皂苷则呈负性肌力作用，洗脱后可迅速恢复，同时，提高细胞外钙不能逆转此反应。这种现象与高浓度强心苷抑制 $Na^+-K^+-ATPase$ 活性，低浓度强心苷兴奋 $Na^+-K^+-ATPase$ 活性相吻合。故推测黄芪皂苷的强心机制可能是通过抑制 $Na^+-K^+-ATPase$ 活性而间接抑制 Na^+-Ca^{2+} 交换实现的。雷春利等在分离的单个培养大鼠心肌细胞上观察到黄芪总皂苷 200μg/ml 对 L、T、B 三型 Ca^{2+} 通道的开放时间、关闭时间、开放概率、电流幅值 4 项指标无明显影响，由此支持黄芪总皂苷的强心作用是通过抑制 $Na^+-K^+-ATPase$ 活性实现这一观点[127,128]。②增加心肌 β 受体数目：黄芪注射液可使小鼠心肌 β 受体的数目（β_{max}）、受体结合的亲和力（K_d）值显著增加；老年大鼠喂服黄芪生药也可使降低的老年大鼠心肌 β_{max} 显著提高。心肌细胞膜上存在 β 受体，儿茶酚胺类物质可作用于心肌 β 受体，引起心肌收缩，心率加快，心排血量增加，因此，心肌细胞膜上 β_{max}、K_d 值大小就决定了递质或药物引起生理效应的强弱。黄芪能增加小鼠及老年大鼠心肌细胞膜上 β_{max}，说明了通过对心肌 β 受体的调节可能是黄芪强心作用的另一机制，这种调节作用的可能机制是黄芪增加了心肌细胞受体的外移或增加了受体的合成[129,130]。③抑制磷酸二酯酶（PDE）的活性：PDE 是 cAMP 的水解酶，PDE 被抑制后 cAMP 分解减少，激活了依赖 cAMP 的蛋白激酶，使钙通道膜蛋白磷酸化，Ca^{2+} 内流量增加，同时细胞内 cAMP 增加促进了肌浆网内钙的释放，从而使心肌细胞的兴奋-收缩耦联活动加强[131]。④改善心肌能量代谢：黄芪在改善心功能的同时，不增加心肌耗氧量。黄芪注射液能明显降低小鼠整体耗氧量和心肌耗氧量，其分钟氧耗曲线特征与阿替洛尔 4.0mg/kg 相似，但其作用强度稍逊于后者[132]。黄芪皂苷Ⅳ可使心肌的 ATP 的含量升高，其机制为黄芪皂苷Ⅳ能够抑制氧化自由基，减轻细胞损伤，保护线粒体的功能[133]。

（二）抑制心肌肥厚，干预心肌重塑

　　心肌肥厚是心脏维持适当收缩功能对各种病理状态的代偿反应，可以引起心律失常、心肌缺血，严重者则可导致心力衰竭。黄芪皂苷Ⅳ可显著降低异丙肾上腺素致心肌肥厚模型小鼠心脏重量指数、心肌羟脯氨酸（Hyp）含量，抑制异丙肾上腺素引起的心脏肥大[134]。黄芪皂苷Ⅳ可以拮抗异丙肾上腺素对正常心肌细胞体积增大、细胞内［Ca^{2+}］$_i$ 瞬间变化幅度增大的促进作用，使心肌细胞内［Ca^{2+}］$_i$ 降低，从而保护肥大的心肌细胞[135]。黄芪皂苷Ⅳ能够降低压力过载致左心室肥厚模型大鼠血浆和心肌组织血管紧张素Ⅱ（AngⅡ）含量，降低血浆醛固酮（Ald）含量，下调 ACE 基因表达，上调 AT_2 基因和蛋白表达，从而逆转左室肥厚，但对 AT_1 的基因表达无改善作用，提示黄芪皂苷Ⅳ可通过抑制肾素-血管紧张素系统的过度激活而发挥抑制心肌肥厚的作用[136]。此外，黄芪皂苷Ⅳ还可以通过抑制基质金属蛋白酶系中 MPP-2 及 MPP-9 的表达及活性，以有效逆转心室重构，改善心功能[137,138]。

（三）对缺血、缺氧心肌的保护作用

黄芪还具有保护心肌损伤、心肌缺血等作用。大量实验证明，黄芪能稳定缺血心肌膜，通过对线粒体和溶酶体的保护，对心肌细胞缺血缺氧有直接保护作用。电镜下观察到黄芪能使缺血、缺氧心肌细胞的形态以及细胞膜、细胞核、线粒体等超微结构的病理改变明显减轻[139]。黄芪总黄酮、黄芪多糖、黄芪总皂苷和黄芪甲苷均能减轻心肌缺血-再灌注引起的左室内压、左室内压最大上升与下降速率振幅下降，对心功能损害和心肌缺血有较明显的保护作用。黄芪总皂苷与黄芪甲苷主要通过增加心肌 cAMP 含量、抑制心肌细胞膜 Na^+-K^+-ATPase 活性而发挥正性肌力作用，而黄酮与多糖则主要通过抑制自由基生成与清除氧自由基作用而发挥正性肌力作用[140,141]。徐世安等[142]应用兔离体心肌再灌注损伤模型，向 Thomas 液中加入黄芪注射液，检测冠脉流量、冠脉回流液中肌钙蛋白-T 和腺苷释放、心肌组织中 MDA 及外部-5'-核苷酸酶的活性。研究发现黄芪能有效地保护外部-5'-核苷酸酶的活性；使腺苷释放及冠脉流量明显增加，能明显降低冠状循环阻力；使 MDA 含量及肌钙蛋白-T 释放明显减少，从而减少心肌损害。

自由基造成的心肌损害是缺血再灌注损伤的另一个重要方面。在自由基损伤过程中，细胞膜上的不饱和脂肪酸首先被破坏，形成氢过氧化物，使细胞膜对二价阳离子特别是 Ca^{2+} 的通透性增加，导致细脑膜两侧 Ca^{2+} 浓度差减小，表现为膜除极化，使心肌细胞动作电位各参数均减小。缺血缺氧时，心肌代谢产生自由基，诱生脂质过氧化物，进而使细胞膜蛋白和酶分子聚合、交联，导致细胞功能损伤。缺氧心肌细胞内 SOD 活性降低，不能清除过多的氧自由基，MDA 水平增高，而黄芪能保护心肌细胞内 SOD 活性，增强 SOD 对氧自由基的清除能力，减少 MDA 生成。黄芪对二甲基亚砜（DMSO）体系产生的氧自由基有明显的清除作用，药物浓度为 3%的生黄芪提取液对氧自由基的清除率可达 40.6%，随着药物浓度增加，对氧自由基的清除率可达 90%以上[143]。在黄嘌呤-黄嘌呤氧化酶（X-XOD）造成的自由基损伤模型上，用观察培养心肌细胞动作电位和离体灌流的方法，发现黄芪皂苷可使因自由基损伤造成的动作电位各参数减小，血流动力学及心功能各项指标的改变得到改善，并向正常转化，具有明显的抗自由基损伤作用[144,145]。黄芪总皂苷（1～25μg/ml）可保护心肌细胞，减轻 X-XOD 所致的自由基损伤，使乳酸脱氢酶（LDH）释放减少，线粒体活性值也有较大的恢复，且在 1～25μg/ml 剂量范围内黄芪总皂苷的抗损伤作用有较明显的剂量依赖性[146]。黄芪皂苷IV可降低 LDH、MDA 含量，增强 SOD 活力，降低缺血区周围心肌细胞凋亡，且改善肌丝、线粒体和细胞核等细胞器形态，激活线粒体 ATP 敏感钾通道（mitoK$_{ATPC}$），抑制细胞凋亡的线粒体信号转导通路，从而减少心肌细胞凋亡，减轻缺血、缺氧对心肌细胞造成的损伤[147]。

（四）抗心律失常

黄芪注射液可以通过改善受抑制的心肌 Na^+-K^+-ATPase 活力，从而延迟洋地黄引起心律失常。黄芪皂苷IV能显著抑制蟾酥引起小鼠 QRS 时程增宽及 T 波幅度的加大；降低室性心律失常的发生率，显著延长存活时间，具有减少蟾酥诱导的室性心律失常的作用[148,149]。黄芪多糖也有一定的抗心律失常作用，对氯化钡所诱发大鼠心律失常和氯仿诱发的小鼠心室颤动有明显的拮抗作用[150]。

（五）对病毒性心肌炎的治疗作用

黄芪在细胞外对柯萨奇病毒无直接杀灭作用，但对柯萨奇 B3 病毒的复制有较好的抑制作用，并能通过降低柯萨奇-腺病毒受体（CAR）的表达阻止病毒侵入细胞[151,152]。现阶段的研究表明，黄芪对病毒性心肌炎（VMC）的治疗作用主要是提供以下 5 个方面的作用来实现的：①减轻自身免疫所致的心肌损伤。由细胞免疫介导的病理损伤在心肌炎的发病中起着重要作用，黄芪可以调整 T 细胞亚群紊乱，可降低病毒性心肌炎患者明显升高的 TNF、IL-1、IL-6、IFN-γ。在一定范围内，黄芪提取物可以抑制大鼠腹腔巨噬细胞产生的 TNF-α、IL-1 与 NO。高浓度黄芪提取液可以抑制 IL-2 的诱生，黄芪通过逆转病毒性心肌炎患者免疫网络功能异常，增强机体抗病毒能力，减轻心肌损伤[153~156]。②抑制病毒性心肌炎中穿孔素和 Fas/FasL 介导的细胞毒性作用。病毒性心肌炎中细胞介导的细胞毒作用（CMC）致靶细胞损伤主要有两条途径：穿孔素（PFP）和 Fas/FasL 介导的途径。黄芪能抑制病毒性心肌炎心肌组织 PFPmRNA 的表达，促进心肌组织中 FasLmRNA 的表达，从而起到抑制穿孔素和 Fas/FasL 介导的细胞毒性作用[157~160]。③抑制心肌细胞凋亡。黄芪可通过下调心肌组织 Fas 和 FasL 基因转录，上调 IGF-1、Bcl-2 的基因转录，上调端粒酶催化亚基 TERT 表达、增强端粒酶活性，以减少心肌细胞凋亡和心肌损伤抑制心肌细胞凋亡，减轻病毒性心肌炎的心肌损伤。需引起注意的是，黄芪还可通过上调 IGF-1、IGF-1R 及 IGFBP3 等相关蛋白表达水平，进而通过调节 Bcl-2/BAX 值和 PI3K/Akt 信号途径来抑制凋亡，但鉴于 IGF-1 表达增高可能促进心肌重构的发生，其降低又可能导致心源性死亡风险增加[161,162]。因此，黄芪对于内在的生长激素释放激素-生长激素-IGF-1-IGFBPs 轴的调控机制需要作出进一步的研究与阐明。此外，黄芪还通过抗内皮细胞凋亡的途径，减轻心肌细胞的损伤程度[163~168]。④钙拮抗作用。黄芪可降低病毒感染引起的心肌 Ca^{2+} 内流量，有可能减轻感染细胞的继发性 Ca^{2+} 损伤[169]。⑤稳定线粒体膜，抗氧化损伤。黄芪可稳定心肌线粒体膜，增强线粒体膜 Na^+-K^+-ATP 酶、Ca^{2+}-ATP 酶活性及心肌组织中总超氧化物歧化酶（T-SOD）、GSH-Px、CAT 活力以减轻心肌病理改变[170,171]。⑥保护血管内皮细胞功能。

（六）双向调节血压作用

黄芪对血压的调节作用主要表现为降压作用，α-酪氨酸、黄芪皂苷IV等是黄芪降压作用的有效成分。黄芪具有增加钠排出量、利尿降压、降低肺动脉压及右心前负荷、扩张周围阻力血管、降低动脉压，从而改善心功能的作用，同时对冠状动脉有直接扩张作用[172,173]。黄芪具有易化压力反射敏感性（BRS）的作用，经黄芪干预的大鼠血压下降时，其对压力的反射敏感性也有明显提高，且黄芪抗高血压效果应和改善 BRS 能力与用药剂量呈正相关[174]。有研究显示黄芪能使自发性高血压大鼠的血压上升幅度得到控制，同时尿量增多，尿醛固酮、缓激肽排出增加，血浆肾素活性降低，纹状体中脑啡肽含量明显升高。提示黄芪对血压的影响不仅是扩张血管所致，而且与中枢神经肽、肾素血浆醛固酮系统、激肽释放酶-缓激肽均有关系[175]。黄芪皂苷Ⅳ静脉注射可以通过扩张血管引起麻醉猫或大鼠的血压下降，并且不为苯海拉明或阿托品所阻断。黄芪皂苷Ⅳ可以剂量依赖性地降低 ET-1 含量，下调 ET_A 受体和 ET_B 受体的蛋白表达，降低管壁厚度和中层厚度，从而改善血管收缩反应性，降低血压[176]。同时，也有研究表明黄芪注射液对低血压患者的血压具有较明显的改善作用[177]。研究表明黄芪对气虚型血压变化，通过补气功能，可双向调节血压。黄芪能增加人体总蛋白和白蛋白量，降低尿蛋白含量，并通过强心增加心搏出量和扩张血管达到降血压或升血压作用[178]。黄芪对血压的双向调节机制还有待进一步的研究。

（七）对血管的影响

黄芪具有扩张血管、降低区域血管阻力的作用，能保护血管内皮细胞，抗动脉粥样硬化，改善微循环。

黄芪扩张血管的作用主要是通过血管平滑肌细胞（VSMC）诱导一氧化氮合成酶（NOS）的产生，从而促进 NO 的生成，介导血管的扩张[179]。黄芪注射液作用于体外培养的 VSMC 可显著提高 G_0/G_1 期细胞数，从而抑制其增殖。体外培养的成纤维细胞加入单味黄芪鼠血清继续培养 24h，结果显示成纤维细胞胶原合成速率明显降低，可缓解血管壁硬化，增加血管的弹性，增加供血，改善结缔组织的增生，进而改善动脉硬化症状[180,181]。黄芪皂苷Ⅳ能够抑制血清诱导的平滑肌增殖，促进平滑肌凋亡，且显著抑制醛糖还原酶的活性，使平滑肌细胞 NO 和 Ca^{2+} 浓度增加，从而促进细胞凋亡[182]。黄芪多糖可通过增加三磷酸腺苷结合盒转运体 A1 的表达而促进胆固醇流出，增强巨噬细胞的吞噬能力，增加人单核细胞源性巨噬细胞对氧化低密度脂蛋白的吞噬能力，减少泡沫化；并且可通过 NF-κB 诱导巨噬细胞产生一氧化氮和肿瘤坏死因子，稳定硬化斑块[183~185]。黄芪对血管成形术后由于内膜增生导致的血管狭窄有防治效果，其可抑制主动脉内皮剥脱大鼠主动脉内膜的增生，与模型组相比，黄芪治疗组内膜增生明显较轻，其机制可能与抑制 VSMC 的去分化，减弱其迁移和增殖能力有关[186]。

（八）保护血管内皮细胞

黄芪及其有效成分可通过促进内皮细胞增殖，抑制细胞凋亡，促进血管生成，促进一氧化氮合成，干预细胞黏附，改善血管舒张功能，调节内皮活性物质分泌；抗氧化应激等多条途径，发挥保护血管内皮细胞的作用[187]。

黄芪的主要成分总皂苷、总黄酮、总多糖均有抗自由基损伤作用，能减少自由基的产生，并促进其清除。黄芪多糖具有较好地对抗氧化损伤和保护血管内皮细胞的功能，一定浓度的黄芪多糖对内皮细胞的增殖有促进作用，且能促使内皮细胞分泌血管内皮生长因子 VEGF。NO、血管性假血友病因子（vWF）、ET-1 等均视为血管内皮功能的标志物，vWF

升高反映了血管内皮细胞受损状况，而降钙基因相关肽可恢复因急性缺血缺氧而导致的细胞内 Ca^{2+} 浓度降低。已证实通过黄芪注射液的治疗能明显改善冠心病患者血中 NO、降钙基因相关肽、vWF 和 ET-1 浓度，促进血管内皮细胞修复，降低血管张力，从而改善供血[188]。黄芪在降低血糖的同时可保护内皮细胞形态。体外高糖环境下人脐静脉内皮细胞增殖活力明显降低，镜下可见细胞形态改变，黄芪注射液可减轻内皮细胞损伤。黄芪中单体毛蕊异黄酮可以抑制转化生长因子诱导的内皮细胞向肌成纤维细胞转化，保护内皮细胞形态的改变。黄芪皂苷Ⅳ能够减轻急性高糖引起的人类脐静脉内皮细胞的内皮屏障功能的损伤，抑制内皮电阻抗下降及单层内皮细胞渗透性的增大。其作用机制可能与其能够调节高糖所致的内皮细胞 PKCα 和 PKCβ2 的转位和激活，下调 PKC 的蛋白表达并且改善内皮细胞的细胞骨架，尤其是与 F-肌动蛋白的重构有关[189]。黄芪皂苷Ⅳ能显著抑制缺氧/复氧引起的血管内皮细胞 NF-κB 表达，且呈剂量依赖性，对缺氧/复氧损伤的血管内皮细胞具有保护作用[190]。黄芪皂苷Ⅳ抑制了 A 和 B2PKC 的转录，改善了 F 因子的重新分布[191]。体内和体外的研究都表明，黄芪皂苷Ⅳ能显著增加 NO 和环磷酸鸟苷（cGMP）的水平[192~195]。黄芪皂苷Ⅳ可活化内皮型一氧化氮合酶（eNOS）。NO 可激活可溶性鸟苷酸环化酶（sGC），后者可催化鸟苷三磷酸（GTP）转化成 cGMP。cGMP 通过激活 cGMP 依赖性蛋白激酶（PKG）致蛋白质磷酸化，从而发挥其重要作用[196]。此外，黄芪水提物可促进血管生成和内皮细胞增殖和迁移，在体外伤口愈合细胞爬行能力实验中能明显增加内皮细胞迁移，在促进血管生成过程中明显增加分支数量，增强血管内皮生长因子 mRNA 的表达，提高内皮细胞表面整合素活性，具有较好地促进血管生成的作用[197]。

三、黄芪对血液和造血系统的药理作用

（一）对造血系统的影响（对造血功能的影响）

黄芪对机体造血功能具有显著的保护和促进作用。黄芪及其提取物黄芪多糖对正常或血虚证模型大鼠/小鼠，均可促进血细胞的生成、发育和成熟过程，能增加红细胞数，提高正常大鼠血细胞比容或血红蛋白含量。如孙云等[198]采用黄芪（1g/kg、3.3g/kg、10g/kg）灌胃给药连续 10d，能升高放血法失血模型小鼠骨髓 DNA、骨髓有核细胞（BMC）和外周红细胞水平；黄芪（0.7g/kg、2.3g/kg、7.6g/kg）灌胃给药连续 14d，能减轻环磷酰胺合并乙酰苯肼并用放血法造成失血模型大鼠的骨髓造血系统抑制性损伤，升高骨髓 DNA、MBC 和外周红细胞水平，增强造血系统功能。其作用机制可能为促进细胞内 cAMP 含量增加，促进骨髓细胞的分裂分化，使生长旺盛[199]。张红梅等[200]的研究表明黄芪多糖、皂苷、黄酮的相互配伍均能显著提升模型小鼠粒细胞-巨噬细胞集落刺激因子（GM-CSF）、粒细胞集落刺激因子（G-CSF）的含量，提示黄芪可特异性地促进骨髓抑制模型小鼠粒系的造血功能。黄芪多糖对人骨髓粒-巨噬细胞集落形成单位（CFU-GM）、红细胞集落形成单位（CFU-E）、红系爆式集落形成单位（BFU-E）的生长具有促进作用。浓度合适的黄芪多糖在体外能促进人骨髓细胞中红细胞系和粒细胞系祖细胞的生成[201]。

白细胞减少症是放疗、化疗后常出现的一系列症状组。黄芪及其提取物还能防治因

辐射而造成小鼠外周血白细胞总数、骨髓有核细胞数的减少，可促进造血干细胞的分化和增殖。黄芪注射液可显著改善癌症患者化疗后的外周血常规，减少因化疗引起的外周血白细胞、血红蛋白、血小板的降低，特别是对中性粒细胞有显著保护作用；并对化疗药物（环磷酰胺）引起的骨髓粒细胞系的抑制有保护作用[202,203]。邹雨荷等[204]研究发现，肿瘤化疗中合用黄芪注射液，能有效地减轻化疗药物对机体各种功能细胞的杀伤作用，显著提高细胞的免疫功能。总体来说，在肿瘤放疗、化疗期间，应用黄芪及其制剂配合治疗，可以起到以下 4 个方面的作用：①保护骨髓，减少化疗药物对造血细胞的损伤及抑制作用，减少及减轻骨髓抑制的发生；②有效提高外周血白细胞计数，使外周血白细胞总数化疗时高于对照组，使患者能安全度过化疗期，而且其提高外周血白细胞计数的作用较 G-CSF 温和且持久；③随着疗程的增加，保护骨髓的作用越来越明显；④可降低化疗期间患者的感染发生率，或使感染发生时持续时间缩短[205,206]。提示黄芪注射液对化疗药物引起造血系统的毒副作用有保护作用，并在一定程度上可改善患者的生活质量。

另有文献报道黄芪及黄芪多糖能促进 DNA、RNA 和蛋白质合成，还可提高血浆和组织中 cAMP 和 cGMP 的含量，增强机体的免疫功能[207]，这一作用也有助于改善患者放、化疗后的生存质量。

（二）对血小板聚集和血栓形成的影响

黄芪及其提取物或制剂具有稳定红细胞膜、改善红细胞变形能力、抗血小板聚集、抗血栓形成，降低血液黏度、改善血液流变性等作用。黄芪对血小板聚集具有明显的解聚作用，黄芪皂苷 II、III、IV 等成分对孵化红细胞变形能力有明显改善作用[208~210]。有文献报道黄芪总皂苷的抗血栓形成作用与赤芍总苷具有协同效应[211]。

研究结果显示，黄芪及其制剂可明显降低糖尿病（DM）模型大鼠的血糖、全血黏度、血浆黏度、血细胞比容、体外形成的血栓长度、湿重和干重以及血小板聚集率，表明黄芪不仅能够降低 DM 大鼠的血糖，还能改善 DM 大鼠的血液流变学特性，从而降低血液的高凝状态，增加组织和器官的血液供应和营养，减轻 DM 的微血管病变[212]。黄芪注射液能明显降低冠心病患者、脑梗死患者的血液黏度、红细胞聚集指数，能使优球蛋白溶解时间缩短，提高机体纤溶性，增加纤溶酶活性，亦能影响凝血过程而产生抗凝作用，改善血液流变学指标，减轻临床症状[213]。

其作用机制可能与黄芪松弛血管平滑肌，扩张血管，降低血液循环阻力；抑制血栓素 A_2 生成及血小板聚集，促进 PGI_2 合成，保护血管内皮细胞功能，降低血小板黏附率；抑制血小板钙调蛋白而抑制磷酸二酯酶的活性，从而增加血小板内 cAMP 含量，发挥抑制血小板聚集作用和改善红细胞膜上 Na^+-K^+-ATP 酶的活性有关[208~210,214]。

四、黄芪对消化系统的药理作用

（一）黄芪对胃肠功能的影响

黄芪具有显著的保护胃肠黏膜、抗消化道溃疡的作用。黄芪口服液（1.25～5.0g/kg）可剂量依赖性抑制95%乙醇（小鼠）和幽门结扎（大鼠）诱发的实验性胃黏膜损伤，但对大鼠胃液量、胃液酸度和胃蛋白酶活性无明显影响[215]。黄芪甲苷（3mg/kg、10mg/kg、30mg/kg）灌胃给药，能提高乙醇灌胃致胃黏膜损伤模型大鼠的胃保护率[216]。黄芪总苷可纠正冷水束缚应激状态下脾虚大鼠胃黏膜攻击和防御因子的失衡。黄芪总苷能降低应激状态下脾虚大鼠胃黏膜的H^+，K^+-ATP酶活性，抑制mRNA及蛋白的表达，降低胃酸的分泌，减弱胃酸对胃黏膜的刺激，对胃黏膜起保护作用。同时，黄芪总苷能降低应激状态下脾虚大鼠胃蛋白酶、髓过氧化物酶活性，进而减少内源性损伤因子对胃黏膜的破坏。其胃黏膜保护作用可能与黄芪总苷提高应激状态下脾虚大鼠胃黏膜表皮生长因子（EGF）和三叶因子（TFF1、TFF3）的mRNA及蛋白的表达，从而促进受损胃黏膜细胞的重建和修复有关[217]。

黄芪多糖具有抑制内毒素LPS刺激小肠上皮小肠隐窝干细胞（IEC-6）分泌细胞间黏附分子-1的作用，对内毒素LPS所致的肠道损伤具有保护作用[218]。袁媛等[219]利用体外培养小肠上皮细胞，研究黄芪多糖对内毒素LPS刺激小肠上皮细胞产生细胞因子TNF-α、IL-8和NF-κB的调节作用。结果显示，黄芪多糖可抑制内毒素LPS刺激细胞分泌TNF-α和IL-8mRNA，可抑制内毒素LPS诱导IEC-6细胞产生NF-κB蛋白表达。内毒素LPS刺激IEC-6细胞可使其分泌的炎性因子增多。而NF-κB是调控炎性因子基因表达的核因子。提示黄芪多糖可能是通过抑制小肠上皮细胞内NF-κB的表达，从而抑制TNF-α、IL-8等的表达来实现的。同时，也有研究报道，黄芪注射液可促进大鼠IEC-6细胞分化和迁移，亦可促进IEC-6细胞IL-6的分泌，并能促进Caco-2单细胞层细胞连接的形成，降低Caco-2单细胞层的通透性，增强胃肠道的屏障功能，并在促进上皮的修复作用上起一定的作用[220]。

脾虚证是中医临床常见证候之一，在胃肠道病变患者中脾虚者占相当比重。一般研究认为，脾虚证与胃泌素关系密切，脾虚时胃泌素水平处于紊乱状态。黄芪注射液在改善大黄脾虚模型大鼠一般症状的同时，可使胃壁细胞胃泌素受体结合位点数显著回升；静息状态下$[Ca^{2+}]_i$有一定回升；胃泌素刺激下$[Ca^{2+}]_i$有明显回升并明显高于模型组，而且升高幅度恢复至正常水平，显示出对脾虚证较好的治疗作用[221]。

黄芪多糖对三硝基苯磺酸（TNBS）大鼠实验性结肠炎具有双向调节作用，小剂量黄芪多糖通过促进抗炎性细胞因子（IL-4、IL-10）和转录因子的表达，使异常的Th1/Th2漂移趋于平衡，发挥治疗作用；大剂量黄芪多糖反而能加重肠道炎症[222]。

现有的研究结果提示，黄芪对胃肠道平滑肌的影响具有选择性。整体来看，黄芪具有促进胃肠运动、改善胃肠功能等作用。黄芪水煎液（30g/kg、40g/kg）灌胃给药，能增加正常小鼠胃残留率，减弱正常小鼠胃排空，促进阿托品造模小鼠的胃排空；促进正常小鼠、阿托品和异丙肾上腺素造模小鼠的小肠推进[223]。黄芪煎剂（0.2g/kg、2g/kg）灌胃给药，能抑制番泻叶所致脾虚型肠易激综合征模型大鼠的胃肠推进作用，增加大鼠十二指肠最大收缩力和最小舒张力，使收缩幅度减小，频率减慢，从而改善胃肠动力异常[224]。郑天珍等报道黄芪水煎液对不同部位的离体大鼠胃肠平滑肌条的运动具有不同程度的兴奋作用。黄芪可增强胃底平滑肌条、幽门环形平滑肌条的收缩活动，而对胃体平滑肌条收缩活动无明显影响；当黄芪与党参配伍时，可进一步增强对胃底平滑肌条的兴奋性，但对幽门环形平滑肌条无明显影响，表明党参和黄芪配伍对胃平滑肌运动具有一定的协同作用。此外，阿托品可阻断黄芪煎液对胃平滑肌条的兴奋作用，推测其兴奋作用可能是通过胆碱能途径实现的，同时，维拉帕米可阻断黄芪煎液对幽门肌条的兴奋效应，而对增高胃底肌条张力的作用无明显影响，说明黄芪煎液对胃各部位肌条的敏感性存在作用部位之间的差异，对胃底肌条可能主要诱发了胞内 Ca^{2+} 释放，而对幽门肌条则主要是促进了胞外 Ca^{2+} 内流[225~227]。

李绍芝等证实黄芪水煎液可促进犬在体和离体小肠代谢，增强小肠功能。不同浓度的黄芪煎液（10%、30%、50%）均可增加小肠血流量和小肠张力，并使小肠蠕动的振幅增强，其作用于用药后 8～11min 达到高峰；而相同浓度的黄芪煎液则对肠系膜平均动脉血压无明显影响[228,229]。黄芪可使十二指肠的 Ⅱ 相时程延长，空肠的 Ⅰ 相时程缩短，而 Ⅱ相及总周期的时程延长，峰电位增多，提示黄芪具有增强小肠（主要是空肠）运动和平滑肌紧张度的效应。黄芪增强空肠运动功能的这种效应可持续 5h 以上，而且黄芪的作用主要是延长小肠的兴奋（运动）时间，实现较持久的活动状态和保持一定的紧张度，而不是在短时间内较强烈地兴奋（收缩）[230]。

但也有文献报道，黄芪肠道平滑肌呈现出抑制作用。黄芪使离体兔小肠平滑肌收缩活动和电活动的幅度、频率和曲线下面积明显减小，并有一定的剂量依赖关系，其抑制收缩活动的机制可能是：激动 β 受体，增加 NO 浓度和抑制细胞外的 Ca^{2+} 通过细胞膜进入细胞内[231]。

（二）保肝与抑制肝纤维化作用

黄芪及其提取物（黄芪多糖、皂苷、酮及酚）对多种因素引起的肝脏损伤均具有不同程度的保护作用。刘树民等[232]采用苍耳子致肝毒小鼠模型，用黄芪水煎液（5～10g/kg）灌胃给药，可增加小鼠体重，降低肝指数，血清谷草转氨酶（AST）、谷丙转氨酶（ALT）水平及 MDA 含量，升高 GSH-Px、谷胱甘肽硫转移酶（GST）活力。黄芪总提取物（3.8～15.2g/kg）灌胃给药，可升高砒石致肝毒性模型大鼠血清 ALT、BNU、血清肌酐（SCR）值，减轻肝组织损害[233]。黄芪及黄芪多糖对四氯化碳（CCl_4）造成的肝细胞损伤有明显的保护作用，可显著抑制 CCl_4 引起的脾指数和肝指数的升高，缓解 CCl_4 导致的肝组织损伤，且其保肝作用有明显的剂量依赖性，当黄芪多糖剂量为 3.0g/kg 时，保护效果最佳[234]。黄芪总苷（40mg/kg、80mg/kg）灌胃给药，能降低四氯化碳和对乙酰氨基酚肝损伤模型小鼠的血清 AST、ALT 水平，对肝脏有一定的保护作用[235]。黄芪多部位组合（黄芪多糖、皂苷、黄酮及酚）0.06～0.24g/kg 灌胃给药，可降低小鼠肝指数、肝 MDA、ALT、AST 水平[236]。

黄芪中的芒柄花素及异黄酮有抑制黄嘌呤及氧化酶生成的作用[237]。黄芪还含有硒，能激活 DNA 修补酶，刺激抗体产生，捕获有害自由基。硒也可使谷胱甘肽过氧化物酶激活，发挥抗氧化作用，激活解毒酶系，对细胞起保护作用，从而起到护肝的作用。黄芪还可以增加肝脏粗面内质网和细胞 mRNA 含量，抑制核糖核酸酶活性，促进蛋白质合成。黄芪总提取物对肝细胞损伤和凋亡均有保护作用，其抗肝损伤作用可能与其抗凋亡和抗氧化作用有关[238,239]。

肝纤维化（hepatic fibrosis，HF）是继发于各种形式慢性肝损伤之后组织修复过程中的代偿反应，是"慢性肝炎—肝纤维化—肝硬化"这一发展过程的枢纽环节。马红等[240]就黄芪提取液对大鼠白蛋白免疫损伤性肝纤维化动物模型的影响进行了研究，发现黄芪可使大鼠肝纤维化程度及肝细胞超微结构的病理改变明显减轻，并减少总胶原及Ⅰ、Ⅲ、Ⅴ型胶原在肝内的沉积，提示黄芪具有良好的抗肝纤维化作用。王要军等[241]观察了黄芪对四氯化碳诱导大鼠肝纤维化模型的肝纤维化组织细胞间黏附分子表达影响，结果发现黄芪能抑制肝组织黏附分子的表达，促进肝脏蛋白质的合成，拮抗丙二醛升高及还原型谷胱甘肽降低，降低透明质酸、层黏蛋白的表达。宋少刚等[242]观察了黄芪总提物对大鼠肝星状细胞增殖及产生胶原的影响，结果显示黄芪总提取物（5～40mg/L）可明显降低由 CCl_4 急性损伤的大鼠肝库普弗细胞条件培养基刺激的肝星状细胞的增殖和胶原的产生。丁向东等研究黄芪总苷对小鼠日本血吸虫病肝纤维化和虫卵肉芽肿的影响，观察各组不同时间点虫卵结节大小、肝纤维化程度和Ⅰ、Ⅲ型胶原表达结果，提示黄芪总苷抑制了Ⅰ、Ⅲ型胶原蛋白的合成，使胶原蛋白处于相对稳定的低水平表达，从而抑制了血吸虫病肝纤维化的进程，表现为虫卵结节缩小，肝纤维化减轻。同时积极地进行大剂量黄芪总苷的干预可能使胶原蛋白的合成较早稳定在较低的表达水平[243]。Liu 等探讨了黄芪甲苷对猪血清诱导的肝细胞纤维化的影响。结果显示，黄芪甲苷对肝细胞纤维化具有明显的抑制作用，其机制可能与黄芪甲苷抑制Ⅰ型胶原合成和肝星状细胞（HSC）增殖有关[244,245]。周贤等研究黄芪注射液对大鼠肝星状细胞和肝纤维化的作用。黄芪注射液明显抑制了 HSC 增殖，并呈剂量和时间依赖性。黄芪注射液处理的肝纤维化大鼠血清 HA、LN 和肝组织 MDA 含量均低于对照组，而 SOD 活性则高于对照组。可见黄芪能延缓肝纤维化的发生，其机制除了可直接抑制 HSC 增殖外，还有抗氧化、抗脂质过氧化、减少 LN 产生，防止肝窦毛细血管化等作用[246]。

多项研究显示[247,248]，血浆内毒素水平在肝纤维化过程中逐渐升高，提示肠源性内毒素血症在肝纤维化发生及发展中起重要作用。内毒素通过诱导 TNF-α 和 IL-1 的产生[249]，促进成纤维细胞和间质细胞的增殖和分化，使细胞外基质产生增多。降低血浆内毒素水平可阻断上述途径，逆转肝纤维化。王登妮[250]通过观察黄芪对肝纤维化过程中血浆内毒素水平的影响来探讨黄芪抗肝纤维化的作用机制。从肝组织病理学、羟脯氨酸含量等方面证实黄芪可以防治四氯化碳所致的肝纤维化，同时观察到黄芪在防治肝纤维化过程中可以降低血清 ALT、肝组织 MDA 水平，发挥抗肝纤维化作用，从而推测黄芪的抗肝纤维化作用可能与其减缓肠源性内毒素血症有关。

实验研究表明，黄芪及其提取物（皂苷、多糖等）均对多种原因引起的肝纤维化有明显的抑制作用，其机制除了直接抑制肝星状细胞增殖、减少胶原生成外，还与调节免疫功能、调节代谢，提高肝脏谷胱甘肽含量、保护线粒体、抑制脂氧化酶、减少脂多糖的生成、抗自由基损伤、抑制肝组织黏附分子、减少层黏蛋白的产生、防止肝窦毛细血管化等作用有关[251]。

黄芪可保护肝细胞粗面内质网，并使粗面内质网量增加，增加细胞内 rRNA 和 mRNA 的含量，抑制核糖核酸的活性，从而促进蛋白质的合成；黄芪所含丰富的谷氨酸、甘氨酸是体内合成谷胱甘肽的前体物质，谷胱甘肽作为抗氧化剂有保护和修复肝细胞膜的作用；可明显减少总胶原及 I 和 IV 型胶原在大鼠肝脏的病理性沉积，使胶原蛋白含量明显下降；可诱生干扰素、抗病毒、调整机体免疫状态从而发挥抗纤维化等作用[252]。

五、黄芪对呼吸系统的药理作用

（一）改善呼吸功能

黄芪具有缓解哮喘发作，改善呼吸功能的作用，其不仅能降低支气管哮喘患者的气道高反应性，黄芪多糖还能对抗泼尼松等引起的免疫抑制并能促进哮喘患儿外周血单个核细胞体外产生 IFN-γ 及 IgG1、IgG3，故对哮喘的 Th1/Th2 失衡具有免疫调节作用[253,254]。黄芪甲苷可以有效抑制卵白蛋白诱导的慢性哮喘，其作用机制可能与降低气道敏感性、减轻上皮下纤维化、平滑肌肥厚和杯状细胞增生有关[255]。

气道炎症和重塑是哮喘的两个主要病理学特征。气道重构是气道壁结构改变引起不可逆或部分不可逆的气流阻塞，是诱发气道高反应和哮喘慢性化的主要原因。气道重塑可加重气道高反应性，导致肺功能持续性与进行性损害，其一旦形成就很难逆转，因此防治气道重塑是哮喘治疗的重点。周玉皆等[256]采用烟熏 28d 加气管内注射脂多糖的方法制备了大鼠气道重塑慢性阻塞性肺疾病（COPD）模型，并观察了黄芪注射液对大鼠 COPD 模型的影响。实验结果表明，黄芪注射液可降低 COPD 模型大鼠血清 TNF-α、血浆内皮素-1（ET-1）、肺泡灌洗液 IL-8 含量，提高肺组织匀浆 SOD 活性，减缓 COPD 模型大鼠的气道重塑，延缓或阻止 COPD 的发展，其作用机制可能与黄芪抗炎、抗氧化的作用有关。纤维连接蛋白（FN）及平滑肌肌动蛋白-α（α-SMA）为气道重构的重要标志物，黄芪可抑制慢性哮喘模型小鼠肺组织中 α-SMA 及 FN 的表达，提示黄芪可能对哮喘气道重构起一定抑制作用，进而推测黄芪对气道重构的抑制作用与抑制 α-SMA、成纤维细胞增生及成纤维细胞转化为肌成纤维细胞等密切相关[257]。

近年来研究显示，转化生长因子 1（TGF-β1）/Smad3 信号通路是导致哮喘气道重塑形成的重要信号传导机制之一。TGF-β1 被认为是哮喘气道重塑的主要调控因子，直接影响气道壁胶原沉积，促进纤维化的形成[258]。Smads 蛋白是 TGF-β1 信号转导系统的重要成员，其中 Smad3 可能是 TGF-β1 信号转导途径中起主导作用的信号转导分子。黄芪注射液可通过抑制 TGF-β1 及 Smad3 的蛋白表达，抑制 TGF-β1/Smad3 信号通路以达到抑制气道炎症和气道重塑的作用，且黄芪通过广泛的免疫调节作用，在抑制平滑肌增殖方面起一定作用，但效果较糖皮质激素稍差[259]。

（二）肺保护作用

黄芪具有降低肺内胶原含量、减轻肺损伤作用。黄芪水煎液（10g/kg）灌胃给药，可降低老年雄性大鼠肺内胶原含量，预防老年性动脉硬化，改善肺功能[260]。黄芪注射液（4g/kg）一次性静脉注射给药，可降低脂多糖致急性肺损模型大鼠呼吸频率、肺组织湿/干值，提高 PaO_2，显著改善脂多糖所致大鼠急性肺损伤（ALI）的呼吸窘迫症、低氧血症及肺水肿。黄芪注射液（8g/kg）静脉注射 1 次，可升高内毒素性急性肺损伤模型兔肺 SOD 活性，降低 MDA，改善肺损伤组织病理变化[261]。其作用机制可能与黄芪抑制细胞凋亡、降低脂质过氧化水平，减少 MDA 的生成，清除自由基；抑制黏附分子的表达以减少白细胞的肺内扣押而有效地减轻氧自由基造成的肺损伤等有关[262]。

黄芪甲苷对于实验性大鼠的肺部缺血再灌注损伤具有一定的保护作用，能降低肺缺血-再灌注损伤模型大鼠的肺组织湿/干质量比，减轻鼠的肺淤血、肺灶性出血。其机制可能与黄芪甲苷抑制肺 I 型细胞变性坏死和肺 II 型细胞脱颗粒，抑制中性粒细胞炎性浸润，降低肺毛细血管通透性，减轻肺水肿、抗氧化自由基损伤和炎性因子 TNF-α 分泌有关[263~265]。

六、黄芪对泌尿系统的药理作用

（一）利　尿　作　用

传统中医药理论认为黄芪具有补气升阳、益卫固表、托毒生肌、利水消肿等功效。现代医学研究证实，黄芪具有较强的利尿作用。黄芪水提物能显著促进健康人及多柔比星肾病大鼠肾脏水钠排泄[266]。黄芪煎剂给大鼠皮下注射或麻醉犬静脉注射均有明显的利尿作用，研究表明 0.05g/kg 黄芪煎剂的利尿效价与氨茶碱 0.05g/kg 或氢氯噻嗪 0.02mg/kg 相当（大鼠皮下注射），且利尿作用持续时间长。黄芪单次给药即可使生理盐水负荷大鼠、小鼠产生较显著的利尿作用，其 Na^+、Cl^- 排出量显著升高。与西药相比，黄芪的利尿作用均匀而持久，单次给药其利尿作用可维持 1~5h，连续给药 7d 亦不产生耐受性[267]。现阶段的研究初步认为黄芪利尿作用的主要机制应该与增加 Na^+、Cl^- 排出量、竞争性抑制 Na^+-K^+-ATP 酶活力、升高血浆心钠素（ANP）的含量和影响 ANP-cGMP-PDE5 信号通路有关[266~269]。

刘小花等的研究证实黄芪乙酸乙酯部位的利尿作用最强，其利尿作用是黄芪乙酸乙酯部位内"化学成分群"共同作用的结果，并且乙酸乙酯部位 HPLC 指纹图谱与利尿作用之间有一定对应关系，其对利尿作用贡献的大小顺序（按特征峰编号）：P7＞P6＞P8＞P5＞P4＞P2＞P1＞P3，其中 4 号峰为毛蕊异黄酮，7 号峰为芒柄花素[270]。

此外，黄芪水煎剂还可剂量依赖性地增加膀胱逼尿肌条的张力和收缩波平均振幅，并在较高浓度时增加收缩频率，其增加膀胱逼尿肌条张力的作用可能是部分通过激动 L-电压依赖性钙通道和 M 受体、α 受体实现的；增加收缩波平均振幅的作用可能是通过激动 M 受体实现的；较高浓度时增加收缩频率的作用可能是部分通过激动 M 受体、α 受体实现的[271]。

（二）肾脏保护作用

黄芪具有减轻肾脏损伤、提高肾小球滤过率、改善水钠潴留等作用。研究表明，黄芪能减轻肾小球系膜的病理改变，提高肾小球滤过率，改善多种疾病状态下的水钠潴留，具有利尿的功效[272]。黄芪对大鼠肾毒血清性肾炎有预防作用，尿中蛋白质含量较对照组显著降低，肾脏病理改变亦减轻，并能延迟尿蛋白与高胆固醇血症的发生。对5/6肾切除所致肾小球硬化大鼠模型具有降低血尿素氮、肌酐水平，提高肾小球滤过率，减轻肾脏病理损伤，保护和改善残余肾单位的作用[273]。对多柔比星大鼠肾病模型，黄芪可减轻尿蛋白和肾脏病理改变，其作用机制可能是通过降低氧自由基生成或直接使其失活，并减轻脂质过氧化对肾脏的损害[274]。Li 等[275]以 NF-κB 为标志物，采用流式细胞计数法评价了分子质量为 3.6×10^4Da 的黄芪多糖对小鼠阳离子化牛血清白蛋白诱导的肾小球肾炎的作用。研究用酶联免疫吸附法（ELISA）测定了 IL-2、IL-6 及 TNF-α。结果发现尾静脉注射黄芪多糖 2～7 周后，治疗组 NF-κB 的表达及 IL-2、IL-6 及 TNF-α 的浓度均显著下降，表明黄芪多糖可通过抑制 NF-κB 表达途径来有效地预防及延缓肾小球肾炎的发展。

黄芪总皂苷（150mg/kg）、总黄酮（50mg/kg）、总多糖（500mg/kg）灌胃给药，可降低冲击波碎石术致肾损伤大鼠血浆及肾组织损伤相关因子内皮素和 MDA 水平，升高血浆及肾 NO 水平，减轻肾脏形态学和超微结构病变[276]。黄芪甲苷（8mg/kg）灌胃给药，可显著降低肾缺血再灌注大鼠血清肌酐和肝 TNF-α 含量，升高肝 SOD 活力[277]。黄芪注射液（0.5g/kg）腹腔注射连续 4 周，可改善肾病时下丘脑精氨酸血管升压素和其依赖性通道水孔蛋白 2 的变化，提高肾小球滤过率，增加尿量[278]。

多年来的系统研究发现，黄芪当归合用可显著降低肾病鼠的尿蛋白、血尿素氮水平，并可使肾小球内系膜细胞增殖减轻，多种细胞外基质成分减少，肾小管间质的单核/巨噬细胞浸润和纤维化程度明显减轻[279]。

黄芪及其多糖能够调节血糖至稳态，抑制 NO 合成，扩张血管，改善微循环，降低血浆渗透压和血液黏度，调节脂代谢，能增加肾血流量，减轻脂质在肾小球和肾间质的沉积和微血栓的形成，从而改善肾功能，减少蛋白尿排出，防止肾小球硬化，对肾脏的功能进行调节和保护[280]。黄芪可降低糖尿病肾病大鼠的血糖、糖化血红蛋白，纠正肾脏高灌注、高滤过，减少尿白蛋白排泄；抑制肾脏肥大，减轻肾小球基底膜增厚等，对实验性糖尿病肾病具有明显的防治作用[281]。这些作用可能与抑制肾脏皮质、髓质 NO 合成，减少 TNF-α 有关[282]。Zhang 等[283]研究了黄芪多糖对大鼠早期糖尿病肾病的作用。实验发现，用黄芪多糖治疗后糖尿病肾病大鼠的多尿、倦怠、体重减少、驼背、褥疮等症状均得到了改善；血糖、血脂、微蛋白尿水平降低；肾重与体重的比例下降，肾功能得到改善；肾脏外皮中 NF-κB 的 mRNA 水平下降，IκBmRNA 表达水平增高。这些结果都表明黄芪多糖有预防和治疗糖尿病肾病的作用。王岩岩等[284]研究了黄芪多糖对糖尿病大鼠肾小管的保护作用及其机制，发现黄芪多糖低剂量组 [200mg/（kg·d）] 和高剂量组

［400mg/（kg·d）］大鼠尿量明显高于糖尿病组，且电镜显示糖尿病组大鼠肾远端小管和集合管主细胞的超微结构与正常对照组比较呈现明显退行性改变，而长期应用黄芪多糖则可显著改善其超微结构的病变。长期应用黄芪多糖对糖尿病大鼠肾小管的损伤具有良好保护作用，可明显增加糖尿病大鼠的尿量。有学者研究表明[285]，糖尿病肾病肾阳虚模型大鼠经黄芪多糖治疗后，肾组织内 NF-κB mRNA 和 TGF-β1 mRNA 的表达水平明显下调，提示黄芪多糖可能是通过抑制 NF-κB 和 TGF-β1 的表达，减少肾组织细胞外基质的含量，延缓了肾小球的硬化。研究证实，黄芪甲苷可抑制高糖诱导的人肾小管上皮细胞凋亡，抑制 TGF-β1 表达，其调节机制可能与促进肝细胞生长因子（HGF）分泌，抑制 MAPK 信号通路活性相关[286]，为糖尿病肾病的治疗提供了依据。

蛋白尿是慢性肾病的常见临床症状之一，大量蛋白从尿中丢失，引起肾小球硬化萎缩、组织水肿等而加重肾脏损害，因此消除或减少蛋白尿是预防肾小球硬化、延缓终末期肾病进展的关键措施之一[287]。黄芪在利尿的同时，还有保护肾小球足细胞损伤，降低蛋白尿的作用。黄芪水提物对多柔比星肾病大鼠足细胞以及体外培养的足细胞损伤均有明确的保护作用，其机制与黄芪水提物上调足细胞与基底膜之间的黏附分子 α-dystroglycan、α3 integrin 表达，从而减缓足细胞剥离和脱落有关[266]。大量临床研究亦证实，黄芪及其制剂具有显著改善肾功能、降低尿蛋白的作用[288~290]。

黄芪是临床常用中药，为补气之圣药，并有利水消肿之功，其在临床上常用于肾病综合征、糖尿病肾病、IgA 肾病、慢性肾衰竭（CRF）等病的治疗。黄芪保护肾脏、改善肾功能的作用与调节免疫力、抗炎、降压、抗动脉硬化、调节血糖、改善血液流变学特性、改善肾血流量、利水等作用密切相关[291~293]。

七、黄芪对免疫系统的药理作用

黄芪味甘，性温，入脾肺经，生用能补气固表，利尿托毒，排脓，敛疮生肌[294]，"可治一切气衰血虚之症"[295]。黄芪药效成分主要包括黄芪多糖（APS）、黄酮类及皂苷类，黄酮类主要表现为心血管活性，皂苷类主要与抗衰老和免疫调节活性有关[296]，而 APS 和黄芪皂苷则是黄芪中含量最多并且免疫活性最强的一类物质[297]，具有免疫调节、抗炎、提高巨噬细胞活性等多方面作用。

黄芪在免疫调节方面的重要作用包括促进体液免疫和细胞免疫、活化 B 细胞和巨噬细胞、刺激 NK 细胞增殖、增强树突状细胞的功能，并对细胞因子有一定调节作用。

（一）对特异性免疫的影响

1. 体液免疫

总黄芪多糖及黄芪多糖连续灌胃（ig）给予环磷酰胺（CTX）所致的肠道及呼吸道黏膜免疫功能低下的老鼠，可提高小肠 sIgA 水平，增加小肠派尔集合淋巴结数量，表明较大分子质量的 APS 可提高小鼠黏膜免疫功能。APS 经口给予环磷酰胺所致免疫低下小鼠的整体免疫水平，包括以腹腔巨噬细胞吞噬活性表征的非特异性免疫、以血清溶血素水平表征的体液免疫、以迟发型超敏反应表征的细胞免疫及以 sIgA 和派尔集合淋巴结表征的黏膜免疫水平[296]。项杰等[298]通过注射黄芪多糖观察感染李斯特菌的小鼠，发现小鼠血清 IgG 滴度显著提高，说明黄芪多糖能促进 B 细胞活化增殖，增强宿主体液免疫和细胞免疫功能来保护宿主抵抗细菌的感染。肖啸等[299]将黄芪多糖应用于犬，通过对肌内注射高、中、低不同剂量的黄芪多糖注射液，进行试验前后免疫球蛋白（IgG、IgA、IgM）、补体（C3、C4）、白细胞计数（WBC）、淋巴细胞计数（Ly）、红细胞计数（RBC）含量的测定比较分析，来观察黄芪多糖对犬免疫指标的影响。试验结果表明，适量的黄芪多糖注射液能提高犬的机体 IgG、IgA、IgM、补体 C3、补体 C4 和 WBC、Ly、RBC 的含量。

黄芪–乳酸菌发酵组合 HQ-3 具有增强免疫力的作用，能够显著促进小鼠血清溶血素抗体的生成，增加小鼠碳粒廓清的能力[300]。吕圭源等[301]利用黄芪生脉多糖不同给药途径对小鼠抗体形成进行研究，发现腹腔注射黄芪生脉多糖可提高正常小鼠及免疫抑制小鼠抗体形成数。

2. 细胞免疫

研究表明，黄芪能明显增强细胞免疫，促进 PHA、ConA、PWM 引起的淋巴细胞转化，并能显著增加血液中的白细胞总数，促进中性粒细胞及巨噬细胞的吞噬功能和杀菌能力。黄芪可增加被照射小鼠脾脏抗体生成细胞释放溶血素量、血清溶菌酶量。黄芪能升高血虚证模型大鼠、高血虚证模型小鼠和正常大鼠血细胞比容，增加红细胞数。黄芪可促进辐射小鼠造血干细胞的分化和增殖[302]。

赵晓峰等[303]用环磷酰胺诱导小鼠免疫缺损，即降低小鼠溶血素 HC50、吞噬指数和胸腺指数；对免疫缺损的小鼠腹腔注射黄芪注射液后，显著增加了免疫低下小鼠血清溶血素含量，提高了免疫低下小鼠腹腔巨噬细胞的吞噬活性和吞噬率，提示黄芪有增强机体免疫力的效果。用黄芪提取物治疗被地塞米松破坏了免疫系统的小鼠，可显著提升小鼠腹腔巨噬细胞吞噬率，提示黄芪对地塞米松的免疫抑制有一定的对抗作用，黄芪可增强机体的免疫功能[304]。对免疫抑制模型小鼠应用黄芪的补中益气方和益气养血方，可显著增加模型小鼠胸腺和脾脏指数，提升 CD4、CD3、CD19 和 CD8 淋巴细胞百分比，能增加血清 IL-4 和 IFN-γ 的含量[305]。黄芪总提取物（total astragalus extract，TAE）可以提高氟尿嘧啶（5-FU）诱导的荷瘤小鼠胸腺指数和血清 IL-2 含量，增强其免疫系统功能。Kallon 等[306]的研究提示适当剂量黄芪多糖可以显著提高鸡特异性免疫反应，增强 H9N2 抗体的活性，提高 CD4、CD8 及其比值。于明薇等[307]在研究荷瘤小鼠免疫功能时分别用黄芪、苏木及其组方作用于荷瘤小鼠，发现各中药组对荷瘤小鼠脾 CD4、CD25、Foxp3 细胞百分比均有不同程度的下调作用，提示可以通过黄芪等中药作用于荷瘤小鼠，改善小鼠脾细胞中调节性 T 细胞及其相关细胞因子的水平来缓解肿瘤细胞引起的机体免疫抑制作用。黄芪多糖注射液联合使用肿瘤抗原多肽致敏的树突状细胞治疗肺癌小鼠，可显著增强荷瘤小鼠的免疫能力，并显著增强小鼠脾内 CD4+、CD8+T 细胞的比例，从而有效降低肺癌的转移率，延长癌瘤小鼠的生存期[308]。近年来，我国学者利用微波提取、膜过滤、阴离子交换树脂及凝胶色谱等分离鉴定了一种多糖成分 MAPS-5，药理实验表明，其仅可诱导 T 细胞增生，而对 B 细胞无明显作用[309]。黄芪齐墩果烷型和环菠萝烷型皂苷多具有调节淋巴细胞增殖的作用[310,311]，其中 macrophyllosaponin B 和黄芪皂苷Ⅶ两种黄芪皂苷类成分可通过体液免疫、细胞免疫等发挥免疫调节活性[312,313]。

（二）对非特异性免疫的影响

1. 树突状细胞

　　浆细胞样树突状细胞（plasmacytoid dendritic cell，pDC）是体内最主要的 IFN-α 产生细胞，其表面表达 Toll 样受体 7、9（toll-like receptor 7，toll-like receptor 9，简写 TLR7，TLR9），经病毒（如单纯疱疹病毒）、细菌、CpG-DNA 刺激后 24h，pDC 可产生大量 IFN-α，同时还会产生一定数量的 TNF-α、IL-6，然后 pDC 逐渐成熟，向树突状细胞（dendritic cell，DC）分化，pDC 紧密联系着固有免疫和适应性免疫，在机体免疫反应中发挥着重要作用，APS 增强 pDC 功能的机制可能与 pDC 上的 TLR 表达有关。邵鹏等[314]用 APS 组和 LPS 组处理小鼠骨髓来源的树突状细胞，并与空白组作对照，结果是空白组树突状细胞的吞噬功能很强，APS 组和 LPS 组树突状细胞的吞噬功能下降，但观察 APS 组和 LPS 组树突状细胞的超微结构，提示 APS 组树突状细胞的突起增多，形态上更成熟，证实 APS 能促进小鼠骨髓来源的树突状细胞表型及功能的成熟。刘立民等[315]通过体外实验研究了黄芪多糖对浆细胞样树突状细胞功能及成熟的影响。结果显示黄芪多糖可促进 pDC 向树突状细胞的分化和成熟，并呈黄芪多糖浓度依赖。表明黄芪多糖能够增强 pDC 的功能，并促进其向树突状细胞的分化和成熟。邓旻等[316]的研究探讨了一定浓度黄芪多糖的完全培养液培养脐周血单核细胞，可定向分化为功能强大的抗原提呈细胞，即树突状细胞，进而特异性激活 T 细胞，显著促进 T 细胞的增殖，增强机体的免疫能力。

2. 单核-巨噬细胞系统

　　黄芪提取物（astragalus membranaceus extract，AME）可以促进外周血单个核细胞（peripheral blood mononuclear cell，PBMC）的增殖，增强 PBMC 对肿瘤细胞的吞噬功能，增强外周血黏附单核细胞（peripheral blood adhesion mononuclear cell，PBAMC）产生细胞因子的功能，促进了外周血 B 细胞产生 IgG，表明 AME 可增强人体的免疫功能，进而提高杀伤性 T 细胞（CTL）对肿瘤细胞的杀伤活性[317]。早期，赵克胜等[318]研究表明，常规提取的 APS 经液相色谱进一步分离后，其分子量为 20 000～25 000 的组分对正常人及肿瘤患者外周血单核细胞体外分泌肿瘤坏死因子具有明显促进作用；进一步将 PBMC 分离成黏附和非黏附细胞后发现，APS 的这一组分仍对二者产生 TNF-α、TNF-β 具有促进作用，显示 APS 在抗肿瘤免疫机制方面有进一步深入研究的前景。胡雅君等[319]的研究也表明，黄芪注射液干预后宫颈癌患者外周血单个核细胞 T 淋巴细胞转录因子 T-betmRNA 表达水平明显增高，因此可能通过调节辅助性 T 淋巴细胞（Th）的 Th1/Th2 平衡向 Th1 偏移从而达到抗宫颈癌的作用。

王玲等[320]研究认为，中、高剂量黄芪提取物可使巨噬细胞（Mφ）吞噬鸡红细胞的吞噬率和吞噬指数显著升高；而申海涛等[321]的研究则表明，不同剂量黄芪提取物均可提高腹腔巨噬细胞的吞噬能力。黄芪多糖对提高正常小鼠巨噬细胞的吞噬功能、自然杀伤细胞的活性、促进抗体形成以及 T 细胞等免疫细胞的分化成熟等均有显著作用，小剂量黄芪多糖具有逆转环磷酰胺免疫抑制的作用[322]。另外，还可以通过纠正细胞因子免疫失衡状态，发挥其抗炎作用和抗纤维化的作用[323]。王庭欣等[324]研究黄芪多糖对小鼠免疫功能的影响，方法是采用 ConA（刀豆蛋白）诱导小鼠淋巴细胞转化试验及迟发性变态反应试验测试黄芪多糖对小鼠细胞免疫功能的影响，研究结果表明，黄芪多糖对正常小鼠的巨噬细胞功能均有明显的增强作用。陈磊等观察了黄芪皂苷、黄芪多糖不同浓度水平等比配伍对正常培养和 LPS 诱导培养的小鼠腹腔巨噬细胞免疫活性的影响。结果发现对正常培养的小鼠腹腔巨噬细胞，单用不同浓度的黄芪皂苷、多糖均能明显促进细胞增殖。对 LPS 诱导培养的小鼠腹腔巨噬细胞，单用不同浓度的黄芪皂苷、多糖均表现为高浓度促进和低浓度抑制；黄芪皂苷、多糖组分配伍使用时高浓度为协同效应，低浓度为拮抗效应或简单相加[325]。在对巨噬细胞的活性试验中，黄芪多糖可以显著促进巨噬细胞产生 GM-CSF、TNF-α、NO 等细胞因子，增加 NF-κB 蛋白水平[326,327]。蒋春明等[328]研究发现，患者运用黄芪后巨噬细胞吞噬能力较对照组显著提高，NO 和 TNF-α 含量较用药前显著提高。张峰等[329]发现黄芪甲苷及 APS 能提高 IL-1β、IFN-γ 的浓度，进一步增强巨噬细胞的活化吞噬能力。黄勇等[330]通过不同剂量黄芪组方对小鼠免疫功能的作用研究发现，APS 可能作用于 NO 介导信号通路，激活巨噬细胞表达一氧化氮合酶，诱导 NO 产生，进而调节脾淋巴细胞内游离 Ca^{2+} 浓度，升高蛋白激酶活性，影响免疫细胞的信号转导，提高小鼠巨噬细胞 Gb 受体和 FcR 活性，发挥其免疫调节作用[331]。

3. 自然杀伤细胞

张晓明等[332]用同位素释放法测定 NK 细胞的活性和增殖，探讨 IL-2 和黄芪多糖对人 NK 细胞活性和增殖的刺激作用。结果显示 IL-2 和 APS 均可刺激 NK 细胞活性和 NK 细胞增殖，前者作用较强，APS 可协同 IL-2，使其刺激作用最强。

崔澂等[333]研究表明，黄芪可显著逆转结直肠癌 Colon26 细胞所致小鼠脾细胞 NK 杀伤抑制，其靶分子可能为 TNF-β1。薛青[334]和陈良良等[335]研究亦表明，黄芪注射液足三里穴位注射可提高恶性肿瘤晚期患者 NK 细胞活性。腹腔注射黄芪注射液能显著增加免疫低下小鼠的血清溶血素含量，增加腹腔巨噬细胞的吞噬率、吞噬指数，且呈现一定的剂量依赖性。提示黄芪多糖能显著地提高机体的体液免疫和固有免疫，对机体的免疫细胞和器官有一定的保护作用。

4. 对淋巴细胞增殖与活化的影响

郭毅等[336]曾用黄芪水浸液定期给小鼠灌胃，行 γ 线照射后检测小鼠脾淋巴细胞增殖情况，结果显示黄芪组小鼠脾淋巴细胞增殖显著增强，与照射组比较有非常显著性差异。许杜娟等[337]和徐明等[338]的研究也证实，黄芪提取物对亚适浓度刀豆蛋白 A 或 LPS 诱导的小鼠脾淋巴细胞的增殖反应有明显促进作用。但王燕平[339]和盛艳梅等[340]的研究表明，上述效应可能与黄芪的不同提取物及其不同浓度有关。因此，要明确黄芪对脾淋巴细胞增殖作用的有效成分及其准确效应浓度，尚需进一步严格验证[341]。

（三）对细胞因子的影响

肖顺汉等[342]报道，APS可提高荷瘤小鼠血清中细胞因子IL-2、IL-6、IL-12、TNF-α的水平，与模型组比较差异有统计学意义。另有研究表明，黄芪多糖不仅能显著抑制cAMP的生成，减轻cAMP介导的免疫抑制效应；另一方面能快速升高小鼠脾淋巴细胞内cGMP的浓度，促进小鼠脾淋巴细胞的增殖，提高小鼠的免疫力[343]。黄芪多糖能刺激小鼠脾淋巴细胞增殖，促进细胞因子的分泌。在一定浓度范围内，随着黄芪多糖浓度的增加，细胞增殖效果也随之增加，IL-2和IFN-γ的分泌量亦如此，具有明显的量效关系[344]。黄芪皂苷可以通过清除氧自由基、抑制库普弗（Kupffer）肝细胞内TNF-α和TGF-β的产生，缓解肝纤维化进程[345]。

（四）双向调节作用

宋宝辉等[346]的研究证实，复方黄芪提取物在一定浓度范围内可以抑制大鼠腹腔巨噬细胞产生的TNF-α、IL-1与NO。高浓度黄芪提取液可以抑制细胞因子IL-2的产生，表明黄芪具有免疫调节的"双向性"。

综上所述，黄芪对非特异性和特异性免疫都有明确的增强作用。黄芪的有效成分黄芪多糖可以增强黏膜免疫功能，黄芪多糖及黄芪皂苷是提高树突状细胞和巨噬细胞的吞噬作用、提高NK细胞活性及杀伤作用的主要物质基础。然而，不同剂量的黄芪提取物在不同的病理状态下，也显示出增强或抑制的双向调节作用，提示黄芪免疫调节的复杂性。

八、黄芪对内分泌系统的药理作用

（一）对血糖的影响

黄芪及其提取物黄芪甲苷、黄芪多糖均有调节血糖的作用，并可改善胰岛素抵抗活性。郝玉美[347]采用高热量饲料加小剂量链脲佐菌素所致实验性2型糖尿病（T2DM）大鼠模型，黄芪水煎液（30g/kg）灌胃给药连续6周，能降低大鼠空腹血糖，提高胰岛素敏感指数，证明了黄芪具有降血糖作用。黄芪水煎液及其有效部位可改善糖尿病模型大鼠的体重、血糖水平，黄芪黄酮及与其配伍的有效部位各组均显示出良好的效应强度，其中黄芪黄酮组、酮苷组改善体重的效果显著，黄芪饮片组、黄酮组、酮糖组、酮苷组、酮糖苷组改善血糖效果显著[348]。黄芪有效部分还可影响糖尿病模型大鼠血清胰岛素和脂联素（APN）水平，并上调肝脏、骨骼肌组织中AdipoR1、AMPKmRNA的表达水平，其中也以黄芪黄酮效果最显著[349]。有研究报道黄芪可降低 T2DM 模型大鼠的空腹血糖（FBG）、血清空腹胰岛素（FINS）、胰岛素敏感指数（ISI）、总胆固醇（TC）、甘油三酯（TG）、肿瘤坏死因子-α（TNF-α）、瘦素（Lep）等指标，并可升高每日允许摄入量（ADI），提示黄芪可改善 T2DM 的胰岛素抵抗（IR），其作用机制可能是，一方面降低血糖和胰岛素水平改善胰岛 β 细胞功能，另一方面降低血脂及调节脂肪因子水平改善胰岛素敏感性；并对 T2DM 的肾脏损伤具有一定的保护作用[350]。胰岛素抵抗与高糖毒性产生的氧化应激及脂质代谢紊乱密切相关。黄芪联合胰岛素可明显改善糖尿病大鼠的氧化应激状态，并通过降低 TNF-α 的水平，提高糖尿病状态下大鼠胰岛素信号转导蛋白的生成，提高了胰岛素敏感性，降低了胰岛素抵抗状态，其疗效优于单纯使用胰岛素[351]。

谢春英[352]采用正常小鼠、肾上腺素性高血糖小鼠和四氧嘧啶性高血糖小鼠，观察黄芪甲苷对正常小鼠和实验性高血糖小鼠血糖的影响。结果发现黄芪甲苷对正常小鼠血糖无明显影响，能降低肾上腺素和四氧嘧啶性高血糖小鼠的血糖。江清林等采用放射免疫分析方法观察到黄芪甲苷溶液具有促进 Wistar 糖尿病大鼠血浆胰岛素和 C 肽分泌的作用，并随时间延长，分泌作用增加，其机制可能是通过刺激类胰高血糖素样肽 I（GLP-I）的分泌，诱发 β 细胞内胰岛素颗粒活性恢复来实现的[353]。

肝糖原磷酸化酶（GP）和葡萄糖-6-磷酸酯酶（G6Pase）在控制血糖平衡中起着关键作用，因此被作为治疗糖尿病药物一个重要的靶点。Lv 等[354]以 2 型糖尿病大鼠为研究对象，研究了黄芪甲苷对链霉素和高脂饮食诱导的糖尿病大鼠体内肝葡萄糖酶的调节作用，结果显示，黄芪甲苷给药量为 25mg/kg、50mg/kg 时可显著降低大鼠的血糖、甘油三酯和胰岛素水平，并抑制相关跨膜肿瘤坏死因子和蛋白表达，推测黄芪甲苷通过抑制肝糖原 GP 和 G6Pase 起到降低血糖的作用。另外，长期服用黄芪皂苷 II 和异黄芪皂苷 I 可以显著增加血清中 APN 总量，选择性地增加高分子质量低聚物复合物，激活 AMPK，从而减轻高糖、糖耐受和胰岛素抵抗（IR）[355]。黄芪甲苷可以剂量依赖性地抑制 TNF-α 引起的脂解作用，可以抑制 EPK1/2 磷酸化，同时也可以抑制 TNF-α 引起的在脂肪合成中起关键作用的酶类，包括脂蛋白脂肪酶、脂肪酸合成酶和甘油-3-磷酸酰基转移酶，改善脂肪细胞的胰岛素抵抗，增加胰岛素敏感性[356]。

有试验表明，在培养基中加入黄芪皂苷可以降低胰岛素冻存损失，并且在糖尿病小鼠体内静脉注射黄芪皂苷可以提高胰岛功能和延长胰岛移植存活率，这可能与其抗氧化、改善抗凋亡基因表达和免疫调节作用相关[357]。

有研究报道，黄芪多糖对多种原因引起的血糖改变均有调节作用。黄芪多糖对葡萄糖负荷小鼠、肾上腺素引起的高血糖小鼠、苯乙双胍引起的低血糖小鼠、噪声引起的大鼠肝糖原增加等均有明显对抗作用，但对胰岛素性低血糖无明显影响。黄芪多糖能降低 STZ 致糖尿病模型大鼠血糖、空腹胰岛素水平，改善胰岛素抵抗；降低高脂饮食诱导的胰岛素抵抗小鼠的空腹胰岛素、血糖和肝重；降低高脂饲料致糖尿病模型 KKAy 小鼠血糖水平、胰岛素抵抗指数，增加肝糖原含量[358~362]。黄芪注射液（100g/kg）腹腔注射给药 14d，能提高 STZ 致糖尿病模型大鼠血清中胰岛素水平，降低 TG 和血糖水平，提示黄芪注射液具有降低血糖的作用[363]。

糖尿病的发生与机体 Th1 和 Th2 比值（Th1/Th2）失衡密切相关。研究发现将黄芪多糖给予非肥胖糖尿病大鼠，可以通过矫正不平衡的 Th1/Th2 预防 T1DM[364]。Li 等[365] 发现黄芪多糖可以显著下调血糖水平，并呈时间、剂量依赖性；还可以上调血清胰岛素浓度、增加胰岛 β 细胞质量、降低 β 细胞凋亡率，其机制是通过上调过氧化物酶体增生物激活受体 γ（PPARγ）基因在脾脏的表达，活化 GATA3，诱导 T 细胞分化为 Th2 细胞，从而下调 Th1/Th2。同时，黄芪多糖可改善 1 型糖尿病（T1DM）鼠淋巴细胞免疫因子的释放，下调胰腺组织中的辅助性 T 淋巴细胞亚群分泌的细胞因子 IL-1β、IL-2、IL-6、IL-12、TNF-α 以及 INF-γ 等的表达，促进 IL-4 的分泌，调节 Th1/Th2 值，以保护胰岛 β 细胞免受损伤，并减轻胰岛炎症，达到降低糖尿病发病率、延缓发病时间和减轻糖尿病症状的作用[366~369]。

有研究表明，黄芪多糖可以下调 β 细胞中 Caspase-3 和 Fas 的表达，阻止 β 细胞受损，抑制 β 细胞凋亡，从而部分促进胰岛素的分泌[370,371]。黄芪多糖干预后的非肥胖型糖尿病（NOD）小鼠胰岛 β 细胞的胞核、核膜内质网和细胞膜等超微结构均得到了保护，核固缩、核膜破坏消失、内质网扩张、分泌颗粒减少合并空泡样变等异常变化均得到显著改善。研究还发现黄芪多糖可以上调 T1DM 大鼠肌肉中的半乳糖凝集素-1 表达，导致 CD8+凋亡，从而抑制了 CD8+诱导 β 细胞凋亡的作用[372]。适宜剂量的黄芪多糖还可以通过促进胰岛 β 细胞增殖，抑制其凋亡，进而改善胰岛细胞的功能，但大剂量的黄芪多糖对胰岛 β 细胞存在细胞毒性作用，在糖尿病防治工作中需要注意[364,373]。

黄芪多糖可以降低蛋白酪氨酸磷酸酶 1B（PTP1B）在 T2DM 骨骼肌的表达和活性，增加胰岛素引起的胰岛素受体的 β 亚基和胰岛素受体底物 IRS-1 在肌肉中的酪氨酸磷酸化水平，改善胰岛素敏感性和降低血糖。PTP1B 可以被活化的活化转录因子 6（ATF6）激活，试验证明黄芪多糖可以显著降低 KKAY 鼠肝脏中 X-盒结合蛋白 1（XBP-1）的转录，抑制 ATF6 活化，减少 PTP1B 的表达，从而增强内质网应激适应能力，也可以通过减少内质网应激相关蛋白（CHOP）的表达，降低 IR 和减少内质网应激[374~376]。动物研究表明，黄芪多糖可以提高糖尿病大鼠肾组织中胰岛素受体、胰岛素受体底物-1（IRS-1）、PI3K 水平，改善胰岛素信号转导[377]。

黄芪多糖一方面通过活化磷酸腺苷激活的蛋白激酶（AMPK）信号通路，显著增加组织细胞中的 AMPK 磷酸化水平，抑制 ATP 消耗，加速 ATP 产生；刺激 GLUT4 从微泡向质膜的移位；另一方面，黄芪多糖能够恢复受损的 PKB/Akt 的磷酸化水平，增加 GLUT4 在骨骼肌细胞的表达，提高 GLUT4 向骨骼肌质膜转移水平，促进细胞对葡萄糖的摄取和利用，改善机体胰岛素敏感性，从而调节糖尿病的代谢紊乱[378~380]。

糖原合成酶激酶 3（GSK3）是 PKB/Akt 下游通路中肝脏胰岛素的负调控因子，高活性的 GSK3 可以引发 IPF1/PDX1 蛋白水平的减少和 β 细胞功能障碍[381,382]。黄芪多糖可以减少高脂喂养动物状态下糖原合成酶激酶 3β（GSK-3β）蛋白表达水平，也可以增加胰岛素刺激后 Ser9-GSK-3β 水平，增强机体胰岛素敏感性[383]。

脂联素（APN）水平的升高可激活 AMPK，下调葡萄糖-6-磷酸酶，减少肝脏葡萄糖的输出，缓解肝脏 IR。体内研究显示黄芪多糖高、中剂量治疗组的脂肪抵抗素基因的表达显著降低，同时可以升高血浆脂联素水平，降低血浆游离脂肪酸（FFA），改善 IR[384,385]。

黄芪在调节糖尿病患者高血糖水平的同时，还具有改善持续低血糖状态的作用。黄芪可以在低血糖过程中增加下丘脑旁室核（PVN）促肾上腺皮质激素释放激素神经元活性，增加肾上腺素的释放，升高血糖。黄芪对正常大鼠的血糖或肾上腺素水平并没有影响，但是可以诱导 c-FOS 原癌基因在 PVN 和孤束核（NTS）的改变，增加促肾上腺皮质释放激素（CRH）神经元活性[386]。

黄芪的调节血糖作用除与其调节机体免疫状态、保护胰岛 β 细胞、调节胰岛素受体水平、改善胰岛素抵抗、加强葡萄糖转运、增加糖原合成等作用有关外，还与黄芪抗炎、抗氧化等作用相关。

慢性炎症在糖尿病及其并发症的发生发展中起重要作用，可引起不同的病理刺激和组织损坏。许多研究已经提示降血糖药物的抗炎活性也许是其抗糖尿病的机制之一。炎症因子（如 TNF-α、IL-1β、IL-6、NO）在炎症状态下由巨噬细胞和（或）炎症组织释放，活化 IKK/JNK 信号通路，同时抑制 IRS/PI3K 通路和胰腺中 PDX1/MafA 的产生，从而导致 IR 和胰岛素分泌不足。活性氧的产生可导致并加重胰岛 β 细胞的功能障碍。研究证明黄芪可介导 MKP-1 信号通路，降低 p38 和 ERK1/2 活性，抑制依赖性 NF-κB 的转录发生，减少 LPS 预处理的 Raw264.7 细胞内 IL-6、诱导型一氧化氮合酶和环氧合酶的表达[364,387]。

此外，黄芪还可直接有效地改善糖尿病大鼠的认知功能和记忆功能，其机制可能是由于黄芪可以降低血糖和血脂、改善胰岛素抵抗、营养神经细胞以及改善氧化应激等多个途径来实现的[388]。

黄芪中的多糖、黄酮、皂苷等多种化学成分，尤其是黄芪多糖，能够有效调节机体免疫功能，改善胰岛素抵抗，对糖尿病及其并发症的综合防治已显示出良好的应用前景。近年来对黄芪化学成分、抗糖尿病作用机制研究的不断深入，为黄芪抗糖尿病新药的研制提供了理论依据和实验基础，中医药治疗糖尿病有希望取得进展。

（二）其　　他

黄芪能显著提高老年大鼠血浆皮质醇含量，但对中年大鼠的调节不具有显著性差异[389]。低剂量黄芪使哮喘大鼠血浆促肾上腺皮质激素（ACTH）浓度呈现出上升的趋势，而中、高剂量黄芪效果较差；同时，低剂量黄芪对血清皮质酮（CORT）的上调作用也较中、高剂量明显，提示随着剂量的不同，黄芪可能对下丘脑-垂体-肾上腺皮质轴功能具有双向调节作用。低、中、高剂量的黄芪均没有体现出提高下丘脑 CRHmRNA 表达水平的作用，其对 HPA 轴的影响，可能并非通过上位腺体的作用，而可能是通过直接刺激肾上腺皮质的途径使得 CORT 的分泌增加来实现的，但其具体机制仍有待进一步研究[390~392]。

李东晓等[393]的研究结果显示，黄芪多糖可抑制体虚大鼠冷感受受体 TRPA1 在肠道、肺及背根神经节的高表达，并改善肠道黏膜组织中 P 物质（SP）、5-HT 等肠道激素分泌异常，提示黄芪多糖对肠道及呼吸道神经-内分泌-免疫网络有一定调控作用。这一作用有助于解释黄芪或玉屏风散在防治表虚证或感冒中的应用。

此外，也有文献报道黄芪能够提高老年大鼠血浆 T_3、T_4 水平，但无显著性差异。

九、黄芪对生殖系统的药理作用

黄芪是我国传统的名贵中药材，在辅助治疗生殖系统疾病方面发挥着重要作用。黄芪具有保护睾丸功能和增强精子活力的作用，常用于治疗和改善男性生殖功能[394]。研究发现，黄芪注射液可以拮抗柴油机尾气颗粒物（DPE）诱导的雄鼠生殖能力的降低，提高育龄 ICR 雄鼠的精子密度、总活力、体外受精率；促进睾丸、附睾组织病理修复以及降低附睾系数，但其作用无明显剂量依赖关系[395]。

黄芪注射液可明显提高精子的活力，使精子的活率（Mot）、活力（A 级+B 级精子）、平均速度、直线速度、曲线速度均有明显的提高，提示应用黄芪体外处理精液获取优质精子具有潜在的临床价值[396]。同时，黄芪注射液对镉诱导的大鼠精子运动毒性有明显的拮抗作用[397]。

江峰等[398]用原子吸收光谱分析了黄芪水溶液中金属元素 K^+、Ca^{2+} 和 Zn^{2+} 的含量，认为黄芪对人精子活力的影响与这些金属元素有关。黄芪中含有一定量的 Ca^{2+}（7.8μg/ml），因此可以迅速地激化顶体反应。同样 K^+ 也在顶体反应中起着重要的作用，在体外培养液中加入高浓度 K^+（25mmol/L），精子活率及发生顶体反应的百分率均明显增高。同时合适的精浆 pH 是产生顶体反应的一个条件，如往介质中加入 0.1mmol/L 游离 Zn^{2+}，就可以逆转精浆 pH；且 Zn^{2+} 是多种酶的辅酶，如 Zn^{2+} 含量下降，会使酶的活性降低，进而影响精子代谢及运动。黄芪中含有 K^+ 和 Zn^{2+}，对顶体反应具有影响。黄芪对精子活力与运动的影响，其机制可能是黄芪中的 Ca^{2+}、K^+、Zn^{2+} 等离子通过跨膜运动以及改变精子膜的功能和激活 cAMP 系统，减少 cAMP 的分解，增加细胞内的 cAMP，后者激活 cAMP 蛋白激酶和增强呼吸功能，影响精子的代谢从而提高精子的活力，黄芪对附睾尾组织 ATP 酶具有保护作用。此外，黄芪中的其他成分如刺芒柄花素、阿佛洛莫生、毛蕊异黄酮苷和奥刀拉亭等还能够抑制氧自由基的产生，减少氧自由基对线粒体功能的破坏，增强精子线粒体的活性，提高精子 ATP 来促进精子运动，从而提高精子的活力[386~400]。

实验研究发现一侧睾丸扭转可致同侧和对侧睾丸生精细胞凋亡数明显增加，从而使生殖能力下降。黄芪注射液可减少睾丸扭转复位后双侧睾丸生殖细胞的凋亡，对扭转复位后睾丸生殖细胞有保护作用，并且连续应用黄芪注射液优于单次应用，其机制与提高抗氧化酶活性及减少氧自由基的产生，或者与保护谷胱甘肽过氧化物酶活力，减轻脂质过氧化程度，从而减轻大鼠睾丸扭转复位后的缺血再灌注损伤有关[401,402]。黄芪注射液可以拮抗氯化镉诱导的大鼠精子运动毒性及对附睾尾组织 ATP 酶活性的影响及对睾丸的毒性[397]。黄芪复方剂提取物总黄酮可明显降低 AST、ALT 及睾丸中的 MDA 含量，从而对四氯化碳造成的大鼠睾丸氧化损伤产生保护作用[403]。这些研究提示黄芪注射液可以对抗药物或者组织损伤对睾丸和附睾的影响。

支持细胞（sertoli cell）是睾丸中一种有重要功能的细胞，除了对生精细胞起支持和营养作用外，支持细胞还可分泌雄激素结合蛋白（ABP）、抑制素（INH）、激活素（ACT）等多种因子，形成并维持有利于精子发生的微环境。越来越多的研究表明，支持细胞分泌的抑制素 B（INHB）是目前评价精子发生最好的内分泌标志物。黄芪对体外培养的支

持细胞抑制素 βB 亚基合成具有促进和保护作用，黄芪提取液均能明显增加正常和氧化物损伤状态下大鼠睾丸支持细胞中抑制素的合成数量，保护过氧化物损伤状态下大鼠睾丸支持细胞中抑制素的合成功能[404]。黄芪通过抑制 Ca^{2+} 内流，增加 E-钙黏蛋白阳性产物表达，减轻镉对原代培养及在体大鼠睾丸支持细胞的损伤，也可清除氧自由基而用于防治氯化镉的生殖毒性作用[405,406]。黄芪甲苷对镉引起的支持细胞结构和功能损伤有较明显的拮抗作用，其保护机制可能与减少 p38 MAPK 的磷酸化，并与增强 Ca^{2+} 同镉的竞争力，减少细胞内 Ca^{2+} 浓度，抗氧化等途径有关[407]。

临床试验观察发现黄芪及其注射液可以有效治疗前列腺增生症[408]，头孢曲松、黄芪注射液联合运用，穿刺注射治疗慢性细菌性前列腺炎，疗效明显高于单独使用头孢曲松，复发率低于对照组[409]。细胞研究结果显示，黄芪注射液可能通过有效抑制环氧化物酶-2（COX-2）的催化活性，减少 PGE_2 表达而抑制前列腺癌 PC-3 细胞增殖及其他肿瘤细胞的生长[410]。左归丸加黄芪对环磷酰胺联合顺铂化疗后小鼠卵巢生殖内分泌功能的损害有保护作用；并可增强化疗对肿瘤的抑制作用[411]。

重金属已被认为是影响人类生育的重要因素，镉接触是妇女怀孕和妊娠中的一个危险因子。镉（cadmium，Cd）是一种人体非必需微量元素，它是环境中普遍存在的有毒重金属，已被美国毒物管理委员会列为第 6 位危及人类健康的有毒物质。镉能通过职业接触、饮食、吸烟等方式进入人体，在体内生物半衰期长达 10~30 年，对机体许多组织和器官都有毒性作用，尤其对生殖系统的毒性较为敏感且影响深远。中药黄芪注射液可有效地拮抗慢性染镉孕鼠的生殖毒性及胎鼠的神经系统毒性，且不同浓度黄芪注射液之间表现出剂量-反应效应。其作用机制可能与黄芪清除氧自由基作用有关[412]。

黄芪多糖可以降低脂多糖诱导的流产模型孕鼠血浆和子宫组织匀浆中 Th1 型细胞因子含量，升高 Th2 型细胞因子含量，调整 Th1/Th2 细胞因子网络平衡；升高子宫组织匀浆中雌激素、孕激素受体（ER、PR）的含量和子宫组织 ERmRNA 和 PRmRNA 表达水平；并明显改善子宫组织病理变化，以调控和维持妊娠，具有较好的保胎作用[413]。

闵治红等报道黄芪可明显降低子宫内膜异位症患者异位子宫内膜趋化因子 RANTES 及其受体 CCR5 的自分泌作用，进而可能通过调节活化的巨噬细胞产生的 IL-1β，引起巨噬细胞和 T 淋巴细胞的修复作用下降，阻止局部免疫反应，从而在源头上影响子宫内膜异位症的发生和发展[414~417]。

此外，黄芪提取液对离体子宫收缩有增强作用，在黄芪提取液作用下，子宫收缩明显，收缩曲线下面积增大，其变化量也具有统计学意义，可能原因为黄芪提取液能增强能量，具有拮抗 Ca^{2+} 的作用。与缩宫素相比，黄芪对子宫收缩的表现为较柔、缓慢[418]。

十、抗病毒作用

（一）对乙型肝炎病毒的影响

乙型肝炎病毒（HBV）是嗜肝 DNA 病毒科的一种 DNA 病毒，HBV 感染可导致急慢性乙型肝炎，慢性肝炎中的部分患者可逐渐发展为肝细胞癌，大约 90% 的肝癌与乙型肝炎病毒（HBV）或丙型肝炎病毒（HCV）感染有关。

黄芪可提高免疫功能，改善乙型肝炎患者状态，对乙型肝炎表面抗原阳性转阴性具有一定的作用[419]，因此临床广泛用于乙型肝炎和肝癌等的治疗。

现代药理学研究表明，黄芪及黄芪有效部位具有良好的抗 HBV 作用，为黄芪治疗乙型肝炎提供了实验依据。研究表明[420]，黄芪甲苷具有非常好的抗 HBV 效果，黄芪甲苷可以有效地清除鸭体内和 HepG2 感染细胞内病毒表达量，黄芪甲苷对 HepG2 感染细胞上清液中乙型肝炎表面抗原（HBsAg）、乙型肝炎 e 抗原（HBsAg）和 HBV、DNA 分泌有抑制作用。张娟[421]研究了黄芪甲苷的体外抗 HBV 作用，结果显示黄芪甲苷可以抑制 HBsAg 和 HBeAg 的分泌。邹宇宏[422]研究了黄芪总苷和黄芪多糖体外抗 HBV 作用，结果显示黄芪总苷可以抑制 HBV-DNA 转染 HepG2-2.2.15 细胞表面分泌 HBsAg 和 HBeAg 的作用，同时可以抑制细胞增殖，黄芪总苷的作用优于黄芪多糖。也有黄芪多糖体外无抗 HBV 作用的报道[423]。

吴晓蔓等[424]研究表明，黄芪注射液体外有抗 HBV 作用，且对 HBsAg 和 HBeAg 分泌有抑制作用。另外，有研究黄芪蛰虫合剂抗 HBV 的作用，结果表明其体外抑制 HBsAg、HBeAg 及细胞外 HBV-DNA 的 50%抑制浓度（IC_{50}）分别为 1.35g/L、1.92g/L 和 2.19g/L，治疗指数（TI）＞3.56～5.79，提示黄芪蛰虫合剂具有抗 HBV 的作用[425]。

（二）对柯萨奇 B3（CVB3）病毒的影响

柯萨奇病毒（Coxsackie virus）属于小 RNA 病毒科（Picornavirus），肠道病毒属（Enterovirus），根据在新生鼠中引起的病理状态不同而分为 A、B 两族，其中 A 族共有 24 个亚型，B 族包括 6 个亚型。目前认为有 25%～35%的病毒性心肌炎（VMC）患者是由柯萨奇病毒 B 引起[426]。柯萨奇 B3 病毒（Coxsackie virus B3，CVB3）是引起病毒性心肌炎的最主要病原体。黄芪临床治疗病毒性心肌炎效果显著[427~429]，现代药理研究亦证实黄芪具有良好的抗柯萨奇病毒作用，为黄芪治疗病毒性心肌炎提供了依据。

古平等[430]，分别在体外和体内试验中探讨黄芪总苷对小鼠 CVB3 的作用。结果表明，在体外实验中将不同浓度梯度的黄芪总苷加入 CVB3 作用后的心肌细胞培养板中，当其浓度为 0.065g/ml 时，可缓解心肌细胞进一步的损伤，对 CVB3 具有一定的抑制作用；在体内试验中，对 CVB3 引起病毒性心肌炎的小鼠静脉连续滴注不同浓度梯度的黄芪总苷，各黄芪总苷组与对照组相比均有较好的缓解效果，提示黄芪对 CVB3 有抑制作用且对心肌组织有保护作用。

体外实验研究表明，黄芪水提醇沉液具有抗 CVB-A16、CVB1、CVB3、CVB4 的作用[431]，水提液可抑制持续感染细胞模型中 CVB3、CVB5 的增殖[432]，醇提物、总提物和黄芪甲苷亦能显著抑制 CVB3 导致的心肌细胞病变。前两者 TCID50 降低两个以上对数值，后者 IC_{50} 为 6.4±0.5μg/ml，治疗指数为 200[433,434]。

体内研究表明，黄芪、黄芪皂苷、黄芪注射液和黄芪甲苷均可降低心肌细胞对 CVB3 的敏感性，提高 CVB3 病毒性心肌炎小鼠的存活率，减轻心肌损害；黄芪抗柯萨奇病毒的作用机制主要是抑制柯萨奇-腺病毒受体 mRNA 表达、抑制病毒的复制；中和抗体；

减少 AST、LDH 的漏出量和 MDA 的生成量，提高 SOD 的活力，增加心肌抗氧化酶活力；抑制心脏 TNF-α 表达；提高 Na$^+$-K$^+$-ATP 和 Ca^{2+}-ATP 酶活性，稳定心肌线粒体膜；抑制钙通道和钠钙交换及诱导产生干扰素；抑制组织蛋白酶 L（cathepsin L）表达；抑制 STAT3、ERK、NF-κB 保护心肌细胞，保护细胞存活率；调节 IL-10、IFN-γ 等细胞因子等[435~444]。

（三）抗流感病毒

流行性感冒病毒（influenza virus）属于正黏液病毒科的 RNA 病毒，包括人流感病毒和动物流感病毒，是引起急性上呼吸道感染的主要病毒。

现代研究表明，黄芪具有抗流感病毒的作用。如赵文等[445]比较了新疆黄芪和山西黄芪水煎液的抗流感病毒作用，结果表明新疆黄芪和山西黄芪对实验用流感病毒毒株均有一定程度的直接抑制作用，对流感病毒感染鸡胚也表现出不同程度的预防和治疗作用，其中新疆黄芪的预防作用较强，山西黄芪的治疗作用较强。李丽娅等[446]观察了黄芪多糖体内抗流感病毒的作用，结果表明黄芪多糖溶液能明显抑制流感病毒滴鼻小鼠模型的肺炎实变和流感病毒的增殖，显著延长流感病毒感染的小鼠生存时间。舒莉萍[447]的研究结果表明，黄芪 A6 组分分别在京科 86-1 株流感病毒感染 MDCK 细胞前后与其作用，检测该流感病毒血凝效价的变化，结果显示黄芪 A6 组分对流感病毒具有显著的体外抑制作用，同时也有体内拮抗的作用[448]。

此外，黄芪尚具有抗禽流感病毒与甲型流感病毒的作用。王国霞等[449]采用细胞病变（CPE）抑制实验考察了黄芪和金银花提取物抗禽流感病毒的作用，实验结果表明，金银花提取物体外对禽流感病毒有直接的抑杀作用，黄芪提取物虽无明显的作用，但能显著增强金银花提取物对禽流感病毒的抑杀作用，使金银花对禽流感病毒的直接杀灭浓度由 7.81mg/ml 降至 0.98mg/ml，最小阻断浓度由 3.90mg/ml 降至 1.95mg/ml。研究表明[450]黄芪提取物能显著提高甲型流感病毒性小鼠肺炎模型的肺指数抑制率，延长小鼠存活天数。

（四）抗免疫缺陷病毒

人类免疫缺陷病毒（HIV），是一种会造成人类免疫系统的缺陷从而引起获得性免疫缺陷综合征和相关疾病的 RNA 病毒。HIV 主要侵犯 CD4 T 细胞、CD4 单核细胞和 B 淋巴细胞。该病毒可破坏人体的免疫力，导致免疫系统失去抵抗力，从而导致各种疾病尤其是癌症得以在人体内发生，发展到最后，可导致艾滋病。

临床观察表明[451]，在常规西医治疗基础上采用参芪消毒饮治疗 HIV 抗体阳性可控制并减轻病情。何纲等[452]利用黄芪联合高效抗反转录病毒疗法（鸡尾酒疗法，HAAR）治疗艾滋病，联合应用后发现在消化道反应、外周神经炎、皮疹、皮肤瘙痒及肝功能损害方面药物副作用较小。所以黄芪可以减少 HAART 治疗副作用，提高 CD4$^+$ 细胞数量，增强患者免疫力，加速 HAART 治疗后的免疫重建。

（五）抗疱疹病毒

疱疹病毒（herpes virus）是一组具有包膜的 DNA 病毒，已知有 70 多种，包括单纯疱疹病毒（HSV）、水痘-带状疱疹病毒（VZV）、巨细胞病毒（CMV）和 EB 病毒是临床最多见的致病疱疹病毒，主要侵犯皮肤、黏膜和神经组织，能引起人类多种疾病，如龈口炎、角膜结膜炎、脑炎以及生殖系统感染和新生儿的感染。黄芪及其复方临床广泛用于多种疱疹病毒感染性疾病的治疗。

大量实验研究表明，黄芪具有良好的抗单纯疱疹病毒作用。具体如黄芪多糖、黄芪总皂苷、黄芪注射液等。冯秀梅等[453]的研究表明，黄芪多糖（PAM）硫酸酯（PAMS）体外能对单纯疱疹病毒 1 型（HSV-1）感染的 BHK 细胞具有显著的保护作用，提示 PAMS 体外具有抑制 HSV-1 的活性，且在相同浓度下，效果优于阿昔洛韦（ACV）。杨世炳等[454]研究了黄芪注射液对 HSV-1 感染致病毒性脑炎的作用及其机制，结果显示黄芪注射液可以显著降低动物的死亡率，减轻 HSV-1 病毒感染小鼠脑组织水肿和细胞内结构破坏，降低外周血 IL-1B 和 NO 水平，增高 IFN-γ 水平。

黄芪可以联合其他药物对抗 HSV。王志洁等[455~458]采用 Hep-2 细胞考察虎杖、黄芪联用抗 HSV-1 和单纯疱疹病毒 2 型（HSV-2）的药效，结果表明黄芪对 HSV-1 和 HSV-2 有显著的抑制杀灭作用，与虎杖联用有显著的协同效果，其中黄芪、虎杖按 1∶1 比例联合使用时作用最佳。后续研究中，采用同样方法考察虎杖大黄素与黄芪总多糖、虎杖大黄素和黄芪总皂苷、虎杖白藜芦醇和黄芪总皂苷对 HSV-2333 株的抑制杀灭作用得到了相似的研究结果。王志洁等[459,460]研究了金银花黄芪配伍抗 HSV-1 和 HSV-2 的作用，结果显示黄芪具有抑制 HSV-1 和 HSV-2 的作用，合用比为 1（ED$_{50}$）金银花/1（ED$_{50}$）黄芪时，对 HSV-1 和 HSV-2 直接杀灭、增殖抑制和感染阻断作用显著增强，表现出协同作用。

有研究人员研究了黄芪可以抗单纯疱疹病毒的化学成分。王志洁等[461,462]研究显示，黄芪总皂苷、总多糖和总黄酮体外对 HSV-2333 株有明显的直接杀灭、阻断感染、抑制增殖作用，传染性病毒滴度的降低取决于总皂苷、总多糖、总黄酮类似物的浓度增加，并与之成反比，而且药效比 ACV 强，在体研究表明 3 类有效成分可以显著降低 HSV-1HS-1 株感染豚鼠模型皮肤累积计分，改善皮肤形态学改变并缩短痊愈天数。左丽等[463]考察了黄芪 A6 组分体内外抗 HSV-1 的作用，结果显示 A6 组分单独应用具有降低 HSV-1 感染死亡率，延长平均存活时间的作用。孙晓娟等[464]进行了黄芪提取物 A Ⅰ、A Ⅲ、A Ⅳ、A Ⅵ、A Ⅶ、A Ⅷ、A Ⅸ、A Ⅹ 的细胞病变抑制试验，结果表明，黄芪提取物 A Ⅰ、A Ⅵ 和 A Ⅷ 对 HSV-1 有抑制作用，A Ⅰ 和 A Ⅵ 对 HSV-2 有抑制作用，A Ⅵ 在体外不能直接灭活 HSV-1，但能抑制已感染细胞的病毒复制；A Ⅵ、A Ⅶ 与 ACV 联合研究显示，抗 HSV-1 作用方面 ACV 与 A Ⅵ 呈协同作用，而 ACV 与 A Ⅶ 呈相加作用，抗 HSV-2 作用方面 ACV 与 A Ⅵ 亦呈相加作用。

另外有研究报道了黄芪对单纯疱疹病毒性角膜炎（HSK）的作用，研究表明[465]，在内服中药的同时应用黄芪注射液电离子导入治疗 HSK。治疗后两组的视力均较治疗前有明显改善，同时经 2 年随访，复发率较单纯抗病毒药治疗有统计学差异。

生殖器疱疹（GH）主要是由 HSV-2 和 HSV-1 感染生殖器部位皮肤黏膜所引起性传播疾病。研究表明[466]，经黄芪穴位注射治疗频繁复发性生殖器疱疹，有效率为69%，黄芪穴位注射对体虚者效果更佳。

黄芪对水痘-带状疱疹病毒也有显著的拮抗作用。张美芳等[467]的研究结果表明，黄芪水煎液体外对水痘-带状疱疹病毒8805珠（VZV8805）具有抑制作用。张美芳等[468]还研究了金银花黄芪溶液对水痘-带状疱疹病毒的作用，结果显示药物直接抗病毒、病毒感染同时使用药物、感染病毒后使用药物、先使用药物后感染病毒4种给药途径均有明显的抑制病毒作用，且随着作用时间的延长，药物抑制细胞病变的作用越来越强。

黄芪具有抗巨细胞病毒（CMV）的作用。刘文君等[469,470]考察了黄芪注射液对人CMV感染所致巨核系祖细胞（CFU-Mk）、粒-单系祖细胞（CFU-GM）增殖抑制和定向干细胞增殖的作用，结果显示黄芪注射液既能明显提高CFU-Mk产率，又可以显著提高CFU-GM簇数、集落产率和大集落比例，促进大集落峰期出现，延长集落和大集落维持时间；还能显著提高定向干细胞集落数，使集落维持时间明显延长，集落细胞中CMV-DNA复制明显减少。赵白明等[471]研究表明黄芪注射液具有抗CMV的作用，且能促进人CMV感染的CFU-Mk、CFU-GM和定向干细胞的增殖。研究显示[472,473]，复方黄芪颗粒组小鼠脑损伤减轻，未见脑组织人CMV抗原着色阳性，复方黄芪颗粒对感染人CMV小鼠脑有一定的保护作用。

黄芪具有抗EB病毒的作用。黄芪水提物能显著抑制巴豆油、正丁酸联合激发的Raji和B95-8细胞中EB病毒早期抗原（EA）、壳抗原（VCA）的表达，且有明显的量效关系[474]；黄芪多糖也能明显抑制丁酸与组织纤维蛋白溶酶原激活物联合激发的Raji细胞中EB病毒早期抗原的表达。提示黄芪具有一定的抗EB病毒作用[475]。

（六）其 他 病 毒

人类乳头瘤病毒（HPV）感染引起的尖锐湿疣（CA），是性传播疾病，其发病率正逐年上升；本病容易复发，难以根治。有报道[476]，在临床上运用黄芪甘草颗粒剂配合激光治疗CA，取得了满意疗效。

另外有报道[477]，将感染猪圆环病毒的猪，分别用黄芪多糖+复方磺胺间甲氧嘧啶钠、利巴韦林+复方磺胺间甲氧嘧啶钠、双黄连+复方磺胺间甲氧嘧啶钠进行治疗，黄芪多糖在治疗猪圆环病毒病方面较其他两种药物效果好，特别是在发病初期治疗效果更加显著。如在治疗病毒性疾病时与干扰素配合使用，治愈率将达90%以上。

此外，黄芪还具有抗呼吸道合胞病毒[478]、鼻病毒、猪细小病毒和伪狂犬病毒的作用。

十一、抗肿瘤作用

现代研究表明，黄芪及其提取物和制剂在多种器官上均具有抗肿瘤作用。黄芪多糖对肝癌HepA细胞、人胃癌细胞SGC7901、S-180肉瘤细胞株等多种肿瘤细胞有明显的抑制作用。黄芪多糖能够显著抑制小鼠肝癌HepA细胞的生长；体外对Bel-7404细胞没有抑制作用，但黄芪多糖与小鼠腹腔巨噬细胞或脾细胞共培养上清液对 Bel-7404 细胞的生长具有显著抑制作用，其机制可能与黄芪多糖促进 TNF-α 和 IFN-γ 的生成有关[479]。黄芪多糖还可以抑制人胃癌细胞 SGC7901 的生长，其抑制作用呈现出一定的量效关系和浓度-时间依赖性，且黄芪多糖对人胃癌细胞 COX-2、VEGF 和 PGE$_2$ 的表达同样具有抑制作用，并表明其抑瘤机制可能是首先抑制了 COX-2 的表达，进而影响了其下游 PGE$_2$ 的表达，使得 VEGF 表达下调来发挥抑瘤作用的[480,481]。陈光等通过体外实验发现黄芪多糖在一定程度上可诱发肿瘤细胞产生凋亡，黄芪多糖可使 S 期细胞数目明显减少，其结果是促进细胞分化为 G$_0$～G$_1$ 和 G$_2$～M 期。但随着剂量加大，肿瘤细胞主要停留于 G$_2$～M 期[482]。另一实验研究表明，一定浓度梯度的黄芪多糖作用于 S-180 肉瘤细胞株，对其细胞生长及增殖均有明显的抑制作用，肿瘤细胞在 G$_1$ 期被阻滞，且处于 S 期的细胞减少[483]。张秋菊等[484]认为黄芪基于细胞凋亡抗肿瘤的机制主要表现为：①阻滞肿瘤细胞增殖周期。黄芪能将肿瘤细胞阻滞于细胞增殖周期的 S 期或 G$_2$～M 期，从而达到诱导多种肿瘤细胞凋亡，进一步抑制肿瘤生长的目的。②影响细胞凋亡信号转导途径。黄芪在诱导细胞凋亡的过程中，可能同时激活内、外两种途径，通过协同作用促进细胞凋亡。③调控癌基因和抑癌基因的表达。黄芪可降低 Bcl-2、p53 等基因的表达，而它们是目前了解比较深入的与凋亡有关的基因，黄芪通过抑制它们的表达促进肿瘤细胞凋亡，发挥抑癌作用。也有学者提出黄芪可诱导 IL-2、干扰素（IFN）等细胞因子的产生，从而介导肿瘤细胞发生细胞凋亡或增加 TNF 诱导发生细胞凋亡的能力。TNF 在体外可引起肿瘤细胞的凋亡[485]。

黄芪多糖可以通过抑制 HSP70 以及 VEGF 表达的途径，起到阻滞肿瘤组织血管生成的作用，最后达到使肿瘤细胞因缺血而坏死的目的[486]。

胡雪峰等研究发现黄芪注射液能促进 Lewis 肺癌的荷瘤小鼠体内的肿瘤细胞核减小，DNA 含量减少，AgNORS 计数减少，表明黄芪对 Lewis 肺癌细胞的生长起到阻滞作用[487]。刘成军等[488]采用三磷酸腺苷-生物荧光肿瘤化疗药物敏感试验法（ATP-TCA 法），测定黄芪注射液对鼻咽癌 CNE-2 细胞的抑制作用。结果发现，黄芪注射液直接用于人鼻咽癌 CNE-2 细胞后，对其生长、增殖阶段均具有抑制作用，而随着浓度的逐步升高，其抑制率逐步增高。当黄芪注射液浓度不变，经过 24h、48h、72h、96h 后，其对人鼻咽癌 CNE-2 细胞的作用随着时间的延长，抑制率逐步增强。采用倒置相差显微镜观察发现，经黄芪注射液作用后的人鼻咽癌 CNE-2 细胞明显减少，细胞收缩、变小、变圆、破碎、漂浮。实验表明黄芪注射液直接作用于人鼻咽癌 CNE-2 细胞 48h 后，癌细胞发生凋亡，且凋亡率为 62.4%。黄芪注射液能够显著抑制人鼻咽癌 CNE-2 细胞增殖，与此同时还能诱导其凋亡而表现出较好的抗癌活性。张隽开等[489]发现黄芪注射液可通过增强肝癌耐药细胞株 BEL/FU 的化疗敏感性，下调 P-Pg 表达，降低 P-Pg 药物外排功能起到抗肿瘤作用。

张冬青采用 MTT 法、中性红法、流式细胞仪、RT-PCR 等技术研究黄芪总黄酮及其单体化合物对肝癌细胞、红白血病细胞生长的抑制作用。研究结果表明黄芪总黄酮及其单体化合物能够抑制 K562 细胞、BEL-7402 细胞的生长且抑制作用随时间和剂量增加而增加。黄芪总黄酮及其单体化合物能够阻滞 BEL-7402 细胞处于在 G$_0$/G$_1$ 期；黄芪总黄酮及其单体化合物能改变 BEL-7402 细胞中蛋白质的表达；黄芪总黄酮及毛蕊异黄酮能够下调 K562 细胞内 cyclinD1 mRNA 的水平，阻止细胞周期蛋白复合物的磷酸化，阻止细胞周期中调控点 G_1/S 的转变[490]。

许杜娟等研究发现黄芪总苷对小鼠肝癌（HepA）与肉瘤（S180）具有抑瘤作用，并且可体外抑制肝癌 HeLa 细胞的生长[491]。黄芪皂苷能够使人结肠癌细胞 DNA 断裂及染色质凝聚，进而促使癌细胞凋亡以发挥其抗肿瘤作用[492]。黄熠等[493]把黄芪总苷作用于肝癌 BEL-7402 的细胞株，结果表明黄芪提取物对肝癌细胞株增殖具有抑制作用，并且随时间的延长或黄芪总苷浓度的升高，其抑制率也增加，且还可促进肝癌 BEL-7402 细胞的早期和中期的凋亡，其凋亡率与黄芪总苷的浓度表现为正相关。

总体来说，黄芪及其提取物多糖、皂苷、黄酮等均有不同程度的抗肿瘤作用，其抗肿瘤作用除与抑制肿瘤细胞的生长增殖、抑制肿瘤组织的血管生成、促进肿瘤细胞凋亡等有关外，还与黄芪调节机体免疫功能、影响肿瘤组织代谢、降低放化疗药物的不良反应等作用有关。

恶性肿瘤的发生、发展与机体防御功能的减退有密切的关系，尤其与细胞的免疫功能低下有着很大的相关性，不断生长的肿瘤又能使机体免疫功能的抑制作用得到加重，从而助长肿瘤的进一步发展。黄芪对免疫功能的影响主要是增强细胞的免疫功能。黄芪能够在一定程度上使激素、免疫抑制剂对细胞凋亡的抑制作用增强，从而调节 T 淋巴细胞亚群的比例趋于正常。郑春燕等已经用实验证明黄芪能在某个环节阻断 Th2 细胞活化，使 Th2 细胞分化向 Th1 方向逆转，增强机体细胞免疫功能及抗肿瘤能力。白细胞介素、肿瘤坏死因子等均是免疫细胞产生的细胞因子，具有调节多种细胞功能的作用。黄芪能促进正常机体抗体的生成，间接增强由抗体介导的体液免疫的功能，并调节抗肿瘤相关细胞因子的功效从而产生抗肿瘤作用。黄芪多糖也能显著增强红细胞 CR1（红细胞补体受体 1）的免疫活性，增强机体的细胞免疫功能。此外，还可促进单核-巨噬细胞的吞噬功能和 NK 细胞活性，增强机体非特异性免疫功能[494~496]。

肖正明等研究发现黄芪水提物能够通过抑制体外培养的肝癌细胞生长和降低线粒体代谢活性的途径起到抗肿瘤作用[497]。

肿瘤化疗中合用黄芪注射液可减轻化疗对机体各种功能细胞的杀伤，提高细胞免疫功能。黄芪中富含的皂苷、多糖、异黄酮类化合物、多种氨基酸及硒元素等能降低顺铂等化疗药物的肾毒性[498]。黄芪还可抗辐射及提高机体免疫水平，促进血液循环，减轻放疗时受辐射部位的炎性水肿及感染[499]。在治疗胃癌的临床应用中，许玲等[500]发现黄芪注射液与其他中药联用，可增效减毒。有大量临床报道表明黄芪口服液与化疗药物联用治疗肺癌、胃癌、乳腺癌等恶性肿瘤可有效提高治疗效果和生活质量[501]。

硒是人体必需的微量元素，它通过多种机制发挥抗肿瘤作用，作为癌基因表达的调控因子，可以促进肿瘤细胞的分化，抑制其分裂，诱导癌细胞的程序性死亡等。研究发现硒水平能明显影响癌基因与抑癌基因的表达[502]。黄芪富含硒，它不但能抑制癌细胞的氧化磷酸化，还可拮抗其他金属，如镉、汞等一些化学致癌物的作用[503]。

中药在抗肿瘤中具有多方位、多靶点、多效应、不易产生耐药性等优势，但其化学成分复杂，药理作用广泛，很难从单一的方面来简单阐述。黄芪作为我国的传统中药，除了具有抗肿瘤作用外，还具有增强机体免疫力、抗衰老、保护心脑血管等功效。现有研究显示，黄芪抗肿瘤作用主要集中在多糖类成分。随着现代科学的不断进步，人们探索黄芪更多药用价值的程度也在不断加深。在今后的研究工作中，黄芪在抗肿瘤方面的开发利用，还有待人们进一步的开拓创新，希望黄芪这一古老中药在抗肿瘤方面的应用前景会更加广阔。

十二、抗衰老作用

（一）抗自由基衰老

机体的衰老是一个复杂的过程，目前关于衰老的机制有多种学说，如自由基衰老学说、端粒衰老学说、突变学说和羰基毒化衰老学说等。其中由英国学者提出的自由基衰老学说占有重要地位[504]。机体衰老的过程与自由基的损伤作用关系密切，当人体内的自由基产生过多或清除过慢时，自由基就会攻击各种细胞、器官并使之受到损害，加速机体的衰老过程，并诱发各种功能障碍和疾病的发生。由此可知清除过多的氧自由基及其过氧化物，将自由基维持在适当水平，可以维持氧化和抗氧化防御之间的平衡，便可以起到很好地延缓衰老的作用。

目前许多研究表明，黄芪及其提取物主要是通过其抗氧化作用及增强免疫功能来发挥其延缓衰老作用的。黄芪水煎液有明显的抗氧化作用，可显著增强 D-半乳糖致衰老模型大鼠脑组织中 SOD、GSH-Px 的活力，明显降低脑组织中 MDA、NO、AChE 的含量，显著降低血清 MDA、心肌脂褐素（LPE）含量，证明黄芪可以降低体内脂质过氧化水平，减轻自由基损伤[505,506]。

黄芪黄酮和黄芪皂苷类成分也有类似的作用。黄芪黄酮可明显降低自然衰老模型小鼠胸腺细胞中 NO 及 MDA 的含量，提高 SOD 的活性，抑制胸腺细胞凋亡，对衰老小鼠胸腺细胞的退行性变化具有改善或延缓作用[507]。李维祖等[508]用糖皮质激素诱导制成前期大鼠衰老模型，结果显示与模型组比较，黄芪总苷及黄芪甲苷能降低肝、脑细胞胞质与线粒体中 MDA 和氧化型谷胱甘肽（GSSG）含量，升高 GSH 含量，增强 SOD 和 CAT 活性。许静等[506]的实验研究表明黄芪中的木糖-葡萄糖-环黄芪醇（XGA）在脂质过氧化过程中可减少过氧化物 MDA 的生成，从而减少心肌组织 LPF 在体内的堆积，发挥一定的抗衰老作用。曹艳玲等[509]在探讨环黄芪醇延缓衰老作用及其机制时，发现模型组与正常组比较，肝、心和皮肤的 T-SOD、总抗氧化能力（TAOC）活性均显著降低；环黄芪醇与模型组相比较，能显著提高小鼠肝、心和皮肤的 TAOC、T-SOD 活性，对肝、心、皮肤中的 MDA 含量呈显著性降低作用，但它对上述指标的影响并未呈现明显的剂量依赖关系，说明环黄芪醇可以延缓皮肤衰老。

同样，黄芪多糖对多种自由基有良好的清除作用，可抑制机体内的脂质过氧化反应来发挥其抗衰老作用。黄芪多糖能使自然衰老的小鼠或 D-半乳糖致衰老模型小鼠血清和肝组织中 MDA 含量明显下降、SOD 活力明显升高，肝、脑线粒体中 MDA 含量明显降低；脑组织中脂褐素（LPF）含量明显下降，肾组织中 GSH-Px 活力及 NOS 活力明显升高，显示黄芪多糖抗衰老作用与清除自由基及抗脂质过氧化有关[510,511]。赵丹威等研究了黄芪多糖（1mg/ml 培养基）对衰老人胚肺二倍体成纤维细胞（HDF）衰老相关 β-半乳糖苷酶（SAβ-gal）活性的影响。结果发现黄芪多糖可以延缓细胞衰老表型的出现，增强细胞活力，降低 SAβ-gal 染色阳性细胞数。据此推测，其作用机制可能与黄芪多糖能够降低与衰老相关的 SAβ-gal 的活性，抑制 SAβ-gal 的表达，上调过氧化酶（GSH-Px、Mn-SOD）的活性及线粒体中 GSH/GSSG 值，增强机体自由基清除功能有关[512,513]。

此外，免疫功能具有增龄性变化，随着年龄的增长其功能会逐渐下降或发生紊乱，结果导致机体衰老，其中 T 细胞起关键作用，故胸腺萎缩，T 细胞损耗则导致寿命缩短。黄芪、黄芪黄酮、黄芪多糖、黄芪注射液均能增加免疫器官质量，有较好的抗衰老作用，能使衰老模型小鼠胸腺指数和脾脏指数明显升高[514]。

（二）抗皮肤衰老

皮肤松弛、皱纹的出现使人们意识到衰老，胶原纤维是真皮细胞外基质中的主要纤维成分，它的结构和功能的改变导致了多种衰老症状的出现，如皮肤弹性下降、皱纹加深等。羟脯氨酸是真皮内含量丰富且较稳定的氨基酸，其含量可以间接反映真皮内胶原纤维含量的变化。

从敬等[515]从形态学角度研究黄芪延缓小鼠皮肤衰老的作用时，发现高剂量黄芪可使真皮厚度和胶原纤维面积明显增加，具有延缓小鼠皮肤衰老的作用。李顺花等的研究结果提示黄芪延缓皮肤衰老的机制可能是通过清除自由基，提高皮肤中线粒体 ATP 酶活性，提高线粒体呼吸功能，促进成纤维细胞合成胶原[516]。曹艳玲等[509]在采用 D-半乳糖致小鼠衰老模型探讨环黄芪醇延缓衰老作用及其机制时，得出与模型组相比较环黄芪醇能显著提高小鼠肝、心和皮肤等组织中羟脯氨酸含量的结论。说明环黄芪醇可以使羟脯氨酸含量增加，延缓皮肤衰老。

黄芪甲苷抗衰老作用与其能够清除自由基及抗脂质过氧化作用、促进蛋白质更新、消除核酸代谢障碍及促进人皮肤成纤维细胞的增殖和凋亡有关。黄芪甲苷在较低浓度（5~20mg/L）时可促进皱纹和无皱纹皮肤成纤维细胞增殖，促进皱纹、无皱纹和老年皮肤成纤维细胞Ⅰ型胶原蛋白合成，降低皱纹和无皱纹皮肤成纤维细胞凋亡率，以达到改善皮肤衰老的效果[517]。闫宁等[518]在用 UVA 及 UVB 分别照射人成纤维细胞，探讨黄芪甲苷对紫外线诱导皮肤成纤维细胞表达 TGFβRⅡ、Smad7mRNA 以及蛋白质表达的影响时，得出黄芪甲苷可能通过提高成纤维细胞的增殖活性，上调 TGFβRⅡ及其蛋白水平，以及下调 Smad7mRNA 及其蛋白水平，来对抗紫外线抑制 TGFβ/Smad7 信号通路的传导，而 TGFβ/Smad7 信号传导途径具有促进成纤维细胞增生以及细胞外基质合成的作用，说明黄芪可以对抗紫外线引起的皮肤衰老。

（三）抑制衰老相关基因/酶的表达

黄芪碱化合物或黄芪含药血清能显著降低体外培养的人胚肺二倍体成纤维细胞中

衰老相关基因 *p16* 的表达[519,520]。夏广清等[521]用 β-半乳糖苷酶及吖啶橙的荧光染色分析了黄芪多糖对斑马鱼胚胎细胞衰老及凋亡的影响，得出黄芪多糖具有改善细胞复制性衰老的作用，其分子机制可能与上调斑马鱼端粒酶基因和下调 *p21*、*p53* 和 *bax* 基因的表达有关。

有研究报道 SAβ-gal 染色的阳性率随代龄的增加而增加，它也是目前应用较为广泛的衰老生物学标志。李鸿梅等的实验研究结果表明，黄芪的含药血清具有使细胞群体倍增时间减少、细胞活力增加、衰老相关 SAβ-gal 表达水平下降的作用[522,523]。

（四）抑制端粒缩短

端粒和端粒酶是现代生物学研究的热点，端粒封闭了染色体的末端并维持了染色体的稳定性。目前，有研究者认为细胞内端粒酶活性的丧失将导致端粒缩短，如果细胞要维持正常分裂，就必须阻止端粒的进一步丢失，激活端粒酶，细胞才能进行正常的染色体复制，端粒缺失会引起染色体融合并导致细胞的衰老及死亡。研究发现，培养的人成纤维细胞随着培养传代次数增加，端粒长度是逐渐缩短的，生殖细胞端粒长于体细胞，成年人细胞端粒比胚胎细胞端粒短，即细胞水平老化和端粒的长度有关[524]。朱贵明等[525]在探讨黄芪多糖改善人胚肺二倍体成纤维细胞衰老表型的机制时，使用 HDF 细胞连续传代培养，形成衰老细胞模型，采用 DNA 杂交法检测染色体末端限制性片段（TRF）长度，发现黄芪多糖可使染色体末端 TRF 长度缩短速度降低，提高 HDF 细胞活力，发挥抗衰老作用。郭蕾等[526]通过体外培养人胚肺成纤维细胞（HELF），探讨黄芪甲苷对衰老 HELF 细胞端粒酶活性及抗衰老基因 *klotjom* RNA 表达的影响，得出黄芪甲苷可以通过提高端粒酶活性，改变 *klotjom* RNA 表达而发挥其抗 HELF 细胞衰老的作用。张鹏霞等[527]通过用黄芪水煎剂灌胃家兔所得黄芪血清研究其对 HDF 细胞 *p16mRNA* 表达及端粒长度的影响，得出含黄芪血清的培养基通过增加 HDF 细胞 SOD 活性，减少 *p16mRNA* 表达，抑制端粒缩短而起到抗衰老作用。赵岚等观察病毒性心肌炎小鼠端粒酶活性及催化亚基（TERT）的表达以及黄芪甲苷不同剂量干预后的改变，结果显示高剂量黄芪甲苷干预病鼠后端粒酶活性表达率明显提高，TERT 表达水平显著上调，高端粒酶活性可以起到延缓细胞衰老、保护细胞的作用[528]。

（五）展　　望

随着老龄化社会的到来及人们生活水平的提高，抗衰驻颜已逐渐成为热门话题。黄芪作为传统补益药，其有效成分具有很好地延缓衰老的作用，在这一领域有化学药物无法比拟的优势。顺应老龄化趋势，运用现代科学技术，开发出更好地延缓衰老药品和功能性食品已经成为生命科学的重要研究方向。

十三、其 他

（一）对干细胞的影响

1. 对神经干细胞的影响

    黄芪及其有效成分具有促进神经干细胞增殖和分化的作用。黄芪甲苷对神经干细胞增殖具有明显的诱导作用，其可能通过上调与细胞增殖相关基因 *Hes1*、*Hes5*、*cyclinD1* 的表达而起作用，但也可能调节与其他增殖通路有关[529]。有研究人员在对新生 Wistar 大鼠海马区神经干细胞进行培养时发现，黄芪甲苷干预可使神经干细胞和胶质纤维酸性蛋白阳性细胞的表达明显增多，提示黄芪甲苷对体外培养大鼠海马区神经干细胞的分化有促进作用[530]。刘建军等[531]研究认为黄芪注射液有利于神经干细胞向神经元方向分化，且俞天虹等[532]研究发现补阳还五汤能显著促进脑缺血后神经干细胞增殖，且黄芪的剂量越大，增殖效果越明显。但也有研究者认为，黄芪注射液能够促进神经干细胞的分化，但这种分化以神经胶质细胞为主，而非以神经元为主[533]。因此，黄芪具有促进神经干细胞增殖的作用，但其是向神经元分化为主还是向神经胶质细胞分化为主，仍需进一步研究探讨。

2. 对骨髓间充质干细胞的影响

    骨髓间充质干细胞（BMMSC）是一类具有自我更新、高度增殖及多向分化潜能的干细胞，能够分化为成骨细胞、软骨细胞、脂肪细胞等中胚层细胞。传统观点认为，BMMSC 没有分化为神经干细胞的潜能。黄芪能刺激骨髓基质细胞的增殖，促进其分泌 TNF-α 和白细胞介素。黄芪甲苷、黄芪含药血清[534]和黄芪注射液能诱导细胞分化为心肌样细胞，诱导后细胞可表达心肌特异性蛋白结蛋白（desmin）、肌钙蛋白（cTnI）、心肌特异性基因α-心肌肌球蛋白重链（α-MHC）和β-心肌肌球蛋白重链（β-MHC）。有研究发现黄芪可首先诱导 BMMSC 向神经干细胞分化，然后促进其向神经元或神经胶质细胞分化，并促进已分化的细胞进一步成熟、老化，且这种作用可能与钙调蛋白介导的信号转导途径有关，也有研究认为黄芪不仅可以诱导 BMMSC 分化，并且对细胞具有营养作用[535~537]。实验研究表明黄芪皂苷Ⅳ联合 BMMSC 移植对脑缺血再灌注神经元细胞凋亡有协同抑制作用，其作用机制可能与黄芪皂苷上调脑缺血区 SDF-1 表达，促进移植的 BMMSC 迁移和存活有关[538,539]。

3. 脂肪来源干细胞的影响

    黄芪注射液有明显地促进兔脂肪来源干细胞体外增殖的作用。进一步实验证实黄芪皂苷Ⅳ和黄芪多糖对脂肪来源干细胞的体外增殖具有明显的影响，且这种影响有较为明显的剂量依赖关系。在低浓度时，黄芪皂苷Ⅳ（0.0195mg/L）和黄芪多糖（1.95～3.90mg/L）均无明显的促增殖作用，高浓度时黄芪皂苷Ⅳ（0.0391～10.0mg/L）表现出明显的促增殖作用，而黄芪多糖则呈现出抑制增殖的现象，且随着时间的延长，其对脂肪来源干细胞的抑制作用更加明显[540~542]。

4. 其他

有研究报道，中等剂量的黄芪（200mg/L）对人脐带血干细胞的生长有促进作用，过低剂量黄芪（40mg/L）对细胞生长无明显作用，而过高剂量黄芪（400ml/L）则会对细胞产生毒性并加速细胞凋亡。至于为何黄芪可诱导脐带血干细胞向肝细胞转换，其机制尚不清楚[543]。

（二）抗氧化、清除自由基

人体新陈代谢会不断产生自由基，适量的自由基对细胞的分裂、生长、消炎、解毒等起积极作用。自由基因为带有单数电子，具有高度的氧化活性，极不稳定，活性极高，它们会抢夺其他分子包括蛋白质、糖类、脂类以及脱氧核糖核酸（DNA）上的电子而使自己配对，并在这一过程中产生新的自由基，引发链式反应。因而，过剩的自由基会损伤细胞膜，使 DNA 断裂、蛋白质变性及酶失活，最后导致细胞解体和死亡。人类疾病如各种炎症、动脉粥样硬化、早老性痴呆、帕金森病、急性脑血管病、癌症、衰老等，均与自由基的氧化刺激密切相关。脂质过氧化是氧自由基损伤组织的重要方式，其主要损伤途径为：氧自由基→细胞膜脂质→脂质过氧化反应→过氧化脂质→丙二醛[544]。SOD、CAT、GSH-Px 是机体内重要的抗氧化酶，MDA 是体内脂质发生氧化作用后形成的一种氧化物，这四个指标是反映机体抗氧化能力的重要指标[545]。

黄芪及其有效成分皂苷、黄酮、多糖等均可显著地提高机体体 SOD、CAT、GSH-Px活性；降低 MDA、过氧化脂质（LPO）含量，有显著地抗氧化、清除自由基的作用。黄芪可以有效地抑制牛的肝、肾匀浆自发性脂质过氧化，H_2O_2 诱发的肝、肾匀浆脂质过氧化反应和 H_2O_2 所致的红细胞溶血。同时在对脂质过氧化产物 MDA 的研究中，证实黄芪可以有效地减少体外组织中 MDA 的生成。黄芪中黄酮类、皂苷类、多糖类成分有显著抑制 H_2O_2 引起的 PC12 细胞氧化损伤作用[546]。也有研究显示，黄芪对过氧化氢、羟基离子的清除能力明显强于超氧阴离子，总黄酮是黄芪抗氧化活性的主要成分，总皂苷和总多糖的抗氧化能力较弱。总黄酮清除自由基的能力随浓度的增高而增大，相反，总皂苷、总多糖清除自由基的能力随浓度的增高而下降[547,548]。由于自由基损伤的机制在疾病的发生发展中起着重要的作用。因而，黄芪的抗氧化、清除自由基的作用与黄芪的多个方面的药理作用均有十分密切的关系。

（三）抗应激和抗疲劳作用

黄芪能明显提高机体的抗应激能力。黄芪水煎液能显著增强小鼠抗应激反应的能力，延长小鼠在低温下的游泳时间和耐缺氧时间[549]。黄芪多糖能显著提高小鼠常压耐缺氧能力和氰化钾（KCN）中毒小鼠的存活时间[550]。同时，黄芪多糖可延长小鼠负重力竭游泳时间，降低机体血乳酸的积累，增加肝糖原的储备，起到延缓疲劳发生、提高运动能力的作用。黄芪多糖能提高小鼠肝组织中 SOD、GSH-Px 的活性，具有抗氧化损伤的作用，能保护运动诱导的氧化应激[551]。Yeh 等[552]的实验研究表明黄芪提取物可以增加小鼠的运动耐力、增加肝糖原和肌糖原的含量，可以减少在急性运动中运动性副产品血乳酸和氨的堆积，表明黄芪提取物具有提高运动能力和抗疲劳的作用。黄芪具有提高高原环境大鼠肝糖原合成、延长游泳力竭时间和促进运动后乳酸消除的作用，有明显抗疲劳作用；可提高高原人体运动能力，减轻低氧环境对肝脏的损害[553]。

　　综上所述，黄芪能够有效改善机体的代谢功能，提高机体在不同功能状态下的抗氧化能力，加快乳酸、尿素氮和氧自由基的清除，从而使机体产生了良好的运动适应，提高机体耐力，延缓疲劳的发生。

（四）抗辐射作用

　　黄芪具有较强的抗辐射作用，其抗辐射作用主要表现在对机体造血系统和免疫系统的保护方面。黄芪能促进造血干细胞的增殖和向红细胞和粒细胞的分化，但对外周血血小板却无明显影响[554]。但也有报道得出了不同的结论，黄芪不仅能对抗 $^{60}Co\gamma$ 射线照射所引起的小鼠外周血白细胞、血小板减少，调节 CD4$^+$/CD8$^+$T 细胞的比值，而且可显著升高小鼠胸腺、脾脏指数[555]。黄芪水煎液可增强 γ 射线、X 射线照射小鼠的骨髓细胞增殖反应、淋巴细胞转化率、巨噬细胞吞噬功能，促进脾淋巴细胞增殖和 IL-2 生成，减轻 $^{60}Co\gamma$ 射线照射所造成的脾脏损伤，并有一定的修复和促再生作用。黄芪甲苷、黄芪总黄酮也有类似的抗辐射作用[555~561]。

（五）抗炎、镇痛作用

　　黄芪提取物具有显著的镇痛、抗炎作用，且与黄芪提取物的剂量有关，大剂量时效果较显著。黄芪提取物对二甲苯所致小鼠耳壳肿胀有抑制作用，能减少冰醋酸所致小鼠的扭体次数[562]。黄芪总皂苷可显著降低角叉菜胶气囊炎症模型大鼠的炎性渗出，其抗炎作用机制与黄芪总皂苷降低血管通透性和抑制白细胞游走，降低磷脂酶 A2（PLA2）活性，减少 IL-8、PGE$_2$、NO 等炎症介质的产生及抑制氧自由基生成有关。黄芪总皂苷有显著的镇痛作用，黄芪总皂苷可明显抑制小鼠甲醛致痛后第二时相的疼痛反应，其最大镇痛作用见于给药后 4h（第二时相疼痛反应的抑制率为 34.4%）。黄芪总皂苷的镇痛作用不受纳洛酮影响，L-精氨酸也仅拮抗其部分镇痛作用，提示黄芪总皂苷的镇痛不是通过内源性阿片肽系统介导，而可能与抑制 NO 等参与疼痛反应的炎症介质的生成有关[563]。

　　此外，黄芪还有抗骨质疏松、抑制骨关节炎、促进毛发再生等作用。

　　骨质疏松是以骨量减少、骨组织显微结构退化、骨的脆性增高及骨折危险性增加为特征的一种全身性骨病。它是老年人的常见病、多发病。黄芪是常见的补益药，在骨质疏松的治疗药物中常见。黄芪煎剂、黄芪注射液均能改善骨质疏松患者的症状，具有促进骨形成，抑制骨吸收，提高骨密度的作用[564,565]。

　　黄芪多糖关节腔内注射可对骨关节炎产生明显的抑制作用，可通过增强血液和关节滑膜组织中的超氧化物歧化酶活性和降低丙二醛含量抑制骨关节炎的炎性反应过程，保护骨关节滑膜，促进退变软骨的修复；并通过降低基质金属蛋白酶 3（MMP-3）在关节软骨中的表达，抑制了 MMP-3 对关节软骨细胞外基质中蛋白多糖（PG）的降解。关于黄芪多糖对骨关节炎的分子生物学信号转导途径目前尚不清晰，有待于进一步深入研究[566]。

Kim 等对脱发老鼠的研究表明黄芪甲苷可以显著减少 Caspase-3 阳性细胞数量，促进发根的恢复，黄芪甲苷可以稀释终端分化的胶质细胞、生长因子和细胞因子，促进头发再生，其可以用于相关原因的脱发或多毛症的治疗[567]。

第三节　黄芪的毒理学研究

传统观点认为黄芪为补气良药，无明显的毒副作用，民间也有"常喝黄芪汤，防病保健康"的顺口溜，意思是说经常用黄芪煎汤或用黄芪泡水代茶饮，具有良好的防病保健作用。

对于黄芪及其所含有效成分的毒性相关研究报道极少。黄芪一般毒性试验均未见报道，但黄芪的不同提取物、胶囊、冻干粉、复方营养液、注射液等的急性和长期毒性均有报道，但未见明显急性毒性和长期毒性作用，提示黄芪是一种较安全的药物。例如，注射用黄芪冻干粉、黄芪总苷口服液等在急性毒性试验中未测出半数致死量（LD_{50}），其最大耐受量分别相当于临床日用量的 350 倍和 200 倍；而在长期毒性试验中亦未观察到受试动物（大鼠和犬）的一般情况、血液学和血清生化学指标、脏器病理检查、尿常规和摄食量等有明显异常变化，表明其毒性甚小，为使用较安全的药物[568,569]。

在黄芪及复方诱变性研究方面，已有的报道结论不一。如殷学军等[570]用 Ames 试验、活体小鼠骨髓细胞染色体畸变试验和骨髓多染红细胞微核（MNPEC）试验对 102 种常用中药水溶性提取物进行诱变性筛选，黄芪在 3 个实验中皆呈阳性。而詹国瑛等对黄芪复方营养液进行毒理学研究的结果表明，小鼠精子畸形试验、小鼠骨髓细胞微核试验和Ames 试验均为阴性，说明该品无诱变作用[571]。但黄芪甲苷的诱变性作用未见报道。

此外，Zhu 等[572]就黄芪甲苷对 SD 大鼠和新西兰兔的母体毒性、胚胎毒性、胎儿毒性和致畸性进行了研究评价。结果显示，在给药剂量为 1mg/kg 时，黄芪甲苷对 SD 大鼠有母体毒性，但对新西兰兔无母体毒性，对新西兰兔和 SD 大鼠均无致畸性；当给药剂量大于 1mg/kg 时，黄芪甲苷对大鼠及新西兰兔均显示出母体毒性，而当剂量大于0.5mg/kg 时，其对胎儿的毒性也有体现。因此建议孕妇谨慎使用黄芪甲苷。而进一步的研究表明黄芪甲苷可显著延迟大鼠的睁眼时间、帕里反射以及毛发发育。但黄芪甲苷对学习能力和记忆力没有显著影响[573]。

黄芪的药理作用多样，是多种中药及保健品的主要成分，但其安全性仍需进一步研究。在实际应用中，中药很少单独用药，常是复方配伍，虽然目前对黄芪的单方或复方制剂的毒理学评价无明显异常发现，但仍不能完全排除，黄芪与其他药物联合使用时也有产生毒副作用的可能，且上述研究多基于一般毒性，较少涉及特殊毒性。故尽管现有多数实验研究显示中药黄芪是一种安全有效的药物，但黄芪甲苷的毒理学作用尚有待进一步研究。鉴于黄芪甲苷是黄芪总苷中药理作用较强的成分之一，目前对其纯品的应用不断增加，建议对其进行较全面的安全性评价，为保证其食用安全性、促进优质保健食品和药品的研发提供科学依据。

第四节　黄芪的复方应用

一、以黄芪为君的复方的药理研究及临床应用

黄芪味甘，性温。功效主要为补中益气，升阳固表，托毒生肌，利水消肿。本文分别选择了以黄芪为君药并能反映其一种功效的代表方，如补中益气汤、当归补血汤、玉屏风散、防己黄芪汤、透脓散的药理研究与临床应用进行介绍。

（一）补中益气汤

来源：李东垣《内外伤辨惑论》。

组成：黄芪病甚、劳役热甚者，一钱（18g）　甘草炙，各五分（9g）　人参去芦，三分（6g）　当归酒焙干或晒干，二分（3g）　橘皮不去白，二分或三分（6g）　柴胡二分或三分（6g）　白术三分（9g）　升麻三分（6g）。

配伍意义：本方是李东垣的经典名方，主要功用为补中益气，升阳举陷。方中重用黄芪，味甘微温，入脾肺经，补中益气，升阳固表，为君药。配伍人参、炙甘草、白术补气健脾为臣，与黄芪合用，以增强补益中气之功。血为气之母，气虚时久，营血亦亏，故用当归养血和营，协助人参、黄芪以补气养血；陈皮理气和胃，使诸药补而不滞，共为佐药，并以少量升麻、柴胡升阳举陷，协助君药以升提下陷之中气，共为佐使。炙甘草调和诸药，亦为使药。诸药合用，使气虚得补，气陷得升则诸症自愈。气虚发热者，亦借甘温益气而除之。

1. 现代药理研究

补中益气汤有调节细胞免疫、体液免疫的作用，而黄芪在这里起到了非常重要的作用。例如，罗晶等[574]通过摘取脾虚小鼠及服用补中益气汤治疗后的小鼠的脾脏，来进行体外脾脏细胞的培养，观察 T 淋巴细胞的增殖情况及 IL-2 的活性，得出补中益气汤有正向调节免疫的作用。而米娜等[575]通过研究黄芪和缺黄芪的组分对脾虚小鼠的免疫调节作用，得出结论，黄芪在全方中是升高 Hb、IL-2、LAK 活性和 CD4/CD8 比值的主要药物，也进一步证明了黄芪的君药地位，但黄芪并非在免疫调节的所有方面都起主导作用，其仍要与其他药物配合使用才能发挥全面的调节作用。益气升阳是补中益气汤的主要作用。施旭光等[576~581]通过一系列的研究证明了本方益气升阳配伍的合理性。其首先通过拆方的方式，分别使用补中益气汤组、黄芪柴胡升麻组等作用于脾虚小鼠，得出结论，两者可提高小鼠的抗疲劳功能，增强其免疫器官脾脏和胸腺的重量，并能加快胃肠蠕动。但是前者较后者作用更强，不仅证明了黄芪柴胡升麻的升阳作用，更说明了补中益气汤配

伍的合理性。随后施旭光等进行了深入研究证明了其作用机制。施旭光等认为，补中益气汤能显著提高大鼠胃黏膜血流量、血清 D-木糖的浓度、淀粉酶的活性及血清肌酸激酶的活性。而黄芪柴胡升麻组只能提高淀粉酶的活性，对其他方面没有影响，而补中益气汤去除黄芪、升麻、柴胡后，其药理作用明显减弱。也证明了黄芪、柴胡、升麻在补中益气汤中不可取代的地位。随后对于大鼠胃黏膜的保护机制研究、血清代谢组学研究、尿液代谢组学研究等，都证明了补中益气汤治疗脾虚是确实有效的，黄芪、升麻、柴胡的升阳作用是不可替代的。补中益气汤对于脾虚的治疗，还可能和抑制和诱导细胞凋亡，清除损伤细胞有关。刘群英[582]通过复制脾虚证与脾虚下陷证模型，检测其肝组织的细胞凋亡情况，检测其 *p53*、*Bcl-2* 基因的表达情况，得出结论，补中益气汤可以通过上调 *p53*、下调 *Bcl-2* 基因的表达抑制细胞凋亡，使脾虚证和脾虚下陷证的肝组织病理变化恢复正常。

2. 临床研究运用

补中益气汤对于脾虚型崩漏有非常好的疗效。叶慧宁[583]将 108 例患者随机分成两组，治疗组 66 例使用补中益气汤，对照组 42 例使用炔诺酮片治疗，结果显示总有效率治疗组为 90.91%，对照组为 78.60%，两组比较差距有显著性意义（$P<0.05$）。

补中益气汤可用于治疗先兆流产。丁安华[584]用补中益气汤治疗 68 例先兆流产患者，痊愈 56 例，有效 10 例，无效 2 例，总有效率为 97.06%，黄体酮对照组 68 例中痊愈 44 例，有效 12 例，总有效率为 82.35%，两组疗效比较，治疗组明显优于黄体酮对照组（$P<0.05$）。

补中益气汤可用于治疗脾虚性腹泻。石珊珊[585]对 53 例脾虚性腹泻患者使用补中益气汤，治愈 21 例，好转 29 例，无效 3 例，总有效率 94.34%。

补中益气汤可用于治疗重症肌无力。刘建萌运用补中益气汤重用黄芪治疗 25 例重症肌无力患者，结果痊愈 10 例，好转 13 例，无效 2 例，总有效率达 92%。

（二）当归补血汤

来源：李东垣《内外伤辨惑论》。

组成：黄芪一两（30g）　当归酒洗，二钱（6g）。

配伍意义：本方主要作用是补气生血。方中重用黄芪，其用量 5 倍于当归，其义有二：本方证为阴血亏虚，以致阳气浮越散亡，此时，恐一时滋阴补血固里不及，阳气外亡，故重用黄芪补气而专固肌表，即"有形之血不能速生，无形之气所当急固"之理，此其一；"有形之血生于无形之气"，故用黄芪大补脾肺之气，以资化源，使气旺血生，此其二。配以少量当归养血和营，则浮阳秘敛，阳生阴长，气旺血生，而虚热自退。

1. 现代药理研究

现代药理学证明当归补血汤确实有生血的作用。宁炼等[586]采用血虚动物进行体外细胞培养实验，结果证明多糖部分中的当归多糖能加快血虚动物骨髓有核细胞 DNA 的合成，增加骨髓有核细胞数量，提高骨髓造血细胞的总量，并刺激造血干/祖细胞集落形成，加快血细胞的分化与成熟，促进血虚动物外周血细胞数量恢复正常；黄芪多糖虽能够增加血虚动物的骨髓有核细胞数量，但对骨髓有核细胞 DNA 合成和造血干/祖细胞集落形成却无明显影响，由此看来当归多糖对血细胞生成的直接影响大于黄芪多糖，补血作用较强。在非多糖部分中，阿魏酸、黄芪异黄酮、黄芪异黄烷、黄芪甲苷、黄芪皂苷等成分在不同浓度时均有促进造血功能的作用。

方晓艳等[587]以失血与环磷酰胺并用所致气血双虚模型大鼠为研究对象，观察药物对外周血红细胞、白细胞、血红蛋白及血小板水平的影响。得出结论：当归补血汤粗多糖及单味药多糖可显著提高失血与环磷酰胺并用致气血双虚模型大鼠外周血红细胞、白细胞、血红蛋白及血小板的水平，以当归补血汤粗多糖的作用最好。

徐瑞荣等[588]通过建立典型同基因骨髓移植小鼠模型，随机将小鼠分成骨髓移植模型对照组和骨髓移植+当归补血汤组，分别给以生理盐水、当归补血汤 10g/（kg·d）灌胃治疗。另取正常小鼠外周血及骨髓作空白对照。于骨髓移植后第 1 天、第 11 天、第 22 天观察外周血细胞、骨髓单个核细胞，镜下观察小鼠骨髓切片。得出结论：骨髓移植+当归补血汤组第 11 天、第 22 天外周血白细胞、红细胞、血小板、骨髓单个核细胞水平均显著高于骨髓移植模型对照组（$P<0.05$ 或 $P<0.01$），骨髓造血组织学情况也明显好于骨髓移植模型对照组，也说明了当归补血汤有促进造血组织重建的作用。

骨骼肌卫星细胞（muscle satellite cell，MSC）是位于肌膜和基膜之间的具有增殖、分化潜能的肌源性干细胞。王晓玲等[589]研究了当归补血汤对移植骨骼肌卫星细胞受体小鼠造血功能重建的影响。得出结论：当归补血汤干预有助于移植 MSC 的受体鼠造血功能的重建。

上面各位实验者通过不同的实验设计都得出了当归补血汤的补血作用，说明了当归补血汤对补血的作用是一个复杂的相互协调的过程。

薄华本等[590]研究了当归补血汤调控骨髓造血机制及对造血微环境的影响。得出结论：当归补血汤可能通过保护骨髓基质细胞、增强基质细胞与造血细胞之间的相互作用来促进骨髓造血。

2. 临床研究运用

当归补血汤的临床运用广泛，但多集中于治疗各种贫血性疾病。蒋立峰等[591]进行当归补血汤防治肿瘤化疗后骨髓抑制临床观察研究，将 66 例恶性肿瘤患者随机分为治疗组 33 例和对照组 33 例，对照组常规化疗治疗，治疗组在对照组基础上，予以当归补血汤，连续服用 4 周。得出结论：治疗组外周血白细胞、血红蛋白、血小板水平及骨髓抑制程度减轻情况均优于对照组，说明当归补血汤对化疗后骨髓抑制有显著疗效。

（三）玉 屏 风 散

来源：《医方类聚》。

组成：防风一两（30g）　黄芪蜜炙　白术各二两（各60g）。

　　配伍意义：本方的主要作用为益气固表止汗。其方中黄芪甘温，内可大补脾肺之气，外可固表止汗，为君药。白术健脾益气，助黄芪以加强益气固表之力，为臣药。两药合用，使气旺表实，则汗不外泄，外邪亦难内侵，佐以防风走表而散风御邪，黄芪得防风，则固表而不留邪，防风得黄芪，则祛风而不伤正。表虚自汗，或体虚易于感冒者、用之有益气固表、扶正祛邪之功。方名玉屏风者，言其功用有似御风屏障，而又珍贵如玉之意。

1. 现代药理研究

　　现代药理学对玉屏风散的研究主要集中在对免疫系统的调节方面。李晓琳等[592]通过研究得出玉屏风散具有增强机体巨噬细胞的吞噬作用，溶血素和溶血空斑的形成和淋巴细胞的转化的作用，最终使免疫力达到或恢复正常水平。

　　顾珺等[593]通过过敏性鼻炎动物模型的中药治疗，试图了解玉屏风散对 Th2 介导的气道非特异性炎症反应治疗的免疫作用机制，最后证明玉屏风散有增强 Th1 表达的免疫作用，即临床上有预防过敏状态发作的免疫调理作用。而在过敏状态下，有抑制 Th2 的作用，阻断了 Th2 细胞因子进一步促进 IgE 和炎性细胞的生成和趋化，从而起到免疫调节的作用。

　　张红军等[594]使用玉屏风散作用于 S180 荷瘤小鼠来探讨其免疫作用。通过实验得出，玉屏风散有一定的抗肿瘤作用，而且荷瘤小鼠的巨噬细胞吞噬功能及 NO 分泌量、NK 细胞活性、T 淋巴细胞增殖能力及 IL-2 的含量均明显增高，提示玉屏风散对荷瘤小鼠的特异与非特异性免疫功能都有明显的增强作用。

　　史继静等[595]通过建立 H_2O_2 诱导红细胞膜损伤及 LPS 刺激人单核细胞活化模型，应用正交试验设计表，检测不同浓度的玉屏风散及各组分对氧化损伤、炎性因子释放的抑制作用，得出结论，玉屏风散及各组成药物在 2.5～20mg/ml 的浓度范围内可明显抵抗 H_2O_2 诱导的红细胞膜损伤，抑制 LPS 诱导的 THP-1 细胞释放炎性因子 TNF-α 和 NO，并呈良好的剂量依赖性。最终证明，玉屏风散及各组成药物具有明显的抗炎和抗氧化活性，且黄芪起主要作用。

　　李志华等[596]使用玉屏风散作用于表虚小鼠，检测其血液生化及氧化活性。得出结论，玉屏风散具有明显地改善表虚小鼠生理功能的作用，表虚小鼠的血清 SOD 含量在使用玉屏风散后明显升高，MDA 含量明显下降，从而达到固表祛邪的作用。

　　王璐等[597]通过制备不同提取技术的玉屏风散提取液，探究不同方法对小鼠腹腔巨噬细胞活化及增殖的影响，得出结论，在体外培养的情况下，不同浓度、不同提取方法的玉屏风散提取液均可促进小鼠腹腔巨噬细胞活化吞噬能力及增殖。也在不同的角度证明了玉屏风散的免疫调节作用。

2. 临床研究运用

　　临床运用中，玉屏风散大都加味或联合其他方剂使用，单独使用的情况不多。徐继建等[598]使用玉屏风散防治体虚型感冒 58 例，得出结论，玉屏风散有改善体虚型感冒症状和延缓复感时间的作用。张仲林等[599]运用玉屏风散治疗变应性鼻炎 123 例，结果痊愈了 87 例，显效 27 例，无效 9 例，总有效率为 92.68%。王月蓉等[600]观察了玉屏风散改善慢性阻塞性肺疾病稳定期患者的肺功能的影响，将 80 例患者随机分成 2 组，对照组和治疗组都使用西医常规疗法，治疗组还加入了玉屏风散，结果显示治疗组肺功能的改善优于对照组，急性发作次数优于对照组。从几个临床观察可以看到，玉屏风散对于呼吸系统疾病确有疗效，但玉屏风散的作用不仅限于此，临床中玉屏风散对于其他系统的疾病，都有很好的效果，说明了玉屏风散的治疗作用是广泛的。

（四）防己黄芪汤

来源：张仲景《金匮要略》。

组成：防己一两（12g） 黄芪一两一分（15g） 甘草半两（6g），炒 白术七钱半（9g）。

配伍意义：本方主要功用为益气祛风，健脾利水。方中防己、黄芪共为君药，防己祛风行水，黄芪益气固表，兼可利水，两者相合，祛风除湿而不伤正，益气固表而不恋邪，使风湿俱去，表虚得固。臣以白术补气健脾祛湿，既助防己祛湿行水之功，又增黄芪益气固表之力。佐入姜、枣调和营卫。甘草合中，兼可调和诸药，是为佐使之用。

1. 现代药理研究

实验研究表明防己黄芪汤对人体的水液代谢确实有积极影响，这可能与其对肾脏有很好的保护作用有关。俞东容等[601]通过实验发现防己黄芪汤能明显改善多柔比星肾病大鼠蛋白尿，而且可以调节多柔比星肾病足细胞 nephrin、podocin 表达，而足细胞病变为蛋白尿的重要原因。陈春艳等[602]的研究也证实了防己黄芪汤能减少多柔比星肾病大鼠的 24h 尿蛋白量，也可提高 nephrin 的表达。张常明等[603]发现防己黄芪汤对多柔比星肾病模型大鼠肾功能具有一定的保护作用，防己黄芪汤可以使肾功能受损大鼠的尿量增加，尿蛋白减少，并且可以使肾组织中 IL-6 浓度减低，TGF-β1 浓度升高。陈洪宇等[604]发现多柔比星肾病大鼠存在单核细胞趋化蛋白-1（MCP-1）mRNA 转录和蛋白水平的异常，MCP-1 表达的增加可能是多柔比星肾病蛋白尿产生的重要因素之一，防己黄芪汤加减治疗慢性肾病可能是通过抑制 MCP-1 的表达而发挥肾保护作用。俞东容等[605]发现防己黄芪汤下调单侧输尿管结扎模型大鼠肾组织 TGF-β1、上调骨形态发生蛋白-7（BMP-7）的表达，可能是其改善肾间质纤维化、发挥祛风化湿作用的机制之一。叶宜静等[606]观察防己黄芪汤及加减防己黄芪汤对于 TGF-β1 诱导的足细胞中 P-钙黏蛋白（P-cadherin）、成纤维细胞特异性蛋白-1（FSP-1）基因表达的影响，发现防己黄芪汤和加减防己黄芪汤具有维持肾小球足细胞的表型分子表达的作用。防己黄芪糖在对肾脏器官作用的同时，还可以影响其他脏器。吴培俊[607]研究防己黄芪汤对肝硬化患者门静脉血流的影响，发现该方可使门静脉横断面面积、门静脉血流速度和门静脉血流容量明显减少，因此可作为肝硬化门脉高压症并发腹水的治疗药物，也证明其对于人体病理性水液代谢有积极意义。

2. 临床运用

防己黄芪汤在临床上主要用于治疗一些水肿性疾病，临床观察确实有很好的疗效。

夏滨祥等[608]用防己黄芪汤治疗特发性水肿 61 例，总有效率达 93%。覃正壮[609]观察防己黄芪汤对原发性肾病综合征水肿期的疗效，将 65 例原发性肾病综合征患者随机分为治疗组 33 例，对照组 32 例，2 组均予常规西医治疗，治疗组加用防己黄芪汤，疗程为 20d。得出结论：治疗组的总有效率为 90.9%，对照组的总有效率为 81.3%，两组差异有显著性（$P<0.05$）。蔡然生等[610]用防己黄芪汤合猪苓汤治疗肝硬化腹水患者，结果显示确实可以控制腹水发展，促进腹水消退，证明了防己黄芪汤的利水作用是明确的。

（五）透 脓 散

来源：陈实功《外科正宗》。

组成：生黄芪四钱（12g）当归二钱（6g）穿山甲炒，一钱（3g）皂角刺一钱半（5g）川芎三钱（9g）。

配伍意义：本方主要作用是托毒溃脓。方中用生黄芪以益气托毒，辅以当归养血活血；穿山甲、皂角刺消散通透，软坚、溃脓；川芎少许，增强行血、活血作用。共具托毒溃脓之功。

1. 现代药理研究

对于透脓散复方的药理研究较少。顾红等[611]观察了透脓散对于大鼠肛周脓肿术后模型创面愈合的影响，探讨了透脓散的作用机制，得出结论，透脓散能促进成纤维细胞的增生及肉芽组织的生长，缩短了创面的愈合时间，提高了创面的愈合率。

而陈继兰等[612]则通过透脓散对大鼠胃溃疡组织的作用来研究透脓散的作用机制，得出结论，透脓散能降低溃疡组织的生长激素（GH）、羟脯氨酸（Hyp）水平，升高透明质酸酶（HAase）的水平，从而优化成纤维细胞功能，达到阻止慢性胃溃疡病理学瘢痕形成的作用。

2. 临床运用

透脓散在临床运用上对痈肿破溃有很好的疗效。近年来的研究主要集中于对肛周脓肿术后创面愈合效果的观察。祝晓波[613]使用透脓散治疗肛旁脓肿术后并发症，将 260 例患者随机分成对照组和透脓散治疗组，结果显示治疗组在便血停止、疼痛消失、分泌物消失及创面愈合等方面疗效均显著优于对照组。

张丹[614]通过对低位肛周脓肿患者术后运用透脓散的临床观察，得出结论，透脓散可以减少患者术后脓腐组织渗出时间及其创面愈合时间、而且可以促进肉芽生长及创面生长，但对于减少疼痛无明显优势。

王忠诚等[615]对于透脓散应用于低位肛周脓肿术创面恢复的疗效进行观察，同样得出透脓散可有效减少患者术后创面愈合时间，促进肉芽生长的作用。

顾红等[616]也通过临床实验证明了透脓散口服治疗火毒炽盛型肛周脓肿术后创面疗效显著。

二、以黄芪为主的中成药

目前市售的以黄芪为主的相关中成药有黄芪片、黄芪颗粒、黄芪精、黄芪注射液、注射用黄芪多糖。

【药品名称】
通用名称：黄芪片。

【成分】
黄芪，辅料为淀粉、硬脂酸镁。

【功能主治】
补气固表，利尿，托毒排脓，生肌。用于气短心悸，虚脱，自汗，体虚浮肿，肿瘤化放疗以及手术后，慢性肾病，久泻，脱肛，子宫脱垂，妇科疾病，痈疽难溃，疮口久不愈合。

【用法用量】
口服。一次 4 片，一日 2 次。

【不良反应】
尚不明确。

【禁忌】
尚不明确。

【注意事项】
尚不明确。

【药物相互作用】
如与其他药物同时使用可能会发生药物相互作用，详情请咨询医师或药师。

【药品名称】
通用名称：黄芪颗粒。

【成分】
黄芪。

【功能主治】
补气固表，利尿，托毒排脓，生肌。用于气短心悸，虚脱，自汗，体虚浮肿，慢性肾炎，久泻，脱肛，子宫脱垂，痈疽难溃，疮口久不愈合。

【用法用量】
开水冲服。一次 4g（1 袋），一日 2 次。

【不良反应】
尚不明确。

【禁忌】
糖尿病患者禁服。

【注意事项】
①忌辛辣、生冷、油腻食物。②感冒发热患者不宜服用。③本品宜饭前服用。④高

血压、心脏病、肝病、肾病等慢性病患者应在医师指导下服用。⑤服药 2 周症状无缓解，应去医院就诊。⑥儿童、孕妇应在医师指导下服用。⑦对本品过敏者禁用，过敏体质者慎用。⑧本品性状发生改变时禁止使用。⑨儿童必须在成人监护下使用。⑩请将本品放在儿童不能接触的地方。⑪如正在使用其他药品，使用本品前请咨询医师或药师。

【药物相互作用】

如与其他药物同时使用可能会发生药物相互作用，详情请咨询医师或药师。

【药理作用】

尚不明确。

【药品名称】

通用名称：黄芪精。

【成分】

黄芪、蜂蜜。

【功能主治】

补血养气，固本止汗。用于气虚血亏，表虚自汗，四肢乏力，精神不足或久病衰弱，脾胃不壮。

【用法用量】

口服。1 次 10ml，1 日 2 次，早晚服用。

【不良反应】

尚不明确。

【禁忌】

尚不明确。

【注意事项】

①忌油腻食物。②感冒患者不宜服用。③本品宜饭前服用。④按照用法用量服用，小儿、孕妇、高血压患者应在医师指导下服用。⑤服药 2 周或服药期间症状无改善，或症状加重，或出现新的严重症状，应立即停药并去医院就诊。⑥对本品过敏者禁用，过敏体质者慎用。⑦本品性状发生改变时禁止使用。⑧儿童必须在成人监护下使用。⑨请将本品放在儿童不能接触的地方。⑩如正在使用其他药品，使用本品前请咨询医师或药师。

【药物相互作用】

如与其他药物同时使用可能会发生药物相互作用，详情请咨询医师或药师。

【药理作用】

药理实验证明，黄芪能加强心脏心缩，扩张冠状血管和肾脏血管以及全身末梢血管，使皮肤血液循环旺盛，增强机体免疫功能，体外抑菌试验，对甲型溶血型链球菌、金黄色葡萄球菌、乙型溶血型链球菌、志贺氏痢疾杆菌、炭疽杆菌、枯草杆菌等均有抑制作用。黄芪还能抑制胃液分泌，减少游离酸和总酸度，使胃液 pH 上升，防止溃疡发生。蜂蜜为蜜蜂科昆虫中华蜜蜂等所酿的蜜糖，主要成分是果糖和葡萄糖，并含有镁、钙、钾、钠、硫、磷等微量元素。单味蜂蜜具有较好地抑制消化性溃疡生长的作用。

【贮藏】

密封，置阴凉干燥处保存。

【药品名称】

通用名称：黄芪注射液。

【成分】

黄芪。

【功能主治】

益气养元，扶正祛邪，养心通脉，健脾利湿。用于心气虚损、血脉瘀阻之病毒性心肌炎、心功能不全及脾虚湿困之肝炎。

【用法用量】

肌内注射。一次 2～4ml，一日 1～2 次。静脉滴注。一次 10～20ml，一日 1 次，或遵医嘱。

【不良反应】

①过敏反应：常见药物热、药疹、注射部位红肿等；罕见急性过敏反应、过敏性休克等严重不良反应。②呼吸系统：常见喉头水肿、呼吸困难、哮喘、胸闷。③循环系统：偶见低血压、迟发性静脉炎；罕见快速心房纤颤。④消化系统：偶见肝功能损害、呕吐、腹泻。⑤其他：偶见剧烈头痛、肾功能损害；罕见溶血性贫血；有报道静脉滴注本品可致热原反应。

【禁忌】

①对本品有过敏反应或严重不良反应病史者禁用。过敏体质者禁用。②本品为温养之品，心肝热盛，脾胃湿热者禁用。③新生儿、婴幼儿禁用。④家族对本品有过敏史者禁用。

【注意事项】

①服药期间忌食生冷食物。忌烟酒、浓茶。宜进食营养丰富而易消化吸收的食物，饮食有节。②保持精神舒畅，劳逸适度。忌过度思虑，避免恼怒、惊恐等不良情绪。③严格按照本品适应证使用。黄芪补气升阳，易于助火，有热象者以及表实邪盛，气滞湿阻，食积内停，阴虚阳亢，痈疽初起或溃后热毒尚盛等证忌用。④适宜单独使用，不能与其他药物在同一容器中混合使用。谨慎联合用药，如确需联合使用其他药物时，应谨慎考虑与中药注射剂的间隔时间以及药物相互作用等问题。⑤本品是纯中药制剂，保存不当可能影响产品质量。发现药液出现浑浊、沉淀、变色、漏气等现象时不能使用。

【特殊人群用药】

儿童注意事项：新生儿、婴幼儿禁用。儿童用药应严格按公斤体重计算。妊娠与哺乳期注意事项：对孕妇、哺乳期妇女的安全性尚未确立，请谨慎使用。

【药物相互作用】

尚无本品与其他药物相互作用的信息。

【药理作用】

研究表明使用黄芪注射液后，对心脏有正性肌力作用，增强心肌收缩力，增加冠状血管血流量，保护心肌细胞，改善心血管功能。

【药品名称】

通用名称：注射用黄芪多糖。

【成分】

黄芪多糖。

【功能主治】

益气补虚。用于倦怠乏力，少气懒言，自汗，气短，食欲不振属气虚症因后白细胞减少，生活质量降低，免疫功能低下的肿瘤患者。

【用法用量】

本品使用前需先做皮试，皮试阴性者方可使用。

皮试液的配制：以生理盐水将注射用黄芪多糖溶解，配制成浓度为 0.05% 的皮试液，皮试液应于室温下放置且不能超过 8h。

皮试方法：用结核菌素注射器抽取皮试液约 0.2ml，在前臂屈侧皮内注射 0.1ml，20min 后观察结果。

结果判断：阴性（-）为皮试部位无反应或皮丘直径 5mm。强阳性（++）为风团直径＞10mm，周围充血，伴伪足，有皮试部位以外的反应。

用药方法：用注射器抽取生理盐水 10ml，加入到注射用黄芪多糖西林瓶中，立即持续振摇，直至药品完全溶解。

【不良反应】

极个别患者使用本品后出现发热、皮肤红斑、瘙痒、荨麻疹，可能与其过敏体质有关，停药后症状很快消失，或对症治疗。

【注意事项】

①将生理盐水加入注射用黄芪多糖西林瓶中，立即持续振摇，直至药品完全溶解。②配制好的药液应立即使用，请勿久置。③过敏体质者慎用。④尚未有在孕妇、儿童中使用的报道。

第五节　黄芪在养生保健领域的应用与展望

随着社会经济的不断发展，人民的生活水平日益提高，已逐渐不满足于单纯的药物治疗，开始不断追求较高的生活质量，重视保健，投资健康，以期盼改善体质者比比皆是。而在众多的保健药中，中药因其"纯天然"的优势越来越受到青睐。黄芪是重要的补气药，全身之气皆能补益。在我国民间，曾流传着"常喝黄芪汤，防病保健康"的顺口溜，李时珍将黄芪称为"补药之长"，而清代名医黄宫绣也在《本草求真》一书中将黄芪推崇为"补气诸药之最"，其保健食疗作用显而易见。目前，从黄芪中分离出来的黄芪多糖主要有葡萄糖和杂多糖、皂苷类达 40 多种，黄酮类 30 多种、氨基酸 25 种（其中包含大多数人类所需的必需氨基酸）、微量元素（含钾、镁、钙、硒、锰、锌等）[617]。黄芪因具有调节免疫力、改善机体代谢、调节血糖、抗疲劳、抗氧化、延缓衰老等作用,被广泛用于养生保健领域。黄芪属于可用于保健食品的中药,其在保健食品工业领域的应用位列第一,其次为人参和西洋参,是保健食品的首选原料之一[618]。2010～2011年间在我国注册的326种辅助降血糖保健食品中,黄芪亦为使用频次最高的中药材[619]。

一、黄芪在保健领域的应用

(一)黄 芪 药 酒

酒与医渊源深厚,密不可分,酒可以行药势,有助于药物有效成分的溶出,古有"医源于酒"的说法。药酒治病保健,源远流长,是祖国传统医学养生健体和防病治病的一种独特医疗方法,具有"制作简单、便于存放、使用方便、内外可用、安全可靠、见效快、疗效高、副作用少"等特点,人们因而乐于接受,采用者日益增多,深受大家喜爱。以黄芪为主要原料制作药酒用于养生、保健是比较常见的一种方法。参芪蚁酒以贵州野生拟黑多刺蚁、长白山人参、内蒙古黄芪、宁夏枸杞等多种滋补中药材为原料,以优质高粱酒为酒基,经现代生物工程技术精制而成,具有较强地调节机体免疫功能、改善血液循环,改善组织灌注的作用,可滋阴补肾、扶正固本、祛风除湿、活血通络,适用于对体虚、风湿性关节炎、类风湿关节炎、糖尿病、支气管哮喘等病症的预防和保健[620]。芪茸保健酒以黄芪、鹿茸等为主要组成,能明显缩短大鼠捕捉潜伏期和射精潜伏期,提高捕捉次数和射精次数,显著减少大鼠勃起潜伏期,延长勃起持续时间,显著增加附睾精子数,提高精子存活率,具有补肾、壮阳、生精的功效[621]。刘利萍等以黄芪、党参、红枣、甘草、白术等为原料制备了黄芪保健酒,其含有丰富的黄酮类、皂苷类、多糖类化合物及8种人体必需氨基酸和钙、镁、锰、硒等微量元素,具有抗氧化、提高免疫力、调节心肌功能、延缓衰老等作用[622]。胡彦营以大麦芽、黄芪、啤酒花为原辅料,在啤酒生产过程中添加黄芪提取液2%～3%,接种啤酒酵母1%,主酵温度12℃,生产黄芪保健啤酒。该酒具有较协调的酒花香气和黄芪特有的气味,口味较纯正,口感较好,无异香、异味;具有补气固表、止汗脱毒、延缓衰老、增强人体免疫力之功效,是一种理想的保健饮品[623]。

(二)黄 芪 饮 品

复合山楂黄芪抗衰老保健饮料是以中医名方玉屏风散为基础,加用山楂、山药、党参、莲子、龙眼肉、陈皮等中药组成,具有良好的免疫调节和抗衰老功能,其对厌食、食欲缺乏、面黄肌瘦、免疫力低下的青少年更为适宜[624]。生力神功口服液系由鼎突多刺蚁、黄芪、金樱子肉等制成的保健药,具有培补肾元、益气健脾的作用,临床用于治疗脾肾气虚症的慢性疲劳症与白细胞减少症[625]。李白存以黄芪、红枣为主要原料,添加蜂蜜及其他辅料,制备了黄芪-红枣饮料,其色泽棕黄透明,具有黄芪的清香味,酸甜可口,并有增强免疫力、改善心肺功能等作用[626]。戴晶晶等以西洋参、黄芪、水溶性维生素为主要原料，配以蜂蜜和砂糖等，采取微孔滤膜除菌澄清、无菌灌装的工艺方法，研制出兼具增强免疫力、缓解体力疲劳作用的中西医结合保健复合饮料。实验结果表明，该饮料能提高机体免疫力，具有缓解机体疲劳的功能[627]。

（三）黄　芪　酸　奶

王曦等就乳酸菌发酵的黄芪发酵液的抗疲劳保健功能进行了研究，证实黄芪发酵液具有降低血清尿素氮含量、提高糖原含量、增强 SOD 活力、降低 MDA 含量等作用，提示乳酸菌黄芪发酵液具有抗疲劳的保健功能，其机制可能与其增加能源物质和抗氧化有关[629]。魏巍等[629]的研究表明，灵芝与黄芪的共发酵物具有提高小鼠运动耐力的作用。刘凤珠等以黄芪和鲜牛奶为主要原料，通过乳酸菌发酵的方法，研制出了集黄芪和酸奶的保健功能于一体的新型保健饮料——黄芪功能性酸奶。黄芪功能性酸奶和普通的酸奶在外观和风味上并无太大的不同，黄芪本身的味道不强烈，有微甜的口感，具有抗衰老、保护心血管系统、增强免疫力等作用，对糖尿病有较好的辅助疗效。因此，黄芪保健酸奶作为老年营养保健品，具有较高的营养价值，适于供给老年人、糖尿病患者饮用[630]。张蓉在复原乳中添加黄芪汁，以嗜热链球菌、保加利亚乳杆菌和青春双歧杆菌联合发酵，用麦芽糖醇代替蔗糖作为甜味剂，制备了一种新型的低热量且适宜于高血糖人群食用的黄芪酸奶（AMY），黄芪酸奶有较好地调节血糖活性并对糖尿病并发症有良好的改善作用[631]。

（四）黄　芪　茶

黄芪六一保健茶系以《太平惠民和剂局方》中的经典补虚方剂黄芪六一汤为基础加绿茶以 6：1：3 的比例配伍而成，具有促进自由基的清除以延缓衰老的作用[632]。

（五）其　　　他

北芪菇是利用北岳恒山正宗黄芪和多种中草药及农作物副产品作为培养料，经科学配方和特殊工艺培育而成的新型菌类产品，它是一种药食同源的功能型产品。北芪菇不仅具有食用菌不含脂肪、胆固醇的特点，而且含有黄芪的活性成分。北芪菇含氨基酸16.235%，其中人体必需的 8 种氨基酸含量都比较高，而且仅赖氨酸一项就达到 1.185%，此外含多糖 9.688%、硒 $2.39×10^{-7}$、锌 $7.777×10^{-5}$，并含有多种维生素和无机盐类物质。北芪菇是一种富硒菌类食物，适当补硒对调节人体免疫力、防止自由基形成、抵抗病毒感染、维持新陈代谢平衡能够起到其他微量元素不可替代的作用。北芪菇含有抗肿瘤的多糖蛋白、抗菌的抗生素，也有降低血压、防治脑血管障碍的微量牛磺酸，还含有利于促进胃肠蠕动的菌糖、甘露糖和帮助消化的各种酶等，可见北芪菇是人们健康实用的美味佳品。长期食用可以充分补充人体所需的部分营养[633]。

张志平等以黄芪、甘蔗渣、白术等为原料，跟进糖尿病患者的饮食要求，研制了黄芪、甘蔗渣膳食纤维饼干。黄芪、甘蔗渣膳食纤维饼干具有促进受损的胰岛细胞修复、促进机体对葡萄糖的利用，并能控制总能量和三大营养素供热比以摄取适宜热量，调整宏量营养素的类型和构成比，也能补充足够的膳食纤维，从而达到控制血糖和血脂，减少患者饮食治疗痛苦的目的[634]。

七灵宝软胶囊是以三七提取物、黄芪提取物、灵芝提取物等为原辅料制成的保健食品，具有缓解体力疲劳的作用，可明显延长小鼠的负重游泳时间，减少或抑制疲劳小鼠血清尿素氮的产生，促进小鼠的肝糖原储备；并能减少小鼠运动后的血乳酸曲线下面积[635]。

"活力高宝"片是以鹿茸、黄芪、红蚂蚁等组成的运动保健用药，有较强地兴奋肾上腺皮质并促进皮质激素和雄性激素分泌的作用，可明显提高机体的恢复和运动能力以及对高温和缺氧环境的耐受能力[636]。

仙方玉容膏是以黄芪、芦荟等为主要成分制成，对皮肤具有滋润、保温、光洁、细腻、柔软、增白、祛斑、除皱等作用，具有皮肤保健和美容双重功用，可用于止痒、消炎、抗过敏、预防毛囊炎、过敏性皮炎、痤疮、色素沉着、老年斑、防紫外线及护肤营养保健[637]。

强身保健穴位贴以黄芪、当归为主要成分，将其制成穴位贴剂，利用穴位和药物的双重作用，治疗免疫功能低下，收到了良好的临床效果[638]。

林燕文等以包心芥菜为原料，添加党参、黄芪、枸杞、桂圆制作泡菜。采用正交试验得出最佳工艺条件为：药材量 8%、盐浓度 4%、糖浓度 1%、接种量 3%、发酵温度 30℃、发酵时间 4d。根据此条件可开发出具有养颜、抗衰老功效的新型泡菜保健食品[639]。

太太滋补保健膏是以大枣、人参、阿胶、茯苓、黄芪等为原料，针对女性生理特点，按中药复方配伍原则进行科学的配伍，再经精加工制成。通过正交试验，确定了产品的最佳配方和工艺流程，本产品能增强机体免疫力，延缓衰老，调节内分泌[640]。

此外，黄芪为传统的补虚药，使用历史悠久。民间惯用黄芪泡茶、煲汤、煮粥、泡酒，其在养生保健方面的用途不胜枚举。

二、展　　望

传统的中医药养生保健理论是指导中国保健食品研发最具影响力的基础理论。在此理论的基础上，中草药原料在中国保健食品中的应用占有绝对的优势。随着人们对中草药研究的深入，越来越多的中草药特别是补益类中药被应用于现代食品工业。黄芪作为中医传统的补虚药，由于其所含化学成分的多样性，药理作用的显著性，在保健食品上被广为应用。其主要被用来制作功能性复方饮料、饼干、酸奶等。利用黄芪的药理作用如抗衰老、抗疲劳、增强免疫力、双向降糖作用等研制开发了多种保健饮料与食品[641]。目前，黄芪保健食品的功能多集中在增强免疫力、抗疲劳、辅助降血脂、降糖方面。随着人们物质水平的不断提高，可以预见人们对中药保健品的需求量会不断增加，将来保健食品的功能将不断发散细化。黄芪作为极具开发价值的中药，有望在养生保健领域发挥更大的作用。

　　同时，我们也应当清醒地认识到，作为补益类中药的黄芪也不可以盲目服用。中医理论认为中药的不良反应是由于药物"偏性"所致，凡药皆可引起不良反应，只是中药随个人体质不同出现不良反应的概率程度不同。不可认为中草药是天然药，无毒无害，在某些特定条件下，中草药也会对人体产生不良反应。因此，黄芪在养生、保健方面的应用也应予以高度的重视，其使用也应有较为严格的适用范围与使用量，应在医师的指导下使用，否则误补必受其害。

参 考 文 献

[1] Gu Y C，Wang G J，Faweett J P. Determination of astragaloside Ⅳ in rat Plasma by liquid chromatography /electrospray ionization mass spectrometry. Journal of Chromatography B，2004，801（2）：285-288.

[2] Huang C R，Wang G J，LI H，et al. Sensitive and selective liquid chromatography-electrospray ionization-mass spectrometry analysis of astragaloside-Ⅳ in rat Plasma. Journal of Pharmaceutical and Biomedical Analysis，2006，40（3）：788-793.

[3] 陈宁，张琪，杜宇，等. 黄芪甲苷在大鼠体内的药代动力学和组织分布研究. 生物加工过程，2006，4（3）：67-72.

[4] 谭成芳，刘晓华，富志军. 黄芪甲苷在大鼠体内的药代动力学研究. 海峡药学，2013，25（8）：40-41.

[5] Zhnag W D，Zhnag C，Liu R H，et al. Preclinical pharmacokinetics and tissue distribution of a natural cardioprotective agent astragaloside Ⅳ in rats and dogs. Life Sciences，2006，79（8）：808-815.

[6] Zhang Q，Zhu L L，Chen G G，et al. Phamacokinetics of astragaloside Ⅳ in beagle dogs. Eur J Drug Meatb Pharmacokinet，2007，32（2）：75-79.

[7] 刘晓亚. 黄芪甲苷（AST）和环黄芪醇（CAG）的体内外代谢研究. 北京：北京中医药大学，2013：1-2.

[8] 顾泳川，王广基. HPLC-MS 法测定大鼠尿中黄芪甲甙的含量及其尿药动力学研究. 中国药科大学学报，2002，33（3）：222-225.

[9] Sheweita S A. Drug-Metabolizing enzymes：mechanisms and functions. Current Drug Metabolism，2000，1（2）：107-132.

[10] Wang B，Zhou S F. Synthetic and natural compounds that interact with human cytochrome P4501A2 and implications for drug development. Current Medicinal Chemistry，2009，16（31）：4066-4218.

[11] 张艳辉. 黄芪甲苷对大鼠 CYP1A2 酶活性影响的研究. 重庆：重庆医科大学，2012：2-3.

[12] 王岚，成龙，李慧，等. 川芎和黄芪合用在心肌缺血大鼠体内藁本内酯血药浓度测定及药代动力学研究. 中国实验方剂学杂志，2010，16（15）：158-161.

[13] 史培颖. 中药四类成分质谱裂解规律及芪参益气方药代动力学研究. 浙江：浙江大学，2010：96-100.

[14] 唐斌，王磊. 药代动力学在中药研究中的应用进展. 西南国防医药，2010，20（12）：1380-1382.

[15] 向铮，蔡小军，曾苏. 基于复杂网络与代谢组学的中药药代动力学研究思考与探索. 药学学报，2012，47（5）：558-564.

[16] 郝海平，郑超湳，王广基. 多组分，多靶点中药整体药代动力学研究的思考与探索. 药学学报，2009，44（3）：270-275.

[17] 余健，辛艳飞，宣尧仙. 中药药代动力学研究进展. 中华中医药学刊，2014，32（6）：1337-1340.

[18] 任非，龚淑英. 银杏叶提取物治疗老年痴呆症. 中国临床康复，2005，9（32）：166-168.

[19] 徐彬. 梁顺利. 朱敏姿，等. 黄芪对脑缺血-再灌注损伤大鼠抗氧化作用的影响，2011，198-200.

[20] 周军，刘军. 黄芪甲甙对大鼠局灶性脑缺血的保护作用及机制研究. 医学临床研究，2008，25（5）：814-816.

[21] 张少丹，裴林，丁春华，等. 黄芪干预缺血缺氧性脑损伤幼鼠脑组织一氧化氮及丙二醛含量的变化. 中国临床康复，2005，（37）：185-187.

[22] 王泓杰. 刘兴波. 王迅. 黄芪对大鼠脑创伤早期保护作用的实验研究. 基础研究，2007，45（15）：29-31.

[23] 闵小芬，李卫平，王绍斌，等. 黄芪提取物对局灶性脑缺血再灌注损伤的抗氧化及线粒体保护作用. 中国药理学通报，2005，21（2）：216-219.

[24] Zhang S D，FEI L，Ding C，et al. Influences of Radix astagaliseu hedysari on contents of nitric oxide and malondialdehyde in brain tissue of young rat swith cerebral injury after cerebral is chemia and anoxia. Chin J Clin Rehabil（中国临床康复），2005，9（37）：185-187.

[25] Wang S B，Li W P，He T，et al. Protective effect of EA against cerebral ischemia-reperfusion injury. Chin Pharmacol Bull（中国药理学通报），2004，20（3）：338-342.

[26] 朱慧渊. 黄芪提取物对局灶性脑缺血再灌注损伤模型大鼠行为学及脑组织中 NO 含量的影响. 中华中医药学刊，2013，31（9）：2008-2009.

[27] Ruan Y，Huang C F，Yue X R. Protective effect of pharmacological preconditioning of Astragalus against cerebral ischemia

reperfusion injury in rats. Lishizhen Med Mater Med Res（时珍国医国药），2009，20（1）：103-104.

[28] 张运克. 补阳还五汤及拆方对脑缺血再灌注 SD 大鼠模型细胞凋亡及 Bcl-2、Bax 蛋白表达的影响. 中华中医药杂志，2007，22（6）：404-407.

[29] 杨继文，王威. 袁曙光，等. 黄芪合丹参注射液对急性脑出血大鼠神经细胞凋亡表达的影响. 中华中医药杂志，2007，22（10）：720-721.

[30] 张春军，董琦，董凯. 黄芪对大鼠脑缺血再灌注损伤 c-fos 和 Bcl-2 表达及细胞凋亡的影响. 新乡医学院学报，2011，28（4）：425-427.

[31] 张梅，李平. 黄芪、川芎及其配伍对脑缺血后凋亡相关基因表达影响的实验研究. 中国中医基础医学杂志，2002，8（7）：16-17.

[32] 赖真，姚灿坤，程少冰，等. 黄芪对脑缺血再灌注后神经细胞凋亡的影响及机制研究. 中国中医急症，2008，17（11）：1565-1566，1569.

[33] Henshall D C，Bonislawski D P，Skradski S L，et al. Cleavage of bid may amplify Caspase-8-induced neuronal death following focally evoked limbic seizures. Neurobiol Dis，2001，8（4）：568-580.

[34] 赖真，李丽珊，程少冰. 黄芪和红花对脑缺血再灌注后大鼠神经细胞凋亡和天冬氨酸特异性半胱氨酸蛋白酶 8 的影响. 中国动脉硬化杂志，2008，16（11）：885-886.

[35] 蒋犁，贾瑞，乔立兴，等. 黄芪对新生大鼠脑缺氧缺血损伤后海马治疗作用的研究. 东南大学学报医学版，2004，23（5）：291-294.

[36] 周珂，李庚山，余绍祖. 脑缺血再灌注损伤时 c-fos、c-jun 的表达和细胞凋亡. 卒中与神经疾病，2003，（1）：3-6.

[37] 王景霞. 邓文伟. 刘晓梅，等. 黄芪对脑缺血再灌注损伤 c-fos/c-jun 表达和细胞凋亡的影响. 黑龙江医药科学，2012，35（5）：105-106.

[38] 曲友直，赵燕玲，高国栋. 川芎嗪联合黄芪对脑缺血/再灌注后神经细胞凋亡及 Fos 蛋白表达的影响. 中国中西医结合急救杂志，2006，13（2）：123-125.

[39] 金大成，王铁民，方秀斌. 降钙素基因相关肽和神经生长因子对短暂性脑缺血后再灌注大鼠皮质 c-fos mRNA 及蛋白表达的影响. 解剖学杂志，2005，28（3）：301-303.

[40] 赵文峰，游言文. 黄芪对大鼠缺血缺氧脑损伤 FOS 蛋白表达影响的实验研究. 河南预防医学杂志，2005，16（5）：264-309，313.

[41] 郑力锋. 黄芪注射液对慢性脑缺血大鼠脑白质损伤保护作用的研究. 广州：暨南大学，2008.

[42] 刘兵荣，肖瑾，丁新生. 黄芪多糖对脑出血大鼠脑组织含铁血红素氧合酶-1 蛋白表达及含水量、超微结构的影响. 临床神经病学杂志，2007，20（2）：349-352.

[43] 曲友直，赵燕玲，李敏，等. 黄芪甲苷对脑缺血再灌注后血脑屏障的保护作用及 occludin 蛋白表达的影响. 卒中与神经疾病，2010，17（2）：92-93，96.

[44] 杨杰，张进，刘尊敬，等. 尼美舒利对大鼠局灶性脑缺血/再灌注损伤的影响. 中国医师杂志，2004，6（10）：1366-1368.

[45] 卢炜卓. 黄芪总苷对大鼠脑缺血机制与前列腺素的关系. 安徽卫生职业技术学院学报，2007，6（4）：74-75.

[46] Muir K W，Tyrrell P，Sattar N，et al. Inflammation and ischaemic stroke. Curr Opin Neurol，2007，20（3）：334-342.

[47] Li J，Ming L，Huang R R，et al. Effects of extract of astragalus on IL-1B，TNF-A and IL-6 expressions afterglobal cerebral is-chemia and reperfusion1Acta Univ Med Anhui（安徽医科大学学报），2005，40（6）：512-514.

[48] 尹艳艳，李卫平，王绍斌，等. 黄芪提取物对大鼠局灶性脑缺血再灌注损伤后炎症因子及细胞凋亡的作用. 中国药理学通报，2006，21（12）：1486-1489.

[49] 范崇桂，王桂敏. 黄芪改善脑出血大鼠血脑屏障损伤及 TNF-α 机制的研究. 中西结合心脑血管，2008，6（11）：1312-1313.

[50] 廖习清，赖真，李志超. 黄芪对脑缺血及缺血再灌注保护机制的研究进展. 中国中医急症，2006，15（11）：1274-1775.

[51] 罗武生. 郭兆贵用髓过氧化物酶法定量测定心肌组织中的中性白细胞. 中国药理学通报，1990，6（4）：264-265.

[52] 曲友直，赵燕玲，赵振伟. 黄芪对脑缺血再灌注后脑组织 IL-1β 含量及 MPO 活性的影响. 中国中医急症，2006，15（2）：176-177，112.

[53] 刘兵荣，肖瑾，丁新生. 大鼠脑出血后血肿周围补体 C9 和核因子-κB65 表达及黄芪多糖的干预作用. 中国脑血管病杂志，2007，（1）：26-31.

[54] 刘兵荣，丁新生，张勇，等. 大鼠脑出血后核因子-κB 的表达及黄芪多糖的干预作用.中国神经免疫学和神经病学杂志，2007，（3）：160-163，185.

[55] Kirino T. Delayed neuronal death in gerbil hippocampus following ischemia. Brain Res，1982，293：57.

[56] 郑一，高玉红，尉国典，等. 黄芪多糖对大鼠脑缺血再灌注后迟发性神经元死亡影响的实验研究. 中医药学刊，2006，24（7）：1268-1270.

[57] Wang Q，Wang M X，Wang J，et al. Effects of A stragalipol-ysaccharides on levels of calcium ion and excitatory amino acids

for rat swith hypoxia-ischemia cerebral damage China J Chin Ma Ter Med（中国中药杂志），2006，15（12）：975-977.

［58］汪茜，王明新，王洁，等. 黄芪多糖对缺血缺氧脑损伤大鼠脑组织 Ca^{2+} 和兴奋性氨基酸的影响. 中国新药杂志，2006，15（12）：975-977.

［59］Sun Y，Jin K，Xie L，et al. VEGF-induced neuroprotection，neurogenesis，and angiogenesis after focal cerebral ischemia. J Clin Invest，2003，111（12）：1843-1851.

［60］Rosell-Novel A，Montaner J，Alvarez-Sabin J. Angiogenesis in human cerebral ischemia. Rev Neurol，2004，38（11）：1076-1082.

［61］Koivisto H，Hyvärinen M，Strömberg A M，et al. Cultures of human embryonic stem cells：serum replacement medium or serum-containing media and the effect of basic fibroblast growth factor. Reprod Biomed Online，2004，9（3）：330-337.

［62］高红莉，王德才，曲晓兰. 黄芪丹参配伍对局灶性脑缺血再灌注大鼠脑组织 VEGF 和 bFGF mRNA 表达的影响. 中药药理与临床，2013，29（5）：95-98.

［63］苏海洪，包士尧，王天佑. 缺血性中风患者的血液流变学特性的比较研究. 中国血液流变学杂志，2001，12（3）：203-204.

［64］曹曦，李卫平，王绍斌，等. 黄芪提取物对局灶性脑缺血再灌注损伤的保护作用. 安徽医科大学学报，2005，40（5）：408-411.

［65］权菊香，杜贵友. 黄芪与红芪对脑缺血动物保护作用的研究. 中国中药杂志，1998，23（6）：51-53，65.

［66］谢模英，陈金和，吴基良. 大鼠脑缺血再灌注后脑组织和血浆 ET 变化及黄芪对其的影响. 咸宁医学院学报，2002，16（2）：108-109.

［67］赖真，王沙燕，耿小茵，等. 黄芪对鼠脑缺血再灌注后脑组织兴奋性氨基酸的作用研究. 湖南中医杂志，2003，19（4）：51-52.

［68］廖习清，赖真，李志超. 黄芪对脑缺血及缺血再灌注保护机制的研究进展. 中国中医急症，2006，15（11）：1274-1275.

［69］赵永阳. 黄芪干预脑缺血再灌注鼠脑组织热休克蛋白 70 的基因表达. 中国临床康复，2005，（33）：88-90.

［70］游云，李文，李德，等. 黄芪注射液对大鼠脑组织血氧饱和度影响的初步研究. 中国实验方剂学杂志，2007，13（10）：61-62.

［71］朱俐，石仲瑗，吴小梅，等. 红景天黄芪合剂预防大鼠模拟高原缺氧脑损伤的作用. 航天医学与工程，2005，18（4）：303-305.

［72］Mayo C，Yorke E，Merchant T E. Radiation associated brain-stem injury. Int J Radiat Oncol Biol Phys，2010，76（3）：36-41.

［73］唐惠华，陈勇，罗健，等. 黄芪注射液对原代培养大鼠海马神经元放射性损伤的保护作用. 中华肿瘤防治杂志，2010，17（14）：1049-1051.

［74］杨喜民，李迎国，朱剑功，等. 脑外伤患者 NSE 和 MBP 含量变化及黄芪的作用研究. 现代检验医学杂志，2008，23（3）：100-101.

［75］唐宗椿. 高英. 李拴德，等. 黄芪对急性脑损伤后一氧化氮合酶活性的抑制作用. 中国临床康复，2005，21（9）：248-249.

［76］李维祖，李卫平，尹艳艳. 黄芪总苷及黄芪甲苷对糖皮质激素诱导老前期大鼠记忆损伤的保护作用及其机制. 中医药理论与应用研究，2008，（2）：222-228.

［77］金莉，高伟，刘德山，等. 黄芪对糖尿病大鼠记忆功能的改善作用. 中国老年学杂志，2013，33（21）：5388-5390.

［78］张文革，王勇，仲崇斌. 牛磺酸对学习记忆影响的研究进展. 生物学杂志，2004，21（1）：1-2，5.

［79］李光燮，王师，王丹，等. 黄芪对大鼠海马齿状回区氨基酸物质含量的影响. 中国实验诊断学，2014，18（4）：526-529.

［80］杨敏. 黄芪对慢性低 O_2 高 CO_2 大鼠学习记忆能力的影响. 中国热带医学，2008，8（1）：28-29.

［81］万朋，王师，郎茂林，等. 黄芪对阿尔茨海默病模型大鼠学习记忆能力的影响. 吉林医药学院学报，2011，32（2）：69-73.

［82］尹艳艳. 黄芪总苷对脑缺血/再灌注损伤的保护作用及其作用机制研究. 合肥：安徽医科大学，2006.

［83］郝春光，徐丹. 习杨彦彬，等. 黄芪抗脑衰老作用的研究. 解剖科学进展，2008，14（1）：47-50，53.

［84］McKenna D，Hughes K，Jones K. Astragalus. Altern Ther Health Med，2002，8（6）：34-42.

［85］黄迪，陈崇宏，余涓. 黄芪总苷对小鼠吗啡条件性位置偏爱及中枢 NO 水平的影响. 中草药，2008，39（11）：1704-1705.

［86］陈海云，董万利，薛寿儒，等. 人羊膜上皮细胞侧脑室移植治疗脑出血大鼠实验研究. 中华神经外科疾病研究杂志，2011，10（2）：168-172.

［87］石玉芳. 汤熙振. 黄芪治疗新生儿缺血缺氧性脑病疗效观察. 中国现代医生，2008，46（6）：83.

［88］何莉，黄河，熊远青，等. 黄芪对新生儿缺氧缺血性脑病的神经功能保护和免疫调节作用. 广州中医药大学学报，2005，22（1）：23-25.

[89] 李晓莉，宋文刚，畅灵丽，等. 黄芪联合人羊膜上皮细胞移植促进脑缺血缺氧新生大鼠脑损伤神经功能的恢复. 神经解剖学杂志，2014，30（2）：178-182.

[90] 贾瑞喆，蒋犁，乔立兴. 黄芪对新生鼠缺氧缺血脑损伤后皮质的治疗作用. 中国中西医结合杂志，2005，25（1）：54-57.

[91] 冯毅翀，许金叶，赵自明，等. 黄芪总皂苷对运动性疲劳大鼠海马功能和形态的影响. 中医杂志，2014，55（5）：420-423.

[92] 张峰，曹仲伟，李法曾，等. 黄芪对应激大鼠生长和脑单胺类神经递质含量的影响. 山东大学学报，2008，46（7）：645-649.

[93] 桑秋凌，魏壮，许则民，等. 黄芪多糖对大鼠损伤坐骨神经再生的作用研究. 时珍国医国药，2008，19（4）：851-853.

[94] 赖洪华，李东胜，徐泽兰. 黄芪对周围神经雪旺氏细胞表达的影响. 中医临床研究，2011，3（3）：9-10.

[95] 余俊先，张银娣，孙视. 黄芪甲苷防治糖尿病大鼠周围神经病变的研究. 中国药理学会药学发展前沿论坛，2008.

[96] 亢鸿儒，左玉鹏. 大剂量黄芪加前列腺素 EI 治疗糖尿病周围神经病变临床观察. 中国实用内科杂志，2006，26（S2）：77-78.

[97] 周岚，梅晓云. 黄芪对大鼠胫前肌失神经肌萎缩的防治研究. 中国中药杂志，2014，39（6）：1083-1087.

[98] 李亮，杨萍，蒋俊，等. 黄芪化学成分及对神经系统作用的研究概况. 湖南中医药大学学报，2012，32（5）：79-81.

[99] 刘海洋，孙征，王登科，等. 黄芪联合丹参注射液对大鼠脑出血半暗带区神经元凋亡抑制作用的研究. 时珍国医国药2012，23（8）：1892-1985.

[100] 张云玲，刘东梅，吴庆四，等. 黄芪提取物对Aβ25-35 所致阿尔茨海默病模型大鼠的学习记忆能力及海马神经元 Bcl2-2 和 Bcl-xl 表达的影响. 安徽医科大学学报，2007，42（3）：299-302.

[101] 郑龙，武胜昔，许杰华. 黄芪对原代培养海马神经元的作用及其对抗缺血缺氧损伤的机制. 第四军医大学，2009，30（16）：1452-1456.

[102] 李强，秦毅，杜秦川，等. 黄芪注射液对实验性大鼠脑出血灶周围 TNF-α、IL-10 表达的影响. 宁夏医学杂志，2011，33（2）：105-107，92.

[103] 刘东梅，徐东芳，刘治娟，等. 黄芪提取物保护 Aβ 致海马神经元损伤. 中国药理学通报，2007，23（4）：543-547.

[104] 何小华，李承晏，余绍祖. 黄芪的抗神经元缺氧损伤的作用. 中华神经科杂志，1998，31（4）：204-206.

[105] 谢耀锟，张岳峰，游咏，等. 黄芪改善髓鞘碱蛋白抑制成年鼠皮层神经元活力的研究. 河北医学，2007，13（7）：763-766.

[106] 王登科，张海宇，刘海洋，等. 大鼠脑出血后神经元线粒体的体视学分析及黄芪的神经保护作用研究. 中国临床解剖学杂志，2013，31（6）：692-695.

[107] 吴慧玲，周慧君. 黄芪提高橄榄小脑变性大鼠胰岛素样生长因子-1 的表达. 中国中药杂志，2007，32（3）：242-245.

[108] 韦云飞，赵伟佳，郝永楠，等. 黄芪注射液对缺血后脑组织神经干细胞增殖和分化的影响. 临床神经病学杂志，2012，25（3）：192-195.

[109] Liu J J，Yao Z X，Qin M L，et al. Effect of simple astragali，flos carthami，salvia miltiorrhiza injection on differentiation of neural stem cell. Acta Acad Med Milit Tertiae，2006，28（14）：1470-1472.

[110] Lepore A C，Neuhuber B，Connors T M，et al. Long-term fate of neural precursors cells following transplantation into developing and adult CNS. Neuroscience，2006，142（1）：287-304.

[111] Kopen G C，Prockop D J，Phinney D G. Marrow stromal cells migrate throughout forebrain and cerebellum，and they differentiate into astrocytes after injection into neonatal mouse brains. Proc Nati Acad Sci USA，1999，96（19）：10711-10716.

[112] 曹慧，仲晶飞，陈中华，等. 黄芪诱导大鼠骨髓间充质干细胞神经样分化有效组分的研究. 南通大学学报（医学版），2012，32（2）：89-92，95.

[113] 王勇，陆长青，王凡. 黄芪诱导大鼠骨髓间充质干细胞分化为神经样细胞的研究. 四川解剖学杂志，2006，14（1）：5-8.

[114] 杨新文，王勇. 黄芪诱导大鼠骨髓间充质干细胞分化为神经样细胞. 中国组织工程研究与临床康复，2008，（25）：4996-5000.

[115] 孙黎，焦保良，王景川，等. 黄芪注射液培养大鼠骨髓间充质干细胞的生物活性. 中国组织工程研究与临床康复，2010，14（49）：9212-9215.

[116] 董晓先，冷水龙，刘金保. 黄芪诱导大鼠骨髓间充质干细胞分化为神经样细胞的基因表达谱. 中国临床康复，2006，10（21）：1-3.

[117] 李亮，杨萍，蒋俊，等. 黄芪化学成分及对神经系统作用的研究概况. 湖南中医药大学学报，2012，32（5）：79-81.

[118] 许亮，陈春富. 黄芪甲苷对大鼠脑缺血再灌注后星形胶质细胞的影响. 山东大学学报（医学版），2011，49（8）：26-30.

[119] Fang W K，Ko F Y，Wang H L，et al. The proliferation and migration effects of huangqi on RSC96 Schwann cells. Am J Chin Med，2009，37（5）：945-959.

[120] 李汶霞, 李海森, 张颜波, 等. 左旋多巴对脂多糖诱导小胶质细胞产生致炎因子的影响及黄芪保护作用. 中国药物与临床, 2011, 11 (11): 1268-1271.

[121] 王培民, 李剑锋, 张农山, 等. 黄芪注射液对体外培养嗅鞘细胞增殖及其分泌神经营养因子的影响. 中国组织工程研究与临床康复, 2010, 14 (14): 2564-2567.

[122] 刘世清, 马永刚, 彭昊, 等. 中药黄芪对实验性脊髓损伤的神经保护作用. 中国骨伤, 2003, 16 (8): 20-22, 70.

[123] 任宪盛, 冷向阳, 杨有庚, 等. 黄芪对大鼠实验性脊髓损伤的神经保护作用. 中国临床康复, 2006, 10 (7): 31-33.

[124] 杨雷, 毛秉豫, 徐国昌, 等. 黄芪提取物对大鼠心肌梗死后心肌组织 PKD1 蛋白表达的影响. 中国药理学通报, 2013, 29 (4): 535-539.

[125] 刘艳霞, 刘在萍, 焦建杰, 等. 黄芪苷 IV 对正常和心功能受抑制大鼠左心室心肌力学的影响. 中草药, 2001, (4): 46-48.

[126] 陈颖丽, 李伟, 付萍, 等. 黄芪皂苷注射液对戊巴比妥钠所致心衰犬心脏舒缩功能的影响. 中国实验方剂学杂志, 2009, 15 (11): 79-81.

[127] 王奇玲, 李云义, 齐辉, 等. 黄芪皂甙对离体工作心脏的肌力作用及其可能机制. 中国中药杂志, 1992, (9): 557-559, 577.

[128] 雷春利, 王晓明, 江岩, 等. 黄芪总皂苷对单个钙离子通道活动的影响. 白求恩医科大学学报, 1994, 20 (6): 535-537.

[129] 郑仕中, 邹洪波, 王天宁, 等. 黄芪对小鼠心肌 β 受体影响初探. 南京医科大学学报, 1997, 17 (1): 81.

[130] 石瑞如, 刘艳红, 何路明, 等. 黄芪对老年大鼠脑 M 受体、心肌 β 受体等的调节作用. 中国中医药科技, 1998, 5 (1): 27-30, 6.

[131] 刘星阶, 哈正坤. 黄芪成分和药理活性研究进展. 上海医药, 1995, 6 (2): 23-28.

[132] 吴华璞, 陆国春. 黄芪注射液对小鼠整体氧耗动态观察. 时珍国医国药, 1999, 10 (7): 15-16.

[133] 王秋宁, 王洪新, 杨育红. 黄芪甲苷对异丙肾上腺素诱导的乳大鼠心肌细胞肥大的保护作用. 中国药理学与毒理学杂志, 2011, 2 (2): 29-32.

[134] 许晓乐, 季晖, 谷舒怡, 等. 黄芪甲苷对异丙肾上腺素所致小鼠心肌肥厚的保护作用. 中国药科大学学报, 2007, (5): 451-455.

[135] Tang L Q, Wei W, Chen L M, et al. Effects of berberine on diabetes induced by alloxan and a high-fat/high-cholesterol diet in rats. J Ethnopharmacol, 2006, 108 (1): 109-115.

[136] 石海莲, 马春来, 刘燕, 等. 黄芪皂苷甲抑制压力过载型心肌肥厚大鼠肾素-血管紧张素的过度激活. 中国中药杂志, 2009, 34 (24): 3242-3246.

[137] 罗文继, 陈旭, 郝春华, 等. 黄芪甲苷衍生物 ASId 治疗慢性心力衰竭的机制研究. 药物评价研究, 2011, 12 (6): 416-420.

[138] 许晓乐, 季晖, 谷舒怡. 黄芪甲苷对小鼠实验性心室重构及基质金属蛋白酶表达的影响. 中国药科大学学报, 2010, 41 (1): 70-75.

[139] 律颖, 贾敏江. 黄芪治疗心绞痛的药理研究与临床应用. 心脏杂志, 2001, 13 (1): 65-66.

[140] 周吉燕, 樊懿, 孔建龙, 等. 黄芪中不同提取成分对在体大鼠心肌缺血-再灌注损伤的心功能影响. 中国中药杂志, 2000, 25 (5): 44-46.

[141] 张灼, 陈立新, 宋崇顺, 等. 黄芪多糖对大鼠心肌缺血-再灌注损伤后的保护作用. 中国中医药信息杂志, 2007, 2 (14): 33-34.

[142] 徐世安, 徐斌, 郑有仁. 黄芪对缺血再灌注心肌保护作用机制的实验研究. 中国药学杂志, 1999, 34 (10): 17-19.

[143] 谢海林, 钱曾年, 顾振纶, 等. 槲皮素及一些中草药提取物抗自由基作用的初步研究. 苏州医学院学报, 1989, 9 (4): 278-280, 341.

[144] 方晟. 黄芪对心血管疾病作用的药理研究进展. 湖南中医药导报, 2004, 10 (3): 70-72.

[145] 李论, 柯俐, 彭定凤, 等. 黄芪对心肌细胞缺氧时的作用研究. 中西医结合心脑血管病杂志, 2003, 21 (2): 79-80.

[146] 李靖, 朱健华, 黄崇勤, 等. 黄芪皂甙对培养心肌细胞损伤的影响. 中国现代医学杂志, 1998, 8 (8): 9-11, 82-83.

[147] 关凤英, 李红, 杨世杰. 黄芪甲苷预处理对大鼠心肌缺血再灌注损伤后细胞凋亡的保护作用及机制研究. 中草药, 2010, 41 (7): 1146-1150.

[148] 杨华伟. 黄芪注射液治疗慢性心衰及预防洋地黄中毒的实验和临床研究. 广州: 广州中医药大学, 2005.

[149] 陆文娟, 周婧, 马宏跃, 等. 黄芪甲苷人参总皂苷和西洋参总皂苷对蟾酥致小鼠心律失常的影响. 南京中医药大学学报, 2012, 28 (1): 61-64.

[150] 张必祺, 胡申江, 单绮娴, 等. 黄芪舒张血管平滑肌的作用及机制. 浙江大学学报 (医学版), 2005, 24 (1): 68-71, 75.

[151] 郭棋, 彭天庆, 顾全保, 等. 黄芪对柯萨奇 B3 病毒感染培养大鼠心肌细胞 Ca^{2+} 内流及该病毒 RNA 复制的影响. 中国中西医结合杂志, 1995, 15 (8): 483-485.

[152] 于小华, 张新刚, 王时俊, 等. 黄芪甲贰对病毒性心肌炎小鼠心肌柯萨奇病毒受体基因表达的影响. 实用儿科临床杂志, 2005, 20 (3): 215-217.

[153] 刘明怀. 黄芪注射液对病毒性心肌炎 TNF-α, IL-1 和 IL-6 的影响. 实用中医药杂志, 2006, 22 (6): 329-330.

[154] Ritter J T, Tang-Feldman Y J, Lochhead G R, et al. In vivo characterization of cytokine profiles and viral load during murine cytomegalovirus-induced acute myocarditis. Cardiovascular Pathology, 2010, 19 (2): 83-93.

[155] 宋宝辉, 于新慧. 黄芪对小鼠巨噬细胞, IL-2 调节作用的影响. 牡丹江医学院学报, 2005, 26 (5): 10-11.

[156] 马力天, 白杨, 胡月, 等. 黄芪对病毒性心肌炎的作用综述. 中国医学创新, 2013, 10 (28): 158-162.

[157] Liu C C, Walsh C M, Young J D E. Perforin: structure and function. Immunology Today, 1995, 16 (4): 194-201.

[158] Seko Y, Shinkai Y, Kawasaki A, et al. Evidence of perforin-mediated cardiac myocyte injury in acute murine myocarditis caused by coxsackie virus B3. Journal of Pathology, 1993, 170 (1): 53-58.

[159] Kägi D, Vignaux F, Ledermann B, et al. Fas and perforin pathways as major mechanisms of T cell-mediated cytotoxicity. Science, 1994, 265 (5171): 528-530.

[160] 蒋丽敏. 黄芪对柯萨奇 B3m 病毒感染所致小鼠心肌炎心肌穿孔素 mRNA 表达和免疫损伤的影响. 沈阳: 中国医科大学博士学位论文, 2003: 1-5.

[161] Horio T, Kamide K, Takiuchi S, et al. Association of insulin-like growth factor-1 receptor gene polymorphisms with left ventricular mass and geometry in essential hypertension. Journal of Human Hypertension, 2009, 24 (5): 320-326.

[162] Yamaguchi H, Komamura K, Choraku M, et al. Impact of serum insulin-like growth factor-1 on early prognosis in acute myocardial infarction. Internal Medicine, 2008, 47 (9): 819-825.

[163] 刘唐威, 伍伟锋, 冯震博, 等. 黄芪对实验性病毒性心肌炎细胞凋亡及 Fas/FasL 基因转录的影响. 岭南心血管病杂志, 2003, 9 (6): 430-433.

[164] 涂柳, 向平, 李芳, 等. 黄芪对病毒性心肌炎小鼠热休克蛋白 70 及 Bcl-2、Bax 基因表达的影响. 临床心血管病杂志, 2011, 27 (2): 105-109.

[165] 刘海英, 刘丹莉, 高顺利. 白细胞介素-17 在病毒性心肌炎中的表达及黄芪甲贰干预对其的影响[J]. 重庆医学, 2014, 43 (19): 2449-2451+2454.

[166] Navarrete A, Arrieta J, Terrones L, et al. Gastroprotective effect of Astragaloside IV: role of prostaglandins, sulfhydryls and nitric oxide. Journal of Pharmacy and Pharmacology, 2005, 57 (8): 1059-1064.

[167] 顾坚, 李堰松, 王大斌. 胰岛素样生长因子-1 在病毒性心肌炎小鼠中的变化及对心肌的保护作用. 实用儿科临床杂志, 2007, 22 (1): 35-36, 38.

[168] 何春枝, 李双杰. 黄芪甲苷对急性病毒性心肌炎小鼠 IGF-1 及相关蛋白表达的作用研究. 中国当代儿科杂志, 2011, 13 (9): 751-754.

[169] 承燕, 江时森. 黄芪甲苷对心血管保护功能的研究进展. 医学研究生学报, 2011, 24 (6): 637-640.

[170] 邓巍, 黄星原, 麦根荣. 黄芪对柯萨奇病毒 B3 感染小鼠心肌线粒体结构及离子泵活性的影响. 武汉大学学报 (医学版), 2004, 25 (3): 257-259, 356.

[171] 罗永姣, 李双杰, 刘红英. 黄芪甲贰对小鼠柯萨奇 B3 病毒性心肌炎的抗氧化作用. 中国动脉硬化杂志, 2008, 16 (3): 205-208.

[172] 陈耀光, 张秀霞, 汤国成. 益气活血汤治疗缺血性心脏病 38 例. 新中医, 2002, 34 (3): 54.

[173] 石刚刚, 陈锦香, 李长潮, 等. 黄芪注射液对冠状动脉直接作用的研究. 中药新药与临床, 1999, 10 (1): 38-39.

[174] 陈治奎, 胡申江, 郑霞, 等. 黄芪对自发性高血压大鼠动脉压力反射敏感性的影响. 中国中药杂志, 2003, 28 (2): 64-67.

[175] 宋代军, 顾宫德, 茅守玉, 等. 黄芪对自发性高血压大鼠的作用. 中草药, 1989, 20 (8): 25-28.

[176] 刘燕, 石海莲, 马春来. 黄芪皂苷甲对高血压大鼠血管肥厚及 ET-1 诱导离体血管收缩功能的影响. 中国新药与临床杂志, 2009, 28 (11): 846-851.

[177] 周凤银. 黄芪注射液治疗低血压. 医药论坛杂志, 2003, 24 (8): 44.

[178] 韦美丹, 凌彩业, 张丽虹. 黄芪注射液对透析中低血压临床观察. 中外健康文摘, 2011, (29): 160.

[179] 李世明, 李培彩. 黄芪及其制剂对血压的双相调节作用研究进展[J]. 延边大学医学学报, 2010, 33 (2): 152-154.

[180] 黄进宇, 单江, 徐耕, 等. 黄芪抑制血管平滑肌细胞增殖及其作用机制. 中国现代应用药学, 2003, 20 (4): 277-279.

[181] 韩志芬, 戴薇薇, 金国琴, 等. 加减益气聪明汤及单味黄芪药物血清对成纤维细胞胶原合成速率的影响. 中国中医药科技, 2002, (1): 5-6, 1.

[182] 杨勇, 肖尚志, 葛亚坤, 等. 黄芪甲苷IV对大鼠主动脉平滑肌细胞增殖的抑制作用. 航天医学与医学工程, 2001, 24 (2): 79-84.

[183] 魏毅, 张贵平. 黄芪多糖与白芍总苷对 THP-1 巨噬细胞源性泡沫细胞内脂质的影响. 中药新药与临床药理, 2007, 18 (3): 189-191.

[184] 朱杰, 肖震, 沈月爽, 等. 黄芪多糖通过 NF-κB 诱导巨噬细胞产生 NO 和 TNF-α. 中华微生物和免疫学杂志, 2010,

30（6）：511-515.

[185] 杨志红，龚伟，陈凤玲，等. 黄芪多糖对 THP-1 巨噬细胞源性泡沫细胞胆固醇流出的影响. 中国病理生理杂志，2008，24（10）：2029-2032.

[186] 李琦，温进坤，韩梅. 黄芪、当归对血管内皮剥脱后内膜增生的影响及作用机制. 中国老年学杂志，2003，23（11）：758-760.

[187] 张小鸿，徐先祥，汪宁卿. 黄芪保护血管内皮细胞作用机制研究进展. 中国药学杂志，2013，48（18）：1526-1530.

[188] 徐军，黄象绢，齐法莲，等. 络泰和黄芪注射液对冠心病患者血浆中 ET-1 和 vWF 的影响. 中国免疫学杂志，2003，19（2）：128.

[189] Li H B，Ge Y K，Zhang L，et al. Astragaloside Ⅳ improved barrie dysfunction induced by acute high glucose in human umbilical vein endothelial cells. Life Sci，2006，79（12）：1186-1193.13.

[190] 杨富国，刘革新，王力. 黄芪甲苷对缺氧/复氧损伤血管内皮细胞核转录因子-κB 表达的影响. 中国中西医结合急救杂志，2007，14（6）：367-369.

[191] 朱燕辉，严奉祥. 黄芪甲苷及其生物学活性[J]. 现代生物医学进展，2008，（4）：781-783+774.

[192] Zhang C，Wang X H，Zhong M F，et al. Mechanisms underlying vasorelaxant action of astragaloside Ⅳ in isolated rat aortic rings. Clinical and Experimental Pharmacology and Physiology，2007，34（5-6）：387-392.

[193] Zhang W D，Chen H，Zhang C，et al. Astragaloside Ⅳ from Astragalus membranaceus shows cardioprotection during myocardial ischemia in vivo and in vitro. Planta Medica，2006，72（1）：4-8.

[194] Zhang W D，Zhang C，Wang X H，et al. Astragaloside Ⅳ dilates aortic vessels from normal and spontaneously hypertensive rats Through endothelium-dependent and endothelium-independent ways. Planta Medica，2006，72（7）：621-626.

[195] Navarrete A，Arrieta J，Terrones L，et al. Gastroprotective effect of Astragaloside Ⅳ：role of prostaglandins，sulfhydryls and nitric oxide. Journal of Pharmacy and Pharmacology，2005，57（8）：1059-1064.

[196] Huber S，Polgar J，Moraska A，et al. T lymphocyte responses in CVB3-induced murine myocarditis. Scandinavian Journal of Infectious Diseases，1993，88（32）：67-78.

[197] 樊奥光，刘建仁，曾展鹏. 治疗性血管生成的研究进展. 中国药物与临床，2003，3（3）：178-181.

[198] 孙云，谢强敏，刘小梅，等. 黄芪对血虚动物模型补气生血功效的作用. 中医临床康复，2003，7（15）：2148-2149.

[199] 吴发宝，陈希元. 黄芪药理作用研究综述. 中药材，2004，27（3）：232-234.

[200] 张红梅，范颖，林庶茹. 黄芪不同有效部位配伍对骨髓抑制模型小鼠粒系调控因子的影响. 中国实验方剂学杂志，2011，17（22）：134-137.

[201] 后盾，吴正翔. 黄芪、白术对再生障碍性贫血骨髓红系造血祖细胞促增殖作用的实验研究. 江西中医学院学报，1999，11（1）：29.

[202] 周秀梅，鲍艳芬. 黄芪注射液对晚期非小细胞肺癌化疗后外周血象的影响. 国际中医中药杂志，2010，（4）：311-313.

[203] 刘连升，王玉梅，郭强. 黄芪注射液配合环磷酰胺治疗肾病综合征对骨髓和血液系统的影响. 陕西医学杂志，2003，32（12）：1095-1097.

[204] 邹雨荷，刘雪梅. 黄芪注射液配合化疗对晚期非小细胞肺癌患者生存质量的影响. 中国中西医结合杂志，2003，23（10）：733-735.

[205] 吕伽林，孙建业，余南荣，等. 大肠癌化疗前应用注射用黄芪多糖预防白细胞减少的研究. 中药材，2009，32（1）：166-168.

[206] 张晓佳，严媚，刘玉，等. 黄芪注射液对急性淋巴细胞白血病患儿感染因素的影响. 中国当代儿科杂志，2014，16（2）：147-151.

[207] 陶静，范欣生，张欢. 黄芪治疗放疗化疗后白细胞减少症的应用分析. 中医药学报，2010，38（6）：67-70.

[208] 吴发宝，陈希元. 黄芪药理作用研究综述. 中药材，2004，27（3）：232-234.

[209] 喻正坤，刘星阶，戴稼禾，等. 黄芪改善红细胞变形能力的活性成分研究. 天然产物研究与开发，1994，6（2）：1-5.

[210] 卞俊，鲍蕾蕾，储智勇，等. 黄芪甲苷对家兔血液流变学的影响. 解放军药学，2005，21（6）：456-458.

[211] 徐先祥，刘青云，彭代银，等. 黄芪总皂苷与赤芍总苷协同抗血栓作用. 中国实验方剂学杂志，2002，8（3）：35-37.

[212] 钟焕桦. 黄芪对糖尿病大鼠血糖和血液流变学特性的影响. 汕头大学医学院学报，2005，18（2）：96-98.

[213] 刘翠青，蒋秉芝. 黄芪注射液对脑梗死血液流变学的影响. 河北中医，2000，22（3）：187-188.

[214] 王翠兰，胡英华，张蕾，等. 黄芪注射液对冠心病患者血液流变性的影响. 微循环学杂志，2000，10（1）：50.

[215] 赵维中，王宇翎，章家胜，等. 黄芪精对胃粘膜保护作用研究. 基层中药杂志，1999，13（2）：14-16.

[216] Navarrete A，Arrieta J，Terrones L，et al. Gasotrprotective effect of astargaloside Ⅳ：role of prostaglandnis，sulfhydyrls and nitric oxide. J Pharmphamacol，2005，57（8）：1059-1064.

[217] 米红. 脾虚大鼠胃粘膜易损伤性机制及黄芪总苷的作用. 广州：广州中医药大学，2013：57-60.

[218] 袁媛，戚拥军，许玲芬，等. 黄芪多糖对内毒素刺激体外培养肠上皮细胞间黏附分子-1 的调节作用. 中国中西医结

合急救杂志，2008，15（2）：114-116.

[219] 袁媛，孙梅. 黄芪多糖对 LPS 损伤小肠上皮细胞的保护作用. 世界华人消化杂志，2008，16（1）：15-19.

[220] 李秋霞. 白术黄芪方、白术 AMPS-Ⅱ、黄芪注射液对 Caco-2 单细胞层屏障影响的实验研究. 广州：广州中医药大学，2006：76.

[221] 聂克. 脾虚大鼠壁细胞胃泌素受体及黄芪的调控作用研究. 广州：广州中医药大学，2000：57.

[222] 高永健. 黄芪多糖对 TNBS 诱导大鼠实验性结肠炎的治疗作用及对免疫功能的影响. 北京：北京协和医学院，2010：4-5.

[223] 郑天珍，李伟，丁永辉，等. 黄芪对动物在体胃肠运动的影响. 中药药理与临床，2003，19（4）：25-26.

[224] 王光明，姬爱冬. 黄芪对脾虚大鼠胃肠道动力的作用. 中药药理与临床，2008，24（1）：54-55.

[225] 郑天珍，李伟，张英福，等. 参芪煎液对大鼠胃平滑肌条运动的影响. 中药药理与临床，2000，16（1）：19-20.

[226] Zheng T Z，Li W，Qu S Y，et al. Effects of Dangshen on isolated gastric muscle strips in rats. World J Gastrointestinal，1998，4（4）：354-356.

[227] 郑天珍，李伟，瞿颂义. 黄芪对大鼠离体胃平滑肌条运动的影响. 中药药理与临床，1999，15（2）：23-25.

[228] 李绍芝，谭晓红. 黄芪对狗小肠血流量和运动的影响. 新消化病学杂志，1997，5（10）：50-51.

[229] 李绍芝，谭晓红. 黄芪对在体小肠和离体小肠粘膜耗氧量的影响. 湖南中医学院学报，1996，6（2）：44-48.

[230] 杨德治，毕庆和，丁霭玲，等. 黄芪对小肠电活动的影响. 中国中西医结合杂志，1993，13（10）：616-618，582.

[231] 宋士军，张丽华，李芳芳，等. 黄芪对家兔小肠平滑肌收缩活动和电活动的影响. 北京中医药大学学报，2008，31（10）：698-692.

[232] 刘树民，姚珠星，张丽霞. 黄芪对苍耳子肝毒性影响的实验研究. 药物不良反应杂志，2007，9（1）：17-20.

[233] 易震南，梁标，宋泽庆，等. 黄芪减轻砒石对大鼠肝、肾毒性作用研究. 现代医院，2006，6（8）：34-36.

[234] 贾睿，杜金梁，曹丽萍，等. 黄芪提取物对鲤鱼急性肝组织损伤的保护作用. 江苏农业学报，2013，30（3）：606-612.

[235] 明亮，张艳，李卫平. 黄芪总甙对小鼠急性肝损伤的保护作用. 安徽医科大学学报，1996，31（4）：267-269.

[236] 路景涛，杨雁，魏伟，等. 黄芪多部位组合对化学性及免疫性肝损伤小鼠的保护作用. 中国中医药信息杂志，2008，15（1）：32-34.

[237] Yu D H，Bao Y M，Wei C L，et al. Studies of chemical constituents and their antioxidant activities from astragalus mongholicus bunge. Biomed Environment Sci，2005，18（5）：297-301.

[238] 陈健，房志仲. 黄芪注射液的药理作用及临床应用. 天津医科大学学报，2005，11（1）：153-157.

[239] 高倩，谭行华，袁冬生. 黄芪在治疗慢性乙型肝炎中的药理作用. 实用肝脏病杂志，2010，13（6）：464-465.

[240] 马红，王宝恩，陈翌阳，等. 黄芪对免疫损伤性肝纤维化大鼠的治疗作用. 中西医结合肝病杂志，1997，7（1）：32-35.

[241] 王要军，权启镇，孙自勤，等. 黄芪对实验性肝纤维化组织 ICAM-1 表达影响的免疫组化研究. 中国临床药理学与治疗学，2005，5（1）：49-51.

[242] 宋少刚，杨雁，陈敏珠. 黄芪总提物对大鼠肝星状细胞增殖及产生胶原的影响. 中国临床药理学与治疗学，2001，6（2）：111-113.

[243] 丁向东，王红群，吴强，等. 黄芪总苷对小鼠日本血吸虫病肝纤维化的影响. 世界华人消化杂志，2008，16（2）：125-131.

[244] Liu H，Wei W，Sun W Y，et al. Protective effects of astragaloside Ⅳ on porcine-serum-induced hepatic fibrosis in rats and in vitro effects on hepatic stellate cells. J Ethnopharmacol，2009，122（3）：502-508.

[245] 吕涛，姚希贤，孙泽明. 药物血清内黄芪甲苷含量测定及其抑制 HSCs 活化增殖的实验研究. 中华中医药学刊，2011，29（12）：2770-2773.

[246] 张莎莎，张旭，吕文良. 黄芪防治肝纤维化的研究现状[J]. 中华中医药学刊，2013，31（11）：2384-2387.

[247] 李红，赵龙凤，韩德五. 内毒素血症在大鼠肝硬化发生发展中的作用. 中国病理生理杂志，2001，17（4）：353-355.

[248] 李保文，张兰，吕增华. 黄芪对阻塞性黄疸幼鼠血清和肝组织转化生长因子 β1 水平的影响. 滨州医学院学报，2006，29（4）：241-243.

[249] Nomura F，Akashi S，Sakao Y，et al. Cutting edge：endotoxin tolerance in mouse peritoneal macrophages correlates with down-regulation of surface toll-like receptor 4 expression. J Immunol，2000，164（7）：3476-3479.

[250] 王登妮，徐军全，宋维芳，等. 黄芪对肝纤维化的防治作用. 中国医药导报，2010，7（9）：15-17.

[251] 张莎莎，张旭，吕文良. 黄芪防治肝纤维化的研究现状. 中华中医药学刊，2013，31（11）：2384-2387.

[252] 陈园，陶艳艳，刘成海. 当归补血汤及其单味药抗肝纤维化研究进展. 上海中医药杂志，2008，42（5）：92-94.

[253] Fan Y，Wan Y G，Wan M，et al. Influence of radix astragali injection on airway reactivity of asthmatics. New J Tradit Chin Med，2001，33（4）：27-28.

[254] Zhao X D，Yang X Q，L Ic R，et al. Influence of radix astragali on activity of IFN-γ，IL-4 and IgG subgroup of asthmatic children in vitro. Chin J Pract Pediatr，1997，12（6）：345-346.

[255] Du Q，Chen Z，Zhou L F，et al. Inhibitory effects of astragaloside Ⅳ on ovalbumin-induced chronic experimental asthma. Can J Physiol Pharmacol，2008，86（7）：449-457.

[256] 周玉皆，鲁珊，王志英. 腹腔注射黄芪对 COPD 模型大鼠的抗炎抗氧化作用. 江苏医药，2007，33（7）：709-711.

[257] 王莉，王芬，刘毅，等. 黄芪对小鼠哮喘模型肺组织 α-SMA 及 FN 的抑制作用. 山东大学学报（医学版），2009，47（11）：42-45.

[258] Kenyon N J，Ward R W，McGrew G，et al. TGF-beta1 causes airway fibrosis and increased collagen Ⅰ and Ⅲ mRNA in mice. Thorax，2003，58（9）：772-777.

[259] 戴欢，张维溪，贺孝良，等. 哮喘大鼠 TGF-β1/Smad3 信号通路中黄芪与激素调控的对比研究. 中华中医药学刊，2011，29（12）：2645-2648，2844.

[260] 徐品初，金国琴，沈雄伟. 黄芪对老年大鼠主动脉和肺内胶原含量的影响. 中国中药杂志，1991，16（1）：49-50，65.

[261] 李瑜，李琳璋，王世端，等. 黄芪对兔内毒素性急性肺损伤的保护作用. 中国中西医结合急救杂志，2006，13（6）：348-350，395.

[262] 顾俭勇，黄培志. 黄芪注射液对脂多糖致大鼠急性肺损伤后细胞凋亡的保护作用. 中国新药与临床杂志，2007，26（3）：212-214.

[263] 廖秀清，熊平，肖晓山. 黄芪甲苷对大鼠肺缺血再灌注损伤的保护作用. 广东医学，2009，30（12）：1778-1780.

[264] 于小华，张平，李健芝. 黄芪甲苷对肺缺血-再灌注损伤大鼠的保护作用. 现代中西医结合杂志，2008，17（33）：5122-5123.

[265] 熊平，蒋灵芝，廖秀清. 黄芪甲苷保护大鼠肺缺血再灌注肺损伤的形态学研究. 南方医科大学学报，2010，30（8）：1864-1867.

[266] 桂定坤. 黄芪水提物促肾脏水钠排泄及肾脏保护作用的细胞分子机制研究. 上海：复旦大学，2007：7.

[267] 李森，谢人明，孙文基. 茯苓、猪苓、黄芪利尿作用的比较. 中药材，2010，33（2）：264-267.

[268] 林妮，潘竞锵，官娜. 黄芪对小鼠利尿作用机制及其物质基础的研究. 今日药学，2014，24（7）：483-484，488.

[269] 李彦. 从实验角度探讨防己黄芪汤的配伍关系及特点. 济南：山东中医药大学，2011：19-20.

[270] 刘小花，蔺兴遥，梁瑾，等. 黄芪药材利尿作用的谱效关系研究. 中国现代应用药学，2013，30（5）：491-495.

[271] 蔺美玲. 大黄素、黄芪及番泻叶对豚鼠离体逼尿肌条活动的影响. 兰州：兰州大学，2006：42.

[272] 卢晓峰，黄海燕. 黄芪治疗肾脏疾病的药理研究进展. 现代中西医结合杂志，2008，17（27）：4369-4370.

[273] 陈佐芳，黄志勇，王以立，等. 黄芪和辅酶Q10对肾衰动物作用的实验研究. 江苏医药，1989，15（1）：12-14.

[274] 施辉，钱桐荪，蒋季杰，等. 补肾活血汤、黄芪治疗大鼠阿霉素肾病的研究. 南通医学院学报，1996，16（4）：503-505.

[275] Li S S，Zhang Y Q，Zhao J X. Preparation and suppressive effect of Astragalus polysaccharide in glomerulonephritis rats. International Immunopharmacol，2007，7（1）：23-28.

[276] 李翔，贺大林，张林琳. 黄芪提取成分对体外冲击波碎石术致肾损伤的保护作用. 中华医学杂志，2005，85（31）：2201-2206.

[277] 于芹超，朱同玉，张永康. 黄芪甲苷对大鼠肾缺血再灌注损伤的保护作用. 中华实验外科杂志，2004，21（3）：379-382.

[278] 马骥，陈靖，顾勇，等. 肾病综合征大鼠精氨酸血管加压素和 V2 受体与水孔蛋白-2 的研究及黄芪的治疗作用. 肾脏病与透析肾移植杂志，1999，8（4）：315-318.

[279] 余凌，张峻峰，李惊子，等. 黄芪当归合剂防治肾病综合征鼠进行性肾小管间质损伤. 中华肾脏病杂志，2000，16（5）：282-286.

[280] 刘洪玲，姜惠卿，侯玉梅，等. 黄芪多糖治疗糖尿病的药理作用探要. 中国药师，2004，7（8）：585-587.

[281] 徐郁杰，张庆怡，吴青伟. 黄芪对糖尿病大鼠早期肾肥大和蛋白尿的影响. 上海第二医科大学学报，1997，17（5）：357-359.

[282] 石君华，章如虹. 黄芪对实验性糖尿病大鼠肾脏保护作用的实验研究. 中国中医药科技，1999，6（5）：314-316，6.

[283] Zhang Y W，Wu C Y，Chen J T. Merit of Astragalus polysaccharide in the improvement of early diabetic nephropathy with an effect on mRNA expression of NF-κB and IκB in renal cortex of streptozotoxin-induced diabetic rats. J Ethnopharmacol，2007，114（3）：387-391.

[284] 王岩岩，康白，李广宙，等. 黄芪多糖对糖尿病大鼠肾小管的保护作用. 中医药临床杂志，2009，21（5）：445-447.

[285] 吴朝妍，张莹雯. 黄芪多糖对肾阳虚型糖尿病大鼠肾组织 NF-κB、TGF-β1 的影响. 武汉大学学报：医学版，2006，27（3）：381-384，388.

[286] 徐维佳，牟姗，王琴，等. 黄芪甲苷对高糖诱导的肾小管上皮细胞损伤的保护作用. 中国中西医结合肾病杂志，2009，13（9）：765-769.

[287] 沈庆法. 中医临床肾脏病学. 上海：上海科学技术文献出版社，1997：74.

［288］彭志红. 黄芪注射液治疗急慢性肾炎 80 例疗效分析. 中外医疗, 2011, 30 (7): 28.

［289］曾嵘, 曹阳, 陈伟栋, 等. 黄芪注射液穴位注射治疗慢性肾炎蛋白尿的临床观察. 湖北中医杂志, 2009, 31 (5): 17-18.

［290］张燕, 陈卫东. 原发性肾病综合征并发急性肾衰 18 例因素分析. 实用全科医学, 2005, (5): 399-400.

［291］黄海艳, 高建东. 黄芪药理特性及在糖尿病肾病中运用研究概况. 实用中医内科杂志, 2011, 25 (10): 80-82.

［292］孙响波, 于妮娜, 张法荣. 黄芪治疗慢性肾衰竭作用机制研究概况. 湖南中医杂志, 2013, 29 (9): 146-148.

［293］朱伟珍, 钟贤. 黄芪治疗慢性肾小球疾病概况. 湖南中医药杂志, 2013, 29 (1): 132-133.

［294］国家药典委员会. 中华人民共和国药典 (一部). 北京: 化学工业出版社, 2005: 212-213.

［295］李时珍. 本草纲目. 第二分册. 北京: 人民卫生出版社, 1975: 696.

［296］吴瑕, 杨薇, 张磊, 等. 不同分子量段黄芪多糖对整体及黏膜免疫功能的影响. 中国实验方剂学杂志, 2011, 17 (18): 169-172.

［297］孔令梅. 黄芪的免疫调节作用. 内蒙古医学杂志, 2007, 39 (1): 73-74.

［298］项杰, 王育斌, 徐涛, 等. 黄芪多糖在宿主抵抗李斯特菌中的作用. 武汉大学学报: 医学版, 2007, 28 (6): 741-743.

［299］肖啸, 张开伟, 沈学文, 等. 黄芪多糖对犬免疫指标的影响. 山东畜牧兽医, 2009, 30 (11): 3-5.

［300］罗霞, 许晓燕, 余梦瑶. 具有增强免疫功能的黄芪-乳酸菌发酵组合的筛选及其发酵参数的优化. 时珍国医国药, 2012, 23 (5): 1125-1127.

［301］吕圭源, 李立文, 陈素红, 等. 黄芪生脉多糖两种给药途径对小鼠免疫功能的影响. 中药新药与临床药理, 2006, 17 (6): 402-404.

［302］尹鑫鑫, 黄荣. 黄芪的免疫药理作用研究进展. 黑龙江科技信息, 2013, 36 (12): 8.

［303］赵晓峰, 何海根, 章建萍, 等. 黄芪对免疫功能低下小鼠免疫功能的影响. 浙江中医药大学学报, 2012, 36 (6): 749-751.

［304］宁康健, 阮祥春, 吕锦芳, 等. 黄芪对小鼠腹腔巨噬细胞吞噬能力的影响. 中国中药杂志, 2005, (21): 30-32.

［305］张武德, 张李峰, 程卫东, 等. 比较用红芪和用黄芪的经典补益方对免疫抑制小鼠免疫功能的影响. 北京中医药大学学报, 2012, (10): 688-691.

［306］Kallon S, Li X R, Ji J, et al. Astragalus polysaccharide enhances immunity and inhibits H9N2 avian influenza virus in vitro and in vivo. Journal of Animal Science and Biotechnology, 2013, 4 (1): 22.

［307］于明薇, 孙桂芝, 吴洁, 等. 黄芪、苏木及其组方对荷瘤小鼠脾调节性 T 细胞表达及血清细胞因子水平的干预作用. 北京中医药大学学报, 2010, 33 (4): 241-245, 290.

［308］董晓辉, 董克成. 黄芪注射液增强树突细胞的抗肺癌作用. 中国实验方剂学杂志, 2005, (1): 25-28.

［309］Li S, Zhang Y, Zhao J. Preparation and suppressive effect of Astragalus polysaccharide in glomerulonephritis rats. Int Immunopharmacol, 2007, 7 (1): 23-28.

［310］Verotta L, Guerrini M, El-Sebakhy N A, et al. Cycloartane and oleanane saponins from Egyptian Astragalus spp. as modulators of lymphocyte proliferation. Planta Med, 2002, 68 (11): 986-994.

［311］Verotta L, Guerrini M, El-Sebakhy N A, et al. Cycloartane saponins from Astragalus peregrinus as modulators of lymphocyte proliferation. Fitoterapia, 2001, 72 (8): 894-905.

［312］Nalbantsoy A, Nesil T, Erden S, et al. Adjuvant effects of Astragalus saponins macrophyllosaponin B and astragaloside VII. J EThnopharmacol, 2011, 134 (3): 897-903.

［313］张蔷, 高文远, 满淑丽. 黄芪中有效成分药理活性的研究进展. 中国中药杂志, 2012, 37 (21): 3203-3207.

［314］邵鹏, 赵鲁杭. 黄芪多糖对树突状细胞表型及功能成熟的影响. 中华微生物学和免疫学杂志, 2006, 26 (7): 637-640.

［315］刘立民, 张彦明, 陆沭华, 等. 黄芪多糖对浆细胞样树突状细胞功能及成熟的影响. 中国免疫学杂志, 2006, 26 (8): 712-715.

［316］邓旻, 窦晓兵, 史亦谦, 等. 黄芪多糖定向诱生脐血来源树突状细胞及其对 T 细胞增殖作用的研究. 中国免疫学杂志, 2007, (6): 539-544, 550.

［317］王润田, 单保恩, 李巧霞, 等. 黄芪提取物免疫调节活性的体外实验研究. 中国中西医结合杂志, 2002, (6): 453-456.

［318］赵克胜, 丁丽轩, 孔海燕, 等. 黄芪多糖增强人外周血单个核细胞产生肿瘤坏死因子的研究. 中国中西医结合杂志, 1993, 13 (5): 263-265, 259.

［319］胡雅君, 龚世雄, 李力, 等. 黄芪对宫颈癌外周血单个核细胞 T-bet/GATA3 表达的影响. 实用医学杂志, 2010, 26 (23): 4419-4421.

［320］王玲, 董矜, 汪德清, 等. 黄芪提取物免疫调节作用的实验研究. 军医进修学院学报, 2005, 26 (4): 293-295.

［321］申海涛, 张祥宏, 郑末, 等. 经口给予黄芪提取物对 H22 肝癌荷瘤小鼠影响的实验研究. 中国肿瘤临床, 2006, 33 (14): 821-824.

［322］赵莲芳, 郑玉淑, 张善玉. 复方黄芪多糖拮抗环磷酰胺对小鼠毒副作用的研究. 现代医药卫生, 2008, 24 (1): 1-2.

[323] 张毅，李金田，刘永琦，等. 黄芪多糖对肺纤维化大鼠血清中 Th1/Th2 细胞因子平衡、NO 水平的影响. 中国老年病学杂志，2009，29（10）：1185-1187.

[324] 王庭欣，王庭祥，吴广臣，等. 黄芪多糖增强小鼠免疫功能的实验研究. 时珍国医国药，2009，20（7）：1763-1764.

[325] 陈磊，张敏，谢兴亮，等. 黄芪组分配伍对小鼠腹腔巨噬细胞免疫活性的影响. 中国医院药学杂志，2014，34（10）：787-790.

[326] Lee K Y, Jeon Y J. Macrophage activation by polysaccharide isolated from Astragalus membranaceus. Int Immunopharmacol，2005，5（7-8）：1225-1233.

[327] Zhao L H, Ma Z X, Zhu J, et al. Characterization of polysaccharide from Astragalus radix as the macrophage stimulator. Cell Immunol，2011，271（2）：329-334.

[328] 蒋春明，张苗，孙净. 腹膜透析液中添加黄芪对腹腔巨噬细胞功能的影响. 医学研究生学报，2005，18（2）：135-138.

[329] 张峰，高鹏，彭俊华. 黄芪多糖及黄芪甲苷对巨噬细胞吞噬结核杆菌作用的研究. 西北国防医学杂志，2005，26（6）：434-436.

[330] 黄勇，吴敏毓. 不同剂量黄芪组方的防己黄芪汤对正常小鼠免疫功能的影. 中药药理与临床，1997，13（2）：9-13.

[331] 房宇，刘尧. 黄芪的免疫调节作用研究进展. 亚太传统医药，2012，8（7）：208-209.

[332] 张晓明，苗榕生，唐岩，等. 白细胞介素 2 和黄芪多糖对人 NK 细胞活性和增殖的影响. 北京中医药大学学报，2000，（S1）：37-39.

[333] 崔澂，王润田，支国成，等. 不同类别抗瘤中药制剂下调结直肠癌免疫功能抑制的比较研究. 实用肿瘤杂志，2010，25（3）：300-304.

[334] 薛青. 黄芪穴位注射治疗晚期恶性肿瘤临床观察. 辽宁中医杂志，2005，32（12）：1269-1270.

[335] 陈良良，谢长生，吴良村. 黄芪注射液穴位注射防治化疗后不良反应临床观察. 山东中医杂志，2003，22（6）：350-351.

[336] 郭毅，曹新山，李宗山，等. 黄芪抗 γ 射线辐射对小鼠淋巴细胞增殖和 IL-2 的作用研究. 时珍国医国药，2004，15（9）：554-555.

[337] 许杜娟，陈敏珠. 黄芪多糖对小鼠免疫功能的影响. 安徽医药，2003，7（6）：418-419.

[338] 徐明，胡秀萍，朱虹，等. 黄芪总提物的免疫调节作用. 中药药理与临床，2005，21（3）：27-29.

[339] 王燕平，李晓玉，宋纯青，等. 黄芪皂甙Ⅳ对小鼠 T、B 淋巴细胞增殖和腹腔巨噬细胞功能的影响（英文）. 中国药理学报，2002，23（3）：75-78.

[340] 盛艳梅，谢兴亮，韩丽，等. 3 个厂家来源黄芪皂苷提取物对淋巴细胞增殖的影响. 中国实验方剂学杂志，2011，17（2）：98-100.

[341] 顾恪波，何立丽，王逊. 黄芪及其提取物对免疫功能的影响. 辽宁中医杂志，2012，39（11）：2326-2329.

[342] 肖顺汉，任美萍，刘明华，等. 黄芪多糖对荷瘤小鼠 IL-2、IL-6、IL-12 和 TNF-α 水平的影响. 四川生理科学杂志，2009，31（1）：7-8.

[343] 高建峰，胡庭俊，高艳艳. 黄芪多糖对小鼠免疫细胞 NO-cGMP 信号系统的效应. 畜牧与兽医，2008，（5）：65-67.

[344] 刘印华，李树义，赵志强，等. 黄芪多糖对免疫功能影响的体外实验研究. 河北医药，2014，36（18）：2731-2733.

[345] Gui S Y, Wei W, Wang H, et al. Effects and mechanisms of crude astragalosides fraction on liver fibrosis in rats. J EThnopharmacol，2006，103（2）：154-159.

[346] 宋宝辉，于新慧. 黄芪对小鼠巨噬细胞、IL-2 调节作用的影响. 牡丹江医学院学报，2005，26（5）：10-11.

[347] 郝玉美，刘洪琪. 苦瓜、黄芪、黄芩苷对 2 型糖尿病大鼠模型胰岛素抵抗的影响. 辽宁中医药大学学报，2007，9（5）：6-7.

[348] 贾旭鸣，孙云峰，李楠，等. 黄芪饮片及提纯有效部位干预糖尿病大鼠的药效学比较研究. 实用中医内科杂志，2011，25（8）：16-19，19-20.

[349] 李楠，范颖，贾旭鸣，等. 黄芪不同有效部位对糖尿病模型大鼠血清胰岛素、脂联素的影响. 中国实验方剂学杂志，2011，17（5）：144-146.

[350] 张婧，刘长山，刘阳，等. 黄芪对 2 型糖尿病大鼠胰岛素抵抗及肾脏损伤的影响. 临床合理用药杂志，2013，6（10）：54-55.

[351] 李建会，李云，任治兴，等. 黄芪联合胰岛素对糖尿病大鼠胰岛素抵抗的作用及其机制. 吉林大学学报（医学版），2013，39（2）：246-250.

[352] 谢春英. 黄芪甲苷降血糖作用的实验研究. 中药材，2010，33（8）：1319-1320.

[353] 江清林，李延军，辛华. 黄芪甲甙对胰岛素 C 肽分泌作用的研究. 黑龙江医药科学，1989，22（3）：14.

[354] Lv L, Wu S Y, Wang G F, et al. Effect of astragaloside Ⅳ on hepatic glucose-regulating enzymes in diabetic mice induced by a high-fat diet and streptozotocin. Phytother Res，2010，24（2）：219-224.

[355] Xu A M, Wang H B, Ruby L C H, et al. Selective elevation of adiponectin production by the natural compounds derived from a medicinal herb alleviates insulin resistance and glucose intolerance in obese mice. Endocrinology，2009，150（2）：

625-633.

[356] Jiang B R，Yang Y，Jin H，et al. Astragaloside Ⅳ attenuates lipolysis and improves insulin resistance induced by TNF-α in 3T3-L1 adipocytes. Phytother Res，2008，22（11）：1434-1439.

[357] Xue W J，Luo X H，Li Y，et al. Effects of Astragaloside on cultured islets after cryopreservation in rats. Transpl Proc，2011，43（10）：3908-3912.

[358] 刘洪风，杨勇，韩智学，等. 黄芪多糖对 2-DM 胰岛素抵抗大鼠 FINS 及 IR 相关指数的影响. 牡丹江医学院学报，2008，28（6）：14-16.

[359] 翟玉荣，刘波. 黄芪多糖对糖尿病大鼠肾脏保护作用. 遵义医学院学报，2007，30（3）：243-244，247.

[360] 刘祥秀，孔德明，张雅丽. 单味中药黄芪对胰岛素抵抗并高血压防治作用的实验研究. 贵阳中医学院学报，2005，27（1）：22-25.

[361] 王涛，魏学娟，翁孝刚，等. 黄芪多糖对肥胖大鼠胰岛素敏感性的影响[J]. 中国药学杂志，2011，46（3）：185-188.

[362] 邹丰，欧阳静萍，毛先晴. 黄芪多糖对遗传性糖尿病小鼠肝糖原含量的影响. 微循环学杂志，2007，17（1）：12-14，78-79，81.

[363] 高影，郭杰，任淑萍，等. 黄芪对糖尿病大鼠的血清学指标的作用的实验研. 中国老年学杂志，2008，9（28）：1676-1677.

[364] 段炼，李会军，闻晓东，等. 黄芪治疗糖尿病研究进展. 中国新药杂志，2013，22（7）：776-781，792.

[365] Li R J，Qiu S D，Chen H X，et al. The immunotherapeutic effects of Astragalus polyaccharide in type 1 diabetic mice. Biol Pharm Bull，2007，30（3）：470-476.

[366] 吴晓琰，陈蔚，俞茂华. 黄芪多糖对糖尿病鼠胰岛 IL-4、INF-γ 的影响. 中国康复理论与实践，2008，14（2）：147-149.

[367] 陈蔚，刘芳，俞茂华，等. 黄芪多糖对 NOD 小鼠 1 型糖尿病的预防作用. 复旦学报：医学版，2001，28（1）：57-60.

[368] 李如江，邱曙东，陈红霞，等. 黄芪多糖对 1 型糖尿病小鼠的免疫调节作用. 中西医结合学报，2008，6（2）：166-170.

[369] Roep B O. The role of T-cells in The pathogenesis of Type 1 diabetes：from cause To cure. Diabetologia，2003，46（3）：305-321.

[370] 李承德，李静静，王琳，等. 黄芪多糖对 Fas 介导的糖尿病大鼠胰岛 β 细胞凋亡的抑制作用. 中药材，2010，34（10）：1579-1582.

[371] 毛淑梅，李承德，王琳，等. 黄芪多糖对糖尿病大鼠胰岛 β 细胞凋亡作用及机制的研究. 中国药理学通报，2009，25（9）：1227-1229.

[372] Zhou X J，Xu Y C，Yang G M，et al. Increased galectin-1 expression in muscle of Astragalus polyaccharide-treated type 1 diabetic mice. J Nat Med，2011，65（3-4）500-507.

[373] 李琳，刘瑜，刘屏，等. 黄芪多糖对 MIN6 细胞增殖、凋亡及胰岛素分泌的影响. 中国新药杂志，2011，20（21）：2139-2142.

[374] 徐怡，王保华，李柯，等. 黄芪多糖的胰岛素增敏作用及其对蛋白酪氨酸磷酸酯酶 1B 的影响. 武汉大学学报，2010，31（3）：289-291，308.

[375] 胡琛琛，毕会民，张叶敏，等. 黄芪多糖对 2 型糖尿病大鼠肝脏 CHOP 表达的影响. 微循环学，2010，20（1）：1-3，12，76-78.

[376] Mao X Q，Wu Y，Wu K，et al. Astragalus polyaccharide reduces hepatic endoplasmic reticulum stress and restores glucose homeostasis in a diabetic KKAy mouse mode. Acta Pharmacol Sin，2007，28（12）：1947-1956.

[377] 张敬芳，王光浩. 黄芪多糖对糖尿病大鼠肾组织胰岛素受体及其底物-1 的影响. 时珍国医国药，2007，18（10）：2344-2345.

[378] Zou F，Mao X Q，Wang N，et al. Astragalus polyaccharides alleviates glucose Toxicity and restores glucose homeostasis in diabetic states via activation of AMPK. Acta Pharmacol Sin，2009，30（12）：1607-1615.

[379] 张敬芳，王光浩. 黄芪多糖对 Ⅱ 型糖尿病大鼠骨骼肌组织 GLUT4 表达的影响. 时珍国医国药，2007，18（11）：2652-2653.

[380] 吴德红，王凤杰，邓娟，等. 黄芪多糖对 2 型糖尿病大鼠肝脏 AMPK 苏氨酸磷酸化的影响. 微循环学杂志，2009，19（3）：1-3，79，81.

[381] Liu M，Wu K，Mao X，et al. Astragalus polyaccharide improves insulin sensitivity in KKAy mice：regulation of PKB/GLUT4 signasling in skeletal muscle. J EThnopharmacol，2010，127（1）：32-37.

[382] 刘洪风，任岩海，韩智学，等. 黄芪多糖对 2 型糖尿病大鼠 GLUT4mRNA 表达的影响. 中国老年学杂志，2011，30（20）：3988-3989.

[383] 毛先晴，欧阳静萍. 黄芪多糖对饮食诱导小鼠肝脏胰岛素抵抗的预防作用. 中国病理生理杂志，2007，23（11）：2222-

2225.

[384] 魏学娟,陈雪辉,翁孝刚,等. 黄芪多糖对大鼠胰岛素敏感性的影响. 中国实验方剂学杂志, 2011, 17 (15): 156-160.

[385] 王涛,魏学娟,翁孝刚,等. 黄芪多糖对肥胖大鼠胰岛素敏感性的影响. 中国药学杂志, 2011, 46 (3): 185-188.

[386] Sang Z, Zhou L G, Fan X N, et al. Radix astragali (huang qi) as a treatment for defective hypoglycemia counter regulation in diabetes. Am J Chinese Med, 2010, 38 (6): 1027-1038.

[387] Ryu M, Kim E H, Chun M, et al. Astragali Radix elicits anti-inflammation via activation of MKP-1, concomitant with attenuation of p38 and Erk. J Ethnopharnacol, 2008, 115 (2): 184-193.

[388] 金莉. 不同剂量黄芪对糖尿病大鼠认知功能的影响机制研究. 济南: 山东中医药大学, 2012: 3-5.

[389] 石瑞如,刘艳红,翁世艾,等. 人参、黄芪、枸杞子对老年大鼠一些内分泌激素的调节作用. 中医药学报, 1998, (3): 57-58.

[390] 张金英. 黄芪对机体的双向调节作用. 天津中医学院学报, 2002, 21 (3): 62, 63.

[391] 赵福东,董竞成,谢瑾玉,等. 补肾、益气中药对哮喘模型大鼠神经内分泌免疫网络若干指标的影响. 中国中西医结合杂志, 2007, 27 (8): 715-719.

[392] 董竞成,赵福东,谢瑾玉,等. 黄芪对哮喘大鼠神经内分泌免疫网络相关指标的影响. 中国中西医结合杂志, 2007, 27 (7): 619-622.

[393] 李东晓,张磊,吴瑕,等. 黄芪多糖影响体虚大鼠冷感受受体 TRPA1 及肠道激素的研究. 中药药理与临床, 2013, 29 (2): 69-72.

[394] 张立,李能莲,舍雅莉,等. 甘肃道地药材黄芪治疗男性生殖系统疾病的文献分析. 中医研究, 2013, 26 (6): 59-61.

[395] 陈秋生,洪新如,郑玲,等. 黄芪注射液拮抗柴油机尾气颗粒物诱导的小鼠生殖功能改变. 中华男科学杂志, 2009, 23 (7): 20-23, 26.

[396] 张明君,郭贤坤,王进,等. 黄芪干预 rhTNF-α 对人正常精子的抑制作用. 广东医学, 2008, 2 (8): 1358-1359.

[397] 梁培育,李浩勇,许海波,等. 黄芪拮抗镉诱导大鼠附睾组织 ATP 酶毒性的作用. 海南医学, 2004, 15 (1): 80-82.

[398] 江峰,王益鑫,盛新福. 体外添加黄芪对精子质量的影响. 中国男科学杂志, 1998, 12 (2): 11-14.

[399] 梁培育,符红霞,李浩勇,等. 体外添加黄芪注射液对人精子膜拮抗脂质过氧化的作用. 临床泌尿外科, 2004, 19 (8): 470-473.

[400] 李浩勇,梁培育,肖劲逐. 添加黄芪注射液对人精子线粒体功能的影响. 中华男科学杂志, 2004, 3 (18): 11-13.

[401] 甄景波,李文平,左岩,等. 黄芪对大鼠睾丸扭转/复位模型保护作用的研究. 中华男科学杂志, 2010, 16 (4): 951-953.

[402] 甄景波,李文平,李华健,等. 单侧睾丸扭转对生殖细胞凋亡及黄芪保护作用的实验研究. 现代泌尿外科杂志, 2009, 14 (5): 372-374.

[403] 郭青春,尧国民,胡辉,等. 黄芪复方剂提取物总黄酮抗睾丸氧化损伤研究. 中兽医学杂志, 2010, 6 (4): 13-14.

[404] 赵龙坡,徐铮,张文. 枸杞、黄芪对大鼠睾丸支持细胞抑制素合成的影. 中国实验方剂学杂志, 2007, 13 (1): 58-61.

[405] 石之虎,廖晓岗,邹聪. 黄芪对镉致大鼠睾丸支持细胞超微结构及波形蛋白、E-钙粘蛋白表达改变的保护作用. 中国组织化学与细胞化学杂志, 2012, 21 (3): 284-298.

[406] 梁培育,李浩勇,许海波,等. 黄芪注射液对氯化镉致睾丸和附睾毒性的拮抗作用. 中国药物与临床, 2004, 4 (4): 264-267.

[407] 毛胜艳. 黄芪甲苷对镉致大鼠睾丸支持细胞损伤的保护作用. 重庆: 重庆医科大学, 2011: 20-23.

[408] 赵德成,赵艳霞. 黄芪注射液治疗前列腺增生症疗效观察. 现代中西医结合杂志, 2005, 14 (11): 1442.

[409] 聂勇,郭贤坤,张燕. 黄芪与菌必治为主局部注射治疗慢性细菌性前列腺炎临床观察. 中国中西医结合杂志, 2000, 20 (12): 938-939.

[410] 包卿兵,林建中. 黄芪注射液对前列腺癌 PC-3 细胞环氧化酶-2 及前列腺 PGE2 表达的影响. 山西医药杂志, 2000, 41 (7): 659-660.

[411] 吴璇,彭萍,关婷,等. 左归丸加黄芪对 S180 小鼠化疗后卵巢功能损害和抑瘤作用的研究. 现代中西医结合杂志, 2012, 21 (23): 2526-2529.

[412] 马合红. 黄芪注射液对镉致孕鼠和胎鼠毒性的拮抗作用. 石家庄: 河北医科大学, 2007: 41.

[413] 魏彦明. 中药成分对 LPS 诱导大鼠流产作用机理的研究. 兰州: 甘肃农业大学, 2003: 99.

[414] 闵治红,张冀宁,华克勤. 川芎嗪和黄芪在子宫内膜异位症发生发展中对 RANTES 及受体的调节作用. 中国中西医结合杂志, 2008, 28 (11): 981-985.

[415] Zhao D, Lebovic D I, Taylor R N, et al. Long-term progestin treatment inhibits RANETS (regulated on activation normal T cell expressed and secreted) gene expression in human endometrial stromal cells. J Clin Endocrinol Metab, 2002, 87 (6): 2514-2519.

[416] Xu H，Schultze-Mosganu A，Agic A，et al. Regulated upon activation，normal T cell expressed and secreted（RANTES）and monocyte chemotactic protein 1 in follicular fluid accumulate differentially in patients without endometriosis undergoing in vitro fertilization. Fertil Steril，2006，86（6）：1616-1620.

[417] Antiolo G，Fernadze R M，Noval J A，et al. Analysis of the involvement of CCR-5-Delta32 and CCR2-V64I variants in the development of endometriosis. Mol Hum Reprod，2004，10（3）：155-157.

[418] 丁小莉，曾祥氨，杨彩虹，等. 黄芪提取液对小白鼠离体子宫收缩活动的影响. 航空航天医学杂志，2013，24（3）：281-283.

[419] Zhang Y，Zhu H，Huang C，et al. Astragaloside Ⅳ exerts antiviral effects against coxsackievirus B3 by up regulating interferon gamma. Cardiovasc Pharmacol，2006，47（2）：190-195.

[420] Wang S G，Li J Y，Huang H，et al. Anti-hepatitis B virus activities of astragaloside Ⅳ isolated from Astragali Radix. Biol Pharm Bull，2009，32（1）：132-135.

[421] 张娟，陈建宗，张金平，等. 黄芪甲甙体外抗乙型肝炎病毒的作用. 第四军医大学学报，2007，28（24）：2291-2293.

[422] 邹宇宏，杨雁，吴强，等. 黄芪提取物的体外抗乙肝病毒作用. 安徽医科大学学报，2003，38（4）：267-269.

[423] 党双锁，张正国，张欣，等. 大黄素、黄芪多糖在体外对乙型肝炎病毒的抑制作用. 西安交通大学学报（医学版），2007，28（5）：521-525.

[424] 吴晓蔓，袁文声. 黄芪抗乙型肝炎病毒的体外实验研究. 广东医学，2008，29（1）：37-38.

[425] 党双锁，陈云茹，程延安，等. 黄芪蛰虫合剂体外抗乙型肝炎病毒的作用观察. 第四军医大学学报，2006，27（20）：1840-1842.

[426] Liu P P，Mason J W. Advances in the understanding of myocarditis. Circulation，2001，104（9）：1076-1082.

[427] 麦恒凤. 黄芪注射液及1，6 二磷酸果糖治疗儿童病毒性心肌炎观察. 实用医技杂志，2006，13（18）：3199-3200.

[428] 宋晓蓉，谢陈玲. 刺五加与黄芪联用治疗急性病毒性心肌炎疗效观察. 中医中药，2006，5（9）：1418-1419.

[429] 李香玉，刘凤梅. 黄芪联合维生素 C 治疗小儿病毒性心肌炎疗效分析. 中国误诊学杂志，2009，9（28）：6882-6883.

[430] 古平，何民. 黄芪总苷治疗小鼠柯萨奇 B-3 病毒性心肌炎的实验研究. 西南国防医药，2007，（3）：281-284.

[431] 杨洁，刘萍，武难玉. 5 种中药提取物体外抗病毒药效学研究. 军医进修学院学报，2007，28（5）：375-376.

[432] 苏琦华，訾自强，罗炳锋，等. 黄芪对体外 B 组柯萨奇病毒持续感染抑制作用的研究. 天津医科大学学报，2004，10（3）：382-384.

[433] 贾俊骅，王仓，贾海骅. 黄芪的醇提有效部位对心肌细胞的保护作用. 中国分子心脏病学杂志，2008，8（6）：341-342.

[434] 宋晓东，刘玉清，王汉卿，等. 黄芪总提取物对心肌细胞的保护作用及对 c-myc 基因表达的影响. 中国分子心脏病学杂志，2003，3（1）：4-7.

[435] 巴金华，窦忠霞，柳文清，等. 黄芪总黄酮对柯萨奇 B3 病毒感染心肌细胞内向整流钾电流的作用[J]. 中国分子心脏病学杂志，2013，13（1）：412-414.

[436] 张媛媛. 黄芪和苦豆子有效成分抗病毒性心肌炎作用及机制研究. 北京：中国科学院研究生院，2006.

[437] 汪建新，余步云. 黄芪对感染柯萨奇病毒的人胚心肌细胞 LDH 释放量的影响. 吉林中医药，1998，（1）：53-55.

[438] 关凤英，刘妍，李红，等. 黄芪注射液对感染柯萨奇病毒小鼠的保护作用. 吉林大学学报（医学版），2005，31（5）：717-719，819.

[439] 吴凡，邱汉婴，谢家斌，等. 肿瘤坏死因子-α mRNA 在小鼠心肌炎中的表达及黄芪治疗对其的影响. 心脏杂志，2007，19（4）：413-415，420.

[440] 刘恭鑫，杨英珍，顾全保，等. 黄芪对感染病毒大鼠心肌细胞钙通道及钠钙交换载体的效应. 中国病理生理杂志，1999，15（7）：16-18.

[441] 熊敏，张荫杰，徐世军. 黄芪抗病毒作用研究进展[J]. 中药与临床，2012，3（4）：50-53.

[442] 张广兰，王西栋. 黄芪注射液对病毒性心肌炎动物模型白细胞介素作用[J]. 职业与健康，2009，25（13）：1440-1441.

[443] 于小华，李双杰，王时俊，等. 黄芪甲甙对病毒性心肌炎小鼠心肌组织蛋白酶 L 表达的作用. 临床儿科杂志，2006，24（1）：57-59.

[444] 彭华，刘亚黎，胡晓华，等. STAT3、ERK、NF-κB 在黄芪保护病毒感染心肌细胞中的作用. 中国病理生理杂志，2006，22（10）：1975-1978.

[445] 赵文，任永凤，樊建航. 新疆黄芪抗病毒作用研究. 中国药学杂志，2001，36（1）：23-25.

[446] 李丽娅，凌秋，崔洪波. 黄芪多糖抗流感病毒的实验研究. 中国中医药科技，2002，9（6）：354-355.

[447] 舒莉萍. 黄芪 A6 组分对流感病毒抑制作用的体外实验研究. 现代中西医结合杂志，2009，18（35）：4339-4340.

[448] 左丽，杨夏，佘晓玲，等. 黄芪 A 组分对流感病毒抑制作用的实验研究. 贵州医药，1997，21（5）：272-273.

[449] 王国霞，邹海棠，梅春升，等. 黄芪、金银花提取物体外抗禽流感病毒的试验研究. 中兽医学杂志，2005，（3）：4-6.

[450] 张传杰，刘丽娟，张蓬华，等. 黄芪和秦艽提取物抗甲型流感病毒研究. 郧阳医学院学报，2010，29（2）：138-140.

[451] 刘强，张继安. 参芪消毒饮治疗人免疫缺陷病毒（HIV）抗体阳性 4 例临床观察. 河北中医，2009，31（12）：1883，

1906.

[452] 何纲, 丁佩佩, 谭雅仪, 等. 黄芪联合HAART治疗艾滋病22例疗效观察. 热带医学杂志, 2011, 11（2）: 192-193, 214.

[453] 冯秀梅, 陈邦银, 张汉萍. 黄芪多糖硫酸酯的合成及其抗病毒活性研究. 中国药科大学学报, 2002, 33（2）: 68-70.

[454] 杨世炳, 唐久来. 黄芪注射液治疗鼠单纯疱疹病毒性脑炎的实验研究. 中国中西医结合急救杂志, 2009, 16（4）: 245-246.

[455] 王志洁, 黄铁牛, 刘焱文. 虎杖大黄素与黄芪总多糖合用抗Ⅱ型人疱疹病毒药效分析. 中国中医基础医学杂志, 2002, 8（5）: 58-61.

[456] 王志洁, 黄铁牛, 刘焱文. 虎杖大黄素与黄芪总皂苷合用抗人疱疹病毒药效分析. 浙江中医学院学报, 2003, 27（1）: 78-81.

[457] 王志洁, 黄岐善. 白藜芦醇与黄芪总皂试合用抗Ⅱ型人疱疹病毒药效分析. 浙江中医学院学报, 2005, 29（6）: 80-84.

[458] 王志洁, 黄铁牛, 刘焱文, 等. 黄芪总皂试抗HSV 2的实验研究. 浙江中医学院学报, 2001, 25（5）: 43-46, 82.

[459] 王志洁. 金银花黄芪合用抗Ⅰ型疱疹病毒药效分析. 浙江中医学报, 1999, 23（5）: 37-40.

[460] 王志洁. 金银花黄芪合用抗Ⅱ型疱疹病毒药效分析. 山东中医药大学学报, 1999, 23（5）: 308-311.

[461] 王志洁, 黄铁牛. 黄芪多种成分对豚鼠皮肤Ⅰ型人疱疹病毒感染的治疗作用. 中国现代应用药学杂志, 2003, 20（6）: 452-455.

[462] 王志洁, 黄铁牛, 刘建军, 等. 黄芪总多糖对豚鼠皮肤HSV-1HS-1株感染的治疗作用. 成都中医药大学学报, 2003, 26（2）: 35-37, 64.

[463] 左丽, 郭辉玉. 定量PCR检测黄芪A6组分与无环鸟苷联合抗1型单纯疱疹病毒的协同作用. 中国中西医结合杂志, 1998, 18（4）: 233-235.

[464] 孙晓娟, 董熙昌. 黄芪不同提取部分抗Ⅰ型和Ⅱ型单纯疱疹病毒的实验研究. 贵阳医学院学报, 1991, 16（4）: 309-312.

[465] 郑丽绵, 蔡海云, 林锐珊. 中药配合黄芪离子导入治疗单纯疱疹病毒性角膜炎的疗效观察. 广州中医药大学学报, 2008, 25（4）: 289-291.

[466] 彭静. 黄芪穴位注射对频繁复发性生殖器疱疹的临床研究. 广州: 广州中医药大学, 2012.

[467] 张美芳, 徐汉卿, 黄晓慧. 黄芪对水痘-带状疱疹病毒抑制作用的研究. 辽宁中医杂志, 1996, 23（6）: 281-282.

[468] 张美芳, 董岩. 金银花黄芪溶液抑制水痘带状疱疹病毒作用的实验研究. 齐鲁医学杂志, 2003, 18（2）: 156-157.

[469] 刘文君, 张迎春, 郭渠莲, 等. 黄芪注射液对人巨细胞病毒感染的粒-系祖细胞体外增殖的影响. 中国当代儿科杂志, 2002, 4（6）: 473-475.

[470] 刘文君, 金润铭, 郭渠莲, 等. 巨细胞病毒感染对定向干细胞增殖的影响及黄芪的干预作用. 中国医院药学杂志, 2006, 26（9）: 1056-1059.

[471] 赵自明, 张迎春. 动态观察黄芪对人巨细胞病毒感染的粒—单系祖细胞体外增殖的影响. 中医药学刊, 2005, 23（2）: 338-340.

[472] 李杰, 张强, 周玲, 等. 复方黄芪颗粒对感染人巨细胞病毒小鼠脑病理变化的影响. 中药药理与临床, 2008, 24（3）: 103-104.

[473] 张强, 李凤琴, 周玲. 复方黄芪颗粒对人巨细胞病毒感染小鼠的保护作用. 中药药理与临床, 2006, 22（Z1）: 152-153.

[474] 崔英, 邝国乾, 岳惠芬, 等. 黄芪对Epstein-Barr病毒抗原表达的抑制作用. 肿瘤防治杂志, 2001, 8（2）: 123-124.

[475] 吕岫华, 刘伟, 刘巧丽, 等. 黄芪多糖对Raji细胞中Epstein-Barr病毒早期抗原的抑制作用研究. 中华中医药杂志, 2008, 增刊: 208.

[476] 陈其华, 阳涛, 杨赛, 等. 黄芪甘草颗粒剂抗尖锐湿疣（CA）复发临床观察. 中国艾滋病性病, 2009, 15（5）: 537.

[477] 靳月生, 姚学军, 赵志荣, 等. 黄芪多糖治疗猪圆环病毒病的效果. 当代畜牧, 2008, 10: 16-17.

[478] 梅周芳, 陈家君, 施天昀等. 黄芪甲苷对甲型H1N1流感病毒和呼吸道合胞病毒的抑制作用[J]. 中国动物传染病学报, 2017, 25（5）: 5-10.

[479] 许杜娟, 陈敏珠. 黄芪多糖的抑瘤作用及其机制. 中国医院药学杂志, 2005, 25（10）: 29-31.

[480] 刘桂莲, 张承玉, 徐秋玲. 黄芪多糖与顺铂联合对人胃癌SGC-7901细胞增殖抑制作用的研究. 牡丹江医学院学报, 2007, 28（5）: 9-11.

[481] 沈洪, 刘增巍, 张坤, 等. 黄芪对SGC7901胃癌细胞COX-1、COX-2、VEGF和PGE-2表达的影响. 肿瘤, 2007, （3）: 194-198.

[482] 陈光, 臧文臣, 刘显清, 等. 黄芪多糖对动物肿瘤细胞凋亡影响的研究. 中医药学报, 2002, 30（4）: 55-56.

[483] 黄宏思, 黄卫彤, 韦鹏涯, 等. 黄芪多糖协同抗癌药物对肿瘤细胞的杀伤作用. 第三届全国中医药免疫学术研讨会, 2006: 37-39.

[484] 张秋菊，刘斌. 基于细胞凋亡机制的黄芪抗肿瘤作用研究进展. 中国老年学杂志，2013，33（11）：2729-2731.

[485] 陈璇，东方. 黄芪抗肿瘤机制研究进展及临床应用. 黑龙江医药，2014，27（1）：95-98.

[486] 谷俊朝，余微波，王宇，等. 黄芪多糖对下 TA2 小鼠乳腺癌 MA-891 移植瘤生长及 HSP70 表达的影响. 中华肿瘤防治杂志，2006，13（20）：1534-2536.

[487] 胡雪峰，刘铭球，陈觅，等. 黄芪对 Lewis 肺癌细胞核形态、DNA 含量及 AgNORs 计数的影响. 中国中西医结合外科杂志，2000，6（5）：13-15.

[488] 刘成军，韦世秀，李牡艳，等. 黄芪注射液对鼻咽癌 CNE-2 细胞株的抑制作用研究. 中国药房，2005，16（18）：1376-1378.

[489] 张隽开，王忠裕，丁大朋，等. 黄芪对肝癌耐药细胞株 Bel/Fu 化疗敏感性的影响. 中国中西医结合外科杂志，2008，14（4）：398-402.

[490] 张冬青. 黄芪总黄酮及其活性成分对肿瘤细胞的抑制作用与机理研究. 北京：中国人民解放军军医进修学院，2010.

[491] 许杜娟，吴强，杨雁，等. 黄芪总苷的抑制作用及其作用机制. 中国药理学通报，2003，19（7）：823-826.

[492] 陈晓霞，葛信国. 黄芪抗肿瘤机制研究进展. 辽宁中医药大学学报，2010，12（12）：214-216.

[493] 黄熠，胡火珍. 黄芪总苷对肝癌 BEL-7402 细胞株的抑制作用. 时珍国医国药，2011，（5）：1261-1262.

[494] 郑春燕，肖伟. 肺癌患者外周血单个核细胞 Th1/Th2 反应状态及黄芪的调节作用. 中国免疫学杂志，2002，18（6）：502-504.

[495] 吕玲，张立，李能莲，等. 黄芪的抗肿瘤作用. 世界临床药物，2014，35（5）：324-328.

[496] 唐文婷，东方，陈璇，等. 黄芪多糖抗肿瘤作用机制及其影响因素[J]. 中国民族民间医药，2013，22（24）：11+15.

[497] 肖正明，赵联合，邱军，等. 黄芪水提物对人肝癌细胞和瘤鼠免疫细胞的影响. 山东中医药大学学报，2004，28（2）：136-139.

[498] 唐国廷. 黄芪药理作用与临床应用研究进展. 中医药临床杂志，2010，22（9）：844-845.

[499] 秦海燕，牛道立，蒋昌宾，等. 注射用黄芪多糖联合三维适形放疗治疗老年肺癌临床观察. 中国肿瘤临床，2009，36（24）：1401-1403.

[500] 许玲，陈亚琳，刘咏英，等. 金龙蛇口服液合华蟾素注射液、黄芪注射液治疗Ⅳ期胃癌的临床观察. 成都中医药大学学报，2005，28（1）：7-9.

[501] 万朋，高俊涛，刘志洋. 黄芪多糖药理作用研究进展. 吉林医药学院学报，2010，31（6）：351-355.

[502] 孙毅，卢贤瑜. 硒抗肿瘤机制的研究进展. 国际检验医学杂志，2006，27（11）：1042-1044，1047.

[503] 马宏秀，张治祥. 黄芪的药理研究进展. 陕西中医学院学报，2004，27（5）：73-75.

[504] 王玥，李应东. 黄芪与细胞衰老研究综述. 医学信息，2011，24（4）：2168-2169.

[505] 周鹏. 黄芪抗衰老作用机理研究. 齐鲁药事，2010，29（11）：650-651.

[506] 许静，秦小红，薛梅. 黄芪对 D-半乳糖衰老大鼠脂质过氧化及红细胞免疫功能的影响. 江苏医药，2007，33（6）：596-597.

[507] 王桂云，郭新民. 黄芪对衰老小鼠一氧化氮、自由基及细胞凋亡的影响. 牡丹江医学院学报，2004，25（4）：14-15.

[508] 李维祖，李卫平，尹艳艳. 黄芪总苷及黄芪甲苷对糖皮质激素诱导衰老大鼠氧自由基代谢的影响. 中国中药杂志，2007，32（23）：2539-2542.

[509] 曹艳玲，李文兰，韦灵玉，等. 环黄芪醇对 D-半乳糖致衰老小鼠的抗衰老作用. 中国实验方剂学杂志，2012，18（19）：208-211.

[510] Ge B, Xu A X, Yang S H. Study on the effect and its mechanism of action of anti-senility of PRASH. Chinese Journal of Hospital Pharmacy，2004，24（10）：610-612.

[511] 雷红，王斌，李卫平，等. 黄芪总提取物抗衰老作用的实验研究. 中国临床药理学与治疗学，2000，（4）：298-302.

[512] 才真，王春革. 天然药物抗氧化、抗衰老的研究进展[J]. 医学综述，2014，20（16）：2994-2995.

[513] 赵丹威，欧芹，魏晓东，等. 黄芪多糖对衰老 HDFβ-半乳糖苷酶活性影响的实验研究. 中国老年学杂志，2006，26（10）：1361-1362.

[514] 李淑华，冯芹喜. 黄芪黄铜（AF）延缓衰老作用的实验研究. 医药世界，2007，（2）：40-41.

[515] 丛敬，吴景东，苏秋香. 黄芪延缓小鼠皮肤衰老的实验研究. 中国美容医学，2010，19（2）：209-211.

[516] 李顺花，王淑娟. 黄芪对自然衰老小鼠皮肤组织结构及线粒体 T-ATP 酶活性的影响. 辽宁中医药大学学报，2010，（12）：5-8.

[517] 王曦，石钰，Viennet C，等. 黄芪甲苷对人皮肤成纤维细胞增殖和凋亡的影响. 中华医学美学美容杂志，2006，12（2）：93-97.

[518] 闫宁，陈斌，李燃，等. 黄芪甲苷对紫外线诱导皮肤成纤维细胞表达 TGFβRⅡ与 Smad7 的影响. 中国美容医学，2011，20（2）：225-228.

[519] 王培昌，张建，张宗玉，等. 黄芪碱化合物 HDTIC-1 和 2 对衰老相关基因 p16 和 p21 表达的影响. 首都医科大学学报，2007，28（2）：145-149.

[520] 赵雷，魏晓东，葛堂栋，等. 黄芪血清对衰老细胞抗氧化作用及 p16 表达影响的研究. 黑龙江医药科学，2006，29（5）：4-5.

[521] 夏广清，韩晓娟. 黄芪多糖对斑马鱼发育及与衰老相关基因表达的影响. 中国药学杂志，2012，47（13）：1039-1041.

[522] 马宏，张宗玉，童坦军. 衰老的生物学标志. 生理科学进展，2002，33（1）：65-68.

[523] 李鸿梅，赵丹威，张鹏霞，等. 黄芪血清药理对人胚肺二倍体成纤维细胞抗衰老机制的研究. 中国老年学杂志，2005，25（12）：1530-1532.

[524] 查锡良. 生物化学. 7 版. 北京：人民卫生出版社，2005：255-256.

[525] 朱贵明，江旭东，王迪迪，等. 黄芪多糖对衰老 HDF 细胞染色体末端限制性片段长度的影响. 中国老年学杂志，2012，32（8）：1635-1637.

[526] 郭蕾，魏晓东，欧芹，等. 黄芪甲甙对衰老 HELF 细胞端粒酶活性及 klotho 表达的影响. 中国老年学杂志，2010，30（13）：1819-1821.

[527] 张鹏霞，梁云霞，汤晓丽. 黄芪血清药理对 HDF 细胞 p16mRNA 表达及端粒长度影响的实验研究. 中国康复医学杂志，2006，21（9）：789-791.

[528] 赵岚，李双杰，陈瑞珍，等. 端粒酶在病毒性心肌炎中的作用及黄芪甲甙干预研究. 中国临床医学，2006，13（5）：714-716.

[529] 柴丽娟，钟佩茹，周志焕，等. 黄芪甲苷对体外神经干细胞增殖作用影响的研究. 中国药理学通报，2010，26（5）：670-673.

[530] 江清林，李慧，辛华，等. 黄芪甲苷对体外培养神经干细胞分化作用的研究. 中国医药，2010，5（5）：406-407.

[531] 刘建军，姚忠祥，秦茂林，等. 单味黄芪红花丹参注射液对神经干细胞分化影响的初步研究. 第三军医大学学报，2006，28（14）：1470-1472.

[532] 俞天虹，储利胜，刘志婷，等. 不同黄芪剂量的补阳还五汤对大鼠脑缺血后神经干细胞增殖的影响. 中国实验方剂学杂志，2013，19（7）：182-185.

[533] 韦云飞，赵伟佳，郝永楠，等. 黄芪注射液对缺血后脑组织神经干细胞增殖和分化的影响临床神经病学杂志，2012，25（3）：192-195.

[534] 杨庆有，冼绍祥，孙慧茹，等. 黄芪含药血清诱导骨髓间充质干细胞分化为心肌样细胞的实验研究. 辽宁中医杂志，2008，35（6）：832-834.

[535] 王新生，崔慧先，李志鹏，等. 黄芪诱导大鼠骨髓间充质干细胞向神经元样细胞分化的实验研究. 中国老年学杂志，2008，28（11）：1067-1068.

[536] 王新生，李海峰，赵荧，等. 黄芪诱导大鼠骨髓间充质干细胞分化早期胞内钙调蛋白 mRNA 的转录水平. 中国组织工程研究与临床康复，2009，13（23）：4495-4499.

[537] 孙黎，焦保良，王景川. 黄芪注射液培养大鼠骨髓间充质干细胞的生物活性. 中国组织工程研究与临床康复，2010，14（4）：9212-9215.

[538] 王莹，李文媛，贾桦，等. 黄芪皂甙IV联合骨髓间充质干细胞移植对大鼠脑缺血/再灌注损伤海马神经元凋亡及相关基因表达的影响. 解剖学进展，2011，17（4）：355-360，363.

[539] 王莹，李文媛，杨春壮，等. 黄芪皂甙IV联合 BMSCs 移植对大鼠脑缺血再灌注海马神经细胞凋亡及 Livin、Caspase-9 蛋白的影响. 中西医结合心脑血管病杂志，2011，9（8）：979-982.

[540] 何文涓，袁志坚，张兰芳，等. 黄芪注射液对兔脂肪来源的间充质干细胞体外增殖和细胞周期的影响. 中国实验方剂学杂志，2011，17（24）：165-168.

[541] 何文涓，何晓升，袁志坚，等. 黄芪甲苷对兔脂肪来源的间充质干细胞体外增殖和细胞周期的影响. 中国生化药物杂志，2011，32（6）：466-468.

[542] 何文涓，张兰芳，袁志坚，等. 黄芪多糖对兔脂肪来源的间充质干细胞体外增殖的影响. 中国生物药学杂志，2011，32（5）：387-389.

[543] 张永红，曾妍，唐晓鹏. 黄芪注射液促进脐血干细胞向肝细胞分化. 中国组织工程研究，2005，13（8）：575-578.

[544] 丁瑞恒，廖蕴华. 黄芪的抗氧化研究. 中医杂志，2010，51（增刊 1）：234-236.

[545] 杨映雪，陈建业，王亚平. 黄芪总黄酮的抗氧化作用. 川北医学院学报，2007，22（6）：606-608.

[546] 高德富. 黄芪提取物对小鼠生长性能、抗氧化及免疫功能的影响. 航天航空医学杂志，2011，22（2）：144-145，147.

[547] 魏朝良，于德红，安利佳. 黄芪有效成分对 H_2O_2 引起的 PC12 细胞氧化损伤的保护作用. 中国现代医学杂志，2004，14（24）：73-75，81.

[548] 卞云云，李萍. 蒙古黄芪中不同提取部位抗氧化活性的研究. 中国中药杂志，2009，34（22）：2924-2927.

[549] 程鹏，何先元，明拂晓，等. 常用补虚药水煎液对小鼠抗应激作用的比较研究. 中国医药科学，2013，3（17）：36-37，63.

[550] 王迎新，李华，陈敏珠. 黄芪提取物的抗疲劳和耐缺氧作用. 中国实用医药，2007，（9）：43-44.

[551] 吴铭，周桃英，陈年友，等. 黄芪多糖抗疲劳作用研究. 湖北农业科学，2014，53（1）：175-177.

［552］Yeh T S，Chuang H L，Huang W C，et al. Astragalus membranaceus improves exercise performance and ameliorates exercise-induced fatigue in trained mice. Molecules，2014，19（3）：2793-2807.

［553］崔建华，高亮，阳盛洪，等. 黄芪提高 3700m 高原人体运动能力效果评价. 高原医学杂志，2012，22（2）：7-12.

［554］全宏勋，李海生. 黄芪对辐射小鼠造血功能的影响. 中国中药杂志，1994，19（12）：741-743，763.

［555］白崇智，仲启明，武玉鹏，等. 黄芪等 5 种中药对小鼠辐射损伤防护作用的实验研究. 细胞与分子免疫学杂志，2013，29（10）：1052-1054.

［556］李宗山，邱世翠，胡艳，等. 黄芪对辐射损伤小鼠淋巴细胞增殖和 IL-2 生成的影响. 滨州医学院学报，2002，24（6）：446-447.

［557］李宗山，张迪，邱世翠，等. 黄芪抗 γ 射线辐射作用的研究. 时珍国医国药，2004，14（12）：733-734.

［558］宋洁，韩彦龙，董凯. 黄芪对辐射损伤小鼠保护作用的研究. 牡丹江医学院学报，2004，25（2）：17-18.

［559］许浪，张碧清，孙远昌，等. 黄芪对受辐射损伤大鼠脾脏的促再生作用. 郴州医学高等专科学校学报，2002，4（1）：9-10.

［560］蒋永培. 黄芪甲甙对 ^{60}Coγ 辐射小鼠外周血细胞和骨髓三系细胞的影响. 解放军药学学报，1999，15（3）：6-11.

［561］杨映雪，陈建业，费中海，等. 黄芪总黄酮对辐射损伤小鼠的防护作用研究. 重庆医科大学学报，2010，35（4）：504-507.

［562］朱华野，朴龙. 黄芪提取物抗炎、镇痛、耐缺氧及抗疲劳作用的研究. 时珍国医国药，2007，（5）：1156-1157.

［563］杨沁，路景涛，周爱武，等. 黄芪总苷的镇痛作用及其作用机制. 中国药理学报，2001，22（9）：809-812.

［564］欧阳钢，王东岩，李小民，等. 穴位注射黄芪注射液对原发性骨质疏松症骨密度的影响. 天津中医，2002，19（5）：18-20.

［565］阳波，杨静. 黄芪对绝经后骨质疏松症患者影响的临床研究. 四川医学，2007，28（3）：291-293.

［566］胡爱心，陈廖斌，汪晖，等. 黄芪多糖对大鼠骨关节炎的影响. 武汉大学报：医学版，2008，29（2）：157-161，285.

［567］Kim M H，Kim S H，Yang W M. Beneficial effects of astragaloside Ⅳ for hair loss via inhibition of fasL-mediated apoptotic signaling. PLos One，2014，9（3）：e92984.

［568］欧阳红涛，杨菊云，余术宜，等. 注射用黄芪冻干粉对大鼠和犬的长期毒性研究. 中国现代医学杂志，2008，18（15）：2173-2175，2179.

［569］郭宪清. 黄芪总苷口服液稳定性和毒理学研究. 佳木斯：佳木斯大学，2005：1-33.

［570］殷学军，刘德祥，王河川，等. 102 种中药水溶性提取物的诱变性筛选. 癌变、畸变、突变，1989，1（1）：27-33，71.

［571］詹国英，孙建琴，詹健，等. 黄芪复方营养液的毒理学研究. 贵阳医学院学报，1994，19（3）：271-273.

［572］Zhu J B，Wan X Y，Zhu Y P，et al. Effect of astragaloside Ⅳ on the embryo-fetal development of Sprague-Dawley rats and new Zealand white rabbits. Appl Toxicol，2009，29（5）：381-385.

［573］Wan X Y，Zhu J B，Zhu Y P，et al. Effect of astragaloside Ⅳ on the general and peripartum reproductive toxicity in Sprague-Dawley rats. Int Toxicol，2010，29（5）：505-516.

［574］罗晶，顾红缨，徐国宪. 补中益气汤对脾虚小鼠免疫功能的调节. 中国现代医学杂志，2006，16（17）：2613-2615.

［575］米娜，陈其御，吴敏毓，等. 补中益气汤中黄芪对脾虚小鼠免疫调节的君药地位. 世界华人消化杂志，2005，13（8）：37-40.

［576］施旭光，翟理祥，邓涂友，等. 补中益气汤"益气升阳"配伍对脾虚小鼠作用的研究. 辽宁中医药大学学报，2011，13（8）：45-47.

［577］施旭光，黄曼婷，邓淙友，等. 补中益气汤及其配伍对脾虚大鼠胃黏膜保护作用机制研究. 现代中医药，2013，33（5）：114-117.

［578］施旭光，邓涂友，翟理祥，等. 补中益气汤及益气升阳配伍对脾气虚大鼠药理效应的影响. 广州中医药大学学报，2012，29（3）：271-274.

［579］施旭光，吴美音，王闽予，等. 脾气虚证大鼠尿液代谢组学异常及补中益气汤干预作用的研究. 中药药理与临床药理，2013，24（6）：552-554.

［580］施旭光，吴美音，黄曼婷. 基于代谢组学的补中益气汤"益气升阳"配伍机制研究. 中国实验方剂学杂志，2014，20（1）：103-106.

［581］施旭光，黄曼婷，王闽予，等. 补中益气汤治疗脾气虚证的血清代谢组学研究. 广州中医药大学学报，2013，30（6）：860-863.

［582］刘群英. 补中益气汤治疗脾虚证作用机制研究. 现代中西医结合杂志，2011，20（7）：799-801，804.

［583］叶慧宁. 补中益气汤治疗脾虚型崩漏 66 例. 新中医，2005，37（8）：76-77.

［584］丁安华，徐美洁. 补中益气汤治疗先兆流产 68 例. 国医论坛，2005，20（5）：28.

［585］石珊珊. 补中益气汤治疗脾虚性腹泻 53 例临床分析. 黑龙江中医药，2006.

［586］宁炼，陈长勋，金若敏，等. 当归补血汤促进造血功能的成分及其作用的研究. 中国中药杂志，2002，27（1）：54-57.

第八章　黄芪的生物活性研究　　219

[587] 方晓艳, 李海霞, 苗明三. 当归补血汤粗多糖对气血双虚大鼠血象的影响及组方合理性探讨. 中国医药导报, 2008, 5 (36): 26-27.

[588] 徐瑞荣, 崔兴, 王琰, 等. 当归补血汤促进小鼠骨髓移植后造血组织重建的研究. 中国实验方剂学杂志, 2008, 14 (10): 39-41.

[589] 王晓玲, 汪涛, 汪雅妮, 等. 当归补血汤干预移植肌卫星细胞受体小鼠造血功能重建的研究. 中国中西医结合杂志, 2011, 31 (8): 1093-1096.

[590] 薄华本, 陈启助, 沈晗, 等. 当归补血汤调控骨髓造血机理及对造血微环境的影响. 中国新药与临床杂志, 2013, 32 (10): 824-828.

[591] 蒋立峰, 刘怀民. 当归补血汤防治肿瘤化疗后骨髓抑制临床观察研究. 中医学报, 2013, 28 (4): 475-477.

[592] 李晓琳. 玉屏风散配伍对小鼠免疫功能的影响. 哈尔滨: 黑龙江中医药大学, 2005.

[593] 顾珺, 沈朝斌, 陆磊, 等. 玉屏风散对过敏性鼻炎动物模型的Th1/Th2影响. 中成药, 2006, 28 (8): 1163-1166.

[594] 张红军, 唐小云, 鞠宝玲, 等. 玉屏风散对S180荷瘤小鼠肿瘤生长及免疫功能的影响. 细胞与分子免疫学杂志, 2008, 24 (7): 683-685.

[595] 史继静, 刘朝奇, 刘小琴, 等. 玉屏风散及各组分体外抗炎和抗氧化活性的研究. 中药药理与临床, 2009, 25 (2): 10-13.

[596] 李志华, 王中明, 项朝荣, 等. 玉屏风散对表虚小白鼠血液生化及氧化活性的影响实验. 广东畜牧兽医科技, 2010, 35 (6): 38-40.

[597] 王璐, 邱培勇, 王亚莉. 玉屏风散提取液对小鼠腹腔巨噬细胞活化及增殖的影响. 新乡医学院学报, 2010, 27 (3): 244-247.

[598] 徐继建, 刘荣丰. 玉屏风散防治体虚型感冒58例临床观察. 现代医药卫生, 2009, 25 (2): 269-270.

[599] 张仲林, 姚宝清, 钟玲, 等. 中医经方玉屏风散治疗变应性鼻炎123例临床观察. 辽宁中医杂志, 2009, 36 (6): 937-938.

[600] 王月蓉, 施亚玲, 王小燕. 玉屏风散改善慢性阻塞性肺疾病稳定期患者肺功能及生活质量的临床观察. 中国医院用药评价与分析, 2012, 12 (9): 823-825.

[601] 俞东容, 杨汝春, 林宜, 等. 防己黄芪汤对阿霉素肾病大鼠蛋白尿及足细胞病变的影响. 中国中西医结合肾病杂志, 2009, 10 (4): 295-298, 377.

[602] 陈春艳, 王闻婧, 纪宝华, 等. 防己黄芪汤对阿霉素肾病大鼠蛋白尿和肾组织Nephrin的作用. 中国中医急症, 2013, 22 (3): 361-362, 365.

[603] 张常明, 范颖, 陈晶晶, 等. 防己黄芪汤对阿霉素肾病模型大鼠肾组织IL-6、TGF-β1的影响. 辽宁中医药大学学报, 2011, 13 (8): 99-101.

[604] 陈洪宇, 揭乐琴, 王永钧, 等. 防己黄芪汤加减干预对阿霉素肾病大鼠肾组织MCP-1表达的影响. 中国中西医结合肾病杂志, 2011, 12 (11): 958-962, 1035.

[605] 俞东容, 杨汝春, 李建秋, 等. 防己黄芪汤对单侧输尿管梗阻大鼠肾组织TGF-β1、BMP-7的影响. 中国中西医结合肾病杂志, 2011, 12 (12): 1041-1043, 1137.

[606] 叶宜静, 鲁盈, 杨汝春. 防己黄芪汤对于足细胞功能蛋白基因表达的影响. 云南中医学院学报, 2013, 36 (2): 20-23.

[607] 吴培俊. 防己黄芪汤对肝硬化患者门静脉血流的影响. 中国中医科技, 2011, 18 (5): 451-452.

[608] 夏滨祥, 宋艳丽, 董玉辉. 防己黄芪汤治疗特发性水肿61例疗效观察. 航空航天医学杂志, 2011, 22 (4): 510.

[609] 覃正壮. 防己黄芪汤治疗原发性肾病综合征水肿期疗效观察. 吉林中医药, 2010, 30 (7): 582-583.

[610] 蔡然生, 宫临征, 张爱萍. 防己黄芪汤合猪苓汤治疗肝硬化腹水. 光明中医, 2010, 25 (12): 2233-2234.

[611] 顾红, 陈红锦, 陈超钟. 透脓散对肛周脓肿术后模型创面愈合的实验研究. 四川中医, 2014, 32 (1): 81-83.

[612] 陈继兰, 张慧慧, 徐萌, 等. 透脓散阻止慢性胃溃疡病理性瘢痕形成的实验研究. 南京中医药大学学报, 2013, 29 (5): 448-451.

[613] 祝晓波. 透脓散治疗肛旁脓肿术后并发症疗效观察. 临床医学, 2006, 26 (6): 25-26.

[614] 张丹. 低位肛周脓肿患者术后运用透脓散的临床观察. 南京: 南京中医药大学, 2011.

[615] 王忠诚, 谢守勇, 林茂. 透脓散应用于低位肛周脓肿术后创面恢复的疗效观察. 中医药导报, 2014, 20 (1): 45-46, 49.

[616] 顾红, 陈红锦, 陈超钟, 等. 透脓散对低位火毒炽盛型肛周脓肿术后创面的影响. 河南中医, 2014, 34 (4): 687-688.

[617] 陈国辉, 黄文凤. 黄芪的化学成分及药理作用研究进展. 中国新药杂志, 2008, 17 (17): 1482-1485.

[618] 周昇昇, 王雷, 杨月欣, 等. 中国保健食品动植物原料使用现状. 中国食品卫生杂志, 2009, 21 (5): 464-467.

[619] 段园园, 黄月纯, 魏刚, 等. 中药降血糖保健食品配方特点分析. 陕西中医学院学报, 2013, 36 (4): 110-112.

[620] 陈卫东. 漫谈药酒的历史和功能-从参芪蚁酒说开去. 亚太传统医药, 2007, 3 (3): 53-56.

[621] 关业枝, 梁荣辉, 吴青业, 等. 芪茸保健酒补肾壮阳作用的实验研究. 今日药学, 2011, 21 (2): 91-93.

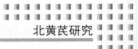

[622] 刘利萍，陈洁，李宝园，等. 黄芪保健酒有效成分的分析测定. 山西大同大学学报（自然科学版），2011，27（12）：
      39-41.
[623] 胡彦营. 黄芪保健啤酒的研制. 酿酒科技，2007，28（6）：101-102.
[624] 张海平. 复合山楂黄芪抗衰老保健饮料的研制及功能性研究. 新乡：河南科技学院，2012：56-57.
[625] 陈述辉，李若存. 生力神功口服液的薄层鉴别. 湖南中医药导报，1998，14（9）：36.
[626] 李白存. 黄芪-红枣复合饮料的制备工艺研究. 陕西农业科学，2013，59（4）：24-27，37.
[627] 戴晶晶，张月天，邓茉香，等. 增强免疫力、缓解体力疲劳保健饮料的研制. 食品科技，2008，34（3）：98-100.
[628] 王曦，许晓燕，郑林用，等. 乳酸菌发酵黄芪的抗疲劳保健功能研究. 时珍国医国药，2007，22（6）：1422-1424.
[629] 魏巍，罗霞，石钰，等. 灵芝与中药共发酵产物的药理学初步研究. 四川大学学报（自然科学版），2007，44（6）：
      1359-1362.
[630] 刘凤珠，梁萌，刘鹏. 黄芪功能性酸奶的研究. 食品科技，2007，33（3）：187-189.
[631] 张蓉. 黄芪、知母酸奶研制及活性研究. 合肥：合肥工业大学，2013：53-54.
[632] 张博，王迪. 黄芪六一保健茶抗衰老作用研究. 长春中医药大学学报，2007，（2）：35.
[633] 刘润平. 药食同源北芪菇. 农产品加工，2009，8（11）：15-16.
[634] 张志平，吴怡，吴铁. 黄芪、甘蔗渣膳食纤维饼干对血糖生成指数的影响. 临床和实验医学杂志，2007，6（7）：50-
      51.
[635] 白巍，苏豹，杨永红，等. 七花牌七灵宝软胶囊缓解体力疲劳功能评价. 药物评价研究，2013，36（3）：180-183.
[636] 董世平，杨萍，曾伟，等. "活力高宝"片对消除疲劳强身健体的疗效观察. 冰雪运动，1995，1（2）：54-55.
[637] 阳作体，贺志光. 仙方玉容膏实验研究和临床疗效分析. 中国民族民间医药杂志，1999，8（38）：157-160.
[638] 胡昌江，杨婷，吴平，等. 强身保健穴位贴提取工艺的正交试验研究. 中国药业，2007，16（3）：30-32.
[639] 林燕文，王茂仙，陆宝君. 具养颜功效的乳酸菌发酵型泡菜工艺条件研究. 食品科技，2006，32（2）：33-35.
[640] 张海悦，张凤清，常绪川. 太太滋补保健膏的研制. 吉林工学院学报（自然科学版），2002，23（2）：42-44.
[641] 袁红，张淑芳，贾绍辉，等. 黄芪生物活性及其在保健食品中的应用研究进展. 食品科学，2014，35（15）：330-334.

第九章

黄芪质量标准研究

黄芪为常用大宗药材，始载于《神农本草经》，有补气固表、利尿消肿、托毒生肌之功效，被广泛应用于临床各科，素有"十药八芪"之称[1]。目前已从黄芪中分离出了黄酮类、皂苷类和多糖类等多种化学成分，并具有免疫、强心、降压、抗衰老和抗疲劳等作用。由于黄芪是药食两用品种，故具有很高的营养价值与药用价值。

关于黄芪的资源，新中国成立前，黄芪的用药形式主要是饮片，野生资源基本能满足中医临床调剂用药。随着中成药工业的快速发展，以黄芪为原料的中成药多达 200 余种。正是这种强劲的需求，致使黄芪野生资源几近枯竭。传统 6 年以上的生长周期不能满足社会需求，黄芪的生产现状由野生和半野生变为人工栽培而发生了较大的变化。从目前来看，黄芪药材资源分布主要表现为以下 4 个方面：甘肃陇西等地发展蒙古黄芪育苗移栽 2 年生速生芪产量最大；山东文登和河北安国等地则推广了 1 年生膜荚黄芪，产量次之；传统膜荚黄芪商品量极少，黑龙江中医药大学在加格达奇等地建立了野生膜荚黄芪保护区，保存了这一珍贵的种质资源，且野生蕴藏量较蒙古黄芪大；山西北部完整保留了道地传统蒙古黄芪的山地半野生生产方式，目前多出口或加工为高档礼品芪，国内普通药材市场几乎见不到；内蒙古南部的半野生传统蒙古黄芪已很少，也推广了育苗移栽速生芪，但生长年限比甘肃长，一般为 3 年生。由此可见，目前商品黄芪主要为栽培品，尚有传统黄芪与速生芪的区别。

关于黄芪的名称，由于历代本草从产地、品种、外形、功效，甚至文化典故等不同方面记载和论述，不但有正名，还出现了不同的别名，这些别名或与产地相关，或与形态特征关联，有些别名就是道地药材。又因黄芪是重要的商品，传统产地加工方法考究，规格等级多样，商品名称复杂；临床应用还分生饮片与多种炮制品，故还可见到多个处方名，虽然这些名称都带有"芪"，但这些名称的多样性，仍给市场和临床医生及普通百姓带来了困惑[2]。

由此可见，黄芪资源的多样性提供了丰富多样的黄芪商品，但不同规格的质量优劣及其特长尚不十分清楚，加之名称的多样性，更给下游使用带来了盲目性。

中药质量的优劣直接关系到临床疗效。由于中药本身的复杂性，但迄今尚无理想的能体现中药特点的质量评价模式。国内外同行一直致力于中药质量评价方法与模式研究，取得了重要进展。本文在对黄芪药材质量评价模式进行分析的基础上，结合课题组多年对黄芪质量控制的研究，系统总结黄芪的质量研究成果，并提出了未来研究的思路，以期为黄芪的品种鉴定、品质评价、生产和使用提供参考。

第一节　黄芪的质量研究

　　中药经过几千年的实践和总结，从神农尝百草发展到以药材的形态、性状、气味及一些简单的理化反应现象来判断药材真伪优劣。直到现代科学技术手段的应用，利用植物学、植物化学、分析化学以及药理、药效学等相关学科的研究，使中药质量评价方法有了很大的飞跃。以下将从传统和现代两个方面对黄芪的质量研究进行介绍。

一、传统质量研究

　　黄芪始见于《神农本草经》，列为上品，原名为"黄耆"，李时珍在《本草纲目》对其解释"耆者，长也，黄耆色黄，补药之长，故名"[3]。古人对黄芪的认识也是根据黄芪质量而逐步改变的。

（一）依据形态特征

　　黄芪依据药材的形态特征而命名的有绵芪（或棉芪）、柴芪、箭芪、独根、二人抬等。绵芪（或棉芪），宋代《本草图经》载"今河东陕西州郡多有之……其皮折之如绵，谓之绵黄耆"[4]。元代《汤液本草》[5]谓"味甘如蜜，兼体骨柔软如绵，能令人肥"，该名称依据黄芪的质地特征"柔韧如绵"而得名，且绵芪为优质特征，有的医家将"绵"写成"棉"，故又有"棉芪"之说，相对于绵芪的柔韧特性为坚硬如柴，市场称"柴芪"，经鉴定为人工栽培年限较短的膜荚黄芪。"箭芪"，明代《本草原始》[6]载"凡用黄耆，以长二三尺，紧实如箭干为良，多歧者劣"。清代《本草从新》[7]载："形如箭毕者佳，绵软而嫩，无丫枝，故又名绵芪，切片外白中黄，金井玉兰。"《医学集成》[8]（刘仕廉）称"箭芪"，此名称指黄芪的根长而直，不分支的独根，形如箭干者为良。"独根"源于《甘肃中药手册》[9]，"二人抬"源于《辽宁经济植物志》[10]，均指优良的黄芪药材根形具长而直的特点。

（二）依　据　产　地

　　黄芪的产地记载最早见于南北朝的《名医别录》[11]，陶弘景谓"生白水（今四川广元县北）者冷补……生蜀郡（今四川梓潼、平武、成都及雅安一带）、白水、汉中（今陕西汉中）"。以后《本草经集注》[12]又载"第一出陇西（今甘肃陇西）、洮阳（今甘肃临潭县西南），色黄白甜美，今亦难得，次用黑水（今四川黑水）、宕昌（今四川松潘西北）者，色白肌理粗，新者亦甘而温补。又有蚕陵（今四川茂汶西北）白水者，色理胜蜀中而冷补。又有赤色者可作膏贴，俗方多用，道家不须"。由此可见黄芪的最初产地是在四川、甘肃和山西三省毗邻地区，品质也明显各异。宋代《本草图经》[13]云："今河东（山西境内黄河以东）、陕西州郡多有之。"元代名医王好古[5]云："黄耆绵上者为良……绵上即山西沁州（今山西沁源），白水在陕西同州。"至清代起，黄芪的道地产品进一步被发现是在山西北部以恒山为中心者和中部产者优于山西东南部（沁源等）产者。如曹炳章[14]云："山西太原府里陵地方出者，名上芪，其货直长濡软而无细枝，细皮皱纹，切断有菊花纹，色白黄，味填鲜洁，带有绿豆气最为地道；又大同府五台山出，粗皮细硬，枝短味淡，作小把为台芪，略次……亳州出者，性硬筋多，为亳芪；陕西出者，为西芪，性更硬，味极甜，更次；蛟城出者，为蛟芪，枝短皮粗，极次；四川出者，为川芪，小把，皮红黑色，性硬，筋韧如麻，味青草气，为最下品。"由此可见，经数百年实践后由最初的甘肃、四川黄芪经陕西黄芪与山西黄芪的发展过程，最后确定为山西黄芪和内蒙古黄芪为道地产品[3,15~16]。

（三）依据商品等级

自古以来，中药材作为一种特殊的商品，已形成通过"看货评级，分档议价"来检测中药材质量的经验方法。中药材商品规格等级划分是传统的药材质量评价方式，历代均有，是在实践经验积累的基础上逐步形成的。商品规格等级的产生与人们对中药品质的认识密不可分。历史上关于黄芪不同商品的描述早有记载。这些商品均为历史上传统黄芪（野生或仿野生）的名称，由于资源供应变化，当今市场的商品名称与药材性状及产地也发生相应变化。"绵芪（绵黄芪）"是本草中最早记载为优质道地的商品，分布于山西中部的交城、介休、沁县一带，为野生蒙古黄芪或膜荚黄芪，由于没有大规模种植，市场上几乎无该地区产的绵黄芪商品[17]。"红蓝芪"名称有两个含义，一指产于内蒙古武川的蒙古黄芪，另外指以浑源芪为原料的一种加工规格。"口芪"名称因独家口药材集散地的消失而逐渐少用。"宁古塔芪""卜奎芪"因野生资源几近枯竭，市场应用不多。经市场及实地采样调查，目前，产量较大的传统芪主要为浑源芪（包括大岚芪），产地以山西浑源县为中心的恒山山脉及其周边地区，如应县、代县、繁峙县、灵丘县、广灵县、阳高县、天镇县、山阴县、五寨县、朔州等，其次为陕北榆林绥德等地的"壮芪"，还有内蒙古武川芪，包括固阳、兴和县等地[3]，见图9-1。

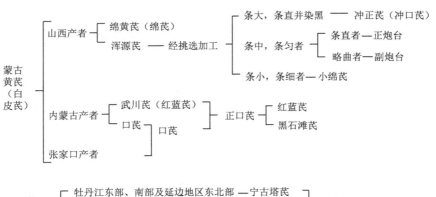

图 9-1 黄芪的商品规格

综上所述，无论是依据药材的形态特征还是药材的产地，以及药材商品规格等级，古人对黄芪的认识是以其质量品质为出发点，换而言之，"辨状论质"是中药品种传统经验鉴别之精髓的观点。中药材"辨状论质"如同中医的"辨证论治"理论一样，是几千年中医药传统经验的总结，既有合理内涵，又存在一定的局限性，迫切需要现代科学技术的阐释和修正。

二、现代质量研究

传统的"看货评级，分档议价"经验鉴别方法只能是中药质量评价进程过程中的过往与历史。随着分析技术的不断发展和不同分析技术的互补及融合，中药的质量评价必将经历由表及里的探索，从"形态评价"进入了"化学成分含量测定"的阶段。许多全新的想法与技术在不断酝酿。

（一）黄芪的鉴别研究

基原鉴定、性状鉴定、显微鉴定和理化鉴定是中药鉴定的四大经典方法。药材性状是药材质量的外观体现，攸关药品的真伪。然而药材的真伪鉴别主要基于药材的性状和显微特征，主观性较强且需要具有长期实践经验的专业人员方能完成。

（1）性状鉴别

药材的性状特征与道地产区有着明显的相关性，而道地产区药材的性状特征质量与药材产地的温湿度、降雨量、土壤基质、环境等条件有关系，优良的采收加工技术也会对药材的质量产生影响。黄芪药材不同类型、不同产地以及野生/栽培种类对药材性状特征质量也存在一定的影响，比如在中药行业对黄芪的质量进行评价时，大多认为鞭杆芪为质量较好的黄芪，因为鞭杆芪多具有绵性大、粉性强、甜性足及色泽黄白的特点[18]。因黄芪需求量的快速增加，野生和半野生资源不能满足药用时，我国在 20 世纪 50 年代开始大规模人工种植黄芪，随着国家从计划经济向市场经济转轨，原有中国药材公司按区域计划生产中药材的模式被打破，转变为市场导向下的药农自主种植，大致经历了 3 个时期，由此带来黄芪主产区和药材质量的变化[1]。常见栽培黄芪有 4 种生态类型，其质量特点见表 9-1～表 9-4。

表 9-1　四种黄芪栽培质量比较

类型	主根	侧根	质量
鞭杆芪	长度超过 30cm	很少且很细	++++
直根芪	长度超过 30cm	发达，长而明显	+++
二叉芪	短于 5cm	相近的两条大小侧根，每根长度超过 20cm	++
鸡爪芪	短于 5cm，明显肥大	短而粗，呈鸡爪形	+

表 9-2　栽培黄芪变化情况（20 世纪 50 年代初至 80 年代中期）

品种	主产地	种植方式与生长年限	药材性状
蒙古黄芪	陕西北部浑源县、应县、繁峙县、代县、五寨县等基地；内蒙古南部固阳县、武川、乌兰察布市、鄂伦春自治旗、锡林郭勒盟、通辽市	山西山坡半野生，直播 6～8 年采收；内蒙古山坡半野生，直播 3～5 年采收	与野生药材相似
膜荚黄芪	四川松潘、茂汶县；黑龙江宁安、嫩江；陕西旬邑；甘肃陇西、宕昌、岷县	以种子直播方式为主，3～4 年采收	与野生药材相似

表 9-3　栽培黄芪变化情况（20 世纪 80 年代中后期至 21 世纪初）

品种	主产区	种植方式与生长年限	药材性状
蒙古黄芪	山西无序生产，产量大起大落，1990 年出口受阻伤农，种植面积持续萎缩；内蒙古无序生产，与山西相似；甘肃陇西、定西、岷县、宕昌产量占全国 60%以上，跃居为"新主产区"	山西半野生直播 6～8 年采收；内蒙古半野生直播 3 年采收；甘肃育苗移栽，2 年采收	山西、内蒙古似野生品，多为"鞭杆芪"；甘肃芪与野生芪有较大区别，短而细
膜荚黄芪	黑龙江林口、桦南、宁安；吉林白山、抚松；辽宁本溪；内蒙古赤峰；山东文登、莱阳、平邑、菏泽、蒙阴、临朐、诸城；河北安国、唐山；陕西子洲	黑龙江育苗移栽 3～4 年采；辽宁、吉林、陕西育苗移栽 2 年采；山东、河北直播 1 年采	均不似野生芪，山东、河北芪粗壮质坚硬，与野生品相差很远

注：黄芪育苗移栽法。用黄芪种子育苗，次年起苗，将根平放或斜放于整好的大田地沟中，再栽培生长，1 年采挖根者为 2 年生药材，2 年采挖根者为 3 年生药材；因移栽根入土不深，故易采挖

表 9-4　栽培黄芪变化情况（21 世纪初至现在）

品种	主产区	种植方式与生长年限	药材性状
蒙古黄芪	山西和内蒙古传统芪产量稳步回升，面积扩大；陕西子洲、旬邑；甘肃产量最大；"主产区"宁夏隆德	山西直播 6～8 年采（粗放管理）；陕西直播 5～8 年采（精细管理）；内蒙古直播 3 年采（精细管理）；甘肃、宁夏育苗移栽 2 年采（精细管理）	山西、陕西半野生似野生品黄芪，内蒙古较相似，甘肃和宁夏的样品相似，但与野生品有较大区别
膜荚黄芪	东北产量、面积减少；山东产量最大；"新产区"河北产量大幅减少；陕西子洲、旬邑，产量增加	黑龙江育苗移栽 3 年采；辽宁、吉林、陕西育苗移栽 2 年采；山东直播 1 年采	均不似野生膜荚黄芪

（2）显微鉴别

1958 年东丈夫等首先报道了中国商品膜荚黄芪的形态组织特征；次年报道了蒙古黄芪的生药性状、组织特征。从文章可以看出，以上 2 种黄芪在形成层、石细胞、导管等特征方面有一定的差别[15]。1959 年，赵橘黄等也报道了膜荚黄芪的性状、组织、粉末及显微化学方面的研究结果[15]。1964 年，冯毓秀等详细报道了膜荚黄芪和多序岩黄芪的生药形态组织特征，并认为多花黄芪、东俄洛黄芪、金翼黄芪的根在形态上与膜荚黄芪无明显区别，但用毛细管分析可相互鉴别[15]。多序岩黄芪的根因有晶鞘纤维，无石细胞存

在而明显不同于膜荚黄芪的根[15]。牛燕珍等比较了山西应县黄芪、内蒙古武川黄芪、河北安国黄芪的显微结构，发现山西黄芪不仅在性状上有特点；在显微观察时，山西黄芪的木栓组织、纤维等厚壁细胞的比例亦明显少于其薄壁细胞及其内含物，因为有药用及营养价值的成分都由此产生并贮存于这些细胞中，所以山西道地黄芪呈现出"粉性足、韧性坚"的特点，反观安国黄芪则缺乏这一特点[16]。陈少勇在显微镜下观察黄芪及其伪品，发现正品黄芪含有淀粉粒，不含草酸钙结晶，而其他伪品不具备此特征，因此可以鉴别出正品黄芪及其伪品。王俊杰等采用电子显微镜对蒙古黄芪和膜荚黄芪的种子进行了鉴别，2 种黄芪种子的萌发孔形状、种脐和种皮的微观结构有明显差异，可作为鉴别 2 种黄芪种子的依据[16]。在研究黄芪的道地性状"粉性足绵性大"时发现，山西道地产区浑源的黄芪淀粉粒多（粉性足）、韧皮纤维较多（绵性大），同时黄芪甲苷和多糖的量也较高，即粉性足和绵性大的黄芪药材韧皮部所占比例要比粉性弱、脆性大的黄芪药材大[19,20]。赵中振等采用传统的显微鉴别法区分蒙古黄芪和膜荚黄芪，并且可以推测出黄芪样本的"年龄"。通过显微鉴别法研究市售的黄芪药材，结果表明，与膜荚黄芪相比，2 年生的蒙古黄芪在市场的占有率更高[21]。

对比药材的性状，可以鉴别黄芪药材的不同来源并判别药材真伪，但此类方法常以人的经验鉴别为主，对中药分析从业者有较高的要求，且单靠性状鉴别只能对药材质量进行初步分析判断，难以全面反映出药材质量优劣，需要借助其他手段才能准确地评价黄芪的质量。

1）化学鉴别：随着色谱、光谱等高科技分析方法引入到药用植物研究领域，一些更为先进、简便、可靠的黄芪质量评价方法被采用。薄层色谱法（TLC）可以对黄芪药材进行快速鉴别。苗国乾[22]对黄芪进行 TLC 实验，在紫外线下（365nm）观察黄芪样品色谱中荧光斑点，再与对照药材色谱比较，如果在相应位置上显相同的荧光斑点，可判断为正品黄芪；金芳等[23]通过 TLC 实验发现，蒙古黄芪的 2 个荧光斑点，比移值（R_f 值）小的斑点较大且明亮，R_f 值大的斑点较小，膜荚黄芪的 2 个斑点情况正好相反，可以区分；闫冲等[24]采用 TLC 法分别鉴别膜荚黄芪、蒙古黄芪及伪品扁茎黄芪、紫花苜蓿的种子，以黄芪甲苷为对照，在 TLC 中，4 种样品的斑点与对照品的斑点有差异，可以鉴别出真伪黄芪种子，这种方法重现性好，为黄芪及伪品种子的鉴别提供了依据。马英丽等[25]采用薄层扫描法，结合化学模式识别的方法准确地识别了蒙古黄芪与膜荚黄芪。

借助化学鉴别方法，可以将黄芪药材外观所不能体现的细微差异有效地发掘出来，并且能定量描述黄芪质量性状。

2）分子生物学鉴定：中药基原的复杂性为药材的真伪鉴别与优劣评价工作带来较大难度。随着现代分子生物学的迅猛发展，分子生物学方法已在农、林、医学及动、植物和微生物学等各个领域得到了广泛应用。目前，用于中药黄芪鉴别的分子生物学方法有很多，可为黄芪药材的质量评价进一步提供依据[26]。

Na 等[27]应用随机扩增的多态性 DNA 技术（RAPD 技术）在 DNA 分子水平上对中国产黄芪和韩国产黄芪进行鉴别，证明不同产地黄芪的基因多态性，该方法高效、灵敏、简便、快速，为黄芪的产地鉴别提供参考；Pui 等[28]首先利用聚合酶链式反应（PCR）技术对 rRNA 基因的内转录间隔区（ITS1）进行扩增，对 PCR 扩增产物进行 DNA 测序以确定黄芪的种类，然后利用任意引物聚合酶链反应（APCR）技术对黄芪的产地进行鉴别，结果表明黑龙江产黄芪与内蒙古产黄芪、山西产黄芪有明显的区别，而内蒙古产黄芪和山西产黄芪的差别很小，该方法为不同产地黄芪的质量评价提供了依据；张曦等[29]分别构建了黄芪和其近缘属植物红芪DNA指纹图谱，利用RAPD标记方法分析黄芪和红芪之间具有明显的DNA谱带差异，这些差异为准确地鉴别黄芪和红芪提供了依据。Ma等[30]应用5S-rRNA基因间隔序列作为不同种黄芪鉴定的分子标记，分别对膜荚黄芪、蒙古黄芪、贺兰山黄芪、拉马宁碱和红芪的5S-rRNA基因的间隔序列进行PCR扩增，然后分别对其扩增产物进行DNA测序和对比，该方法为不同种的黄芪在分子水平上的鉴定提供了依据。Chen等[31]首次提出一种基于黄芪3'端非翻译区（UTR）等位基因特异性DNA序列多态性的鉴别方法，首先对3'端非翻译区等位基因特异性DNA序列进行PCR扩增，然后对扩增产物进行测序，根据其序列的不同可以将不同种及亚种的黄芪区别分开来，以此方法找到的遗传序列标志物对以后大批量药材的筛查起到了重要作用。跨学科的合作，使在继承基础上的创新能够得以实现。

（二）有效成分测定方法研究

药品仅靠性状分析进行真伪鉴别，尚不足以全面反映质量状况，必须引入量化数据，才能达到质量控制的目的。以多指标综合评价中药质量的方法，解决了传统的中药四大鉴别方法即性状鉴别、显微鉴别、理化鉴别及薄层鉴别中由于主观因素而对药材质量评价造成的影响，促进了中药质量评价方法的发展。黄芪的含量测定方法也经历了从单一指标向多指标及指纹图谱综合评价的研究模式。在对黄芪更多有效成分认识的过程中，不断完善和提高黄芪的质量控制方法。

1. 扫描薄层色谱法（STLC）、高效液相色谱法（HPLC）、高效液相色谱-质谱（HPLC-MS）、蒸发光散射检测器（ELSD）测定有效成分

（1）单一成分含量测定

中药质量标准体系建立的初期主要是参考化学药物的质控模式，孤立地去构建某一个指标性成分的定性定量标准，从而对整个中药进行质量控制。在对黄芪的质量控制方法研究初期，仅以黄芪甲苷的含量作为质量标准的唯一指标。李桂春等采用TLC测定了红芪、黄芪及其类同品种黄芪甲苷的含量。结果表明，不同产地、不同品种中黄芪甲苷含量差异较大[32]。皂苷类成分无紫外吸收或仅为末端吸收，使皂苷测定在应用HPLC法及选择流动相优化分离时均存在一定的困难，由于黄芪皂苷在紫外区属于末端吸收，而采用ELSD检测法则能解决问题。ELSD是一种质量通用型检测器，有质量即有响应。2001年李文奎等首次采用HPLC-ELSD测定了黄芪中黄芪甲苷的含量[33]。姜勇[34]采用HPLC-ELSD对不同来源黄芪药材中黄芪甲苷进行含量测定。结果表明，黄芪药材中黄芪甲苷是以几个道地产地的含量为高，且质量稳定；且栽培品黄芪甲苷的含量高于野生品及半野生品（直播方式）；不论是栽培品还是半野生品，甲苷都以2年生为高；黄芪甲苷的含量随着等级的升高逐渐降低。这是因为商品黄芪等级主要根据药材的外观如粗细、长短划分，其外观越好，等级越高。随着年限的增加，皮部所占比例降低，因此黄芪甲苷的含量也就降低。

李英等采用 HPLC-ELSD 评价道地及其他非道地产地黄芪药材的质量。但应从产量与含量角度综合考虑，确定适宜的种植年限。比较野生黄芪与栽培黄芪药材黄芪甲苷含量结果表明，野生黄芪甲苷的含量高于栽培品[35]。

（2）多成分含量测定

采用单体成分标示中药质量的研究模式忽略了中药的复杂性与配伍原则，脱离了中药的临床疗效，研究证实黄芪皂苷Ⅳ（黄芪甲苷）是心脏正性肌力作用的主要有效成分，也是降压有效成分之一；黄芪总黄酮具有清除超氧阴离子自由基或 H_2O_2 作用，从而抑制膜脂质过氧化；黄芪多糖静脉滴注不仅使大鼠心率明显减慢，还可显著对抗垂体后叶素引起的心电图 ST-T 改变，对急性心肌缺血有保护作用。由此可见，黄芪中的不同化学成分具有不同的药理活性，仅以黄芪甲苷的含量作为质量标准的唯一指标失之偏颇[36]。近年来采用能够体现中药整体性特征的多成分含量测定法来控制中药的质量已成为共识。

吴弢等采用高效液相色谱-紫外检测法（HPLC-UV）测定了黄芪中 6 个异黄酮的含量，并进行了质量评价[37]。齐炼文等采用 HPLC-DAD-ELSD 同时测定了黄芪中的 6 个黄酮和 4 个皂苷[38]。此串联技术实现了同时测定黄酮类和皂苷类化合物的含量，提高了效率，节约了成本。药材市场流通中黄芪药材商品根据根的长短、直径和形状进行分等。徐宏熹等采用 HPLC-DAD-ELSD 比较了不同地区栽培黄芪木部和韧皮部中 11 个主要的异黄酮和 3 个皂苷的含量，结果表明黄芪皂苷在韧皮部的含量是木部的 74 倍，且细根中含有的黄芪甲苷量要高于粗根中黄芪甲苷的含量。但是异黄酮的含量在皮部和木部没有区别，且粗根和细根也无区别[39]。中药材的引种栽培和规范化生产是解决中药资源问题的最有效途径，对于中药材资源的可持续利用和发展具有重要意义。王雪洁等分别采用分光光度法、HPLC 测定引种至山西浑源黄芪道地产区不同来源黄芪药材总黄酮和毛蕊异黄酮、芒柄花素的含量，并进行相关性分析，结果表明，山西、陕西地区黄芪种质适宜在当地栽培和野生种植，而甘肃、内蒙古黄芪引种到山西浑源地区黄酮类物质含量较原产地为高，适宜大面积引种；黄芪药材中毛蕊异黄酮和芒柄花素的含量呈显著的正相关[40]。

（3）一测多评

由于已经认识到中药化学成分的多样性，作用基础的多靶点，并且是多成分协同起效，这就需要对尽可能多的活性成分进行定性定量研究。多指标成分的质控是大势所趋，但是对照品的提供是该方法应用的瓶颈。由此，能够进行多指标含量测定的一测多评方法越来越受重视。

黄芪的主要活性成分为黄酮类、皂苷类和多糖类化合物。研究表明，黄芪中的黄酮类化合物具有调节免疫、抗病毒、清除自由基等多方面的药理作用，其中含量较高的主要为异黄酮苷类成分（毛蕊异黄酮苷、芒柄花苷）及其相应的苷元（毛蕊异黄酮、芒柄花素）。但由于毛蕊异黄酮苷、芒柄花苷等对照品的供应不足，严重限制了多成分含量测定法在实际生产和市场监督中的应用。陈君等采用一测多评法，即应用其中一个对照品易获得的成分（芒柄花素），通过建立该成分与其余待测成分（毛蕊异黄酮苷、芒柄花苷、毛蕊异黄酮）间的相对校正因子，计算出其余成分的含量，实现多指标质量控制[41]。

（4）液质联用技术

随着液相色谱分析对象的复杂化，对 HPLC 提出了更高的要求。液质联用技术将液相色谱高效的分离能力与质谱的高选择、高灵敏度的检测能力相结合，是中药复杂体系最有利的分析手段。李萍课题组建立了快速高效液相色谱串联四级杆飞行时间质谱（HPLC-Q-TOF-MS）的定性定量分析黄芪质量的方法，在很短的分析时间内为其提供了一个"化学组成的全貌"。另外，从量的角度，测定了黄芪药材中 13 个皂苷成分和 14 个黄酮类成分的含量，并进行了质量评价[42]。在此研究基础上，齐炼文等建立了 HPLC-Q-TOF-MS 定性和定量分析黄芪中的化学成分，并与 HPLC-DAD-ELSD 进行了比较。从选择性和灵敏度的角度而言，TOF-MS 优于 ELSD；从精密度和稳定性的角度分析，ELSD优于 TOF-MS。分析结果也表明，蒙古黄芪和膜荚黄芪在化学轮廓上没有差异，且黄酮类成分和皂苷类成分的含量相近。不同地区的蒙古黄芪中黄酮类和皂苷类成分的含量差异较大。该方法为建立全面的黄芪质量评价体系提供了方法学借鉴与依据[43]。

2. 指纹图谱的深入研究

中药化学成分的多样复杂性，使得鉴定几个专属性化学成分不能代表中药的整体质量，又由于中药化学成分易受产地、采收加工、贮运、中成药等诸多因素影响，专属性化学鉴定也无法反映中药质量的均一性。从深层次看，指纹图谱恰好符合中医中药的特点。指纹图谱是基于对中药物质群整体作用的认识，借助波谱和色谱等技术获得中药化学成分的光谱或色谱图，是实现鉴别中药真实性、评价质量一致性和产品稳定性的可行模式，具有信息量大、特征性强、整体性和模糊性等特点[44]。指纹图谱包括了对已知成分和未知成分的分析，反映的化学成分信息（具体表现为相对保留时间和相对峰面积）具有高度特异性和选择性，可较充分地反映出中药复杂混合体系中各种化学成分量分布的整体状况，尤其是在现阶段有效成分绝大多数没有明确的情况下，能够结合各种色谱、光谱、波谱手段，特征性地鉴定中药的真伪与优劣，成为中药自身的"化学条码"[45]。

经过多年的探索与应用，指纹图谱终于走进了 2010 年版《中国药典》，在中药的质量控制与评价中发挥着巨大作用。质量控制模式的转变是对中药质量评价思维方式的质的转变[46]。许多学者采用指纹图谱对黄芪药材进行质量评价。

（1）黄芪药材 HPLC 指纹图谱的研究

徐青[47]运用液质色谱-质谱法（LC-MS）/质谱法（MS）为黄芪药材指纹图谱质量标准的研究奠定了基础。胡芳弟[48]运用 HPLC 研究了黄芪的指纹图谱，并对毛蕊异黄酮、芒柄花素及黄芪甲苷进行了含量测定，且该方法可用于区分黄芪和红芪。可以根据黄芪甲苷的有无、毛蕊异黄酮和芒柄花素的相对含量，以及指纹图谱来鉴别黄芪和红芪药材，并全面评价它们的质量。李翔[49]建立黄芪药材高效液相-质谱检测器（HPLC-MS）总离子流色谱指纹图谱的评价方法，标定 13 个共有峰，该方法有助于加强黄芪药材的质量控制，能够有效地区分黄芪药材同其他相关样品。赵慧辉[50]建立了黄芪药材的 HPLC 色谱指纹图谱，考查了以山西为主的 10 个不同产地黄芪化学指纹之间的相似性与差异。山西产 2 年生黄芪峰数目和峰面积,要明显高于内蒙古和甘肃产的黄芪。王宗权[51]采用 HPLC-ELSD 法对不同产地的黄芪药材指纹图谱进行研究,并使用主成分和聚类分析法对结果进行了评价,14 个不同产地的黄芪样品可以聚为 5 类。分析结果表明,主成分分析结果与系统聚类分析结果一致,2 种方法得到了相互验证。从结果可以看出不同产地的黄芪样品的质量差别较大,此方法为全面、有效控制黄芪药材质量提供了科学依据。

李进[52]采用 HPLC-DAD-ELSD 串联技术建立甘肃陇西不同产地的黄芪药材黄酮和皂苷类化合物指纹图谱共有模式,并采用中药色谱指纹图谱相似度评价系统软件进行数据处理。10 批陇西黄芪相似度中除 2 批药材外,相似度均大于 0.9。李桂兰[53]建立了黄芪药材的 HPLC 指纹图谱,考察了不同生长年限的黄芪化学成分之间的特点和差异,确定黄芪不同生长年限化学成分的变化特征,由不同年限黄芪指纹图谱特点考查可知:1 年生到 4 年生黄芪,随着生长年限的增长,药材中所含组分的种类及含量基本呈现上升的趋势,4 年生到 5 年生黄芪,随着生长年限的增长,药材中所含组分的种类及含量基本呈现下降的趋势。苏娴[54]建立黄芪的 RRLC-UV-MS 指纹图谱分析方法,LC-MS 联用技术用于指纹图谱研究弥补了紫外检测的不足之处,并且提供了大量的化学成分信息,为今后进一步的化学成分研究提供了参考,也为黄芪基原混乱等问题的研究提供了有效的手段。

(2)黄芪药材红外光谱指纹图谱的研究

李桂兰等[55]利用傅里叶变换红外光谱分析法指纹图谱研究中药材黄芪,实验取自浑源、应县、安泽、甘肃、内蒙古产地黄芪的 22 批药材,对不同产地同一年限的黄芪药材对比发现,在 l726/cm、1633/cm 强度和形状也各有差别。1430～1230/cm 强度、形状甚至数量有差别。1113/cm 处的肩峰以及 862/cm 附近的不规则峰也有不同。与同一产地不同生长年限的黄芪药材对比,1059/cm 的 2 个肩峰一样高,随着生长年限的增长,这两个肩峰变得不同,左侧低于右侧。930/cm 与 996/cm 的峰,随生长年限的增长而降低。山西浑源、应县、安泽和内蒙古产的黄芪光谱图在整体上相近,而甘肃黄芪峰形有差别,它们都属于蒙古黄芪,而且从图形对比来看生长年限的差异大于产地差异。

(3)黄芪药材核磁共振(NMR)指纹图谱的研究

Yoo-Soo 等[56]对不同年限黄芪的 NMR 光谱进行鉴定和多元统计分析,作者分别对 1 年生、2 年生、3 年生、4 年生的黄芪用 NMR 的方法并结合数学统计方法对其代谢产物进行了客观合理的比较和评价。首先对核磁图谱进行指认,发现其中共有的化学代谢物。在化学位移(δ)=4.30 处指认为负乙酰基天门冬氨酸,δ=3.97 为天门冬氨酸,δ=6.56 为富马酸,δ=4.20 为果糖,同时还有葡萄糖、丙氨酸、精氨酸、γ-氨基丁酸、乳酸、醋酸等都被指认出来。然后用 PCA 对数据进行处理,在 PC1 上 1 年生和 2 年生的完全分开,在 PC3 上 3 年生和 4 年生的也完全分开。从 PC 图上可以明显看出它们之间含量和成分的区别。

(4)基于 NMR 代谢组学技术黄芪质量评价方法研究

近年来代谢组学已成功用于中草药的品质评价和化学组成比较。我们课题组采用基于核磁共振代谢组学技术从整体观分析的角度寻找恒山黄芪和川黄芪的化学组成差异,并比较二者 γ 内转录第二间隔区基因序列条形码的差异序列。从化学成分和 DNA 分子遗传来看，恒山黄芪和川黄芪差异很大，可以区分开来。为后期恒山黄芪道地中药材质量评价提供了方法学借鉴[57]。此外，基于 NMR 代谢组学技术发现山西野生和甘肃栽培黄芪的浸出物不仅在含量上有差别，在化学组成上也有显著差异，说明生长方式对药材的质量会产生较大影响。本研究为中药材浸出物的比较提供了一种新的思路[58]。

通过中药指纹图谱的建立，能比较全面反映中药所含化学成分的种类与数量，尤其是在现阶段有效成分绝大多数没有明确的情况下能更好地表明中药内在质量，大大提高中药质量评价的技术水平和科技含量[59]。

（三）黄芪宏观性状与微观化学成分的关联性分析

毋庸置疑，关于黄芪质量评价的研究经历了从传统到现代，由表及里、由外至内逐步深入的过程，且这些评价方法为中药质量标准体系的构建与完善提供了更多的思路。然而，在实际研究中却将传统的性状鉴别与化学鉴别割裂开来，如黄芪的"豆腥味浓、粉性强者"的科学本质是什么呢？这一传统的鉴别方法却未曾用现代的技术方法进行表征。

针对以上问题，本课题组在对黄芪的性状研究中引入从宏观性状到微观化学分子间的过渡状态，并分析相关性的研究策略。过渡状态指药材的浸出溶液或显微形态，如药材性状的颜色可用浸出液的色度比较；味的浓淡可借用食品检验中浸出液的甜度、苦味等；药材散发的某些气味不一定是活性成分产生的[60]。

豆腥味是豆科植物的一个共有特点，Andre 等研究发现大豆制品的豆腥味源于其中多不饱和脂肪酸的酶促反应产物，其中起关键作用的酶是脂氧合酶（lipoxygenase，LOX）。LOX 广泛存在于豆科植物中，能专一催化含有顺、顺-1，4 戊二烯结构的多不饱和脂肪酸，如亚油酸、亚麻酸，生成具有共轭双键的脂肪酸氢过氧化物。这些脂肪酸氢过氧化物在过氧化物裂解酶的作用下产生醇类、酮类和醛类等挥发性物质，使豆类物质产生豆腥味[61]。我国主产于山西浑源道地产区的黄芪以豆腥味浓质著称。本课题组探讨了黄芪豆腥气味与黄芪甲苷、多糖和黄酮类成分的相关性。结果表明，黄芪的豆腥气是由正己醛产生的，而正己醛的量与所含活性成分黄芪多糖和黄芪甲苷存在正相关性。另外，在研究豆腥味与黄芪质量的关联性时发现，山西浑源野生及栽培样品（包括半野生）感官上具有浓厚的豆腥味，正己醛含量明显较高，有效成分方面同样表现出较高的整体水平，豆腥味淡的四川和黑龙江（膜荚）样品则正己醛和有效成分含量均较低，即正己醛含量可以作为一个评价黄芪质量的指标成分[61,62]。

元代《汤液本草》记载："黄芪味甘，柔软如绵，能令人肥。"在上述研究方法的指导下课题组又对"黄芪味甘者，质佳"的科学内涵进行了探讨，提出了关键问题"味甘（甜味）的物质基础是什么？""甜味如何定量表征？""味甘（甜）的黄芪药材质量是否为佳？"

甘味就是甜味，它是人类的一种愉快的基本味觉。其强度用"甜度"表示，通常以蔗糖为基准（以 5%的蔗糖水溶液在 20℃时的甜度为 1.0），比较其他甜味剂在同温度同浓度下的甜度，称相对甜度或比甜度[63]。经过甜度与综合评价指标"F 值"相关性分析，结果表明，黄芪甜味成分的物质基础为葡萄糖、果糖、蔗糖、肌醇、山梨醇、半乳糖醇、甜菜碱；甜度的大小和黄芪中质量指标毛蕊异黄酮苷、黄芪甲苷及总多糖的含量都具有明显的正相关性；甜度较高的黄芪，其综合评价指数 F 值也较大，品质较好，反之亦然；验证了"黄芪味甘，质佳"的科学内涵[64]。

本实验研究有助于豆腥味和甜味的产生机制的阐述及药材道地性的研究，对于进一步用现代技术手段解释这一传统用药经验有一定的指导意义。秦雪梅等探索"性状特征与化学成分相关性研究的研究模式"[65]，为"辨状论质"科学内涵探索研究提供思路和方法借鉴。

综上所述，近些年来，国内研究工作者尝试采用各种方法致力于黄芪药材质量控制方法研究，且黄芪标准体系构建的方法一直是仁者见仁，智者见智。通过对黄芪质量评价方法研究的回顾与总结，的确有令人振奋的地方。从形态鉴别、化学鉴别、分子生物学鉴别，到有效成分含量测定方法的研究，实现了综合的、宏观的、非线性的质量评价模式。且以黄芪为例，对"辨状论质"的科学内涵进行了初步探索。然而目前关于黄芪质量评价方法的研究仍然存在不足之处。缺乏宏观药效与微观成分、成分整体与成分部分之间的关联性研究，割裂了成分之间的有机关联。且目前开展的指纹图谱研究大多数采用 HPLC/UV 分析方法，很难对其中的大多数指纹峰进行指认，导致指纹图谱难以与药物的活性直接联系起来，亦难以用于全面系统的品种鉴别和质量评价。在对更多成分认知的过程中，逐步完善整体质量控制标准体系的构建。通过对黄芪传统质量研究和现代质量研究的学习与实践，结合笔者所在实验室多年的研究，体会到我们实用的中药质量标准需要方法科学、多点控制、实用可行，只有深入地进行大量的基础研究工作与积累总结，才会有简便而又严谨的标准，只有足够"深入研究"才有合适的"浅出标准"[66]。

第二节   黄芪的质量标准研究

中药质量标准的深化与提升既是中药行业发展的自身需求，也是国际医药界的行业要求。中药质量标准是中药产、供、销、储、用和监督管理过程中的基本准则及法定依据，它贯穿于中药原料的种植与加工、原料药及药品生产、流通、使用和监管等多个层面，这些因素综合构成了中药全面质量管理标准体系，且在不同层面分别形成了不同的质量要求。在原料和产品层面分为药材标准和药品标准，在商品流通层面又分为生产标准、商品规格标准、经营管理标准、包装标准、贮藏标准、运输标准等。这些标准都是为了保障原料药和药品的安全有效而建立的[67]。

药品标准是国家对药品质量规格及检验方法所做的技术规定，是药品生产、供应、使用、检验和管理部门共同遵循的法定依据。我国现行的国家药品标准按颁布机构分为《中华人民共和国药典》和局（部）颁药品标准，以及地方药材标准，前二者是由国家药典委员会负责制定和修订的，国家药品监督管理局颁布实施。另外，一些药材种植企业与中成药生产企业为控制产品质量往往制定相应的内控标准，即企业药品标准[68]。

药材商品规格标准是国家药品标准和商品标准的重要组成部分。中药材商品规格是在长期的医药实践及其流通过程中逐渐形成的，在中药材市场流通的按质论价和临床用药的安全有效等方面发挥了重要作用。新中国成立以来，先后于 1959 年颁布了《三十八种药材商品规格标准》，1964 年颁布了《五十四种中药材商品规格标准》。目前，我国内地执行的国家药材商品规格标准是 1984 年部颁药材标准，即《七十六种药材商品规格标准》[69]。本文将对黄芪在《中国药典》、《山西省中药材中药饮片标准》及《中药材商品规格等级》的发展进行综述。

一、《中国药典》——黄芪质量标准

我国一直重视中药质量的标准化工作。《中国药典》自 1953 年第 1 版发行至今已经更新至第 9 版，《中国药典》每 5 年修订 1 次，每年制订 1 个增补版，这在很大程度上提升了我国药品质量标准的水平，并相对保障了中药使用的安全和有效。

黄芪属豆科植物黄芪属，广泛分布于全国各地。在我国黄芪属植物有 278 种，2 个亚种。1963 年版《中国药典》首次收载黄芪（黄耆），规定黄芪为豆科植物黄芪或蒙古黄芪的干燥根。黄芪的质量鉴别仅局限于性状鉴别[70]。1977 年版《中国药典》中，黄芪的品种增加了多序岩黄芪，即"红芪"，且在鉴别项下增加了显微鉴别[71]。1985 年版《中国药典》只收载了蒙古黄芪和膜荚黄芪，将红芪品种去掉，在鉴别项的基础上分别增加了检查项（总灰分和酸不溶性灰分的测定）和浸出物项[72]。1990 年版《中国药典》在 1985 年版药典基础上，在鉴别项下增加了化学鉴别方法，采用薄层鉴别法鉴别黄芪甲苷[73]。随着科学技术的发展，1990 年版《中国药典》关于黄芪的定性鉴别描述已经较为完整，性状鉴别、显微鉴别、理化鉴别均有涉猎。靠以往的外观形态鉴别、显微鉴别方法虽可以基本判断药材的真伪，但却不能判别药材质量的优劣，借鉴化学药的质量标准，在中药中发展了具有专属性鉴别意义的有效成分和含量测定方法。在此浪潮的推动下，1995 年版《中国药典》增加了含量测定项，采用薄层扫描法测定黄芪甲苷的含量，规定其含量不得低于 0.04%[74]。2000 年版《中国药典》在 1995 年版药典基础上，检查项下增加了有机氯农药残留量的检查[75]。2005 年版《中国药典》在 2000 年版药典的基础上增加了重金属及有害元素的检测；薄层鉴别项中，在皂苷鉴别的基础上，增加了黄酮的鉴别项；采用 HPLC-ELSD 测定黄芪甲苷，检测灵敏度大幅度提高[76]。2010 年版《中国药典》在 2005 年版基础上，含量测定项下增加检测毛蕊异黄酮葡萄糖苷的含量，分别控制了皂苷和黄酮两类成分的含量[77]。

综上所述，从《中国药典》对黄芪的质量评价来看，黄芪质量控制与评价的主要方式逐步由无指标、单指标向多指标成分过渡，且可以发现，中药质量的控制由过去依靠性状、感官、经验判断已经进入到依靠现代量化分析来进行定性、定量的科学控制。目前市场上的商品黄芪不仅质量参差不齐，品种间还存在相当的混杂度，道地产区与非道地产区之间药源种属混乱，无法充分保证黄芪的药效与质量。只有联合各种质量研究方法才能建立客观、合理的质量标准评价模式。

二、《山西省中药材中药饮片标准》——恒山黄芪道地药材质量标准研究

完善的质量标准首先要对中药优质品种进行发现和确立，尽可能单品种、单基原，以保证所使用药材疗效的一致性。2010 年版《中国药典》收载正品黄芪为豆科植物蒙古黄芪或膜荚黄芪的干燥根，并未对两者分开描述。对于这种多来源的常用中药材，其性状特征之间有明显的差异，这就必然导致其药效有一定的差异。

恒山黄芪为豆科植物蒙古黄芪的根，具有长条顺直、色泽黄亮、粉性足、绵性强、豆腥味浓等特点，为正宗正北芪，是我国优质道地黄芪药材。在国内外享有很高声誉，出口量占黄芪出口量的 70%以上。从目前黄芪销售市场和价格来看，恒山黄芪由于生长年限长达 6~8 年，采刨人工费高而导致价格较高，在国内市场无法与其他产地 2 年生育苗移栽黄芪竞争，但却受到海外市场青睐。恒山黄芪与其他产地黄芪相比有着明显的价格优势，而目前市售的绝大部分黄芪药材无论从外观性状还是内在品质均与传统恒山黄芪道地药材相去甚远。这种重利之下带来的无序经营，造成了巨大的负面效应。

与此同时，山西省于 1987 年颁布了第一部中药材省级地方标准，一般中药材地方标准颁布原则为：《中国药典》中未收载的品种，以及当地特有的或者常见的中药材均需要纳入地方标准中，并且每隔一段时间均需根据实际情况对中药材地方标准进行修订、更新。而在 1987 年版山西省首部地方标准中，未收载恒山黄芪。在山西省药品监督管理局的组织下，时隔 20 多年后对山西省地方标准进行第二次修订。在这次地方标准的修订中，增加了恒山黄芪的地方标准，其目的就是希望用标准的形式体现山西省优质道地药材——恒山黄芪的特色。

为了秉承"一药一名一标准"的中药材质量控制目标，体现恒山黄芪道地药材的特色，应当从实际情况出发，不再统而化之，建立适用于恒山黄芪药材质量标准，把恒山黄芪的特色用标准的形式体现出来并且可以用以区别其他产地的黄芪。笔者实验室对不同产地、不同来源、不同生态条件黄芪进行系统的品种整理和质量标准研究。

中药标准研究中，样本收集的代表性与准确性是中药质量标准建立的前提与基础，需尽可能收集主产地药材或道地药材、市场流通药材、混淆品及伪品等，同时注意样品的批次要具有足够的代表性。在采集恒山黄芪样品的同时，我们也特别注重对全国各个不同产地的黄芪进行收集，从各个不同角度比较出它们之间的异同性。黄芪药材均自采于本品主产区较代表性区域，其中 43 批样品为恒山黄芪；4 批样品为膜荚黄芪；20 批样品为栽培黄芪。样品统计见表 9-5。

表 9-5 黄芪样品统计表

样品编号	总编号	样品产地	采收时间	生长年限	生长方式	等级
H-01	HQ-SX-22	山西浑源黄涯村梁子沟	2011.11	6 年	半野生	
H-02	HQ-SX-23	山西浑源官儿乡石窑村王家沟	2011.10	7 年	半野生	
H-03	HQ-SX-30	山西浑源官儿乡麻地沟	2011.10	7 年	半野生	
H-04	HQ-SX-26	山西应县梨树坪乡	2011.09	不详	野生	
H-05	HQ-SX-29	山西应县白马石乡	2011.10	不详	野生	

样品编号	总编号	样品产地	采收时间	生长年限	生长方式	等级
H-06	HQ-SX-28	山西应县三条岭乡	2011.10	不详	野生	
H-07	HQ-SX-27	山西应县双钱树乡	2011.10	不详	野生	
H-08	HQ-SX-24	山西代县分水岭村	2011.10	不详	野生	
H-09	HQ-SX-25	山西代县滩上镇	2011.09	不详	野生	
H-10	HQ-SX-31	山西浑源官儿乡木沟村东十字背	2011.10	7 年	半野生	
H-11	HQ-SX-33	山西浑源大仁庄乡后兑沟村	2011.10	不详	野生	
H-12	HQ-SX-34	山西浑源官儿乡木沟村麻黄沟	2011.11	不详	野生	
H-13	HQ-SX-35	山西浑源官儿乡土岭村东坡	2011.11	不详	野生	
H-14	HQ-SX-37	山西浑源官儿乡东石窑村	2011.10	不详	野生	
H-15	HQ-SX-32	山西天镇新平堡	2011.10	不详	野生	
H-16	HQ-SX-36	山西阳高罗文皂	2011.10	不详	野生	
H-17	HQ-SX-40	山西五寨芦芽山	2011.10	4～5 年	半野生	
H-18	HQ-SX-42	山西五寨丘陵山梁	2011.10	4 年	半野生	
H-19	HQ-SX-39	山西五寨	2011.10	不详	半野生	
H-20	HQ-SX-44	山西应县五斗山	2011	不详	半野生	一等
H-21	HQ-SX-45	山西应县五斗山	2011	不详	半野生	二等
H-22	HQ-SX-46	山西应县五斗山	2011	不详	半野生	三等
H-23	HQ-SX-47	山西应县五斗山	2011	不详	半野生	四等
H-24	HQ-SX-48	山西应县五斗山	2011	不详	半野生	五等
H-25	HQ-SX-54	山西浑源	2011	不详	野生	特等
H-26	HQ-SX-55	山西浑源	2011	不详	野生	一等
H-27	HQ-SX-56	山西浑源	2011	不详	野生	二等
H-28	HQ-SX-57	山西浑源	2011	不详	野生	三等
H-29	HQ-SX-58	山西浑源	2011	不详	野生	四等
H-30	HQ-SX-64	山西五台县石嘴乡	不详	不详	野生	
H-31	HQ-SX-79	山西浑源千佛岭乡泽青黄芪基地	2012.8	不详	野生	
H-32	HQ-SX-83	山西五寨芦芽山	2012	不详	野生	
H-33	HQ-SX-84	山西五寨丘陵坡地	2012	不详	半野生	
H-34	HQ-SX-86	山西吕梁兴县黑茶山背	2012.10	不详	野生	
H-35	HQ-SX-90	山西娄烦云顶山	2012.11	不详	野生	
H-36	HQ-SX-92	山西浑源泽青黄芪基地	2012.11	不详	野生	山地直播
H-37	HQ-HLJ-1	黑龙江膜荚黄芪	不详	不详	野生	
H-38	HQ-HLJ-2	黑龙江膜荚黄芪	不详	不详	野生	
H-39	HQ-HLJ-3	黑龙江呼兰膜荚黄芪	不详	1 年	栽培	
H-40	HQ-HLJ-4	东北膜荚黄芪	2011	不详	野生	
H-41	HQ-SX-41	山西五寨平地移栽	2011.10	2 年	栽培	

续表

样品编号	总编号	样品产地	采收时间	生长年限	生长方式	等级
H-42	HQ-SX-60	山西浑源平地移栽	2011.10	2年	栽培	
H-43	HQ-NM-3	内蒙古固阳	不详	2年	栽培	
H-44	HQ-GS-8	甘肃渭源莲峰	2011.10	2年	栽培	
H-45	HQ-GS-9	甘肃陇西首阳（振东提供）	2011.10	2年	栽培	
H-46	HQ-GS-10	甘肃岷县	2011.10	2年	栽培	
H-47	HQ-NM-7	内蒙古赤峰	不详	2年	栽培	
H-48	HQ-GS-7	甘肃陇西首阳（购于亳州）	不详	2年	栽培	
H-49	HQ-SX-88	山西忻州五寨	2012.11	2年	栽培	平地移栽
H-50	HQ-SX-91	山西浑源泽青黄芪基地	2012.11	不详	栽培	平地移植
H-51	HQ-GS-12	甘肃首阳	2011	不详	栽培	统货
H-52	HQ-GS-13	甘肃渭源莲峰	2011	不详	栽培	统条
H-53	HQ-GS-14	甘肃岷县梅川	2011	不详	栽培	
H-54	HQ-GS-16	甘肃岷县	不详	不详	栽培	
H-55	HQ-GS-19	甘肃陇西	不详	不详	栽培	
H-56	HQ-GS-22	甘肃省渭源县会川镇	不详	不详	栽培	
H-57	HQ-NM-10	内蒙古固阳	2011	2年	栽培	
H-58	HQ-NM-11	内蒙古兴和县	2011	不详	栽培	
H-59	HQ-GS-20	甘肃陇西	2012.8		栽培	硫熏
H-60	HQ-GS-26	甘肃陇西	2012.8		栽培	
H-61	HQ-NM-4	内蒙古商都	2011.09	不详	野生	
H-62	HQ-NM-5	内蒙古兴和县店子乡南洼村	2011.10	不详	野生	
H-63	HQ-SSX-3	陕西榆林	2011	7~8年	半野生	
H-64	HQ-SSX-5	陕西榆林	2011	不详	野生	特等
H-65	HQ-SSX-6	陕西榆林	2011	不详	野生	一等
H-66	HQ-SSX-7	陕西榆林	2011	不详	野生	二等
H-67	HQ-SSX-8	陕西榆林	2011	不详	野生	三等

（一）性 状 鉴 别

山西该区域各产地之间药材性状并无明显差别，与栽培黄芪相比，具有长条顺直、分枝少、皮柔韧、粉性足、味甘、豆腥气较浓等特点。通过对黄芪样品的外形（长短、直径）、表皮颜色、表皮性状、皮部与木部特征以及气味与味道等方面比较研究发现，恒山黄芪的性状与《中国药典》所描述有一定区别，依据实际性状并参考相关文献[78~80]进行了如下修订：

1)《中国药典》[65]描述其性状"本品呈圆柱形，有的有分支，上端较粗"。恒山黄芪呈圆柱形，而分枝特别少，且上下粗细较均匀，当地习称"鞭杆芪"。因此本标准将"有的有分支"修订为"分支少",同时增加"尾部渐细"。

2)《中国药典》描述其"长30~90cm,直径1~3.5cm"。直径测量部位依据文献[81],测量其斩去芦头向下3.5cm处直径。直径与长度统计分析原则:在大量测定数据的基础上,分别选取最小数值S_{min}与最大数值S_{max},其中接近或等于S_{min}与S_{max}数据数量应分别占到总数据量的10%以上,处于S_{min}与S_{max}范围之间的数据量,应占到总数据的90%以上。

本课题组通过对大量样品实际测量值发现恒山黄芪直径在1.2~3.0cm,长度达35~100cm,有的还可达100cm以上。因此本标准将其修订为"长35~100cm,有的可达100cm以上,直径1.2~3.0cm"。根据直径数据统计分析原则,在恒山黄芪直径测量数据中,其中接近或等于S_{min}与S_{max}数据数量分别占到总数据量的10%以上的数值分别为$S_{min}=1.2cm$,$S_{max}=3.0cm$,将作为两端变异幅度。

由图9-2可见,不同产地样品直径有明显区别,恒山黄芪数据的平均值均明显高于其他产地。根据直径数据统计分析原则,恒山黄芪长度测量数据中,其中接近或等于S_{min}与S_{max}数据数量分别占到总数据量的10%以上的数值分别为$S_{min}=35cm$,$S_{max}=100cm$,将作为两端变异幅度。

由图9-3可见,不同产地样品长度有明显区别,恒山黄芪数据的平均值均明显高于其他产地,其中长度S_{min}、中间值数值与陕西产蒙古黄芪比较接近。测定结果表明,蒙古黄芪木质部内径占横断面直径比例在57%~82%,而膜荚黄芪木质部内径占横断面直径比例为63%~85%。两个品种所占比例无统计学意义,且比例数值有交叉。不能作为准确区分蒙古黄芪与膜荚黄芪的指标。故正文未收载此性状描述。

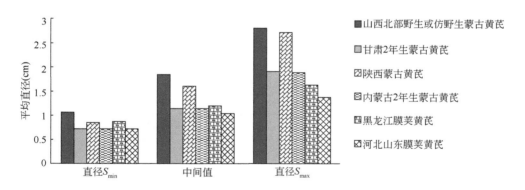

图9-2　不同地区黄芪平均直径比较

3)《中国药典》描述其"表面淡棕黄色或淡棕褐色,有不整齐的纵皱纹或纵沟"。经过观察发现恒山黄芪表面颜色较膜荚黄芪浅,符合蒙古黄芪特征,被称为"白皮芪"。依据实际性状修订为"表面淡黄色至淡棕褐色",此表述与杨兆起等主编的《中药鉴别手册》第三册相符。关于皮孔的描述,《中国药典》未记述,但多篇文献均指出:蒙古黄芪药材表面"皮孔横长";且《常用中药基础研究》中明确指出:"恒山芪,横长皮孔大而多,速生芪,横长皮孔小而少",故增加了皮孔描述,收入正文。

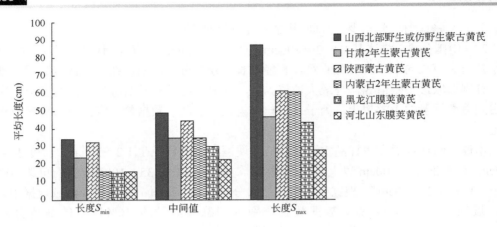

图 9-3　不同地区黄芪平均长度比较

4）《中国药典》描述其"质硬而韧，不易折断，断面纤维性强，并显粉性，皮部黄白色，木部淡黄色，有放射状纹理和裂隙，老根中心偶呈枯朽状，黑褐色或呈空洞"。而观察研究发现恒山黄芪质地柔韧，断面显纤维性，而纤维性不强，粉性足，皮部黄白色，木部淡黄色，皮部与木部颜色相差明显，有放射状纹理和裂隙，老根中心偶呈枯朽状，黑褐色或呈空洞。因此本标准将其修订为"质柔韧，断面纤维性，粉性足，皮部黄白色，木部淡黄色，有放射状纹理和裂隙，老根中心偶呈枯朽状，黑褐色或呈空洞"。

5）《中国药典》描述其"气微，味微甜，嚼之微有豆腥味"。实际研究恒山黄芪的气味与味道，闻之发现恒山黄芪有较强豆腥气味；嚼之味道较甜，并且豆腥味明显，嚼后渣很少。因此本标准将其修订为"气微，味甜，嚼之豆腥味明显，嚼后渣少"。

另外，在此基础上，还从性状上比较了蒙古黄芪与膜荚黄芪的区别，以及野生蒙古黄芪与栽培蒙古黄芪的区别（表 9-6、表 9-7，图 9-4）。

表 9-6　蒙古黄芪与膜荚黄芪的比较

比较项目	蒙古黄芪	膜荚黄芪
外形习称	"鞭杆芪"	"猪尾巴芪"锥子形
质地	质柔韧，折之如绵	质硬，折断后木质部纤维相连（柴芪）
口嚼后	渣少或几乎无渣	有渣
豆腥味	很浓	淡

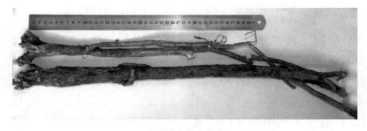

山西野生蒙古黄芪

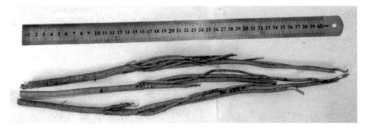

甘肃栽培蒙古黄芪

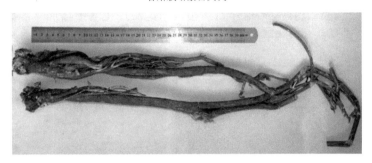

黑龙江野生膜荚黄芪

图 9-4 恒山黄芪、膜荚黄芪和栽培黄芪性状图

表 9-7 野生蒙古黄芪与栽培蒙古黄芪（2 年速生）的比较

比较项目	栽培	野生
纵切面	木部纤维较直	木部纤维弯曲
横切面颜色	木部与韧皮部对比颜色差异较小	木部与韧皮部对比颜色，差异较大（"金井玉栏"）
质地	柴性大，难折断	绵性大，易折断
外皮颜色	黄白色	淡棕褐色
粉末体积（同等质量）	体积小（密度大）	体积大（密度小），韧皮纤维多，绵性大
口嚼后	有少量渣	几乎无渣
豆腥味	较淡	很浓
产地	甘肃、内蒙古	恒山及其周边
年限	2 年	4 年以上

（二）鉴　别

1. 显微鉴别

（1）黄芪横切面显微结构特征

1）栓内层为 3～5 列切向延长的厚角细胞。与 2020 年版《中国药典》描述一致。

2）韧皮射线为 1～4 列径向延长的细胞，呈放射状排列。

3）韧皮射线外侧常弯曲，有裂隙；韧皮纤维成束，壁厚，木化或微木化，与筛管群交替排列。与 2020 年版《中国药典》描述一致。

4）距形成层 100～140μm 处的纤维束较为密集，排列较整齐，形成断续的环带状。

5）形成层成环，木质部导管单个分散或 2～3 个相聚，排列紧密整齐。与《中国药典》（2010 年版）描述一致。

6）薄壁细胞含淀粉粒。

依据显微照片，本标准增加了韧皮纤维排列特点，"距形成层 100～140μm 处的纤维束较密集，排列较整齐，形成断续的环带状"。显微结果见图 9-5。再依据《常用中药基础研究》对导管的描述和实际观察，发现"恒山黄芪"木质部导管排列紧密整齐，与栽培 2～3 年速生芪的导管排列稀疏、断续相区分，故在正文中增加了"导管排列紧密整齐"的描述。显微结果见图 9-5。

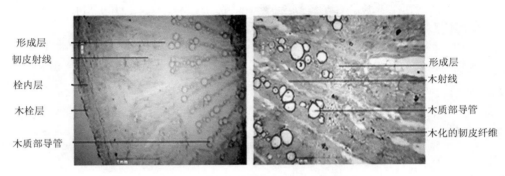

图 9-5 蒙古黄芪横切面显微特征图（4×10）

另外，根据蒙古黄芪和膜荚黄芪的显微结构对比，发现二者的区别在于："①蒙古黄芪韧皮射线外侧基本不弯曲，膜荚黄芪韧皮射线外侧弯曲；②蒙古黄芪纤维发达程度不及膜荚黄芪；③蒙古黄芪皮层中有分泌囊存在"。显微结果见图 9-6。

（2）黄芪粉末显微结构特征

通过对蒙古黄芪和膜荚黄芪两种药材粉末特征进行比较研究发现，恒山黄芪的显微特征与《中国药典》所描述基本一致，依据实际显微特征从以下几个方面进行了修订（图 9-7）。

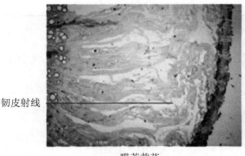
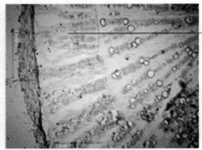

膜荚黄芪   蒙古黄芪

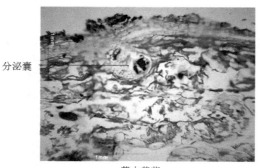

分泌囊

蒙古黄芪

图 9-6　蒙古黄芪和膜荚黄芪横切面显微特征图（4×10）

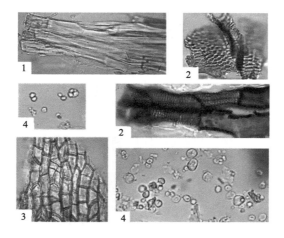

图 9-7　黄芪粉末特征图（10×40）
1. 纤维；2. 导管；3. 木栓细胞；4. 淀粉粒

　　1）粉末黄白色。纤维较多，成束，稀单个散离，直径 8～30μm，壁厚，表面有纵裂纹，初生壁常与次生壁分离，两端常断裂成须状，或较平截。与《中国药典》（2010 年版）描述一致。

　　2）本标准增加了"导管分子甚短，具缘纹孔排列紧密；另有网纹导管"。

　　3）本标准增加了"木栓细胞微黄绿色（在显微图上看不出来颜色是黄绿色），表面观呈类多角形或类方形"。

　　4）本标准增加了"淀粉粒单粒类圆形、椭圆形等；复粒由 2～4 分粒组成"。

　　5）将《中国药典》当中"石细胞少见，圆形，长圆形或形状不规则，壁较厚"修订为"石细胞少见"。

2. 薄层鉴别

　　（1）黄芪甲苷薄层鉴别

　　照 2010 年版《中国药典》黄芪项下，薄层鉴别（2）方法，结果见图 9-8、图 9-9。

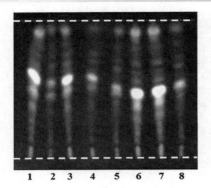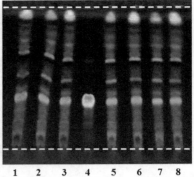

图 9-8 日光灯下黄芪甲苷薄层   图 9-9 紫外线灯（365nm）下黄芪甲苷鉴别
                                                        色谱图

1 为供试品 H-1，2 为供试品 H-3，3 为供试品 H-5，   1 为供试品 H-1，2 为供试品 H-3，3 为供试品 H-5，
4 为黄芪甲苷对照品，5 为供试品 H-7，6 为供试品 H-   4 为黄芪甲苷对照品，5 为供试品 H-7，6 为供试品 H-
10，7 为供试品 H-18，8 为供试品 H-25   10，7 为供试品 H-18，8 为供试品 H-25

（2）黄酮类成分薄层鉴别

照 2010 年版《中国药典》黄芪项下，薄层鉴别。

（3）方法

结果见图 9-10。

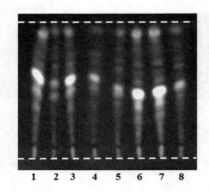

图 9-10 紫外线灯（365nm）下黄芪薄层鉴别色谱图

1 为供试品 H-1，2 为供试品 H-3，3 为供试品 H-5，4 为黄芪对照药材，5 为供试品 H-7，6 为供试品 H-10，
7 为供试品 H-18，8 为供试品 H-25

经鉴定此方法操作可行，故不对其进行修订。本标准草案与 2010 年版《中国药典》
鉴别项下薄层鉴别规定操作方法相同。

（三）检　查

1. 水分

根据 16 批次不同产地黄芪药材水分，水分范围 6.0%～7.0%，故与《中国药典》2010
年版一部黄芪项下水分检查限度相同，暂定为不得过 10.0%（《中国药典》2010 年版附录

Ⅸ H 第一法）。

2. 杂质

根据 16 批次不同产地黄芪药材杂质，结果在 1.1%～2.8%，故本标准草案与 2010 年版《中国药典》附录Ⅸ A 对其杂质检查项的规定相同，暂定为不得过 3.0%。

3. 总灰分

按照《中国药典》2010 年版一部附录Ⅸ K 中灰分测定法测定，根据 16 批次不同产地黄芪药材测定结果，总灰分为 3.5%～4.9%、酸不溶性灰分为 1.0%～1.5%，故同 2010 年版《中国药典》总灰分限度，暂定总灰分限度为不得过 5.0%。由于测试样品初加工未清洗，而黄芪药材不直接入药，需切、炮制成饮片以供药用，2010 年版《中国药典》已取消该检查项，故本标准正文未收载酸不溶性灰分。

4. 重金属及有害元素

按照《中国药典》2010 年版一部附录Ⅸ B 电感耦合等离子体质谱法测定，根据 16 批次不同产地黄芪药材测定结果，铅 0.051～1.28mg/kg、镉 0.0050～0.037mg/kg、铜 2.0～7.1mg/kg、砷 0.023～0.42mg/kg、汞未检出至 0.0054mg/kg，5 个元素结果含量均较低，且《中国药典》2010 年版一部规定限度合理，因此，暂定黄芪重金属有害元素限度为铅不得过百万分之五；镉不得过千万分之三；砷不得过百万分之二；汞不得过千万分之二；铜不得过百万分之二十。

5. 有机氯农药残留量

按照《中国药典》2010 年版一部附录Ⅸ Q 有机氯农药残留量测定法测定，根据 16 批次不同产地黄芪药材测定结果，结果六六六、五氯硝基苯均为未检出，滴滴涕为 0.0～0.87ng/g，有机氯类农药含量均较低，且《中国药典》2010 年版一部规定限度合理，因此，暂定黄芪有机氯类农药限度为总六六六（总 BHC）不得过千万分之二；总滴滴涕（总 DDT）不得过千万分之二；五氯硝基苯（PCNB）不得过千万分之一。

6. 二氧化硫残留量

按照《中国药典》2010 年版一部附录Ⅸ U 二氧化硫残留量测定法测定，25 批次不同产地黄芪药材测定结果，为 0～20mg/kg 且调研了解到在产地恒山黄芪均不采用硫黄进行处理，测定值为测试方法本身干扰所致，因此，参考《中国药典》2010 年版第二增补本药材检定通则规定，暂定黄芪二氧化硫残留量限度为不得过 150mg/kg。

7. 黄曲霉毒素

按照《中国药典》2010 年版一部附录Ⅸ V 黄曲霉毒素测定法测定，根据 3 批次不同产地黄芪药材测定结果，结果均未检出（＜1.0μg/kg），且调研了解到在恒山黄芪储存过程中存在发霉的现象，因此将黄曲霉毒素测定项收入标准，且参考《中国药典》2010

年版一部陈皮等品种限度规定，暂定黄芪黄曲霉毒素限度为本品每 1000g 含黄曲霉毒素 B1 不得过 5μg，含黄曲霉毒素 B1、黄曲霉毒素 B2、黄曲霉毒素 G1、黄曲霉毒素 G2 的总量不得过 10μg。

（四）浸　出　物

对浸出溶剂和浸出方法进行了考察，综合考虑药材有效成分的溶解性及浸出效果，选定以水为溶剂，冷浸法进行浸出物测定。照水溶性浸出物测定法（《中国药典》2010 年版一部附录 X，A）项下的冷浸法测定，共测定 36 批样本，结果 1～19 号、32 号、33 号和 36 号恒山黄芪野生或仿野生栽培样品，其浸出物含量在 30.2%～34.8%，从野生品与 2 年生栽培品比较看出：野生品的浸出物含量波动不大，较均匀；而栽培品浸出物含量差异较大。有文献报道[82]，栽培药材施用化肥后可提高浸出物含量。本试验测定的 4 个高于 35.0% 的样品均为栽培蒙古黄芪，而恒山黄芪通常不施用化肥。

故拟订恒山黄芪药材水溶性浸出物的限度为 25.0%～35.0%，收入正文，低值比《中国药典》原规定（17.0%）有大幅提高，且可区别于过度施用化肥的栽培芪。

根据恒山黄芪测定结果（图 9-11），剔除异常值后最小值下浮 20% 设为限度，拟订恒山黄芪药材水溶性浸出物的限度为以干燥品计不得少于 24.0%。

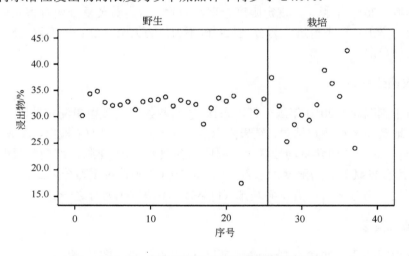

图 9-11　蒙古黄芪样品浸出物含量散点图

（五）指　纹　图　谱

1. 黄芪 HPLC-UV 指纹图谱

查阅文献发现黄芪黄酮类成分在 254nm 处有较好吸收[83]，而黄酮类属中等极性物质，采用 254nm 下检测的图谱作为黄芪黄酮类指纹图谱。按正文收载的方法测定，分别记录 34 批样品的指纹图谱。以毛蕊异黄酮葡萄糖苷色谱峰为参照物峰，对各主要色谱峰进行峰面积计算（单峰面积占总峰面积 5% 以上峰），使用中国药典委员会的"中药色谱指纹图谱相似度评价系统"，采用色谱峰多点校正的方法，并通过与对照指纹图谱比较，计算相似度。

高效液相色谱指纹图谱鉴定方法验证。经方法学验证，精密度试验、重复性试验、稳定性试验结果表明，各主要色谱峰相对保留时间和单峰面积占总峰面积 5% 以上峰的面积比值均无明显变化，其相对标准差（RSD）均在 3% 以内。分别用 Waters 高效液相色谱仪、Agilent1200 高效液相色谱仪、岛津高效液相色谱仪以及 Venusil MP C18（4.6mm×250mm）色谱柱、伊利特 Hypersil ODS2（5μm，4.6mm×250mm）色谱柱和 Thermo BDS Hypersil C18（5μm，4.6mm×250mm）色谱柱对同批样品进行耐用性考察，结果表明，各主要色谱峰相对保留时间无明显变化，符合指纹图谱要求。用 Waters 高效液相色谱仪以及 Venusil MP C18（4.6mm×250mm）色谱柱对不同柱温 ±5℃、流速及检测波长 ±2nm 的同批样品进行测定，结果表明，各主要色谱峰相对保留时间明显变化，符合指纹图谱要求，方法可行。

采用拟定的方法，测定 34 批次不同产地样品，计算相似度，结果 18 批次恒山黄芪相似度为 0.974~0.996，其他产地黄芪相似度为 0.129~0.928。恒山黄芪样品相似度均在 0.960 以上，而其他产地黄芪样品中，除 19 号样品相似度为 0.928 以外，其余相似度均在 0.820 以下，尤其是 24 号、25 号样品在 0.200 左右，而且恒山黄芪指纹图谱与其他产地黄芪指纹图谱存在明显差异。

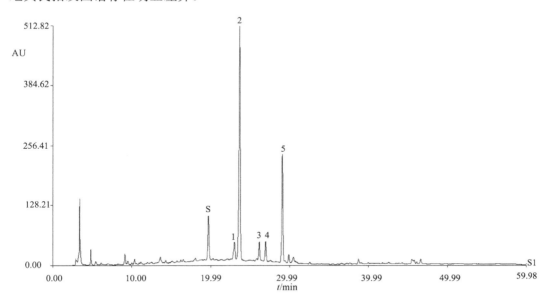

图 9-12　对照指纹图谱

按中药色谱指纹图谱相似度评价系统，根据相似度计算结果，暂定供试品指纹图谱与对照指纹图谱（图 9-12）经相似度计算，相似度不得低于 0.80。规定值为 1.17（峰 1）、1.20（峰 2）、1.33（峰 3）、1.37（峰 4）、1.48（峰 5），其中峰 S 为毛蕊异黄酮葡萄糖苷，峰 3 为芒柄花苷。

　　将实验所得的所有样品色谱峰的信息，包括保留时间、色谱峰序号、色谱峰面积、样品信息等参数输入 Microsoft Excel 表格形成数据集，以峰面积为自变量，对其进行归一化处理，将数据导入 SIMPCA-P11.0 和 SPSS 软件，进行聚类分析以及主成分分析。

　　由图 9-13、图 9-14、图 9-15 可知山西产的野生或仿野生黄芪与 2 年生速生芪以及膜荚黄芪明显分开，并且聚类分析与主成分分析结果一致，其中 22 号与 24 号产自山西五寨和甘肃的 2 年生样品与山西样品聚为一类，而 21 号虽为五寨仿野生，但其性状不同于山西其他仿野生样品，因此属于异常值。

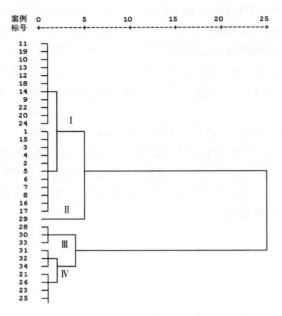

图 9-13　聚类分析结果

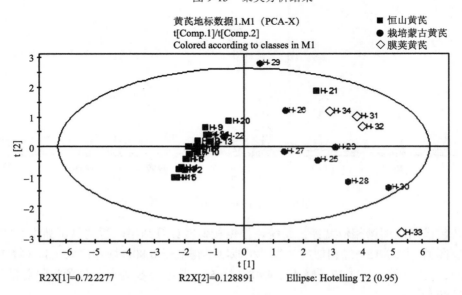

图 9-14　主成分分析结果（PCA 散点图）

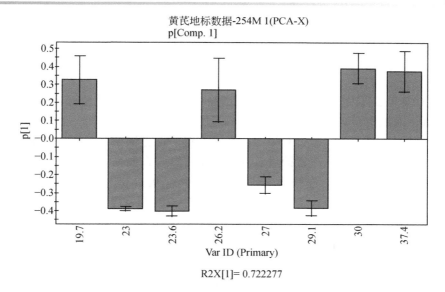

图 9-15　差异代谢物结果（Loading 图）

2. 黄芪 HPLC-ELSD 特征图谱

黄芪中主要为黄酮类和皂苷类成分，但由于皂苷类成分并无紫外线吸收，ELSD 检测器为通用型检测器，其对无紫外吸收的皂苷类成分有很好的响应。因此本实验室对黄芪的 HPLC-ELSD 特征图谱进行研究。

18 批样品的色谱图，计算其共有峰的相对保留时间，选定 10 个色谱峰作为特征峰，以毛蕊异黄酮葡萄糖苷色谱峰为参照物峰（S 峰），计算特征峰 1～9 的相对保留时间，其相对保留时间应在规定值的 ±5% 之内，规定值为 1.17（峰 1）、1.20（峰 2）、1.48（峰 3）、1.52（峰 4）、1.55（峰 5）、1.97（峰 6）、2.21（峰 7）、2.27（峰 8）、2.37（峰 9）（图 9-16）。

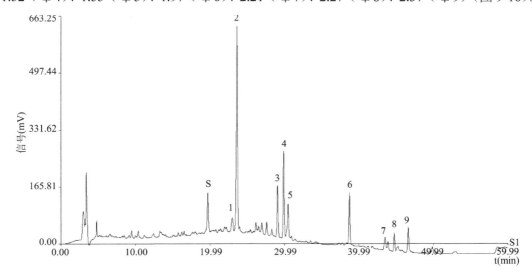

图 9-16　对照特征图谱

（六）含 量 测 定

1. 黄芪甲苷的测定

由于 2010 年版《中国药典》方法中供试品溶液的制备需经过浸泡、索氏提取、正丁醇萃取、氨试液处理及大孔树脂吸附除杂等步骤，操作烦琐、费时，且有正丁醇萃取分层困难，不易回收等问题，故针对以上问题，在遵照原色谱条件与测定方法的基础上，对其供试品溶液的制备方法进行改进。经方法学考察符合要求。

测定方法的验证：经方法学验证，黄芪甲苷在 7.98～30.4μg 具有良好线性（$y=1.209x+1.412$，$r^2=0.9989$），精密度试验结果表明方法精密度良好，RSD=1.8%（$n=6$），重复性试验结果表明方法精密度良好，RSD=2.8%（$n=6$），平均回收率为 96.7%（$n=9$），稳定性试验结果表明供试品溶液至少在 24h 内稳定。试验中还对比较经典的两种黄芪甲苷提取方法（包括现行药典）与本方法进行比较，测定结果并无显著性差异（$P=0.373>0.05$，$P=0.298>0.05$），比较而言，本方法操作简单，可以明显减少分析测定时间（图 9-17）。

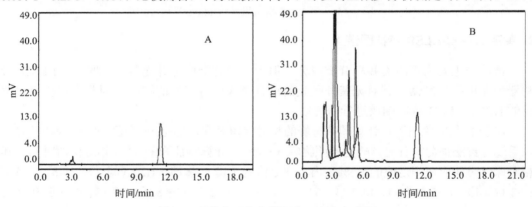

图 9-17　黄芪甲苷含量测定 HPLC 色谱图
A. 黄芪甲苷标准品色谱图；B. 黄芪药材供试品色谱图

根据拟定的方法，测定了 55 批黄芪药材中黄芪甲苷的含量，并将数据导入 SPSS 软件分析，作黄芪甲苷含量散点图。结果表明，恒山黄芪甲苷含量在 0.040%～0.2%范围内波动，即拟定恒山黄芪药材中黄芪甲苷含量不低于 0.040%。不对其限量进行修订，仅对黄芪甲苷含量测定方法进行修订，收入正文。商品规格黄芪中等级越高的，其含量反而越低，另外，黄芪甲苷在野生品中的含量高于栽培品黄芪，且两者含量之间无显著性差异。

2. 毛蕊异黄酮葡萄糖苷的测定

《中国药典》2010 年版一部黄芪中毛蕊异黄酮葡萄糖苷含量测定方法，操作简单、方法可行。因此，直接采用其方法并收入正文。对 56 批样本测定结果分析，毛蕊异黄酮葡萄糖苷的含量会随着药材生长年限而增加，此结果与文献[84]报道一致。野生黄芪中毛蕊异黄酮苷含量在 0.080%以上，而栽培品黄芪中毛蕊异黄酮苷的含量在 0.080%以下，并且对二者在除去异常值后做柱状图与 T 检验分析，存在显著性差异（$P<0.001$），即野

生品黄芪中毛蕊异黄酮苷含量高于栽培品。故拟定恒山黄芪药材毛蕊异黄酮葡萄糖苷含量不得少于 0.080%，收入正文。比《中国药典》原规定有大幅提高（原规定为 0.020%），体现了恒山黄芪的道地性（图 9-18、图 9-19）。

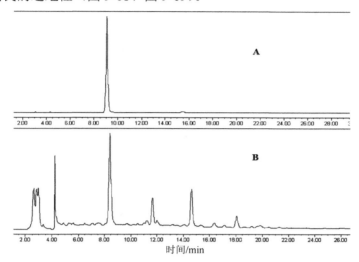

图 9-18　毛蕊异黄酮葡萄苷含量测定 HPLC 色谱图

A. 毛蕊异黄酮葡萄糖苷标准品色谱图；B. 黄芪药材供试品色谱图

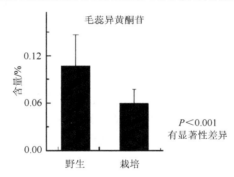

图 9-19　野生与栽培蒙古黄芪柱状图

3. 总多糖的测定

通过研究 2010 年版《中国药典》中收载有多糖含量测定的中药材枸杞、玉竹等发现，所有药材均使用水提醇沉法[85]，且检测最常用方法为硫酸-苯酚法[86]。硫酸-苯酚法原理为单糖、多糖及衍生物+酚-H_2SO_4——→橙黄色反应，在 488±2nm 处有特征吸收。因此通过文献调研确定了提取方法为水提醇沉法，检测方法为硫酸-苯酚法，测定波长为 488nm[87]，在此基础上，对三种黄芪总多糖含量测定的方法进行了比较，最终确定本方法为最佳的试验方法。

测定方法的验证：经方法学验证，黄芪多糖在 49.2～131.2μg 具有良好线性（$y=0.0124x-0.0123$，$r^2=0.9984$），精密度试验结果表明方法精密度良好，RSD=0.02%（$n=6$），重复性试验结果表明方法精密度良好，RSD=2.9%（$n=6$），平均回收率为 97.6%

（n=9），稳定性试验结果表明供试品溶液至少在 24h 内稳定。

根据拟定的方法，测定了 54 批次黄芪药材中黄芪多糖的含量，其中野生品多糖含量低于 7.0%的 5 批样品是应县的等级黄芪，其含量在 4.8%～6.9%。结果表明恒山黄芪样品多糖含量在 7%～17%，差异较大，且其他产地黄芪样品与恒山黄芪无明显差别，根据测定结果，剔除异常值后，以最小值降低 20%设为限度，拟订恒山黄芪药材总多糖含量以干燥品计，不得低于 7.0%（图 9-20）。

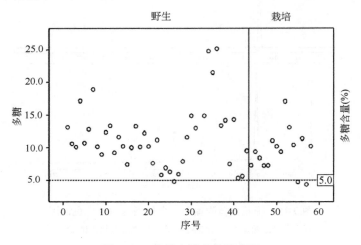

图 9-20　黄芪多糖含量散点图

（七）总　　结

本质量标准的起草是在参考《中国药典》（2010 年版一部）的有关内容，根据我们对山西恒山地区收集的野生黄芪及仿野生栽培黄芪样本进行质量分析，在充分展现山西道地药材质优特色的基础上，起草的地方标准草案。与《中国药典》2010 年版黄芪标准比较。

1. 恒山黄芪地方质量标准草案变更内容

1）增加规定了恒山黄芪的基原、生长采收年限与产地范围，用于区别不同基原的膜荚黄芪以及 2 年生育苗移栽的蒙古黄芪[87]。

2）增加了恒山黄芪总多糖的含量测定，增加了恒山黄芪 HPLC-UV 指纹图谱用于区别不同基原的膜荚黄芪以及 2 年生育苗移栽的蒙古黄芪。

3）修订了恒山黄芪的性状，用于区别不同基原的膜荚黄芪以及 2 年生育苗移栽的蒙古黄芪。

4）修订了恒山黄芪黄芪甲苷含量测定方法[88]。

5）修订了恒山黄芪的显微鉴别，用于区别不同基原的膜荚黄芪。

6）修订并提高了恒山黄芪含量测定项下毛蕊异黄酮葡萄糖苷的含量限度，用于区别不同基原的膜荚黄芪以及 2 年生育苗移栽的蒙古黄芪。

7）修订并提出了恒山黄芪浸出物的含量限度范围。

2. 不同基原的比较

（1）性状区别

对比恒山黄芪与膜荚黄芪性状发现，恒山黄芪与膜荚黄芪的性状区别主要为：①恒山黄芪外形粗细均匀，鞭杆状，膜荚黄芪外形上下两端粗细差别较大，为锥子形，俗称"猪尾巴芪"。②膜荚黄芪比恒山黄芪分支多，膜荚黄芪主根侧根不容易区分。③膜荚黄芪因木质部纤维多，质地较硬且在折断后木质部有柴性物质相连，因此膜荚黄芪又被称为"柴芪"。④嚼后，膜荚黄芪多渣，这也证明其木质部纤维多。⑤膜荚黄芪豆腥味不明显，而恒山黄芪可闻见明显的豆腥味。

（2）含量区别

含量测定项下膜荚黄芪的毛蕊异黄酮葡萄糖苷含量明显低于恒山黄芪，因此毛蕊异黄酮葡萄糖苷含量指标可以区别不同基原的膜荚黄芪与恒山黄芪。

（3）指纹图谱

恒山黄芪与膜荚黄芪 HPLC-UV 指纹图谱和 HPLC-ELSD 指纹图谱具有不同之处，相似度评价分析、聚类分析、多元统计分析技术的引入均可以区别膜荚黄芪与恒山蒙古黄芪。

3. 不同生长、种植方式的比较

（1）性状区别

对比恒山黄芪与 2 年生速生芪性状发现，恒山黄芪与 2 年生速生芪的性状区别主要为：①长度、直径有明显区别。②恒山黄芪皮孔大而多，2 年生速生芪皮孔小而少。③纵切面区别，恒山黄芪木部纤维弯曲，且排列疏松，而 2 年生速生芪木部纤维直且排列紧密。④横断面颜色区别，对比恒山黄芪木质部与韧皮部，颜色差异明显，俗称"金井玉栏"，但 2 年生速生芪木质部与韧皮部颜色差异较小。⑤恒山黄芪韧皮纤维较多，故其绵性大，且将同等质量的野生与速生芪粉碎后，野生蒙古黄芪体积明显大于 2 年生速生芪。⑥恒山黄芪具有很强的豆腥味，相比之下 2 年生速生芪豆腥味不明显。

（2）含量区别

研究发现能够区别恒山蒙古黄芪与 2 年生速生芪的化学指标有毛蕊异黄酮葡萄糖苷，因为黄芪中毛蕊异黄酮葡萄糖苷的含量随着年限的增加其含量也有大幅度增加。

（3）指纹图谱

通过相似度评价分析、聚类分析、多元统计分析技术对恒山黄芪与 2 年生速生芪 HPLC-UV 指纹图谱和 HPLC-ELSD 指纹图谱进行比较，可以很好地将恒山黄芪与 2 年生速生芪区别开来。

三、《中药材商品规格等级》

中药材商品规格等级的划分自古就有，商品规格在一定程度上体现了中药材的质量，素有"看货评级，分档议价"检测中药材质量的经验方法。药材商品规格标准是国家指定的专业性标准，是在《中国药典》的基础上，根据产品质量的高低、优劣来划分等级，是商品在生产、流通领域中，衡量药材质量，贯彻执行"等价交换"和"按质论价"政策的重要依据，对促进药材优质高产，提高经济效益，保障人民用药安全有效有重大作用[65]。相同药材不同规格等级，其品质与疗效具有差异性，因此药材商品规格等级亟待量化标准，包括对性状品质指标、化学品质指标、生物品质指标等各级各类指标量化系统[89]。

（一）黄芪产地加工工艺

本实验室总结了山西省传统黄芪初加工过程，具体流程如图 9-21 所示。

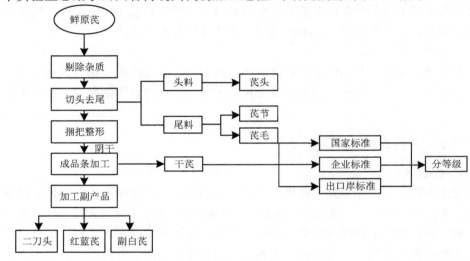

图 9-21　山西传统黄芪初加工流程图

剔除杂质：去掉非药用部位和杂质。

切头：剪掉空心太大的头部，10～20cm，习称疙瘩头。

去尾：剪掉分支、细尾。主根捆把。

捆把整形：按鲜货 4.5kg 一捆用细塑料绳从头部向下螺旋式缠绕整形绑把，平放于晒干架自然晒干，次年农历二月二后再加工。

成品条加工：按各等级标准加工，副产品加工产生的二刀头、红蓝芪捡净整理，分别包装。

二刀头：加工等级芪条时，剪下头部空心超过直径 1/3 的部分，一般每片厚度 1cm左右。

红蓝芪：挑出的空心贯穿头尾的整条，或长度超过 15cm 的空心部分。

副白芪：又称小面芪。其中在黄芪初加工过程中的红蓝芪、副白芪将不再分等级。

（二）黄芪的现代商品规格等级

1. 《七十六种商品药材规格标准》

国家医管局、卫生部于 1984 年颁布的《七十六种商品药材规格标准》，见表 9-8，无规格区分，区分等级依据 3 个指标、长度、上中部直径、末端直径。上中部直径：指测量长圆条形根或根茎药物的部位，即全长中部的上端折半处（全长上端 1/4）。黄芪药材的商品规格按性状特征分为四类：特等、一等、二等和三等[65]。

表 9-8 《七十六种商品药材规格标准》中的黄芪标准

等级	长度/cm	上中部直径/cm	末端直径/cm	品质要求
特等	＞70	＞2	＞0.6	圆柱形单条，斩去疙瘩头或喇叭头，顶端间有空心
一等	＞50	＞1.5	＞0.5	表面灰白色或淡褐色，质硬而韧，断面外层白色，中间淡黄色或黄色，有粉性，味甘，有生豆气。无须根、老皮、虫蛀、霉变
二等	＞40	＞1	＞0.4	
三等	长短不分，间有破短节子		＞0.7	＞0.3

2. 天津口岸标准

天津口岸出口规格标准，区分等级以直径为指标，测量头部斩下 3.5cm 处的直径。规格为 3 类：原生芪（散正芪），去除头尾的成品单条；炮台芪，加工好的原生芪单条扎把成"炮台"形；冲正芪，将加工好的原生芪单条用大青叶、五倍子、青矾煎汁染成黑皮色，散装或扎成"炮台"形状[65]（表 9-9）。

表 9-9 黄芪出口规格标准（天津口岸）

规格	等级	长度/cm	粗度（直径）/cm	品质要求
原生芪	一等	＞18	＞2.0	土黄色，细皮，质坚粉足，粗壮顺直，内色浅黄色，斩去芪头，无断条碎条，无毛须疙瘩及节子
	二等	＞18	＞1.5	
	三等	＞18	1.0～1.5，允许有直径 0.5～1.0cm 的不超过 10%	
正炮台芪	头层（10kg）	20～86	＞1.2	皮细，黄白色，内色淡黄色，质坚粉足，顺直，无枝杈。口面平正（不得有马蹄形），内色新鲜，无霉柱及破伤。木箱装
	二层（12.5 kg）	18～60	0.9～1.2	
	三层（17.5 kg）	18～60	0.6～0.9	
原冲正芪	一等	18～70	＞1.5	外皮染黑色，无枝杈，顺直粉足，口面平正（不得有马蹄形），内色新鲜，黄白色或淡黄色，无虫蛀及破伤
正牌黑皮芪	二等	18～70	1.2～1.4	
	三等	18～70	＞1.0	
	四等	18～70	1.0	

3. 药企和专业合作社商品规格标准

黄芪药材道地产区之一的山西省，其主产区内新建起了许多药材公司、专业合作社和药农自己经营的小型厂子，其中有的制定了新的黄芪药材商品规格等级标准。本调查研究了三家黄芪药材企业和两家专业合作社制定的商品黄芪药材规格标准，包括浑源万生企业、大同丽珠企业、浑源泽清企业、五寨县道地中药材农民专业合作社（简称五寨合作社）、应县乾宝黄芪种植专业合作社（简称应县合作社），见表9-10。

表9-10　黄芪药材企业及合作社商品规格等级标准表

来源	规格	长度（cm）/不同等级							粗度（cm）/不同等级							
		特优	特等	一等	二等	三等	四等	五等	部位	特优	特等	一等	二等	三等	四等	五等
大同丽珠企业标准	原生芪	—	—	>20	>20	>20	>20	—	斩口下3.5cm处直径	—	—	>1.5	>1.2	>1.1	>1.0	—
									末端直径			≥1.2	≥1.0	≥0.9	≥0.8	
浑源泽清企业标准	原生芪	—	>20	>20	>20	>20	>20	>20	中部直径	—	>1.6	>1.4	>1.2	>1.1	>1.0	>0.8
应县合作社标准	原生芪	—	>20	>20	>20	>20	>20	>20	中部直径	—	>1.6	>1.4	>1.2	>1.1	>0.8	0.5~0.8
五寨合作社标准	原生芪	—	>30	>30	>30	>30	—	—	小头直径	—	>1.4	>1.2	>1.0	>0.8	>0.6	
浑源万生企业标准	有心芪条（空心度<直径1/3）	>25	>25	>25	>25	>25	>25	>25	1. 头部向下3.5cm处直径（芪条匀称）	2.2	1.8	>1.5	>1.3	>1.1	>0.9	>0.8
	无心芪条	—	—	>25	>25	>25	—	—	2. 中部直径（芪条不匀称）	—	—	>1.3	>1.1	>0.9	—	—

综上所述，在各个不同的商品规格等级标准中，等级的设置也不尽一致。市场自我形成的标准随意性较大，无法统一，导致药材市场中部分药材商品品别、规格、等级的混乱。药材商品规格等级标准主要是为药材的优质优价服务，如果市场不遵守药材商品规格等级标准，那么标准在市场定价中的基石作用将得不到发挥，容易导致优价不优质，无法保证药材的质量及流通秩序的良好，直接损害人民的健康利益。同时，若没有商品规格标准，优质不优价，也不能有效地保证道地药材的可持续发展[44]。为此，药材商品规格标准的研究、制定与颁布对于保证药品质量、传承创新中医药事业至关重要。

第三节　展　望

无论是对历版药典的回顾，还是研读黄芪质量标准的现代研究，不难发现，《中国药典》1995年版以前，黄芪的质量评价一直以形态学的性状和显微特征为主，即"辨状论质"，体现了中药的整体观特色，但客观性检测指标不强，且需要长期积累鉴定经验方可胜任；2010年版《中国药典》收载黄芪甲苷含量测定方法和下限指标以来，黄芪药材的质量评价逐渐进入到化学评价阶段，实现了从"雾里看花"到"拨云见日"。2010年版又增加了毛蕊异黄酮葡萄糖苷异黄酮类成分的含量测定项。《山西省中药材标准》中恒山黄芪还增加了多糖含量测定项和特征指纹图谱，形成了黄芪多指标化学成分及整体性评价质量模式。这些化学指标提高了评价方法的客观性和准确性。但也或多或少忽视了"辨状论质"的作用，许多盲目引种的栽培黄芪在化学成分含量上都能达到药典标准，成为合法药用原料，即在判定药材质量时，只有"合格"与不"不合格"的结果，而无优劣之分。目前的药典标准无法起到在市场定价中应有的基石作用，即使是优质的道地药材，优质不优价，就不能有效保证道地药材的可持续发展。另外，中药质量的优劣不应仅依赖于性状评价和化学评价，归根结底还应建立在药理作用的强弱上，即中药质量控制应该"围绕药效、找准成分"。不仅要保证测定成分的稳定可控，而且这些成分是安全有效的。到目前为止，我们虽已发表了一系列论文，但如何把黄芪的研究继续深入下去，如何建立完整的黄芪药材质量评价标准，仍然是我们需要思考和解决的问题。

一、共举创新——建立中药材道地性状与现代分析相关联的质量评价模式

在长期的医疗实践中，"道地药材"成为优质中药材的代名词，成为评价中药材品质的综合性标准[90]。道地药材在中药质量控制与评价中具有重要的历史作用和现实意义[91]。道地优质药材是历代中医评价中药质量的独特的、综合的"物化标准"；道地药材商品规格等级是经过长期实践，沿袭下来，"老中医认可，老百姓认可"的"金标准"，可作为中药材感官评价的半定量标准。但在对道地药材的研究中，从市场角度去研究商品药材性状特征与化学成分的相关性工作还较薄弱，更没有药材性状特征与药效相关性的直接研究。因此，有必要借用道地药材的一些研究思路、方法和成果，再引入新思路、新技术，研究"辨状论质"的科学内涵，为构建药材商品规格标准提供依据。

近年来，不少学者就道地药材形成机制及科学内涵等方面问题展开研究和讨论，并已取得卓有成效的研究结果，使道地药材形成机制研究逐步深入。肖小河教授提出中药质量控制和评价模式应多元化，提出在质量标准中采用生物效价检测方法；先后以黄连、大黄、板蓝根、角类动物药等为模式药，围绕上述两个重要技术问题开展了系列研究工作[92,93]。为构建基于道地药材和生物测定的中药质量控制模式与方法提供了技术参考。黄璐琦教授题组开展了系统的道地药材形成机制研究。从生物学角度阐明道地药材的表型是由自身的遗传本质基因型所决定的，并受特定的生境条件影响。道地药材的形成应是基因型与生境之间相互作用的产物，可用公式表示：表型=基因型+生境饰变。所谓表型，指道地药材可被观察到的结构和功能特性的总和，包括药材性状、组织结构、有效成分含量及疗效等。基因型指道地药材在基因水平的变异，生境饰变是指由生境引起的表型的任何不遗传的变化[94]，并提出以道地丹参为研究模式，开展遗传因子对同一环境下丹参的影响、较大环境因子（如人工气候室）对同一遗传背景的丹参的影响、"丹参毛状根"研究模型的放大验证等方面研究，取得一系列成果，初步阐明道地药材形成的三个假说[90]。以上的研究方法和手段让很多科研工作者更有兴趣进行深入研究。

近年来，笔者实验室也一直在进行该方面的研究，笔者提出一种基于代谢组学思路

的中药药效评价方法，作为上述药理学实验验证的补充。以同一品种不同品别或不同等级的药材为干预药物进行药效试验，在观测常规药效指标的同时，测定受试生物体液和组织的代谢物组分，采用模糊识别计算比较不同样品间的生物学效应是否存在差异，由此明确不同品别或等级间的差异显著性与稳定性，进而明确这些药材的商品等级是否与质量优劣有关[65]。拓展了黄芪品质研究的深度，也为制订科学合理的黄芪药材质量标准提供了依据。然而，建立道地性状与现代分析相关联的质量评价模式仍有很长的路要走。

二、秉承经典——以功效成分为核心的质量评价模式

中药质量评价的最终目的是保证药品的临床疗效，以疗效为中心，将质量评价与疗效相结合是中药质量评价的核心内容。李萍教授[95]课题组提出"等效成分群"作为标示量的中药质量控制理念。紧扣"成分-药效-质量"三要素，以成分为中心、以药效为重心、以质量为核心，建立了基于中药作用特点的"等效成分群迭代反馈筛选策略"，以"等效成分群"作为中药药效成分标示量，进而构建基于"等效成分群"的中药现代质量标准模式，使中药质量控制模式由指标成分向等效成分群转化、由与药效关联不强向以药效为核心转化，最终实现中药化学成分清楚、药效物质明确、质量稳定可控的目的。利用该策略，从复方丹参方中发现了一个由18种成分组成、比例明确、含量清楚的等效成分群。刘洋[96]课题组提出中药与"质-效-代"关联的"质量评价方法研究模式"，建立"质效代关联"的中药质量评价理论。针对中药各种指纹图谱技术反映的是中药中的化学信息特点，余伯阳教授[97]课题组提出"谱效整合指纹谱"的概念。谱效整合指纹谱形成"成分-峰-效"的对应表观形式以阐明物质与功能之间的相关性，可以全面直观地实现对中药质量的综合评价。

黄芪属于补益类中药，现代药理研究表明其活性成分包括黄芪多糖、皂苷和黄酮类成分，具有增强机体免疫力、抗疲劳等作用。目前，我们课题组关于黄芪的质量标准研究多集中于对其性状评价和化学评价，以效为指导的活性成分的发现及评价正在做进一步的探索和研究中。针对现行中药质量评价模式的特点，我们希望秉承经典，在中医理论指导下，以药效为指导，全面发现和辨识黄芪的功效成分，即明确其化学组成及与药理功效相关联的活性成分，才有可能建立适宜的质量标准，逐步完善整体质量控制标准体系的构建。从化学和生物角度为保证中药产品的稳定可控、安全有效提供双保险。

三、面向市场——建立不同用途的商品规格药材标准的质量评价模式

药材商品规格标准所依据的性状特征具有简单易行、直观明了的特点，在药材的质量评价中具有不可替代的作用。然而对中药材"辨状论质"科学内涵的理论研究并未受到足够的重视，无法证明传统药材商品规格经验划分的科学性，药材商品规格等级亟待量化标准。真伪是优劣的前提，规格等级标准必须建立在药典标准之上，不能违反药典标准。历版药典中没有中药材的规格等级标准内容，药材商品规格形成模式的分析有助于药材规格等级的划分，以便进一步规范化和标准化，将大大提高药材质量标准的实用

性与直观性，对保证中药材质量和中成药质量将具有重大意义。

　　针对黄芪具有饮片、普通中成药、提取有效成分的天然药物和保健品等用途的多样性，目前依据的标准只有《中国药典》，而药典标准只是药材判定合格与否的最低标准，缺乏优劣评价的行业标准。而面对黄芪种植的多模式、多产地、多生长年限等资源的多样性，难以完成质量优劣性评价，且用途不同也应当建立适宜的评价指标体系，做到物尽其用。因此，制定我国中药材黄芪的商品规格等级标准，为其流通提供定价依据，合理引导中药材生产具有重大意义。

　　以饮片调剂和饮片为原料的中成药生产用黄芪药材，评价标准则应以传统性状特征为主，辅以化学指标，同时采用新技术建立生物学效应指标；以提取的化学有效成分或有效部位生产天然药物，其评价标准则应以化学指标和提取率为主；以养生补益为主的食疗黄芪，则要尊重使用习惯和传统经验，建立相应的评价标准。通过商品规格标准调节市场价格，让商家根据不同的用途选择适宜的原料，保存黄芪多类型种质资源，促进可持续利用[1]。

四、加强市场监管，真正发挥标准作用

　　"药材好，药才好"的认识已被人们广为接受，确保中药材质量，是保证中医临床疗效的关键，即从源头抓起，溯本求源。由于中国药材公司的解体，中药材生产由计划性强、高度组织化形式演变为个体药农的随市场行情种植，生产主体发生根本改变，原药材公司制定的中国中药区划只能发挥部分指导效应，导致市场监管不力，伪劣药材产品充斥市场。此外，目前的标准与市场脱节，中药材品种繁多，不同品种的需求量差异明显，市场价格年际波动很大。首先应该从建立健全中药材专业种源鉴定机构和正品种源生产供应机构着手，在确定正品基原的前提下逐步培育优良品种，向中药材生产者提供有质量保证的正品种源。其次，制定符合道地药材特性的中药材规范化种植技术和标准化操作规程，结合互联网技术和 DNA 条形码技术建立源头可溯的质量追溯体系，保证中药材生产过程的质量可控，为后期中药饮片质量控制奠定基础。最后，重视在国家层面上对中药材产地初加工技术和中药饮片炮制技术的规范化，避免中药饮片加工过程中人为造成的质量不稳定、不均一等问题，从而实现不同产地、不同厂家中药饮片质量的均一性。

　　综上所述，标准中存在的诸多问题究其主要原因还是对于药材研究不够深入，只有深入地开展基础研究，充分了解药材的药效物质基础，才能寻找到合适的质控指标。理想的中药质量标准应具有系统性、多元性和包容性，不宜单一、片面地以某套固有模式或某种固有方法进行质量控制与评价。建立中药品质综合评价体系建立科学合理且能够全面控制中药质量的现代质量标准是中药现代化和国际化的关键所在。针对黄芪商品不同用途，建立不同商品规格药材标准，其评价模式应注重传统经验的辨状优质与化学评价、生物效应评价相结合，既能体现中药材的整体特性，又能提高评价的客观性和可操作性。然而这些新的方法应用到标准中还需要大量的实践与验证。

参 考 文 献

[1] 秦雪梅，李震宇，孙海峰，等. 我国黄芪药材资源现状与分析. 中国中药杂志，2013，38（19）：3234-3238.

[2] 杜国军，恒山黄芪道地药材质量标准研究，太原：山西大学硕士学位论文，2010.

[3] 秦雪梅，何盼，李震宇，等. 黄芪的名称考证. 中药材，2014，37（6）：1077-1080.

[4] 苏颂.本草图经. 尚志钧辑校. 合肥：安徽科学技术出版社，1994；123.

[5] 王好古.汤液本草. 竹剑平校. 北京：中国中医药出版社，2008.

[6] 李中立. 本草原始. 北京：人民卫生出版社，2007.

[7] 吴仪洛. 本草从新. 北京：中国中医药出版社，2013.

[8] 国家中医药管理局《中华本草》编委会. 中华本草. 第四册. 上海：上海科学技术出版社，1999.

[9] 甘肃省卫生厅. 甘肃中药手册. 兰州：甘肃人民出版社，1959.

[10] 中国科学院林业土壤研究所，辽宁省商业厅，辽宁省林业厅，等. 辽宁经济植物志. 沈阳：辽宁人民出版社，1960.

[11] 陶弘景. 名医别录. 卷二. 尚志钧辑校. 北京：人民卫生出版社，1988；114.

[12] 李时珍. 本草纲目. 上册. 北京：人民卫生出版社，1982；696.

[13] 慎微. 重修政和经史证类备用本草. 张存惠重刊. 北京：人民卫生出版社影印，1957；1294.

[14] 郑肖严. 增订伪药条辨. 曹炳章增订. 上海：科技卫生出版社，1959.

[15] 徐国钧，徐珞珊. 常用中药材品种整理和质量研究，第二册. 福州：福建科学技术出版社，2001.

[16] 刘亚明，牛燕珍，冯前进，等. 三种黄芪质量比较及山西道地黄芪的产业化发展分析. 中国医药学报，2001，16（4）：23-25，80.

[17] 张贵君. 常用中药鉴定大全. 哈尔滨：黑龙江科学技术出版社，1993；730.

[18] 付娟. 中药黄芪质量评价研究，长春：吉林农业大学硕士学位论文，2013.

[19] 刘鸣远. 根类药材植物生理学. 北京：中国农业科技出版社，1995.

[20] 王凌诗，王良信. 中药材性状特征的质量评价. 中草药，1999，30（5）：371-374.

[21] Yu K Z，Liu J，Guo B L，et al. Microscopic research on a multi-source traditional Chinese medicine，Astragali Radix，J Nat Med，2014，68（2）：340-350.

[22] 苗国乾. 黄芪及其几种常见伪品的鉴别. 中医研究，2002，15（4）：54-55.

[23] 金芳，俞明霞，顾凯. 黄芪的薄层色谱荧光鉴别. 中国中药杂志，2002，27（9）：74-75.

[24] 闫冲，聂凤褆. 黄芪及其伪品的种子快速鉴别方法. 中国药业，2005，14（7）：69-70.

[25] 马英丽，赵怀清，田振坤，等. 黄芪质量的化学模式识别研究. 中草药，2003，34（5）.

[26] 杨慧洁，付娟，张海弢，等，黄芪药材质量评价研究现状，药物分析杂志，2014，34（4）：79-81.

[27] Na H J，Um J Y，Kim S C，et al. Molecular discrimination of medicinal astragali Radix by RAPD analysis. Immunopharmacol Immunotoxicol，2004，26（2）：265-272.

[28] Pui Y Y，Hoi S K. Molecular identification of Astragalus membranaceus at the species and locality levels. J Ethnopharmacol，2006，106（2）：222-229.

[29] 张曦，徐青，黄璐琦，等. 中药材黄芪的 DNA 指纹图谱鉴别. 世界科学技术-中医药现代化，2006，8（3）：33-36.

[30] Ma X Q，Duan J A，Zhu D Y，et al. Species identification of Radix Astragali（Huangqi）by DNA sequence of its 5S-rRNA spacer domain. Phytochemistry，2000，54（4）：363-368.

[31] Chen G，Wang X L，Wong W S，et al. Application of 3′ untranslated region（UTR）sequence-based amplified polymorphism analysis in the rapid authentication of Radix astragali. J Agric Food Chem，2005，53（22）：8551-8556.

[32] 李桂春，高天爱，文建民，等. 黄芪、红芪及其类同品的质量考察. 中国中药杂志，1992，17（8）：454-456，509.

[33] Li W，Fitzloff J F. Determination of astragaloside IV in Radix astragali（Astragalus membranaceus var. monghulicus）using high-performance liquid chromatography with evaporative light-scattering detection. Journal of Chromatographic Science，2001，39（11）：459-462.

[34] 姜勇，金芳，鲍忠，等. 不同来源黄芪药材中黄芪甲苷的定量分析. 中国中药杂志，2006，31（11）：930-933.

[35] 李英，秦雪梅，郭小青，等. 不同产地黄芪中黄芪甲苷含量比较研究. 中国现代中药，2007，9（9）：9-11.

[36] 杜旻，吴晓俊，刘涤，等. 黄芪化学质量标准的初步研究，中成药，2001，23（10）：45-48.

[37] Wu T，Bligh S W A，Gu L H，et al. Simultaneous determination of six isoflavonoids in commercial Radix Astragali by HPLC-UV. Fitoterapia，2005，76（2）：157-165.

[38] Qi L W，Yu Q T，Li P，et al. Quality evaluation of Radix Astragali through a simultaneous determination of six major active isoflavonoids and four main saponins by high-performance liquid chromatography coupled with diode array and evaporative light scattering detectors. Journal of Chromatography A，2006，1134（1-2）：162-169.

[39] Song J Z，Yiu H H W，Qiao C F，et al. Chemical comparison and classification of Radix Astragali by determination of isoflavonoids and astragalosides. Journal of Pharmaceutical and Biomedical Analysis，2008，47（2）：399-406.

［40］王雪洁，孙海峰，谢道生，等. 引种栽培黄芪药材中主要黄酮类成分含量比较研究. 植物研究，2011，31（3）：358-362.

［41］蔡海霞，陈君，李萍. 一测多评法测定黄芪中 4 种异黄酮的含量. 中国中药杂志，2010，35（20）：2712-2717.

［42］Qi L W，Cao J，Li P，et al. Qualitative and quantitative analysis of Radix Astragali products by fast high-performance liquid chromatography-diode array detection coupled with time-of-flight mass spectrometry through dynamic adjustment of fragmentor voltage. Journal of Chromatography A，2008，1203（1）27-35.

［43］Qi L W，Li P，Ren M T，et al. Application of high-performance liquid chromatography-electrospray ionization time-of-flight mass spectrometry for analysis and quality control of Radix astragali and its preparations，Journal of Chromatography A，2009，1216（11）：2087-2097.

［44］黄河，柳鑫，黄璐琦，等. 黄连药材加工方法与商品规格等级调查. 中国中药杂志，2014，39（16）：3085-3088.

［45］李强，杜思邈，张忠亮，等. 中药指纹图谱技术进展及未来发展方向展望. 中草药，2013，44（22）：3095-3104.

［46］谢培山. 中药质量控制的发展趋势，世界科学技术-中医药现代化，2003，5（5）：56-59，80.

［47］徐青，王加宁，肖红斌，等. 黄芪药材的指纹图谱研究方法的建立. 分析测试学报，2002，21（3）：89-91.

［48］胡芳弟，赵健雄，封士兰，等. 黄芪的高效液相色谱指纹图谱及主成分含量测定. 中药材，2004，27（11）：831-834.

［49］李翔，王彬，娄子洋，等. 黄芪药材 HPLC-MS 总离子流色谱指纹图谱研究. 中国药学杂志，2006，41（22）：1745-1747.

［50］赵慧辉，赵平，吴刚，等. 不同产地黄芪 HPLC 指纹图谱的聚类分析及相似度评价，世界科学技术-中医药现代化，2011，13（4）：681-687.

［51］王宗权，贾继明，宋剑. 不同产地的黄芪 HPLC-ELSD 指纹图谱的研究. 中医药学报，2010，38（2）：91-93.

［52］李进，陈涛，王洋，等. 陇西产黄芪药材 HPLC-DAD-ELSD 指纹图谱的研究. 中草药，2009，40（5）：804-806.

［53］李桂兰，赵慧辉，赵平，等. 基于 HPLC 指纹图谱的黄芪生长年限的质量控制研究. 中华中医药杂志，2011，26（1）：84-87.

［54］苏娴，吴立军，屠鹏飞. 黄芪药材 RRLC-UV-MS 指纹图谱研究. 中国中药杂志，2010，35（6）：732-735.

［55］李桂兰，赵慧辉，刘养清，等. 利用 FTIR 指纹图谱研究中药材黄芪. 光谱学与光谱分析，2010，30（6）：1493-1496.

［56］Shin Y S，Bang K H，In D S，et al. Fingerprinting differentiation of Astragalus membranaceus roots according to ages Using H-NMR spectroscopy and multivariate statistical analysis. Biomolecules & Therapeutics，2009，17（2）：133-137.

［57］何盼，李震宇，范圣此，等. 基于代谢组学技术和 ITS2 序列的恒山黄芪与川黄芪差异性研究，药学学报，2013，48（10）：1595-1601.

［58］田栋，李震宇，范圣此，等. 基于 NMR 代谢组学技术的不同产地黄芪水溶性浸出物化学组成分析，药学学报，2014，49（1）：89-94.

［59］洪筱冲，王智华，沈平禳. 中药质量标准的现代化与色谱指纹谱. 世界科学技术-中医药现代化，2000，（6）：20-23，58.

［60］谢道生，武滨，孙海峰，等. 浑源黄芪药材豆腥味与品质关联性探讨——脂肪氧合酶提取及影响酶活因素的研究. 世界科学技术—中医药现代化，2009，11（3）：375-381.

［61］谢道生. 黄芪药材豆腥味与品质关联性研究，太原：山西大学，2010.

［62］Sun H F，Xie D S，Guo X Q，et al. Study on the relevance between beany flavor and main bioactive components in Radix Astragali. J. Agric. Food Chem，2010，58（9）：5568-5573.

［63］洪宗国，程望元. 甘味药的疗效及其化学基础. 中医药学刊，2003，21（9）：1594-1595.

［64］秦雪梅. 恒山黄芪药材道地性研究进展及有效性评价思路，第四届中国药理学会补益药药理专业委员会学术研讨会，2014，9.

［65］秦雪梅，孔增科，张丽增，等. 中药材"辨状论质"解读及商品规格标准研究思路. 中草药，2012，43（11）：2093-2098.

［66］吴婉莹，果德安. 中药整体质量控制标准体系构建的思路与方法. 中国中药杂志，2014，39（3）：351-356.

［67］解思友，张贵君. 中药的质量标准与中药安全性. 药物评价研究，2013，31（4）：245-248.

［68］蔡宝昌. 中药制剂分析. 北京：高等教育出版社，2007：9-14.

［69］付绍智，蒋用福. 药材商品品别、规格与等级标准的探讨. 中国现代中药，2008，10（8）：12-13.

［70］国家药典委员会. 中华人民共和国药典（一部）. 北京，化学工业出版社，中国药典（一部），1963，269.

［71］国家药典委员会. 中华人民共和国药典（一部）. 北京，化学工业出版社，中国药典（一部），1977，516.

［72］国家药典委员会. 中华人民共和国药典（一部）. 北京，化学工业出版社，中国药典（一部），1985，272.

［73］国家药典委员会. 中华人民共和国药典（一部）. 北京，化学工业出版社，中国药典（一部），1990，274.

［74］国家药典委员会. 中华人民共和国药典（一部）. 北京，化学工业出版社，中国药典（一部），1995，270.

［75］国家药典委员会. 中华人民共和国药典（一部）. 北京，化学工业出版社，中国药典（一部），2000，274.

［76］国家药典委员会. 中华人民共和国药典（一部）. 北京，化学工业出版社，中国药典（一部），2005，212.

［77］国家药典委员会. 中华人民共和国药典（一部）. 北京，化学工业出版社，中国药典（一部），2010，283.

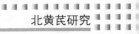

[78] 张贵君. 常用中药鉴定大全. 哈尔滨：黑龙江科学技术出版社，1993：730-734.

[79] 杨兆起，封秀娥. 中药鉴别手册-第三册. 北京：科学出版社，1994，465.

[80] 梁晓天. 常用中药基础研究—国家自然基础专著（第二卷）. 北京：科学出版社，2004：422.

[81] 朱大元，李晓玉，蒋福祥，等. 恒山黄芪和速生芪的比较. 全国黄芪学术研讨会论文集. 中国药学会山西省药学会，1991.

[82] 何尤，尹红芳，席旭东，等. 不同施肥处理对宽叶羌活产量及品质的影响. 中草药，2009，40（6）：958-960.

[83] 南换杰，李晓娜，秦雪梅，等. 黄芪及其制剂中测定黄芪甲苷含量时供试液制备方法的改进. 中国医院药学杂志，2009，29（19）：1627-1630.

[84] 胡明勋，郭宝林，周然，等. 山西浑源仿野生栽培蒙古黄芪的质量研究. 中草药，2012，43（9）：1829-1834.

[85] 李宏岩，张莹，彭茵. 黑龙江膜荚黄芪多糖提取与含量测定. 光谱实验室，2007，24（2）：135-137.

[86] 王宏洁，李鹏跃，刘婷，等. 苯酚-硫酸法测定清开灵注射液中总多糖的含量. 中国实验方剂学杂志，2009，15（11）：3-5.

[87] 杜国军，秦雪梅，李震宇，等. 蒙古黄芪主产区 2 种不同种植模式黄芪药材的质量比较. 中草药，2013，44（23）：3386-3393.

[88] 杜国军，秦雪梅，李震宇，等. 山西省中药材标准道地黄芪含量测定方法的建立. 山西医科大学学报，2013，44（2）：134-138.

[89] 段金廒，肖小河，宿树兰，等. 中药材商品规格形成模式的探讨：以当归为例. 中国现代中药，2009，11（6）：14-17.

[90] 韩邦兴，彭华胜，黄璐琦. 中国道地药材研究进展. 自然杂志，2011，33（5）：281-285.

[91] 肖小河，金城，鄢丹. 中药大质量观及实践，中草药，2010，41（4）：505-508.

[92] 鄢丹，肖小河. 基于道地药材和生物测定的中药质量控制模式与方法研究：工作参照物. 中国中药杂志，2011，36（9）：1249-1252.

[93] 鄢丹，肖小河. 基于道地药材和生物测定的中药质量控制模式与方法研究：黄连质量生物测定. 药学学报，2011，46（5）：568-572.

[94] 张瑞贤，黄璐琦."道地药材"的生物学探讨. 中国药学杂志，1997，32（9）：563-566.

[95] 杨华，齐炼文，李会军，等. 以"等效成分群"为标示量的中药质量控制体系的构建. 世界科学技术–中医药现代化，2014，16（3）：510-513.

[96] 王晶娟，刘洋，赵保胜，等. 中药"质效代关联"研究方法与理论的建立. 中草药，2014，45（11）：1507-1510.

[97] 戚进，余伯阳. 中药质量评价新模式—"谱效整合指纹谱"研究进展. 中国天然药物，2010，8（3）：171-176.

第十章

黄芪生态效益研究

生态效益是指人们在生产中依据生态平衡规律,使自然界的生物系统对人类的生产、生活条件和环境条件产生的有益影响和有利效果,它关系到人类生存发展的根本利益和长远利益。生态效益的基础是生态平衡和生态系统的良性、高效循环。农业生产中讲究生态效益,就是要使农业生态系统各组成部分在物质与能量输出输入的数量上、结构功能上经常处于相互适应、相互协调的平衡状态,使农业自然资源得到合理开发、利用和保护,促进农业和农村经济持续、稳定发展。

生态效益是从生态平衡的角度来衡量效益。生态效益与经济效益之间是相互制约、互为因果的关系。以往的观念认为,自然界是被掠夺的对象,将生产力的发展看成是提升掠夺自然界能力的方式。人类为了更多地获取经济效益,将自然资源转变成生活资料及生产资料,用来满足人类生活的需求,表面上获得了丰厚的经济效益,却给生态环境带来不利的影响:生存环境遭到了严重的破坏,土壤变成盐碱地、沙漠地,人类痛失了清新的空气以及纯净的水资源等,实际上付出了惨痛的生态效益代价。生态效益的好坏,涉及全局的经验效益和长期的经济效益。在人类的生产、生活中,如果生态效益受到损害,整体的经验效益和长远的经济效益也难以得到保障。因此,人们在社会生产活动中要维护生态平衡,力求做到既获得较大的经济效益,又获得良好的生态效益。

生态效益和经济效益综合形成生态经济效益。在人类改造自然的过程中,要求在获取最佳经济效益的同时,也最大限度地保持生态平衡和充分发挥生态效益,即取得最大的生态经济效益。

第一节　植物在维护生态平衡中的作用

生态平衡是自然生态系统中生物与环境之间,生物与生物之间相互作用而建立起来的动态平衡。维护生态平衡不只是保持其原初稳定状态,而是在人为有益的影响下可以建立新的平衡,达到更合理的结构、更高效的功能和更好的生态效益。

随着经济的不断发展,生态系统的稳定受到严重威胁,其实质是人类需求与生态环境之间的关系产生了不平衡,这种不平衡最明显的特征即是人类生存的环境质量,以及由此引起的生存危机,具体表现为自然环境遭受破坏、气候变化恶劣、大气水质严重污染等[1]。面对各种生态问题频繁出现的自然环境,人们开始认识到问题的严重性,并采取多种方法解决经济发展与生态平衡之间的矛盾,其中植物的生态学功能发挥着无可替代的作用。

一、维持自然界物质循环的平衡

绿色植物通过光合作用固定大气中的 CO_2 合成有机碳化物，进而转化为各种有机物，构成动植物躯体。细菌、真菌等通过矿化作用，分解死的有机物质，又把碳以 CO_2 的形式释放出来。人及动植物呼吸、物质燃烧、火山爆发所产生的 CO_2，再为植物重新利用，完成了自然界碳的循环。

氮是生命活动不可缺少的重要元素之一。氮在大气中的含量较高约 78%，但以游离态存在，植物不能直接利用，只有少数固氮细菌和蓝藻，才能将其固定转化为含氮化合物供植物吸收。植物将氮化物进一步转化合成蛋白质，动物摄取植物后经过消化吸收合成动物蛋白。动植物蛋白经呼吸作用分解，又以氨的形式释放。氨在有氧条件下，通过硝化细菌和亚硝化细菌的作用氧化成硝酸盐，以供植物和微生物吸收利用；而在无氧条件下，硝酸盐可被反硝化细菌还原成分子态氮返回大气，完成氮素循环。

除碳、氮、氧外，还有各种大量元素及微量元素，它们被植物吸收后以各种途径返还自然界，进行着循环往复的物质合成与分解。由此可见，植物将生物与非生物联系在一起，使自然界成为不可分割的统一体。

二、降低大气污染

自然环境是人类赖以生存的宝贵资源，然而，随着经济和社会的不断发展，环境污染越来越严重，尤其大气污染居于其他环境污染之首，成为全球共同关注的焦点问题之一。大气污染不仅会引发人类各种疾病，也会给人类环境带来危害，如温室效应、酸雨、臭氧层破坏等。植物不仅能平衡大气中的氧和氮，还能吸收各种有害气体，净化空气，如城市绿化中常用的油松、梧桐、桂香柳等能吸收 SO_2、HF、F_2 等有害气体[2]。这些植物既美化了环境，又降低了大气污染，可谓一举两得。

粉尘污染也是当今世界环境恶化的又一严重问题。城市绿化中常利用树木枝繁叶茂，叶表面密布绒毛、分泌黏液和油脂等特性，阻挡、吸附和过滤粉尘颗粒，以达到滞尘目的。草坪植株低矮紧贴地表，茎叶能沉积各种尘埃，使大风天气不易出现扬尘，有效降低大气中的粉尘浓度。

三、降低城市噪声

近年城市噪声已经成为城市环境的一大公害，对居民生活和健康造成的干扰及危害日益严重。研究表明，植物是天然消声器，当噪声的声波碰到树干时，会被破碎和散射出去，再加上叶片形状排列各异，常随风摆动，产生与噪声相反的声波，从而抵消声波传递的能量，削弱噪声。此外，树叶表面分布的气孔以及丛生的茸毛，像多孔纤维板一样，能把噪声吸收掉。

四、调节大气温度和湿度

植物的另一项重要功能是蒸腾作用，植物体内约95%的水分要以气体状态排出体外，水由液态到气态要吸收热量，因而降低了植物体的温度，继而降低环境的温度；同时水汽散发到空气中，能增加空气湿度，水汽遇冷又会凝结形成降水，可以缓解地区干旱[3]。

据《自然地球科学》网络版刊载的一项研究表明，植物能够向大气中释放更多的气溶胶颗粒物，它们与植物释放的水汽、氧气等气态物结合起来就能够形成更大的空气悬浮颗粒物，从而反射太阳光线，并产生更多的云汽水滴，帮助减缓全球变暖的步伐。

五、固土保肥，改良土壤

植物保护土壤的效能主要表现为减少土壤侵蚀、保持土壤肥力、防灾减灾。林木凭借庞大的树冠与枯枝落叶层，不仅截留降水，还可有效减轻雨水对土壤的冲刷；同时，地下强壮的根系与土壤牢固结合在一起，从而降低水土及土壤养分的流失，起到固土保肥的作用。另外，树木每年都有大量的凋落物，通过水、土、光和微生物的作用分解、矿化，逐渐形成有机质及N、P、K等营养物质，供植物生长吸收利用，减少了人工施肥环节[4]。

六、防风固沙，防止土地沙漠化

高大的防护林带是风的强大障碍，可以有效降低风速和改变方向[5]。当风经过林带时，一部分进入林内，因树干和枝叶的阻挡以及气流本身的冲撞摩擦，将气流分成许多小涡流，小涡流彼此摩擦消耗，使风力逐渐减弱，风速降低；另一部分沿林缘上升，也消耗了一部分能量，使风速降低。据测算，一条疏透结构的防风林带，其防风范围在迎风面可达林带高度的3~5倍，背风面可达林带高度的25倍，可降低风速达40%~50%，密集林带可降低风速达75%~80%。根系固沙紧土，改良土壤结构，可大大削弱风的挟沙能力，逐渐把流沙变为固定沙丘。植被的凋落物还能为土壤带来有机质，培肥贫瘠的土壤，增加更多植物生存的可能性。植被截留有限的降水，增加土壤水分，也对固沙植被的生长起着推动作用。

第二节　植物生态效益的评价内容与方法

生态效益分析可确切地评价植被对环境改善的作用和程度。国内外对生态效益方面的研究非常重视，其中研究较早较深入的国家有美国、日本、苏联等。生态效益的研究经历了从定性描述到定量评价、单因素分析到系统分析的过程。生态效益评价早期工作主要集中在森林生态系统方面，伴随着研究内容的深入，其他类型生态系统效益评价也开始引起关注，如 Turner[6]通过研究湿地生态系统的效益，建立了湿地生态效益分析的理论框架，Gren 等对多瑙河冲积平原生态系统产生的价值作出研究[7]。近年，经济的迅速发展，给城市带来的环境污染已到了不容忽视的地步，城市生态效益评价也受到各国的普遍重视。国内对城市植被生态效益的评价工作起源于对园林绿化生态效益的研究[8]。

植物是绿地生态环境的主体，是建设良好生态环境的基础，在改善生态环境、维系生态平衡、保护人与自然和谐等方面发挥着无可替代的作用。因而在进行植物生态效益评价时，应综合考虑在生态环境建设中植物所体现的生态效益、经济效益和社会效益。

一、植物生态效益评价方法

有关植物生态效益的研究主要集中在森林生态效益和城市绿化植物生态效益两个方面。生态效益的评价始于森林生态效益评价，各国学者对评价方法持有不同的观点。早期的森林生态效益都是定性描述，20 世纪 80 年代后，尝试性地把生态效益从实物量统归到价值量计算。由于生态效益的多样性以及各个国家国情不同，相关评价体系、原则也有所不同。一般来说，评价方法有以下两种分类系统。

（一）替代市场技术

利用"替代市场"和"影子价格"来计算公共商品的经济价值，其方法多种多样，其中著名的有市场价值法、机会成本法、费用支出法、旅行费用法等。从环境效益有正负来看，替代市场技术又可分为两类：一是效益评价法，这种方法是先根据植物提供的公益效果计算出定量值，再求出植物公益效果的"影子价格"。如先计算出每年固定 CO_2 和供给 O_2 的量[9]，然后再根据"替代市场方法"假设这些 CO_2 和 O_2 用于市场交换，并以市场价格作为固氮释氧量的"影子价格"，最后计算出生态效益的年总经济价值。二是损失评价法，这种方法是根据植物遭受破坏后的损失量计算经济效果的方法，即用因植物遭受破坏而造成的损失量表示可避免或减少的损失量，然后根据其影子价格来计算经济价值。例如，评价植物保护土壤的经济价值时，以受到破坏时的土壤侵蚀量来表示保护土壤的效益量。以上两种方法，前者是从生态效益的效果上考虑问题，后者是从失去生态效益的损失上考虑问题。当生态效益的效果比较明显和容易定量时，常用效果评价法；当植物遭受破坏的生态损失比较明显和容易定量时，则用损失评价法。

（二）模拟市场技术

对于有些公益效益，如景观、文化、审美等，很难找到替代市场及"影子价格"，这时可以采用模拟市场技术或称假设市场技术，先假设"公共商品"的交换市场存在，再以人们对该商品的支付意愿来表达其经济价值，其方法主要有条件价值法。"支付意愿"（willingness to pay，WTP）[10]，是指消费者为获得一种商品、一次机会或一种享受而愿意支付的货币资金，它是西方经济学中的一个基本概念，用来表达一切商品、效用和服务的价值，是资源环境价值评估的根本。目前，已被美国、英国等西方国家的法规和标准规定为公益效益评价的标准指标，并用来评价各种生态效益的经济价值。如评估城市景观的经济价值时，假设市场机制存在，那么你为了能观光和享受这里的景观而愿意付出的费用，即获得植物景观的支付意愿是多少。

植物生态效益计量评价是一个很复杂的问题，受到许多因素的制约。人们虽然对植物的多种效益评价作了大量的调查研究，但在评价方法和标准问题上仍存在分歧，因此，今后植物生态效益评价应对多种生态效益进行综合评价，研究生态效益计量评价指标，建立生态效益评价标准，建立健全生态效益经济核算制度，从而为制定相关政策法规提供科学依据。

二、植物生态效益评价内容

（一）植物绿量及生态效益评价

"绿量"是单位面积上绿色植物的总量，又称三维绿色生物量，是指生长中的植物茎、叶所占空间面积的多少，其实质为植物的"叶量"[11,12]。植物的叶面积是植物产生环境效益的主体，绿色植物产生的一系列环境效益，主要来源于植物的光合作用和呼吸作用，这两种作用过程通过绿色叶面积与阳光和周围环境产生交流和作用完成。因而，估算植物的环境效益值时以绿量为标准，通过对茎叶体积的计量，来揭示绿色三维体积与植物生态功能水平的相关性，进而说明植物功能乃至发挥的生态效益。

我国于20世纪80年代最早提出"绿量"一词，作为城市绿化的二维绿化指标。进入20世纪90年代，运用遥感技术进行了园林绿地的调查研究以及绿化环境效益估算，并完成了绿化三维量和裸露地的调查，提出了"绿化三维量"的概念，即以植物所有绿色茎叶的体积来计算城市的绿量，进一步完善了量化指标体系，首次将绿化指标从平面引入三维空间。随后，一些学者认为绿量即叶面积的总量，并引用绿量率概念，即某一植株的叶面积指数（LAI），而某一区域的绿量即该区域所有植物植株的绿量率之和，单位为m²。将绿量率作为绿量的测度单位，具有较强的实际可操作性，这大大推动了绿量研究领域质与量的提升。

绿量的测算方法大致可以分为两种：一种是以平面量模拟立体量，通过实地采集样本，建立冠径-冠高相关方程，然后根据树冠形态建立绿量计算方程，再通过航片上判读树种和量取平均冠径及覆盖面积，送入计算机按相应的绿量模型计算各栅格单元的绿量[13]。此法可全面系统地对区域绿量进行测算。另一种是以叶面积总量来衡量植物的绿量，通过对不同植物植株进行大量的实地测定，根据不同植物个体的叶面积与胸径、冠高或冠幅的相关关系，建立了计算不同植株个体绿量的一元二元回归模型，根据回归模型可以得出一块绿地或一个地区的绿量总和。虽然以叶面积计算绿量的方法需做大量的基础性工作，但是计算精确，能够较为准确地反映绿地的绿化结构与生态功能，因此被广泛应用。

研究表明，不同结构绿地中，混交乔木林的绿量最高，乔灌草多层植被次之。单位绿地面积上的生态效益，公共绿地最高，其余依次为专用绿地、道路绿地和居住区绿地，其与绿地规模和单位面积上的绿量有关。相同种植结构的片状绿地降温率、增湿率等生态效益均高于带状绿地，乔灌草型绿地的效应最为明显[14]。

（二）固碳增氧效益评价

植物利用光合作用固定空气中的 CO_2、释放 O_2 以维持地球碳氧平衡，这一作用对于生态系统来说是不可缺少的。植物的生态效益主要是通过光合作用，固定 CO_2 和转化太阳能，来改善生态环境，提高人们的生活质量，尤其是城区，由于汽车尾气排放、工厂废气排放，导致空气中 CO_2 的浓度远远高于郊区，当空气中的 CO_2 浓度大于 0.05% 时，会影响到人们的身体健康，当浓度达到 0.2%～0.6% 时，会对人体造成很大伤害，而且会引起局部地区的升温导致热岛效应，形成上空逆温层，从而加剧空气污染，因此我们需要从根本上降低空气中的 CO_2 浓度，发挥植物自身的生态效益[15]。

对植物固碳量的研究方法主要有生物量法和蓄积量法。Sampson[16]对美国森林进行分析得出了美国森林蓄积与森林内全部生物碳储存之比值为 0.53。我国林业研究人员利用此法对我国海南岛的热带林的碳储存能力进行了测算。CO_2 的储存量计算之后，关键是如何确定植物吸收 CO_2 效益的价值。对此，国内外争议比较大，代表性的观点有 4 种：①工业处理成本法；②造林成本法；③碳税法；④避免损害费用法。我国一般采用工业处理成本法来计算植物固定 CO_2 的效益值。

李熙波等[17]使用红外 CO_2 分析仪同步观测了 3 种天气（晴天、多云、阴天）条件下福州市江滨公园马尼拉草坪生态系统 CO_2 净交换量的白昼动态变化，通过 CO_2 交换量来衡量马尼拉草坪生态系统的固碳能力。杨士弘[18]通过测定光合作用与呼吸作用的强度及叶面积指数，按照每平方米覆盖水平面积叶片固定吸收 CO_2、释放 O_2 的量研究了广州市 8 种园林植物的固氮释氧量。合肥市利用遥感技术研究分析了合肥土地利用及树木分布的格局，按照理论年平均气候生产力计算了其城市绿地每年的释氧固碳量。陈晖等[19]采用 Li-6400 型红外光合作用测定仪，分别在生长初期、盛期、末期测定鹅掌楸和女贞的净光合速率日变化，取平均值计算两个树种的固碳释氧值。

（三）净化空气效益评价

植物能够截留、吸滞大气中的粉尘，减少其中的碳、铅等微粒携带的有害细菌及病菌，从而净化空气。不同植物因树冠结构、枝叶密度、叶片着生角度及其表面细微结构等不同，其滞尘能力的差异很大。目前对滞尘效益的研究主要是测定植物的滞尘能力，包括单叶片滞尘量、单位叶面积滞尘量、单株植被滞尘量和单位绿化面积的滞尘量[20]。Powe N. A.和 Willis K. G.于 2004 年提出，植物滞留颗粒物是一个相对复杂的过程，其影响因素也较多，主要是叶面积指数（LAI）、行道树空间结构、表面主要形态、太阳辐射、叶面湿度以及空气湿度等。Manning W. J.强调树木比其他灌木、草本植物有更高效吸附和捕获空气中颗粒物的能力。Beckett K. R.和 Freer-Smith P. H.通过实验表明[21]，叶面积特性和微观粗糙度的变化对颗粒物沉降模式影响较大，黏性叶面可促使空气中粉尘和粗颗粒物的滞留，而粗糙叶面更有利于细颗粒物的滞留。张新献等[22]通过分析比较北京城市住宅区乔灌草型、灌草型和草坪型三种不同结构类型的绿地，结果表明由乔灌草、灌草、草坪构成的合理绿化结构能最大化利用空间、最大化提高绿量，并且具有比其他植被结构更好的滞尘效益。

植物不仅具有滞尘功能，还可以通过叶片和枝条上的皮孔，将大气污染物吸入体内，通过氧化还原降解为无毒物质，或通过根系排出体外，或积累贮藏于某一器官内。目前针对园林植物抗污能力的研究很多。鲁敏[23]通过人工熏气试验，研究测定了北方部分园林植物对主要大气污染物 SO_2、Cl_2 和 H_2F 的吸收净化能力。结果表明，园林植物对大气污染物有一定的净化能力，净化能力对于不同的树种和不同的污染物有明显的差异。李娥娥等[24]针对太原市空气 SO_2 和 H_2F 污染比较严重的特点，采用人工熏气法和现场调查相结合，选出了适合太原市栽植抵抗大气污染的 60 多种园林植物。其中乔木是主要的净化植物。李嘉乐等[25]对北京市绿地净化空气效应进行了研究，在对污染源附近的绿地、居民区、工业区及空旷地的大气 SO_2 浓度含量进行对比后，计算出污染源附近的植被对 SO_2 的净化能力。Scott[26]和 McPherson[27]研究了树冠对污染物的去除功能，用污染物的沉积速度来表述被去除的污染物，并通过风速和叶面积来估算污染物的沉积速度。

有些植物还能分泌如酒精、有机酸和萜类等挥发性物质，可杀死细菌、真菌和原生动物。全世界的森林每年要散发出大约 177×10^8 t 的挥发性物质。植物群落的结构与大小对空气含菌量影响很大，植被分布区的空气含菌量都较空白地少。不同植物群落内空气含菌量也不相同[28]。日本生态学家只木良也[29]通过空气采样分析研究了森林杀菌物质，认为森林植物散发的物质是萜烯类物质，成分很复杂，散发量与气候条件关系很密切，且散发量具有日变化和季节性变化的规律性。段佳等[30]运用试管稀释法和平板涂布法，测定了 7 种常见园林植物的抗菌及抑菌活性，为选择城市生态保健型绿化栽培树种提供了依据。于宁等[31]利用自然沉降法测定了青岛市居民区主要灌木树种的杀菌能力。

（四）改善小气候方面的效益

植物叶面对调节气温和湿度、吸收太阳辐射热，改善城市小气候具有积极的作用。植物具有蒸腾作用，可从周围环境吸收热量，从而使环境温度下降；同时，水分从植物流向环境，增加环境湿度。McPherson[32]和 Nowak 等[33]通过建立包括建筑物、气候条件和树荫阴影在内的计算机模型，研究了植被改善气候，从而降低制冷和供热方面的需求，并用来模拟建筑物能源节约效益。研究表明树冠面积每增加一个百分比夏季最高气温将减少 0.1℃，据此可以换算成制冷所消耗的能量。鲍淳松等[34]分别于春、夏、秋、冬四季对杭州园林进行观测，研究绿地对温度和相对湿度的影响。结果表明，园林绿化可使气温平均降低 0.7℃，最高可降 2.3℃，相对湿度平均提高 4%，最高可达 15%，冬季阴雨天气时没有降温作用。胡永红[35]通过蒸腾速率的分布，研究了单株植物的蒸腾降温量，结果表明，各生态因子与蒸腾速率的相关性大小依次为气孔导度、大气温度、相对湿度、叶片温度和光照，尤以气孔导度最为突出。不同群落结构的绿地对夏季微气候的改善效果不同，乔灌草多复层结构的绿化形式对环境降温效应最为显著，其中乔木发挥的作用最为突出，因降温效应是通过树冠的遮蔽而减少太阳的直接辐射和植物蒸腾冷却作用来实现的。在酷热的夏季，绿地中树木枝叶形成浓荫覆地，不仅阻挡反射了太阳的直接辐射，而且挡住了来自地面和其他相邻物体的反射热，减少了地面的长波辐射热。同时高大乔木有强烈的蒸腾作用，它可以消耗太阳直接辐射能量的 60%～75%，甚至 90%。李荫堂等[36]采用数值模拟方法研究湿地对周边区域空气的降温增湿效应发现，低温空气的扩散在近湿地处，影响最大的区域距地面有一定高度。冷空气从湿地边沿向四面八方扩散，温度低处略微上升，在不远处又降至地面。在靠近湿地区域，水汽对相对湿度的影响比对温度的影响明显，而在远处则相反。

第三节　黄芪的生长环境及生态效益

一、适宜黄芪生长的环境条件

黄芪在我国分布广泛，主要分布于黑龙江、吉林、内蒙古、河北、山西和甘肃等地，主产于山西恒山地区、甘肃陇南地区、内蒙古南部，其中恒山黄芪在道地药材中享有盛名，其品质优势是与生长环境长期互作的结果。程滨等[37]对北岳恒山黄芪主产地的空气质量、水源质量及土壤性质等环境因素进行了监测与评价，认为道地黄芪适宜生长在海拔 1600m 以上，气候冷凉湿润，昼夜温差大的地区；空气质量清洁，主要污染指标二氧化硫、氮氧化物、氟化物、悬浮颗粒物各项指标均符合国家有关标准要求；土壤砂质，为花岗片麻岩质粗骨性黄褐土和淋溶褐土，土壤有机质、全氮、有效磷、速效钾含量高；灌溉水质量优，重金属含量低，总镉、总汞、总砷、铅均未检测到，氯化物、氟化物各项指标的综合污染指数均小于 0.5，水质清洁，符合国家有关标准要求。这些生长条件使得黄芪能够充分均衡吸收土壤养分，同时有利于根系下扎，保证优质鞭杆芪的形成。

二、黄芪的生态效益分析

（一）通过生物固氮增加土壤氮含量

黄芪为豆科黄芪属植物，通过与土壤根瘤菌共生结瘤从而固定空气中的氮元素是其对生态系统做出的最重要的贡献。根瘤菌由根毛侵入根内迅速分裂繁殖，同时由于受到根瘤菌分泌物的刺激，根内细胞也迅速分裂产生大量新细胞，使根部体积膨大凸出形成根瘤。根瘤菌最大的特点是体内含有生物固氮酶，能把大气中游离氮转变为氨，为自己及寄主植物提供含氮化合物。一般植物的一生中需要大量氮，用来合成蛋白质，而土壤中通常缺氮，尽管空气中含氮量高达 79%，但它是游离态的氮，不能被植物直接利用，根瘤菌的存在保证了植物有充足的氮素供应，同时具有根瘤的根系脱落在土壤中也能提高土壤肥力，所以生产中常利用豆科植物作为绿肥，与农作物间作轮栽以提高作物产量。

前人已从包括药用黄芪原植物在内的黄芪属根内成功分离到根瘤菌。最近我们采用阿什比无氮培养基，通过菌体形态学鉴定、淀粉水解试验、伏-波试验、甲基红试验等多项微生物生理生化鉴定，从生长在山西浑源的蒙古黄芪根系中分离鉴定了两株固氮菌，分别属于根瘤固氮菌和中华根瘤菌。将上述两种固氮菌接种于无氮基质中生长的黄芪，30d 后测定其固氮值为 25kg/km。张强[38]的研究表明，山西浑源道地黄芪生长地土壤全氮含量明显高于当地农田土壤。

另外根据黄芪形成根瘤这一特性，可以实行与农作物或林果间作模式，作为绿肥为其他作物提供足够的氮含量。

（二）固土保水及增肥能力

据张强的研究表明，与农田土壤相比，黄芪生长地土壤表层的气相率和总空隙度较高，下层由于发育不完全，出现下降趋势。相对较高的总空隙度和气相率，使土壤的结构变得疏松，能够吸收、渗透更多的水分，使地表径流下渗转为地下径流；另外，地上部分旺盛的枝叶和地表枯枝落叶层，对大气降水进行截留，减少了进入土壤的雨量和雨强，从而降低了土壤侵蚀的主要动力和地表径流的形成及其数量。同时，黄芪根系发达，属深根性，能固结土壤，降低水土流失，起到防止和减少土壤侵蚀的水文生态功能。

黄芪每年产生的枯枝落叶和脱落的根瘤为生长地土壤提供了充足的有机质来源。地上茎叶含有较高的有机物质和 N、P、K 等矿质元素，经过生物循环作用，使土壤的养分得到保持和增加。山西浑源黄芪生长地土壤属于微碱性，土壤有机质含量及全氮含量、有效磷、速效钾含量表层总体为 I 级，明显高于当地农田土壤，下层为 II、III 级，土壤质地为砂质土壤，其土壤肥力表层较高，下层肥力水平中等。

（三）作为绿肥改善土壤环境

在人口、粮食安全、生态环境三者矛盾日益突出的今天，农业的可持续发展备受政府和科学界的关心与重视。我国是农业大国，人口众多，资源严重短缺，依赖化肥、忽视有机肥投入的现象十分严重，长期过量施用化肥致使土壤板结，土壤的蓄水保墒能力降低，严重影响了我国农业生产效率和农产品质量。开发利用有机肥料参与农业生态系统的养分循环、再利用和培肥土壤是实现我国农业可持续发展的有效措施。绿肥是一种优质有机肥料，其鲜草中养分含量丰富齐全，分解迅速且有效性好，既能调整有机肥与化肥、土壤间的结构，促进氮、磷、钾等矿质养分的平衡，又能减少因化肥过度使用对生态环境造成的污染，从而推进生态农业的持续发展。

豆科绿肥是一种传统的绿肥，紫云英、苕子和箭舌豌豆等应用已非常广泛。黄芪入药部位是根部，通常3～7 年采收，而其地上部分富含各种有机物质及矿质元素，是一种很好的绿肥植物，如能将其充分利用，可以深度挖掘黄芪植物资源潜能，同时也能促进生态农业的可持续发展。为此我们课题组于 2013 年 5～10 月对生长在山西浑源的黄芪地上部分的营养物质含量进行了测定，并以全国有机肥料品质四要素分级标准、全国有机肥料品质总分分级标准与高等植物中大量元素和微量元素的平均含量等为依据，评价了黄芪作为绿肥的品质。3～6 年生黄芪地上部分苗期至开花期体内粗有机物、全 N、全 P、全 K 含量均达到一级有机肥料水平；大量及微量元素含量除 Mg、S、B 三种元素偏低外，其他元素含量均为中等偏高水平。可见，黄芪是一种优质绿肥植物。

（四）提高土壤酶活性

土壤酶是土壤新陈代谢的重要因素，土壤酶活性的改变将影响土壤养分的释放，从而影响作物的生长，所以土壤酶活性常作为土壤质量演变的生物活性指标。土壤脲酶催化尿素水解成氨，用来表示有机态氨的转化状况，其活性与土壤微生物数量、有机质含量、氮素含量有关。过氧化氢酶是重要的氧化还原酶，与土壤呼吸强度和土壤微生物活动相关，其活性在一定程度上反映了土壤微生物学过程的强度。有机质含量高的土壤，过氧化氢酶的活性较强。因此，土壤过氧化氢酶的活性可以表征土壤总的生物学活性和肥力状况。土壤磷酸酶的作用是将土壤有机磷分解为植物可吸收利用的无机磷，表示土壤潜在供磷的能力，其活性在很大程度上取决于土壤的腐殖质含量、活性磷量及能矿化有机磷的微生物数量。黄芪生长地土壤酶活性的变化表现出明显的垂直分布层次性，表层较高，下表层次之，底层最低，表明随着土壤深度的增加，土壤有机质含量逐渐降低，微生物数量减少，酶作用的底物降低，酶活性自然也就降低。但不论表层还是下表层、底层，三种土壤酶活性均高于农田土壤，说明黄芪通过根系分泌物质、枯枝落叶腐化等与土壤进行着复杂的物质交换，从而提高了土壤中的有机质含量，改善了土壤的理化性质和微生物环境，因而极大地影响着酶的活性和种类。

（五）改善土壤微生物环境

土壤是微生物良好的天然培养基，可为微生物提供矿物质、有机质等营养成分和能源，土壤空气、温度和土壤溶液的 pH 及渗透压对微生物的生存和繁殖均十分有利。微生物在适宜的土壤环境下能旺盛地代谢和迅速地繁殖，同时由于这些土壤微生物的存在，又与土壤结构的形成、土壤理化性质的改善等关系密切。

土壤微生物是土壤中最原始的活的有机体，包括细菌、放线菌、真菌、藻、原生动物和病毒，它们对于植物与土壤中物质的生物循环起着极为重要的作用。土壤中微生物数量最大，种类最多，其中以细菌数量最大，约占土壤总生物量的一半，其次是放线菌和真菌。土壤中放线菌数量占土壤微生物总数的 20%～30%，放线菌是异养型需氧性微生物，其代谢产物中有许多抗生素和激素类物质，可预防植物病害。土壤中的真菌广泛生活在近地面的土层，具有复杂的酶系统，分解有机质的能力特别强[39]。土壤微生物的分布与土壤的结构、有机物和无机物的比例、含水量及含氧量等因素密切相关。

山西浑源黄芪地土壤微生物分布特点为，细菌数量占绝对优势，放线菌和真菌占的比例较小。随着土壤深度的增加，细菌、放线菌和真菌的数量基本上呈下降趋势，这与土壤有机质和养分含量的层次性有明显的一致性。值得注意的是，表层和中层土壤中的细菌及放线菌数量高于农田土壤，下层土壤中的真菌数量高于农田土壤，有效地促进了土壤有机质、蛋白质的分解，以及矿质元素的转化和生物固氮过程，这可能也是保证黄芪产量和品质的根本原因之一。

（六）改良盐碱地的作用

土壤盐渍化是一个世界性的问题，已成为严重的环境问题之一。中国是世界上土壤盐渍化最为严重的国家，随着土地的开发利用，在西北的新疆、甘肃、宁夏等地，华北的山西、内蒙古等地，都不可避免地遇到了土壤次生盐渍化的问题。土壤次生盐渍化是造成生态环境恶化和土地资源质量退化的一个重要原因。近年，我国在盐化土壤改良利用研究方面取得了一定成果，建立了适应盐碱地作物生长发育相配套的栽培管理技术，挖掘发展耐盐植物作为粮食、蔬菜、牧草、油料作物、医疗用药、纤维和化工原料等。在黄河三角洲，已有黄须菜、补血草等耐盐植物种植，同时也有一些药用植物与牧草如罗布麻、甘草、沙滩黄芪等的种植。

郭晔红[40]、蔺海明[41]研究了黄芪的耐盐及抑盐效应，表明黄芪对盐碱地有明显的改良作用。种植黄芪后，土壤0～80cm的耕作层内除K^+外，Na^+、Ca^{2+}、Mg^{2+}、SO_4^{2-}、Cl^-等有害盐分离子及pH都较裸地明显降低，同时又使土壤K^+/Na^+提高。其原因是一方面根系从土壤中吸水，变土壤蒸发为黄芪地面上蒸腾，从而阻止盐分随水分向地表聚集；另一方面是绿色覆盖大幅度减少了土壤蒸发，形成盐分上移的又一屏障，从而使盐分滞留在耕作层以下的土壤。而K^+/Na^+的提高对植物的生长十分重要，因为盐碱地普遍存在K^+/Na^+值过小的现象，Na^+在土壤中大量存在，破坏了植物体K^+、Na^+的平衡和正常代谢，使膜透性增加，导致K^+外流，植物体内含量减少，致使作物产量下降。种植黄芪后提高了K^+/Na^+值，从而改善了土壤中的营养状况，达到改良盐碱地的目的。

综上所述，对黄芪生态功能效益的研究主要集中在土壤保育方面。而生态效益是一个内涵广泛的概念，还应包括涵养水源、防风固沙、净化空气、调节气候、旅游开发等多种效益。为了全面评价黄芪对环境改善的作用和程度，开发黄芪在发展和保护生态系统中的潜力，今后应围绕光合作用、水分循环、吸收有害物质等加大研究力度，并以生态效益为依据，反馈指导黄芪生产和产业发展，以提高黄芪的综合效益。

第四节　基于生态效益的黄芪产业链途径的探索

生态效益以维护生态平衡为原则，社会整体的进步和发展不仅取决于经济的发展，也取决于环境效益，更取决于两者的协调和兼顾。农业生产中讲究生态效益，就是要使农业生态系统各组成部分在物质与能量输出输入的数量、结构功能上，经常处于相互适应、相互协调的平衡状态，使农业自然资源得到合理开发、利用和保护，促进农业和农村经济持续、稳定发展。生态效益是顺应对环境保护的重视而提出的一种评判经济发展的标准，其目的在于促使政府在进行决策和行为时能够兼顾到环境的承受能力，同时在这一压力之下，促使生态产业链中作为分解者的企业的发展。

生态产业链是依据生态学原理，以恢复和扩大可更新资源存量和改善生态环境为宗旨，为提高资源基本生产率以社会需要为主体，模拟生态系统，对两种以上产业的链接进行设计，并开创为一种新型的产业系统的系统创新活动。黄芪的生态产业链是由黄芪种植者、药品生产者、消费者、资源回收者等一系列利益相关者组成的系统，该系统以黄芪产业创新为基础，以生态经济为约束，以利益机制为诱引，通过对黄芪整个产业链的相关节点研究，使产业环节上游产生的副产品为下一个环节的生产原料，使物质和能量多级利用，形成高效率生态产业链。针对黄芪产业的特点及开发现状，黄芪产业具有生态产业链明显的特征。

一、黄芪生态产业链的特征

（一）具有扩大自然资源存量的特征

中药黄芪原植物为蒙古黄芪和膜荚黄芪，主要分布于山西、陕西、甘肃、黑龙江、辽宁、河北等地及内蒙古自治区[42]。山西黄芪资源分布较集中，产量较高的县有浑源县、繁峙县、应县、代县等，其中浑源县是中国黄芪之乡，土地辽阔，土层深厚，有花岗麻岩母质风化成的粗骨土，质地疏松，通气性能好，排水渗水力强，土壤有机质含量高，钾素营养丰富，硒元素含量高，同时气候凉爽，光照充足，昼夜温差大，非常适宜黄芪的生长发育。适宜种植黄芪面积 35 万 t，但有黄芪面积仅 12 万 t，目前仍有 2/3 的宜芪坡可以种植黄芪。如果能加大科技和资金投入，扩大种植规模，科学管理经营，将为大规模种植和开发黄芪提供广阔的发展空间。内蒙古自治区固阳县和武川县为蒙古黄芪的道地产地之一，现阶段有很多黄芪栽培基地。甘肃省南部也是蒙古黄芪的主产区之一，道地产地陇西县从南北朝开始就种植黄芪，有丰富的种植经验，全县生产的黄芪年产量达 1.6×10^6 kg，近全国产量的 1/5，成为我国黄芪的主产区。以上各省悠久的种植历史、广阔的宜芪面积、得天独厚的自然环境，为黄芪种质资源的扩大创造了条件。

（二）具有提高资源生产率的特征

黄芪是一种具有生态效益功能的植物。地上部通过光合、蒸腾、吸收等作用，制造氧气、降低大气 CO_2 及有毒气体浓度、增加大气湿度，地下部分能与土壤微生物形成根瘤，固氮增肥，提高土壤有机质含量和矿物质含量，提高土壤肥力，从而产生巨大的生态效益、经济效益和社会效益。

（三）具有社会性长期需要的特征

黄芪为最常用的大宗中药材之一，素有"十药八芪"之称，随着经济的发展和人民生活水平的提高，黄芪除了药用外，可大量用于各种保健品和功能食品，因此今后国内黄芪的需求量将会大幅度增长。随着国际上"返璞归真、崇尚自然"热潮的兴起，近年来以天然药物制成的药品和保健品在国际市场上备受青睐。可以预见，黄芪在未来国际市场上将会更为走俏。据有关信息，近年来我国每年出口美国、加拿大、日本、韩国、东南亚等地的黄芪均在 1500t 以上，而且每年都以比较快的速度增长。黄芪产业如能得到大力开发，绿色农业将会受到黄芪产业的拉动，迅速形成规模化和产业化，促进农业调产，增加农业效益，增加农民收入。随着人们健康意识的增强和人类文明的不断提高，集营养性、功能性、文化品位于一体的药食两用产品将成为一种社会长期的需求。

二、黄芪产业生态性分析

（一）黄芪生产具有生态依赖性

黄芪生产的突出特点在于黄芪产品的质量先天取决于原植物的质量。要想有好的黄芪药材、食品、保健品等，首先要有好的原料。高品质的黄芪取决于生态环境、品种、栽培管理等，特别是生态环境决定着黄芪的品质，正如著名科学家肖培根院士所说："生长环境对中药材的生长和质量有明显的影响，恒山黄芪的品种优势与其特有的环境条件密不可分。"同一品种在不同栽培区品质表现不同，有效成分含量和药效差异很大。黄芪生产的关键就是通过合理的提取工艺，将黄芪中有效成分完美地在黄芪产品的质量和功能中体现出来，因而，黄芪的生产以适宜的生态环境为基础，使整个产业体现出生态性。

（二）黄芪生产环境资源分析

黄芪属耐旱植物，种植需要水分较少。黄芪用水仅为生产用水，且生产用水又可循环利用，不会给产区造成用水负担。黄芪还具有良好的抑盐效果，改善土壤营养状况。盐碱地种植黄芪后，0～80cm 土层除 K^+ 外，Na^+、Ca^{2+}、Mg^{2+}、SO_4^{2-}、Cl^- 等盐离子浓度和 pH 都明显降低，而土壤的 K^+/Na^+ 显著提高，使盐碱地得以改良。黄芪地上茎叶含有较高的有机物质和 N、P、K 等矿质元素，经过落叶后腐殖化再经生物循环作用，使土壤的养分得到保持和增加，从而提高了土地利用效率。

（三）黄芪生产过程的生态分析

黄芪生产过程中也有"三废"产生。"废水"来源于职工生活产生的生活废水和生产过程产生的生产废水。这些废水经过处理能够达到灌溉用水标准。"废气"主要是黄芪产品生产过程中产生的 CO_2 气体及工业粉尘。CO_2 气体可以通过种植黄芪，增加植物绿量来减少。同时黄芪有效成分也需要 CO_2 转化来形成，还释放了等量的氧气，因而对生态环境是友好的。

黄芪产品生产过程产生的"药渣"，内含丰富的有机质，可以提取分离和纯化芒柄花素、毛蕊异黄酮及黄芪皂苷、多糖、黄西酮等，这些物质是目前国内外医药行业所需的，市场前景广阔。这既延伸了黄芪产业链条，又解决了废弃物对环境的污染，而且有较高的经济效益和很好的社会效益，促进了黄芪生态产业链的建立。

（四）黄芪的生态旅游分析

黄芪产业具有产业纵向关联的特色，更具有改善生态环境，发展观光旅游的优势。黄芪旅游业包括参观黄芪种植园、有效成分提取工艺、成品包装车间，品尝黄芪食品，树立"观芪景、用芪宴、品芪茶、做芪人、走芪路"的黄芪中医药文化旅游理念，了解黄芪历史文化，自然景观与人文景点相交融，增强旅游的趣味性、参与性和互动性，形成一条以黄芪为主题的休闲旅游产业链，实现旅游、观光、饮茶、美食、文化和探索等活动的完美结合，促进黄芪及相关产业的发展。

三、黄芪生态产业链构建研究

所谓生态产业链是指某一区域范围内的企业模仿自然生态系统中的生产者、消费者和分解者，以资源（原料、副产品、信息、资金、人才）为纽带形成的具有产业衔接关系的企业联盟，实现资源在区域范围内的循环流动。从生态系统的角度看，产业生态链实际上是由初级材料加工厂、深加工厂或转化厂、制造厂、各种供应商、废物加工厂、次级材料加工厂等组合而成的一个企业群，在其中存在着资源、企业、环境之间的上下游关系与相互依存、相互作用关系，根据它们在产业链中的作用和位置不同也可以分为生产者企业、消费者企业和分解者企业。

随着人们生活水平的提高和现代科学技术的发展，黄芪生产的产前、产中、产后都受到科技界的重视，研究领域从黄芪产品质量的优化扩展到黄芪资源的综合利用和相关产品开发，研究投入资源、产出资源及其循环利用技术，促进了相关产业发展。黄芪产业链是以黄芪原植物种植为基础，投入设备、科研技术以保证生产出优质的产品，提取废渣、废水，废渣内含有很多有益的药用成分——黄芪甲苷、芒柄花素和毛蕊异黄酮等被提取或开发，另外药渣可经发酵生产禽畜饲料添加剂、作菌肥，废水经过处理后可循环使用，最大限度地减少废物排放，促进链内副产品的循环利用。同时，黄芪还能改善生态环境，带动地方旅游业等相关产业发展，满足黄芪种植者、产品生产者、消费者、资源回收者等一系列利益相关者的需求，形成黄芪高效生态产业链。

（一）原料生产者

我国黄芪种植面积广，主要产于山西、陕西、甘肃、黑龙江、辽宁、河北等地及内蒙古自治区。在这些种植区，农民收入明显高于种植其他粮食产品（如小麦、玉米等），如果实现科学管理，规模连片种植，规范化栽培，增产潜力巨大，能保证黄芪药品原料的供应。黄芪种植者应本着适地适种原则，既要重视优良品质特异性，又要充分考虑品种的生态适应性、栽培适应性，在合适的生态区内进行品种化、基地化、区域化栽培，实现黄芪种植与气候、土壤等自然条件的协调统一，减少农药等影响黄芪产品质量的因素。在发展种植业过程中也推动了黄芪系列产品如保健品、饮品等相关产业的发展。黄芪种植基地还提高了产区的植被覆盖率，对空气起到了重要的过滤作用，有利于调节区域小气候、改善生态环境。

（二）黄芪产品生产与开发

生态产业链的稳定发展，需要产业链各成员树立长久和共同发展的理念，在关注自身发展的情况下，也为上下游企业创造机会和价值。生态效益理念要求各成员企业必须对自身所产生的废物进行处理，但是由于企业业务边界的范围所限，企业自身对废弃物进行处理，必然会带来企业的不经济行为。但是对产业链的某一下游而言，某种资源或者副产品则是其生产的原材料。同时随着这两种企业规模的扩大，其原材料和资源就会扩大，则会在区域内吸引更多的企业，而企业增多，其业务的范围就会扩大，联系就会更加紧密，就会生成区域内的网络图和共生的链条，使整个生态产业链条更加稳定。

对于黄芪产业链的上游生产企业来说，首先必须对种植采收区进行必要的培育和保护，同时在资源的利用选择上，要积极推广对传统资源如煤炭的清洁使用，同时充分利用可再生资源，如风能和太阳能。在产品的生产过程中，要选用对环境污染影响小的、低毒的、低害的资源，从而在源头上减少对生态系统的破坏。在现有产业规模基础上，制订黄芪种植加工质量标准，改变传统加工工艺，从源头上解决加工设备简陋、技术落后等现实问题，保证药品质量；设立药材检测环节，加强检疫、检验力度，解决病虫害、农药重金属含量超标、以次充好、假药等影响药品质量的问题；引进和扶持一批中药材精深加工企业，在中间体提取、系列产品生产上开发一批能够带动地方经济发展的产品，提高产品的知名度和市场份额，打响品牌。同时，在发展黄芪产业的同时，带动机械设备、制瓶业、印刷业、包装业、运输业、旅游业等相关产业的发展。

（三）资源的循环利用

在黄芪产业链上，其药渣及副产物的开发利用是关键。早期药渣处理主要是填埋、焚烧、堆放等，这些方法造成环境的严重污染和资源的巨大浪费。中药药渣含有大量有益组分，比如粗纤维、粗蛋白、粗脂肪以及多种微量元素等，可以变废为宝、循环利用，这正符合全球倡导的节能减排，低碳环保，走绿色可持续发展道路的理念。近年来，黄芪药渣再利用研究取得新的进展，可以根据不同消费群体的需求生产出不同的产品，不仅满足了消费者的需要，还对节能减排、保护生态环境具有重要意义。黄芪资源循环利用主要是指黄芪药渣中含有丰富的有机质，从中提取黄芪皂苷、多糖、黄酮等天然产物，从黄芪药渣中提取的黄芪多糖得率为 12.93%，纯度高达 93.27%；黄芪甲苷的提取量为黄芪药材的 72.08%。这些物质是合成中药和保健品的有效成分，受到国内外医药行业及食品行业的广泛关注。

药渣中含有大量适合食用菌生长的营养成分，可用于栽培食用菌。山西浑源"北芪菇"是根据传统中医药"药食同源"的理论，利用黄芪和多种中草药及农作物副产品作培养料，经科学配方和特殊工艺培育而成的新型菌类产品。北芪菇不仅具有食用菌不含脂肪、胆固醇的特点，而且含有浑源黄芪的药理成分，是一种美味营养食品。利用黄芪的茎、叶为饲料资源，配合科学的饲养管理技术，饲养出无污染、无病害、无激素、无抗生素残留的肉质鲜美的无公害黄芪羊，营养物质含量超过普通饲草饲喂的羊肉，特别是钙、镍、锌等微量元素的含量比普通羊肉高出 1 倍以上，取得了很好的经济效益和社会效益，为黄芪产业的发展起到很好的促进作用。

经提取再利用后的黄芪还田，可以为黄芪种植生产提供营养丰富的土壤环境，实现安全有效循环利用，使得黄芪产业链上利益相关者在产业内部及产业间建立起共赢的利益目标和相应的供需协作关系，提高了产业的内部经济性。

（四）消费者分析

在黄芪消费者链中，消费者希望能消费品质纯正、天然绿色、品味独特的黄芪产品。这会促进产业链各节点努力做到无污染、绿色化，在工艺设计、设备制造、原辅料选择各个环节上尽可能地做到清洁生产，关注原始投入资源的清洁、产区环境保护和废弃资源再利用的回收效益等利益相关问题，强化黄芪产品对人体的医疗保健作用。

四、黄芪生态产业链开发的前景分析

中药作为中华的瑰宝，是地地道道的国粹，在远古曾经光彩夺目，为我们民族的繁衍昌盛作出了不可磨灭的贡献。中国作为一个传统医药大国，有着丰富的药物资源、悠久的历史经验和系统的理论指导，更有着广泛应用的民众基础和巨大的市场潜力。随着现代科学技术的飞速发展，尤其是近年来西方发达国家医药市场逐渐开始接受天然复方药物，为中药的现代化、国际化发展提供了新的条件和机遇，同时也面临着国际性竞争和挑战。国家中医药管理局将 39 种中药材列入我国推荐重点发展的"药单"，黄芪作为药食两用及滋补保健类品种名列其中，黄芪的国际及国内市场开发潜力巨大，具有广泛的发展前景。

更重要的是，我国正处于工业社会发展前期，发展经济与保护环境的矛盾尤为突出。我国人口众多，资源相对贫乏，长期沿用高物耗、高能耗、高污染的粗放型经济模式，生态环境已不堪重负，迫切需要新的经济发展模式以促进社会的健康可持续发展。黄芪生态产业链上种植者、生产企业、副产物综合利用者都是以黄芪资源开发为基础，最大限度地减少废物排放，积极推进黄芪生态产业链的研究与开发，可以提高生态资源的利用效率，保护环境，实现社会、经济、环境三者的共赢，利国利民、具有广泛的开发价值。政府部门应加大力度支持黄芪产业发展，合理进行现有产业结构调整，有效推动黄芪规模化种植，拓宽市场，树立品牌，使资源优势真正转化为经济优势，尽快将黄芪产业做优、做强、做大。

参 考 文 献

［1］欧阳志云，王如松，赵景柱. 生态系统服务功能及其生态经济价值评价. 应用生态学报，1999，10（5）：635-640.

［2］赵勇，陈志林，吴明作，等. 平顶山矿区绿地对大气 SO_2 净化效应研究. 河南农业大学学报，2002，36（1）：59-62，69.

［3］梁建萍. 植物学. 北京：中国农业出版社，2014.

［4］康文星，田大伦. 湖南省森林公益效能的经济评价Ⅱ 森林的固土保肥、改良土壤和净化大气效益. 中南林学院学报，2001，21（4）：1-4.

［5］周冰冰，李忠魁. 北京市森林资源价值. 北京：中国林业出版社，2000.

［6］Turner R K . Economics and wetland management. Ambio，1991，20（2）：59-63.

［7］徐慧. 自然保护区经济价值评估研究：以鹞落坪自然保护区为例. 南京：南京大学，2003.

［8］张岳恒，黄瑞建，陈波. 城市绿地生态效益评价研究综述. 杭州师范大学学报（自然科学版），2010，9（4）：268-271，305.

［9］侯元兆. 中国森林资源核算研究. 北京：中国林业出版社，1995.

［10］陈应发. 费用支出法：一种实用的森林游憩价值评估方法. 生态经济，1996，12（3）：27-30.

［11］陈自新，苏雪痕，刘少宗. 北京城市园林绿化生态效益的研究. 中国园林，1998，14（2）：57-63.

［12］王婷婷，杨学军，胡松竹，等. 绿量测算方法比较研究. 中国城市林业，2010，8（4）：36-38.

［13］白林波，吴文友，吴泽民，等. RS 和 GIS 在合肥市绿地系统调查中的应用. 西北林学院学报，2001，16（1）：59-62.

［14］祝宁，李敏，柴一新. 哈尔滨市绿地系统生态功能分析. 应用生态学报，2002，13（9）：1117-1120.

［15］吴泽民，黄成林，白林波. 合肥城市森林结构分析研究. 林业科学，2002，38（4）：7-13.

［16］Sampson R N. Forestry opportunities in the United States to mitigate the effects of global warming. Water，Air and Soil Pollution，1992，64：157-180.

［17］李熙波，杨玉盛，曾宏达，等. 亚热带马尼拉草坪生态系统 CO_2 净交换量测定方法比较. 亚热带资源与环境学报，2008，3（4）：16-22.

［18］杨士弘. 城市绿化树木碳氧平衡效应研究. 城市生态与城市环境，1996，9（1）：37-39.

［19］陈晖，阮宏华，叶镜中. 鹅掌楸和女贞同化 CO_2 和释放 O_2 能力的研究. 城市生态与城市环境，2002，15（3）：17-18.

［20］王蓉丽，刘惠，马玲. 园林植被滞尘效应研究进展. 安徽农学通报，2007，13（10）：84-85.

［21］Beckett K R，Freer-Smith P H，Taylor G. The capture of particulate pollution by trees at five contrasting urban sites. Arboricultural Journal，2000，24：209-230.

［22］张新献，古润泽，陈自新，等. 北京城市居住区绿地的滞尘效益. 北京林业大学学报，1997，19（4）：14-19.

［23］鲁敏，李英杰，鲁金鹏. 绿化树种对大气污染物吸收净化能力的研究. 城市环境与城市生态，2002，15（2）：7-9.

［24］李娥娥，蔺银鼎. 太原市区空气污染特点与绿化树种选择. 山西农业大学学报（自然科学版），2002，22（2）：135-136.

［25］李嘉乐，冯采芹，段吉光，等. 关于绿地清洁大气效益和避免绿地污染的设计要点. 北京：中国环境科学出版社，1992.

［26］Scott K I，McPherson E G，Simpson J R. Air pollutant uptake by Sacramento's urban forest. Arboric，1998，24（4）：224-234.

［27］McPherson E G. Accounting for benefits and costs of urban greenspace. Landscape and Urban Planning，1992，22：41-51.

［28］南京市环保所. 城市绿化减少空气含菌量效应的初步观察. 南林科技，1976，（2）：11-13.

［29］只木良也. 人与森林：森林调节环境的作用. 唐广义，陈丕相，郑铁志译. 北京：中国林业出版社，1992.

［30］段佳，崔艳秋，秦志强，等. 园林植物挥发油成分分析及抗菌活性测定. 城市环境与城市生态，2005，18（6）：23-25.

［31］于宁，李海梅. 青岛市居住区主要灌木树种生态效益综合评价. 北方园艺，2011，（9）：80-83.

［32］McPherson E G，Simpson J R. Benefit-cost analysis of modesto's municipal urban forest. Journal of Arboriculture，1999，25（5）：235-248.

［33］Nowak D J，Crane D E，Dwyer J F. Compensatory value of urban trees in the United States. Journal of Arboriculture，2002，28（4）：194-199.

［34］鲍淳松，楼建华，曾新宇，等. 杭州城市园林绿化对小气候的影响. 浙江大学学报（农业与生命科学版），2001，27（4）：63-66.

［35］胡永红. 植物改善生态环境效益的研究. 园林，2007，（9）：16-17.

［36］李荫堂，李志勇，方飞，等. 湿地降温增湿效应的数值模拟研究. 西安交通大学学报，2007，41（7）：825-828，846.

［37］程滨，张强，邰春花，等. 北岳恒山地道黄芪产地生态环境评价. 中国农业气象，2006，27（4）：281-285.

［38］张强，程滨，董云中，等. 北岳恒山地道黄芪营养特征及产地土壤理化性状研究. 水土保持学报，2005，19（6）：28-32.

［39］马伟，贾艳姝，李娜，等. 植物黄芪根内生真菌的分离. 东北林业大学学报，2012，40（4）：62-63，116.

［40］郭晔红，蔺海明，贾恢先. 不同种植年限黄芪的耐盐性及抑盐效应研究. 甘肃农业大学学报，2008，43（6）：86-89.

［41］蔺海明，郭晔红，贾恢先，等. 黄芪不同种植密度的耐盐抑盐效应研究. 草业学报，2005，14（5）：48-53.

［42］余坤子，刘靖，洪浩，等. 黄芪种植产地与生态环境及饮片规格的调查研究. 中国中药杂志，2010，35（9）：1112-1115.

第十一章

黄芪综合开发利用

第一节　黄芪茎叶综合开发与利用

一、黄芪茎叶作为绿肥的研究

（一）绿肥的概念及研究意义

1. 绿肥的概念

绿肥是指所有能翻耕到土里作为肥料用的绿色植物，它是一种优质有机肥料[1]。其适应性广，生长周期短，鲜草含养分丰富齐全，分解迅速，有效性好，具有共生固氮和富集土中磷钾等多种矿质养分的特殊功能。因而既能缓解肥料与作物之间的供求矛盾，较快地解决肥料短缺问题，又能调整有机肥与化肥之间的结构，促进氮磷钾等养分的平衡。

2. 绿肥在农业生产中的作用及研究意义

（1）改善土壤物理性状

土壤有机质是土壤中各种营养元素特别是氮、磷的重要来源。它还含有刺激植物生长的胡敏酸类物质。由于它具有胶体特性，能吸附较多的阳离子，因而使土壤具有保肥力和缓冲性。它还能使土壤疏松和形成结构，从而改善土壤的物理性状。它也是土壤微生物必不可少的碳源和能量来源。有报道指出，有机肥及其根茬的腐解，可以降低土壤的 pH，促进土壤全 Zn、Fe、Mn 的分解与矿化，使其转化为有效成分[2]。包兴国、邱进怀等通过长期定位试验证明：绿肥配施化肥可分别提高土壤有机质 11.8%～19.0%，土壤容重下降，空隙度和水稳性团粒结构增加；在等养分条件下，绿肥配施化肥农作物产量与单施化肥相当。但随着年限的延长，其增长率优于单施化肥区。此外，种植绿肥可降低土壤的含盐量，使盐碱地变成良田。据开封市农林科学研究院试验，种植田菁可使 6～10cm 土层含盐量降低 35.0%，10～20cm 土层含盐量降低 45.5%。黄泛区农场一站在飞沙土上连续多年种植紫花苜蓿，使土壤有效团粒增加 25.3%。中国农业科学院郑州果树研究所在果园周围种植柽麻掩青，连续种植 5 年，土壤有机质增加 0.34%～0.54%[3]。

（2）提高土壤肥力

绿肥作物中含有较多的有机质，平均含量为 15%，尤其是豆科绿肥作物，若以每公顷产鲜草量30 000kg计算，则每公顷耕层可以增加30kg有机质和3～6kg氮素。对改良和培肥土壤都有一定作用。如豆料绿肥作物，不仅本身能固定空气中的氮素，而且对土壤难溶性磷酸盐有较强的吸收能力，同时能提高土壤中含磷量。有些绿肥如苜蓿、光叶苕子等，它们的根入土很深，长达2.5～3.78m，这些绿肥作物通过发达的根系吸收深层土壤中的养分，待绿肥翻压后，可使土壤耕层的养分丰富。另外，绿肥作物在土壤微生物的作用下有胶结团聚的作用，从而形成一定数量的腐殖质，对改良土壤质地有一定的作用[4]。另外，绿肥对某些微量元素也起着特殊的富集作用，如缺锌是部分红壤地区的一个特殊问题，毛叶苕子植株中锌的含量占干物质的0.0031%，种植3年毛叶苕子后，0～10cm表土含锌量由92.5mg/kg提高到170.0mg/kg，其中有效锌含量由2.9mg/kg提高到4.9mg/kg，可有效避免缺锌症的发生[5]。周开芳和何炎[6]研究表明，豆科冬绿肥翻压后，土壤有机质、碱解氮、速效磷、速效钾分别提高0.07%、1.9mg/kg、4.7mg/kg、1mg/kg。刘国顺等[7]的研究表明，绿肥翻压后土壤有机质含量提高0.08%～0.1%。

在热带潮湿多雨高温强日照的气候条件下，土壤养分的分解淋溶作用和生物的富集作用都很强烈，大量的降水会导致可供橡胶吸收利用的土壤养分流失，但覆盖绿肥可将养分吸收固定在植物体内，加强生物的富集作用。新鲜绿肥一般含有机质10%～15%，含氮0.4%～0.5%；每公顷绿肥可生产有机质4500～6000kg，纯氮100～150t，速效钾90～120kg，速效磷30～37.5kg[8]。

绿肥覆盖使土壤有机质含量显著提高，全氮含量高出对照区184%～290%；反之，若没有有机物料的投入，有机质消耗的结果必然会造成土壤肥力的衰退[9]。豆科绿肥还具有根瘤菌，能固定空气中的氮素，增加土壤氮素营养。绿肥覆盖使土壤有效养分变化幅度较小，保肥供肥能力强于同等裸地。绿肥可富集、转化深层难溶性土壤养分。绿肥作物的吸收作用，能将土壤深层中不易被吸收利用的养分集中起来，如在橡胶树土壤中，通过绿肥翻压腐解后，大部分养分以有效态留在耕作层中，很容易被橡胶吸收利用[10]。

（3）改善和修复土壤微生态环境

土壤微生物对于作物的生长有着重要作用，它影响到作物根系的生长和作物对营养元素的吸收[11]。土壤微生物数量及活性是土壤肥力的重要指标之一。土壤微生物数量和多样性的大小可以作为表征土壤肥力状况的重要生物学指标[12]。土壤微生物数量多、区系复杂，表明土壤微生态系统平衡，因而有利于作物的健康生长。土壤微生物不仅有利于土壤养分的转化，而且可通过营养抗性来抵御和抑制有害生物如土传病害菌的生长繁殖。土壤中的细菌类群包括异养细菌及少量自养细菌，异养细菌能分解有机质，自养细菌可以使土壤中无机化合物氧化，如土壤中的硝化细菌可以把氨态氮转化成硝态氮。土壤真菌都是异养微生物，其在土壤中的主要作用是分解有机残体，并能形成一定量的腐殖质，改善土壤物理状况。放线菌类群是进行异养活动的微生物，对有机质具有较强的分解能力，其中相当多的是分解木质、单宁及一般微生物难以分解的腐殖质，并产生多种抗生素类物质，有利于抑制烟田土壤中的病菌。土壤微生物多样性[13]指生命体在遗传、种类和生态系统层次上的变化。它代表着微生物群落的稳定性，也反映土壤生态机制和土壤胁迫对群落的影响。土壤微生物多样性包括三部分内容：种类、数量和它们的分布。退化程度高的草地微生物种类少，数量也少，不同退化程度草地土壤微生物主要生理类群在数量上有较大差异[14]。土壤微生物多样性受制于土壤性质[15]，而微生物多样性又影响土壤功能多样性。Ovreas 等用多种方法测定了土壤微生物后发现，富含有机质的土壤，其微生物多样性好于砂土[16]。

罗明等[17]研究表明，有机肥与 N、P、K 化肥的合理配施能促进棉田土壤微生物的生长繁殖，微生物生物量增大，提高了土壤养分容量与供应强度。土壤微生物生物量作为土壤质量的生物指标，一直受到各国土壤工作者重视，如有的学者研究得出，土壤微生物生物量碳氮和土壤有机碳、土壤全氮和土壤碱解氮之间呈正相关。胡日利等[18]初步认为土壤微生物生物量可以作为砖红壤土壤质量的生物指标。张翔等[19]借助 15 年的定位观察资料，系统研究了长期施肥对土壤微生物含量、土壤供肥能力等的影响，结果表明，施肥能明显影响土壤微生物的数量，施有机肥区比单施化肥区增加明显，其中以有机肥和 N、P 或 N、P、K 配施处理对微生物区系的综合影响效果为佳。郭红祥等[20]在 2000～2001 年，研究了饼肥对烤烟根系土壤中 6 种微生物数量的影响，结果表明，在烤烟整个生育期内，烤烟根系土壤中的细菌、真菌、放线菌的变化规律基本一致，分别在烤烟旺长期左右达到高峰值；饼肥不同处理对各生理菌群数量也有一定的影响，在烤烟生长前期施用饼肥能增加氨化细菌的数量，后期能增加纤维素分解菌的数量。

（二）绿肥的国内外研究现状

我国是利用绿肥最早和栽培面积最广的国家，早在春秋时期的《礼记》"月令"篇中就有割草能作肥料，能提高土壤肥力的记载。《齐民要术》是北魏末叶贾思勰所著的一部具有历史意义的农学著作，书中肯定了绿肥应用的成效，"凡美田之法，绿豆为上，小豆、胡麻次之"，绿肥"其美与蚕矢熟粪同"[21]。据不完全统计，1950 年全国绿肥种植面积为 170 万 hm²，平均 57.6hm² 耕地 1hm² 绿肥。1976 年全国绿肥种植面积约达 1300 万 hm²，平均 8hm² 耕地有 1hm² 绿肥。20 世纪 80 年代初期绿肥的种植面积较为稳定，绿肥的播种面积在 1000 万 hm² 左右。20 世纪 80 年代以后，由于种种原因全国绿肥种植面积呈下降趋势，但许多省仍重视绿肥生产，如江西、湖南冬季绿肥面积均在 86.67 万 hm² 以上，广西有近 6.67 万 hm²，人多地少的浙江、江苏也在 3.3 万 hm² 以上。1993 年 9 月，湖南省的土肥专家为发展绿肥问题发出强烈呼吁，认为由于近年来有机肥施用量减少，已给农业带来了三个突出问题：一是土壤肥力逐年下降；二是"三高"农业失去了基础；三是有毒物质积累，影响人畜健康和农产品出口创汇。因此，建议从整个农业持续全面发展的战略高度来看待绿肥，冬季农业要把绿肥放在首位[22]。

在国外，古希腊和古罗马帝国就有利用豆科作物压青以改良砂土的习惯，之后在欧洲的农业生产中作为一种措施被加以推广。如在砂土地上或在潮湿地区，土壤有机质分解很快，有机质补充来源较为缺乏，因此播种绿肥以补充土壤中的活性有机质效果显著，已成为这些国家的一项重要措施[23]。欧美一些发达国家，尽管无机肥料用量很大，但仍然重视绿肥的种植和利用。日本虽然大量出口氮化肥，但为了提高生物氮所占的比例，为了提高地力，在禾谷类作物全秆还田的基础上，仍重视发展绿肥，甚至不惜以 3～4

美元/千克的价格进口我国的紫云英种子。美国的禾谷类作物是全部秸秆还田的，但仍嫌有机肥不足，其西部地区现在也在发展苕子。

世界各国研究认为，绿肥是一种很好的生物肥料。它能较好地生长在氮素不足的土壤中，并供给其他作物以充足的氮素。当绿肥作物翻压到土壤中后，可以使土壤中的有机质丰富。绿肥在维持土壤肥力方面也起着重要作用，其价值超过其他培肥方法，因为绿肥一般都是就地生长，就地翻压，没有运输上的损失。种植绿肥不仅能增加土壤中氮、磷、钾等矿质营养成分，而且可以改良土壤结构，增加土壤通气性和保水性。种植绿肥作物具有费工少和使用方便等优点。

（三）黄芪绿肥的开发与应用

世界各国研究认为，绿肥是一种很好的生物肥料，目前人们对绿肥的利用仅局限在豆科绿肥，专业绿肥仍处于紫云英、苕子和箭舌豌豆等传统品种一统天下的局面，品种结构单一，新的绿肥品种面积很小，加之应用途径有限，致使现有绿肥的经济效益不高，挫伤了农户种植绿肥的积极性，这也是绿肥面积迅速下降的重要原因之一。

黄芪为豆科黄芪属植物，入药部位是根，生产中一般3~6年采挖根部，在往复的生长过程中地上茎叶部分常被浪费，而其中含有绿肥所需的大量有机物质及矿质元素。如果在保证根部药用的同时，充分利用地上茎叶作为绿肥，可扩大黄芪的资源利用价值，促进黄芪产业的发展。

依据全国有机肥料品质分级标准（表11-1、表11-2），不同年龄黄芪茎叶中所含有机肥料品质四要素均达到二级以上绿肥标准（表11-3），其中粗有机物含量从黄芪苗期至落叶期含量在90%以上，属一级；全氮含量在苗期至开花期高于3.0%，达一级标准，结果期至落叶期含量在1.5%~3.0%，基本处于二级标准；全钾含量从苗期至果熟期在2.0%~4.0%，达到了二级标准；全磷含量从苗期至结果期在0.1%~0.3%，达到了四级标准。

表 11-1　全国有机肥料品质四要素分级标准

等级	粗有机物		全氮		全磷		全钾	
	含量（%）	分数	含量（%）	分数	含量（%）	分数	含量（%）	分数
一级	>80	25	>3.0	40	>1.0	15	>4.0	20
二级	50~80	20	1.5~3.0	32	0.5~1.0	12	2.0~4.0	16
三级	30~50	15	0.5~1.5	24	0.3~0.5	9	1.0~2.0	12
四级	15~30	10	0.3~0.5	16	0.1~0.3	6	0.6~1.0	8
五级	≤15	5	≤0.3	5	≤0.1	5	≤0.6	4

此外黄芪茎叶中含有丰富的矿质元素，除 Mg、S、Mn 三种元素含量偏低外，N、P、K、Ca、Fe、Cu、Zn、B、Mo 等含量均为中等偏高水平（表11-4）。因而黄芪是一种优质豆科绿肥源植物，可望开发为绿肥加以利用。

表 11-2 全国有机肥料品质总分分级标准

等级	一级	二级	三级	四级	五级
总分	86～100	71～85	56～70	41～55	21～40

用黄芪茎叶绿肥施用于玉米后，明显提高了玉米的品质与产量，并改善了土壤微生物环境。与复合肥、有机肥相比，施用黄芪绿肥后，玉米籽粒氨基酸含量、蛋白质组分含量、谷氨酰胺合成酶活性明显升高，土壤根际微生物细菌、放线菌、真菌数量增加，土壤蔗糖酶、碱性磷酸酶和多酚氧化酶活性也得到提高，尤其黄芪绿肥与复合肥配合施用后，效果更加显著。

表 11-3 黄芪茎叶四要素的含量及绿肥等级评价

年龄	物候期	粗有机物含量（%）	分数	N 含量（%）	分数	P 含量（%）	分数	K 含量（%）	分数	总分	等级
三年生	苗期	91.03	25	3.78	40	0.24	6	3.49	16	87	一级
三年生	花蕾期	92.74	25	3.58	40	0.14	6	3.18	16	87	一级
三年生	开花期	92.94	25	3.06	40	0.12	6	3.38	16	87	一级
三年生	结果期	93.30	25	2.41	32	0.10	6	2.57	16	79	二级
三年生	果熟期	93.19	25	3.72	40	0.07	5	2.99	16	86	一级
三年生	落叶期	93.93	25	1.94	32	0.07	5	1.20	12	74	二级
五年生	苗期	91.22	25	4.33	40	0.28	6	3.52	16	87	一级
五年生	花蕾期	93.45	25	4.66	40	0.27	6	2.97	16	87	一级
五年生	开花期	94.16	25	3.10	40	0.15	6	3.53	16	87	一级
五年生	结果期	94.49	25	2.67	32	0.11	6	2.16	16	79	二级
五年生	果熟期	94.76	25	2.97	32	0.08	5	2.84	16	78	二级
五年生	落叶期	94.13	25	1.37	24	0.08	5	1.91	12	66	三级
六年生	苗期	90.90	25	4.46	40	0.25	6	3.42	16	87	一级
六年生	花蕾期	93.18	25	4.20	40	0.22	6	2.90	16	87	一级
六年生	开花期	93.75	25	3.10	40	0.20	6	3.91	16	87	一级
六年生	结果期	94.11	25	2.54	32	0.12	6	2.56	16	79	二级
六年生	果熟期	94.15	25	2.84	32	0.09	5	3.26	16	78	二级
六年生	落叶期	92.89	25	1.99	32	0.09	5	2.13	16	78	二级

表 11-4　黄芪茎叶中大量（g/kg）及微量（mg/kg）元素的含量

年龄	物候期	大量元素			微量元素					
		Ca	Mg	S	Fe	Mn	Cu	Zn	B	Mo
三年生	苗期	6.14	0.6188	0.1151	324.94	36.74	10.24	28.85	5.16	16.02
三年生	花蕾期	17.20	0.5612	0.0723	213.54	33.72	10.75	24.47	7.85	63.65
三年生	开花期	10.22	0.6807	0.0712	172.99	25.49	10.06	16.02	11.75	31.73
三年生	结果期	10.52	0.6702	0.0701	170.33	31.82	6.73	13.46	20.23	20.58
三年生	果熟期	13.07	0.6642	0.0660	223.27	45.60	7.57	9.72	6.58	20.58
三年生	落叶期	14.49	0.6726	0.1290	186.46	24.01	6.55	2.19	8.19	80.57
五年生	苗期	3.34	0.4466	0.1084	238.42	42.31	12.03	38.74	5.59	6.39
五年生	花蕾期	11.13	0.5389	0.0748	181.97	32.94	13.11	36.18	6.29	49.47
五年生	开花期	7.90	0.6721	0.0673	108.17	23.10	10.22	28.05	7.21	47.45
五年生	结果期	9.44	0.6685	0.0697	153.04	26.13	8.16	24.74	20.73	37.32
五年生	果熟期	12.62	0.6649	0.0626	166.53	35.91	8.91	13.01	10.45	19.57
五年生	落叶期	11.36	0.6120	0.1338	182.04	54.41	5.18	1.12	5.18	30.55
六年生	苗期	4.11	0.5922	0.0973	227.21	39.99	10.64	36.51	5.74	15.01
六年生	花蕾期	15.45	0.5695	0.0747	178.42	34.35	10.94	35.98	8.66	62.64
六年生	开花期	8.36	0.6419	0.0775	118.60	13.87	8.67	22.62	6.39	30.72
六年生	结果期	8.34	0.6677	0.0719	140.31	22.12	7.42	20.64	13.14	34.61
六年生	果熟期	10.86	0.6363	0.0674	135.52	33.66	7.69	9.94	8.93	30.72
六年生	落叶期	12.98	0.6625	0.1644	229.98	39.06	3.54	0.76	6.64	38.83

二、黄芪茎叶作为饲料的研究

（一）饲料的概念及研究意义

1. 饲料的概念

　　饲料是指能提供饲养动物所需养分、保证健康、促进生长和生产，且在合理使用下，不发生有害作用的可食物质。饲料种类繁多，各种饲料都有各自的营养成分、饲用特征与营养价值。按照国际饲料分类法，以各饲料干物质中主要营养特性为基础，将饲料分为十一大类：粗饲料、青绿饲料、青贮饲料、能量饲料、蛋白质饲料、矿物质饲料、维生素饲料、添加剂等[24]。我国又在该基础上进行了分类[25]，其中，青干草、青饲料和青贮饲料分别属于第一、第二、第三大类，这三类饲料是草食动物饲料中主要的，也是最常用的饲料。

2. 饲料的研究意义

　　随着社会经济的发展和人民生活水平的提高，人们的消费水平和消费结构也发生了重大的变化，食物消费需求正在向营养、多样、便捷、安全的趋势转变，肉、蛋、奶等畜产品在食物构成中占据着越来越重要的地位，畜牧业也日益成为国民经济的重要组成部分，发展节粮型畜牧业已成为我国畜牧业发展的必然趋势。"民以食为天，畜以料为本"，饲料是畜牧业发展的物质基础，是畜牧业发展不可替代的资源。因此，发展饲料产业是农业结构调整的战略性选择，是现代畜牧业发展及畜牧业生产结构调整的客观要求。而且，发展草业对于提高土地产出水平、改良土壤、促进优质高效畜牧业发展、增加农民收入、促进农产品出口创汇、改善生态环境、实现农业可持续发展、促进人与自然的和谐相处等方面都具有极其重要的意义。发展饲料产业综合效益显著，可确保生态安全，是农业可持续发展的必然选择，为解决三农问题提供了一条有效的新途径。

（二）饲料的研究现状

从世界范围来看，到目前为止，已开发的饲草产品有草粉、草颗粒、草块、草饼、草捆和浓缩叶蛋白，其中紫花苜蓿是生产和销量最大的饲草产品。美国出口的饲草产品主要包括苜蓿干草块、猫尾草干草、燕麦干草、苏丹草干草、狗牙根干草、多年生黑麦草和苇状羊茅干草等。新西兰人充分发挥了豆科牧草白三叶的作用，建立起高效优质的以白三叶与黑麦草为主体的混播草地。不仅改善了草地的土壤生态条件，增加了土壤肥力，提高了草地供氮营养能力，而且大大提高了牧草的品质与产量，最终使畜产品的产量大幅度增加和品质大幅度提高。

我国饲料产业生产比较落后，所生产的大部分豆科牧草的草产品质量较低，缺乏在国际市场上的竞争力。在我国，常用的饲料主要是豆科牧草、禾本科牧草如高粱、大豆、燕麦以及甜菜、胡萝卜、马铃薯、南瓜等饲料作物，还包括农作物的副产品，尤其是秸秆饲料。目前利用率较高的是玉米秸秆，主要利用方式为青贮，其次为氨化和微贮。黑龙江省农业科学院混播、混贮的高值扁豆与青贮玉米牧草栽培管理新模式提高了青贮玉米饲料的蛋白质含量，比单一种植青贮玉米的产量提高30%以上。不同种类牧草的根系在土层中分布的深浅各异，禾本科牧草根系浅而密，豆科牧草主根粗且根系深，能固定空气中的氮素，并可提供给禾本科牧草利用。牧草混播，可以增强对光能和土壤肥力的利用及互补[26]。

功能型饲料研究是一个新兴领域，也必然带来巨大的商业价值。功能型饲料又称为保健饲料，它类似人的保健食品或健康食品，是指具有某一特定功能（如提高免疫力、抗应激等）的一类特殊的饲料。保健饲料的功效成分是指在饲料中能激活酶的活性或其他途径，调节动物身体机能而具有特定功能的物质。目前，常见功效成分有多糖类、功能性甜味剂、功能性脂类、自由基清除剂、维生素类等。具有实用价值和产业前景的保健饲料类别有免疫调节类、改善营养性贫血类、改善胃肠功能类、促进生长发育类、促进泌乳类、抗毒物损伤类、改善畜产品品质类等。

中草药作为饲料添加剂的一个独特系列，具有天然性、毒副作用少、抗药性不显著以及多功能性等特点，有着抗生素无法比拟的优点。而以天然活性物质替代抗生素，开发安全有效的绿色饲料添加剂，生产绿色动物食品，已成为国内外的研究开发热点。中草药作为饲料添加剂具有生产成本低、效果明显、易于推广应用等特点。在目前报道的中草药作饲料添加剂配方中，大都会含有黄芪。黄芪含有广泛的营养物质，除去主要的多糖、皂苷和黄酮类外，还有氨基酸、维生素、微量元素等，因此对动物机体有营养作用，保证了动物健康，提高了生产率；黄芪具有补气、助阳及壮筋骨等药理作用，对动物体内有害病菌有广泛的抑制作用；黄芪含有某些能够促进免疫系统功能的物质，能提高动物机体免疫力，提高其抗病能力，降低死亡率，黄芪粉添加剂具有一定防病及促进生长的作用[27]，在养殖生产中具有巨大的应用价值。

从目前的研究来看，黄芪作为饲料主要是黄芪药材干粉或药渣的利用，而有关茎叶作为饲料的研究报道罕见。

（三）黄芪茎叶作为饲料的品质评价与应用

黄芪各生长期内茎叶含水量、粗蛋白、粗脂肪等营养成分含量均高于相应时期苜蓿中的含量，尤其果期的粗蛋白、粗脂肪含量最多；中性洗涤纤维（NDF）含量各时期均低于苜蓿，酸性洗涤纤维（ADF）的含量虽然苗期至花期高于苜蓿，但果期低于苜蓿，因而，黄芪茎叶具有适口性好、采食量高的特点；另外，黄芪茎叶中除 P 含量低于正常值以外，其他如 N、K、Ca、Mg、Fe、Mn、Cu、Zn、Mo 等元素含量均达到正常或高于正常值范围（表 11-5、表 11-6）。因而黄芪茎叶有望作为饲料源植物加以开发利用。

表 11-5　黄芪茎叶中大量（g/kg）及微量（mg/kg）元素的含量

| 年龄 | 物候期 | 大量元素 | | | | | | 微量元素 | | | | | |
		N	P	K	Ca	Mg	S	Fe	Mn	Cu	Zn	B	Mo
三年生	苗期	3.78	0.24	3.49	6.14	0.6188	0.1151	324.94	36.74	10.24	28.85	5.16	16.02
三年生	花蕾期	3.58	0.14	3.18	17.20	0.5612	0.0723	213.54	33.72	10.75	24.47	7.85	63.65
三年生	开花期	3.06	0.12	3.38	10.22	0.6807	0.0712	172.99	25.49	10.06	16.02	11.75	31.73
三年生	结果期	2.41	0.10	2.57	10.52	0.6702	0.0701	170.33	31.82	6.73	13.46	20.23	20.58
三年生	果熟期	3.72	0.07	2.99	13.07	0.6642	0.0660	223.27	45.60	7.57	9.72	6.58	20.58
三年生	落叶期	1.94	0.07	1.20	14.49	0.6726	0.1290	186.46	24.01	6.55	2.19	8.19	80.57
五年生	苗期	4.33	0.28	3.52	3.34	0.4466	0.1084	238.42	42.31	12.03	38.74	5.59	6.39
五年生	花蕾期	4.66	0.27	2.97	11.13	0.5389	0.0748	181.97	32.94	13.11	36.18	6.29	49.47
五年生	开花期	3.10	0.15	3.53	7.90	0.6721	0.0673	108.17	23.10	10.22	28.05	7.21	47.45
五年生	结果期	2.67	0.11	2.16	9.44	0.6685	0.0697	153.04	26.13	8.16	24.74	20.73	37.32
五年生	果熟期	2.97	0.08	2.84	12.62	0.6649	0.0626	166.53	35.91	8.91	13.01	10.45	19.57
五年生	落叶期	1.37	0.01	1.91	11.36	0.6120	0.1338	182.04	54.41	5.18	1.12	5.18	30.55
六年生	苗期	4.46	0.25	3.42	4.11	0.5922	0.0973	227.21	39.99	10.64	36.51	5.74	15.01
六年生	花蕾期	4.20	0.22	2.90	15.45	0.5695	0.0747	178.42	34.35	10.94	35.98	8.66	62.64
六年生	开花期	3.10	0.20	3.91	8.36	0.6419	0.0775	118.60	13.87	8.67	22.62	6.39	30.72
六年生	结果期	2.54	0.12	2.56	8.34	0.6677	0.0719	140.31	22.12	7.42	20.64	13.14	34.61
六年生	果熟期	2.84	0.09	3.26	10.86	0.6363	0.0674	135.52	33.66	7.69	9.94	8.93	30.72
六年生	落叶期	1.99	0.09	2.13	12.98	0.6625	0.1644	229.98	39.06	3.54	0.76	6.64	38.83

表 11-6　牧地青草重要元素的含量范围

元素含量	低	正常	高
K（%）	<1.0	1.2～2.8	>3.0
Ca（%）	<0.3	0.4～0.8	>1.0
Mg（%）	<0.1	0.12～0.26	>0.3
P（%）	<0.2	0.2～0.35	>0.4
Fe（mg/kg）	<30	50～100	>200
Mn（mg/kg）	<30	40～200	>250
Cu（mg/kg）	<3	4～8	>10
Zn（mg/kg）	<15	20～80	>100
Co（mg/kg）	<0.08	0.08～0.25	>0.3
Mo（mg/kg）	<0.4	0.5～3.0	>5

　　每日食量中用 11.75% 的黄芪茎叶代替同等比例的苜蓿后，能促进育肥绵羊的生长，体重和日增重都有显著增加（表 11-7），而且免疫力和肉品质都得到明显改善，表现为血清中的补体 C3 和 C4 浓度增加，肌肉的嫩度降低，肌肉的熟肉率得到提高（表 11-8）。

表 11-7　日粮添加黄芪茎叶代替苜蓿对育肥绵羊生长性能的影响

项目	对照组	I 组	II 组	III 组
初始体重（kg）	31.12 ± 1.70[a]	31.37 ± 1.68[a]	31.31 ± 1.55[a]	30.63 ± 1.45[a]
60d 时体重（kg）	45.43 ± 2.13[b]	46.88 ± 2.21[ab]	48.25 ± 2.11[a]	45.57 ± 2.19[b]
日增重（g）	245.23±41.70[b]	283.33±41.36[ab]	319.44±49.07[a]	259.52±39.92[b]

　　注：a、b 代表不同组之间的差异性，相同字母表示差异不显著（$P>0.05$），不同字母表示差异显著（$P<0.05$）

表 11-8　日粮添加黄芪茎叶代替苜蓿对育肥绵羊肉品质的影响

项目	对照组	I 组	II 组	III 组
pH	6.30 ± 0.33[a]	6.49 ± 0.23[a]	6.49±0.16[a]	6.53 ± 0.07[a]
剪切力（N/cm²）	34.10 ± 2.68[b]	33.23 ± 4.99[b]	24.40±3.86[a]	29.94 ± 3.15[ab]
熟肉率（%）	68.04 ± 3.48[b]	70.06 ± 5.20[ab]	75.52± 4.31[a]	71.35 ± 1.42[ab]

　　注：a、b 代表不同组之间的差异性，相同字母表示差异不显著（$P>0.05$），不同字母表示差异显著（$P<0.05$）

三、黄芪生物固氮作用的研究

（一）生物固氮及固氮菌

1. 生物固氮的概念

　　生物固氮是指根瘤菌从作物根毛入侵根部，在一定条件下，形成具有固氮能力的根瘤，而根瘤中的类菌体在固氮酶的作用下，将分子态氮转化为氨态氮的过程。在这种工作模式下，每个根瘤就是一座微型氮肥厂，源源不断地把氮输送给植株利用。根瘤中的固氮菌生产的氮肥不会形成环境污染，不需长途运输，使用过程中没有氮流失，而人工施用化学氮肥流失率往往大于 50%。生物固氮在提高土壤肥力、增强植物抗病能力等方面也发挥着极其重要的作用[28]。

2. 固氮菌的类型及功能

固氮菌根据其生活习性可分为自身固氮菌、联合固氮菌和共生固氮菌三类。自身固氮菌是指在自由生活状态下能够固氮的细菌，其种类不多，分布很广，如圆褐固氮菌和拜叶林克氏固氮菌。联合固氮菌是指定植于植物根表和近根土壤中，有的能侵入根表皮和外皮层的细胞间隙，靠根系分泌物生存、繁衍，与植物根系有密切关系的固氮细菌，如雀稗固氮菌和产脂固氮螺菌。共生固氮菌的细菌只有根瘤菌一类，其广泛存在于土壤中，浸染豆科植物根部形成根瘤，能将空气中的氮气转化为氨提供给植物。上述三类固氮菌中，自身固氮菌由于其固氮效率低，且固氮特殊，不适合在农业方面广泛应用，所以目前农业方面主要应用联合固氮菌和共生固氮菌。

固氮菌对植物的促生长作用主要表现在以下几个方面：①为植物提供氮素。有些联合固氮菌将固定的氮素直接提供给植物吸收同化，有些则将固定大气中的氮气部分提供给宿主吸收利用，其余部分被细菌转化为细胞氮，由于细菌的生命周期比植物短得多，细菌死亡崩解后释放的有机氮也能逐步被植物根系吸收。②产生植物激素。有些根际联合固氮菌还可以产生植物激素（如生长素、赤霉素、细胞分裂素等），这些植物激素可影响宿主根的呼吸速率和代谢，并刺激侧根生长，使根毛数目增多，根系发达，从而在不同的环境和土壤条件下促进植物的生长，尤其是幼苗期的生长。③提高对矿物质的吸收。固氮菌能影响根表面膜的活性，促使根系新陈代谢加强，从而促进根系吸收能力增强。④促进内根际的生理变化。主要可以促进植物内根际多元酚的分泌，促使根部氧化酶活性降低、还原酶活性提高，多元酚的功能与植物色素形成、细胞壁构建、紫外线伤害的防护和真菌浸染的防御有关；氧化酶活性降低可能是造成内源性激素和多元酚水平提高的原因。同时还可以促进植物内根际 ATP 含量增加从而增强植株的生命力[29]。⑤抑制不同病菌引起的植物病害。这一方面是由于内生固氮菌定植在植物体内占据了植物上的生态位点，使病原菌由于生存空间的限制而难以入侵和定植，这些细菌还可以与病原菌形成营养竞争关系，使病原菌得不到营养而死亡[30]。另一方面是由于有些联合固氮菌能够分泌氧污酸类或邻苯二酚等高铁载体，可以抑制土壤中病原微生物生长与繁殖，增强植物抗逆性[31]。还有研究报道，阴沟肠杆菌对水稻稻瘟病、纹枯病、白叶枯病有一定的抑制作用[32]。

（二）微生物菌肥的研究现状

微生物菌肥是由具有特殊效能的微生物经过发酵而制成的，含有大量有益微生物、对作物有特定肥效的特定微生物制品。微生物菌肥利用微生物的生命活动，将作物不能吸收利用的物质转化为可被作物吸收利用的营养物，改善作物的营养条件，有些兼有刺激作物生长或增强抗病性的作用，以提高作物产量，改善农产品品质。国际上已有 70 多个国家生产、应用和推广微生物菌肥，我国目前也有 250 家企业年产约数十万吨微生物菌肥。这虽与同期化肥产量和用量不能相比，但确已开始在农业生产中发挥作用，并取得了一定的经济效益和社会效应，已初步达到正规工业化生产阶段。随着研究的深入和应用需要不断扩大以及新品种的开发，微生物菌肥现已形成：①由豆科作物接种剂向非豆科作物肥料转化；②由单一接种剂向复合生物肥转化；③由单一菌种向复合菌种转化；④由单一功能向多功能转化；⑤由用无芽孢菌种生产向用有芽孢菌种生产转化等趋势。微生物菌肥的使用，符合发展生态农业和开发无公害食品的新趋势，对我国乃至世界肥料工业的发展具有十分重要的意义，具有十分广阔的应用前景[33]。

（三）黄芪根际固氮菌的分离与固氮作用

黄芪属于豆科植物，其根部根瘤和根际土壤中有多种固氮菌，这些固氮菌通过生物固氮作用能为黄芪的生长提供氮源。但目前有关黄芪根际固氮菌的研究很少，固氮菌在黄芪产量与品质形成上发挥着何种作用目前尚未有报道。为此研究人员对山西、内蒙古等地黄芪根部及根际土壤微生物进行了采集，经分离、筛选、16S rRNA 序列分析、形态学鉴定，选出 5 株高效固氮菌，其中 J1、J2、G4 分别属于 Bacillus、Arthrobacter、Rhizobium，t16、t21 属于 Sinorhizobium。将 5 株菌的混合发酵液伴种播种后，黄芪根产量与三种主要药效成分黄酮类、皂苷类、多糖类含量显著提高（$P<0.01$）；黄芪根际土壤全氮、碱解氮、全磷、速效磷、速效钾等的含量都得到显著提高（$P<0.05$）；黄芪根际土壤微生物群落发生改变，土壤细菌中变形菌门（Proteobacteria）、绿弯菌门（Chloroflexi）、硝化螺旋菌门（Nitrospirae）、拟杆菌门（Bacteroidetes）等相对丰度提高，同时降低了放线菌门（Actinobacteria）的相对丰度；黄芪根际土壤真菌中子囊菌门（Ascomycota）、接合菌门（Zygomycota）相对丰度提高，降低了担子菌门（Basidiomycota）和球囊菌门（Glomeromycota）的相对丰度。综上所述，5 种混合固氮菌接种后，不仅提高了黄芪的品质、产量，也改善了土壤营养和微生物群落结构，为黄芪的生态种植提供了可靠的技术支撑。

第二节　黄　芪　花

一、黄芪花的开花生物学[34]

蒙古黄芪与膜荚黄芪皆为腋生总状花序，稀有小花呈轮状着生；小花为典型的蝶形花，二体雄蕊，花药四列，丁字着丝，每个花丝具主脉一条；子房上位，具长柄，一室，侧膜胎座，弯生胚珠；花柱弯曲近 90°，柱头有毛状突起；花萼钟状，5 齿裂，外被白色或棕色毛，背侧及萼齿边缘毛较密，腹侧毛较稀，内表面光滑，仅齿缘披白色柔毛；花的小苞片三角形，2~3mm，边缘有毛，尖端尤密；苞片披针形，较小花柄略长，边缘具长毛（图 11-1）。

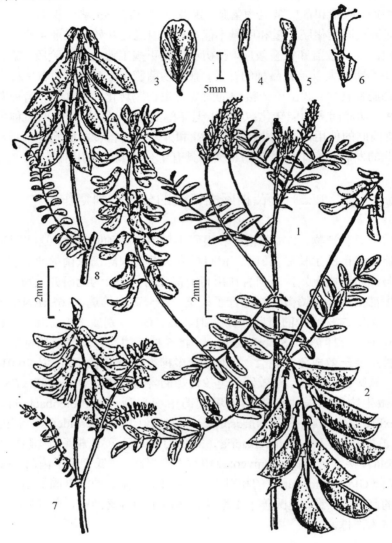

图 11-1　膜荚黄芪：1. 植株部分；2. 果序；3. 旗瓣；4. 翼瓣；5. 龙骨瓣；6. 花萼、雄蕊和雌蕊；蒙古黄芪；7. 植株部分；8. 茎、叶和果序（引自《东北草本植物志》）

（一）花　蕾　期

1. 蒙古黄芪

　　二年生蒙古黄芪始花期为 5 月末，以主茎直接着生花序为主。花序初形成时，小花花冠整个包于花萼中，花萼基部贴附两个小苞片，小花柄极短，苞片长于花蕾，整个花序呈穗状，花药及胚囊处于发育初期；小花蕾进一步发育，花冠逐渐露出花萼，至开放前呈淡黄色，有的旗瓣及龙骨瓣先端呈粉红色；花蕾长达 8～9mm，子房长 3～3.5mm

时，胚囊发育成熟，卵球形，位于合点端，花粉亦同时成熟，二细胞型，生殖核梭形，营养核球形，花粉内外壁明显，表面有三孔沟。

2. 膜荚黄芪

一年生膜荚黄芪即可开花，始花期 8 月中旬，主茎及侧枝均着生较多花序。蕾期小花发育同蒙古黄芪，只是花蕾的小苞片位于小花柄中上部，不与花萼贴生，子房被白色毛。当花蕾长 14～16mm 时，花粉及胚囊都已发育成熟，形态同蒙古黄芪，花药在花开放前亦不开裂。

（二）花　果　期

1. 蒙古黄芪

繁殖器官成熟后不久，花序上的小花便由基部向上依次开放，暴露出的花药风干后随即开裂，受精过程开始。由于花蕾未展开时，花药并不开裂，所以可以排除闭花授粉的可能性。王尔彤等[34]曾在花中发现一种小型蜂类，可能是一种异花传粉的媒介。完全盛开的小花长 17.2～19.2mm，花萼占整个花长的 35%～38%，萼齿锥形，与其对应有 5 条主脉，齿间脉序几不分枝；旗瓣顶端较钝，翼瓣和龙骨瓣长爪中部维管束为 2 束，合蕊鞘顶端融合部分较平；整个花序有小花 5～15 朵，排列较疏松，总花梗与其着生处的叶柄间相对长度变化不一，有长有短，甚至在同一植株上也可能有长短不一的情况。伴随着受精过程，子房逐渐膨大，并挤出合蕊鞘，花冠逐渐脱落，花萼渐变为红色，但宿存，柱头脱落，子房柄延长并超出萼筒。整个花期 25d 左右，于 7 月初进入果期，荚果膜质，无毛，半卵圆形，膨胀，初时为绿色，果熟期为棕色，长 19～26mm，宽 9～11mm，内有种子 2～8 粒，果期持续至 8 月中旬。

2. 膜荚黄芪

发育形态变化同蒙古黄芪，据研究认为，膜荚黄芪为异花授粉。完全盛开的小花长 14.2～16.0mm，花萼占整个花长的 37%～45%，中间三个萼齿呈三角形至锥形，边缘两个呈三角形或仅略为凸起；齿间脉序从基部就开始分枝；旗瓣顶端凹陷明显，翼瓣和龙骨瓣长爪中部维管束数≥3，合蕊鞘顶端融合部分有一定弧度，整个花序有小花 20～50 朵，排列较紧密，总花梗明显长于叶柄。花期约为 1 个月，始花期为 7 月下旬，8 月下旬进入果期，荚果半倒卵形或半椭圆形，表面疏生黑色短柔毛，长 21～35mm，宽 6～11mm，内有种子 5～11 粒，果期持续至 9 月下旬。

二、黄芪花的主要化学成分及药理研究

黄芪花化学成分复杂，主要含皂苷类、黄酮类、多糖类等，另外还含有糖醇类、氨基酸、甜菜碱等。王桂臻等通过对黄芪花化学成分的 HPLC、GC-MS 测定，发现 21 种化合物[35]。黄酮类化合物主要包括毛蕊异黄酮苷、芒柄花苷、紫檀烷苷、异黄酮苷、毛

蕊异黄酮、芒柄花素；皂苷类化合物主要包括黄芪甲苷、黄芪皂苷Ⅱ；其他小分子化合物包括葡萄糖、果糖、半乳糖、阿洛糖、阿卓糖、松醇、肌醇、棕榈酸等。目前黄芪花药理作用研究方面，尚未见报道。

三、黄芪花资源利用

（一）黄芪花蜜

野生黄芪多生于海拔 2000m 以上的山坡、草丛、灌丛或疏林中，喜阴湿、土层疏松、深厚、肥沃地带生长，山地、平地都适宜生长。近年来，在山西北部、甘肃中南部大部分地区、内蒙古南部、黑龙江西北部等地大量栽培，各地均有数万亩至十几万亩不等。目前黄芪已成为种植面积大、分布广的一种新型特种蜜源[36,37]。

一般情况下，蒙古黄芪和膜荚黄芪栽培方法相同，第一年 3 月育苗，9～10 月起苗贮藏；第二年 3～4 月栽培，栽培的当年秋后收获，即生长周期 2 年，少数到第二年收种子，即生长周期为 3 年。育苗移栽的蒙古黄芪当年 7 月初～8 月中旬开花泌蜜；收子黄芪（第 3 年）5 月底～7 月初开花泌蜜，且流蜜比头一年好。膜荚黄芪花期与蒙古黄芪栽培当年的花期基本一致，但开花时间稍长一些，花期 7 月初～8 月底。

黄芪开花，主秆花序先开，然后分支花序逐渐开放，在一个花序上，下部花朵先开，依次往上开。蒙古黄芪当年育的苗不开花，膜荚黄芪当年育的苗大部分不开花，也有少量开花的，但不流蜜。总体来说，生长 1 年的不流蜜，生长 2 年的泌蜜丰富，但不及生长 3 年的流蜜涌。黄芪最佳流蜜温度为 20～28℃，晴朗的天气上午 9：00～下午 5：00流蜜。前期雨多、土地肥沃长势好，花朵繁多，则流蜜好；湿度大，天气闷热，泌蜜丰富；花期时有小雨，但很快天晴，有助于流蜜。天气干旱、长势差泌蜜很少，难以收到商品蜜。黄芪开花前后 30d 左右，流蜜期 25～35d。一般年景群均产蜜 20～40kg，丰年群均产蜜 50～70kg。

目前市场上蜂蜜的种类主要根据蜜源花种划分，一等蜜源花种包括荔枝、柑橘、椴树、槐花、紫云英、荆条等。花蜜呈水白色，白色，浅琥珀色，透明，滋味甜润，具有蜜源植物特有的花香味。二等蜜源花种有油菜、枣花、葵花等。花蜜呈黄色，浅琥珀色，琥珀色，透明，滋味甜，具有蜜源植物特有的香味。三等蜜源花种有乌柏等。花蜜呈黄色，浅琥珀色，深琥珀色，透明或半透明，味道甜，无异味。四等外蜜源花种有荞麦、桉树等。花密呈深琥珀色，深棕色，味道甜，有刺激性气味。

黄芪花蜜在无杂花区的蜜质呈浅琥珀色，色、香、味可与洋槐蜜媲美。成熟的黄芪花蜜香味清淡爽口，绵润悠长，不易结晶，属上等的稀有蜜种，具有增强机体免疫功能，保肝、利尿、抗衰老、抗应激、降压和较广泛的抗菌作用。

（二）黄芪花茶

正如黄芪花所含化学成分的多样性一样，黄芪花可能具有多种药理功效。在东北大兴安岭、山西浑源及内蒙古等地居民有将黄芪花作茶饮用的习惯,该茶具有滋味浓厚、口感自然等特点,可以补中益气、升阳举陷、利尿排毒等。因此,利用黄芪花资源,可以开发相应的茶饮品,定会受到大众欢迎。

参 考 文 献

[1] 陈礼智. 绿肥的种植和利用. 合肥:安徽科学技术出版社,1987.

[2] 同延安,高宗,刘杏兰,等. 有机肥及化肥对楼土中微量元素平衡的影响. 土壤学报,1995,32(3):315-320.

[3] 赵梦霞,姜俊玲,武金果,等. 河南省绿肥资源及质量调查研究. 河南农业科学,1996:23-25.

[4] 王秀芝. 绿肥对土壤的培肥改土作用和合理利用技术. 安徽农学通报,2005,11(6):92,89.

[5] 王先伟,孟庆宏,王术科,等. 绿肥在烤烟生产中的利用. 中国烟草科学,2001,8(4):44.

[6] 周开芳,何炎. 豆科冬绿肥翻压对土壤肥力和杂交玉米产量及品质的影响. 贵州农业学,2003,31(增刊):42-43.

[7] 刘国顺,罗贞宝,王岩,等. 绿肥翻压对烟田土壤理化性状及土壤微生物量的影响. 水土保持学报,2006,20(1):95-98.

[8] 方中达. 植病研究法. 北京:中国农业科学技术出版社,1998,351-364.

[9] 林敬兰,周伏建,黄炎和,等. 福建省侵蚀坡地的可持续利用. 水土保持研究,1998,5(2):159-162.

[10] 吕英华. 无公害蔬菜施肥技术. 北京:中国农业出版社,2003:69-70.

[11] 吴建峰,林业贵. 土壤微生物在促进植物生长方面的作用. 土壤,2003,2(1):18-21.

[12] 章家恩,刘文高,胡刚. 不同土地利用方式下土壤微生物数量与土壤肥力的关系. 土壤与环境,2002,11(2):140-143.

[13] 任天志. 持续农业中的土壤生物指标研究. 中国农业科学,2000,33(1):71-78.

[14] 刘世贵,葛绍荣,龙章富. 川西北退化草地土壤微生物数量与区系研究. 草业学报,1994,3(4):70-76.

[15] Walter K D,Margaret K B,Courtney S C,et al. Biologieal properties of soil and subsurface Sedimens under abandoned pasture and eropland. Soil Biological Biochem,1997,28(7):837-846.

[16] Ovreas L,Torsvik V. Microbial diversity and eommunity strueture in Two Different agrieultural soil eommunities. Mierobial Eeology,1998,36(3):25-30.

[17] 罗明,文启凯,纪春燕,等. 不同施肥措施对棉田土壤微生物量及其活性的影响. 土壤,2002,(1):53-55.

[18] 胡日利,吴晓芙. 土壤微生物生物量作为土壤质量生物指标的研究. 中南林学院学报,2002,9(22):51-53.

[19] 张翔. 长期施肥对土壤微生物和腐殖质组分的影响. 华北农学报,1998,13(2):88-93.

[20] 郭红祥,刘卫群,姜占省. 施用饼肥对烤烟根系土壤微生物的影响. 河南农业大学学报,2002,12(36):344-347.

[21] 翁伯琦,黄毅斌. 经济绿肥在现代生态农业中作用及其发展对策. 中国农业科技导报,2002,44(4):44-49.

[22] 广东省农业厅土壤肥料总站. 绿肥在现代农业中的地位. 热带亚热带土壤科学,1994,3(1):1-7.

[23] 罗贞宝. 绿肥对烟田土壤的改良作用及对烟叶品质的影响. 广西科学院学报,2006,5.

[24] 郝正里,王小阳. 鸡饲料科学配制与应用. 北京:金盾出版社,2013,2:41-43.

[25] 张子仪. 中国饲料学. 北京:中国农业出版社,2000.

[26] 黑龙江省饲草研究取得新进展. 养殖与饲料. 2005,(1):58.

[27] 陈洲. 黄芪粉可作饲料添加剂. 山西农业,2004,(7):42.

[28] Sprent J I,Parsons R. Nitrogen fixation in legume and non-legume Trees. Field Crops Research,2000,65(2):183-196.

[29] 顾增辉,徐本美. 种子吸胀及萌发阶段 ATP 水平测定方法的探讨. 植物生理学通讯,1983,(5):55-60.

[30] 占新华,蒋延惠,徐阳春,等. 微生物制剂促进植物生长机理的研究进展. 植物营养与肥料学报,1999,5(2):2-10.

[31] 林敏,尤崇杓. 根际联合固氮作用的研究进展. 植物生理学通讯,1992,2(5):323-329.

[32] 杨海莲,孙晓璐,宋未,等. 水稻内生阴沟肠杆菌 MR12 的鉴定寄去固氮及防病作用研究. 植物病理学报,2001,31(1):92-93.

[33] 杜秉海，贾隽永，泉维洁. 生物肥料. 成都：成都电子科技大学出版社，1995.

[34] 王尔彤，刘鸣远；两种药用黄芪比较生物学研究. 植物研究，1996，16（1）：87-93.

[35] 王桂臻，郝霞，高凡茸，等. 黄芪花化学成分研究（待发表）

[36] 祁文畏，冯国强，张振中. 甘肃特种蜜源植物——黄芪. 蜜蜂杂志，2003，（8）：29-30.

[37] 李旭涛. 黄芪蜜源. 养蜂科技，1994，（4）：20-21.